PflegeFakten

PflegeFakten

Entscheidungshilfen, Übersichten, Normwerte

ELSEVIER
URBAN & FISCHER

URBAN & FISCHER München

Zuschriften und Kritik an:
Elsevier GmbH, Urban & Fischer Verlag, Hackerbrücke 6, 80335 München

Wichtiger Hinweis für den Benutzer

Die Erkenntnisse in der Medizin und Pflege unterliegen laufendem Wandel durch Forschung und klinische Erfahrungen. Bei der Erstellung dieses Werkes wurde große Sorgfalt darauf verwendet, dass die in diesem Werk gemachten therapeutischen Angaben dem derzeitigen Wissensstand entsprechen. Das entbindet den Nutzer dieses Werkes aber nicht von der Verpflichtung, anhand weiterer schriftlicher Informationsquellen zu überprüfen, ob die dort gemachten Angaben von denen in diesem Buch abweichen und seine Verordnung und Maßnahmen in eigener Verantwortung zu treffen.

Wie allgemein üblich wurden Warenzeichen bzw. Namen (z. B. bei Pharmapräparaten) nicht besonders gekennzeichnet.

Bibliografische Information der Deutschen Nationalbibliothek
Die Deutsche Nationalbibliothek verzeichnet diese Publikation in der Deutschen Nationalbibliografie; detaillierte bibliografische Daten sind im Internet über http://dnb.d-nb.de abrufbar.

1. Auflage 2009

Der Urban & Fischer Verlag ist ein Imprint der Elsevier GmbH.

09 10 11 12 13 5 4 3 2 1

Um den Textfluss nicht zu stören, wurde bei Patienten und Berufsbezeichnungen die grammatikalisch maskuline Form gewählt. Selbstverständlich sind in diesen Fällen immer Frauen und Männer gemeint.

Planung: Christine Schwerdt, München
Zusammenstellung und Lektorat: Dagmar Wiederhold, München
Redaktion: Ulrike Frühwald, Hamburg
Herstellung: Gabriele Reuter, München
Satz: abavo GmbH, Buchloe; TnQ, Chennai/Indien
Druck und Bindung: L.E.G.O., S.p.A., Lavis/Italien
Fotos/Zeichnungen: siehe Abbildungsverzeichnis
Umschlaggestaltung: SpieszDesign, Neu-Ulm
Titelfotografie: Stephan Vavra, München

ISBN 978-3-437-28590-5

Aktuelle Informationen finden Sie im Internet unter **www.elsevier.de** und **www.elsevier.com**

Benutzerhinweis

Vielleicht kennen Sie die folgenden Situationen: Seit langem sollen Sie einmal wieder den ZVD bei einem Patienten messen, aber Ihnen fällt partout nicht ein, wie der Normwert war – und die Kollegin, die immer alles weiß, hat frei.

Oder: Sie arbeiten im Pflegeheim und messen bei einer Bewohnerin den Blutzucker. Diese möchte gerne den Wert wissen, kann aber mit der Maßeinheit mg/dl nichts anfangen und bittet Sie, ihr den Blutzucker in „dieser anderen Einheit" zu sagen. Vielleicht fragen auch Sie sich jetzt: Wie war das noch mit der Umrechnung von mg/dl in mmol/l?

In diesen und vielen anderen Situationen kann Ihnen *PflegeFakten* helfen. Es versammelt in prägnanten Tabellen und klaren Übersichten die Quintessenz der wichtigsten Themen der Pflegepraxis. Für weiterführende und tiefergehende Informationen empfehlen wir Ihnen die im Literaturverzeichnis aufgeführten Bücher und Internetangebote.

Auf www.pflegeheute.de finden Sie exklusive Zusatzangebote zu *PflegeFakten,* die Sie mit Ihrem persönlichen PIN-Code herunterladen können. Im Buch sind Hinweise auf die Online-Zusatzinhalte mit folgendem Symbol gekennzeichnet: 💻 In der vorderen Umschlaginnenseite finden Sie genauere Angaben.

Bei der Nutzung von *PflegeFakten* möchten wir Ihnen noch Folgendes nahelegen: Anordnungen von Arzneimitteln liegen im Verantwortungsbereich des Arztes. Dosierungsanleitungen in *PflegeFakten* dürfen Pflegefachkräfte daher nicht zur Eigenanordnung verleiten. Ärzte entbinden die Angaben in *PflegeFakten* nicht von der Verpflichtung, anhand der Fachinformationen zu verschreibender Präparate zu überprüfen, ob die dort gemachten Angaben von denen in diesem Buch abweichen, und ihre Verordnung in eigener Verantwortung zu treffen. Und noch ein Hinweis: Die bei Arzneimitteln aufgeführten Indikationen, Kontraindikationen und unerwünschten Wirkungen sind die wichtigsten und häufigsten – genauso verhält es sich mit den unter Beobachtungen aufgeführten Ursachen. Aus Platzgründen ist leider eine vollständige Auflistung nicht möglich.

Und nun viel Spaß beim Lesen – und Finden!
Ihr Lektorat Pflege des Verlags Elsevier/Urban & Fischer

PS: Und falls Sie etwas Wichtiges vermissen, schicken Sie doch einfach eine Mail mit Ihren Ergänzungs- oder Verbesserungswünschen an pflege@elsevier.de. Unter dieser Adresse können Sie uns natürlich auch jederzeit Ihre Freude und Begeisterung mitteilen.

Danksagung

Für ihre fachliche Unterstützung bei der Erstellung von *PflegeFakten* danken wir ganz herzlich
Dincer Aktürk, London (UK)
Peter Bergen, Hildesheim
Denise Both, Füssen
Michaela Brandstätter, Bad Homburg
Gabi Eugster, Rieden (Schweiz)
Nicola Haller, Mering
Pia Haverkamp, Celle
Thomas Heigele, Stuttgart
Hilal Isiksac, München
Eva Knipfer, München
Andreas Schubert, Saalfeld
Michael Vogeser, München
Vesna Weichinger, Ebersberg
Clarisse Weischädel, Hamburg

Inhaltsverzeichnis

TEIL

A Von Abfälle bis Augeninnendruck

Abfälle: Kategorien und Entsorgung

Tab. A.1 Kategorien und Entsorgung von Abfällen

Abfallart	Erläuterung	Beispiele	Abfallschlüssel	Entsorgung
A-Abfall	Abfälle, an deren Entsorgung aus infektionspräventiver und umwelthygienischer Sicht keine besonderen Anforderungen zu stellen sind	Papier, Pappe	AS 15 01 01	Papiersammelbehälter
		Grüner-Punkt-Abfall (Duales System)	Verschiedene, z. B. 15 01 02	Gelber Sack
		Glas	AS 15 01 07	Altglasbehälter
		Restabfall	Verschiedene	Restmüllbehälter
B-Abfall	Abfälle, an deren Entsorgung aus infektionspräventiver Sicht innerhalb der Einrichtungen des Gesundheitsdienstes besondere Anforderungen zu stellen sind	Kontaminierte Abfälle ohne Verletzungsgefahr	AS 18 01 04	Blauer Plastiksack
		Kontaminierte Abfälle mit Verletzungsgefahr	AS 18 01 01	Durchstichsicherer Behälter, z. B. leerer Desinfektionskanister (kennzeichnen!)
C-Abfall	Abfälle, an deren Entsorgung aus infektionspräventiver Sicht innerhalb und außerhalb der Einrichtungen des Gesundheitsdienstes besondere Anforderungen zu stellen sind, also sog. infektiöse, ansteckungsgefährliche Abfälle, die z. B. mit Erregern von gemäß IfSG meldepflichtigen Krankheiten behaftet sind	Kontaminierte Abfälle im Rahmen bestimmter meldepflichtiger Infektionskrankheiten, z. B. offener Lungen-Tbc, oder bakterielle Kulturen im Rahmen von Laborabfällen	AS 18 01 03	Reißfeste, feuchtigkeitsbeständige, dichte Behältnisse, sofortige Zuführung zu einer zentralen Sammelstelle; Kontamination der Außenseite der Behälter ist zu vermeiden; die Abfälle sind in einer zugelassenen Anlage ohne vorheriges Öffnen der Behälter zu verbrennen
D-Abfall	Abfälle, an deren Entsorgung aus umwelthygienischer Sicht innerhalb und außerhalb von Einrichtungen des Gesundheitsdienstes besondere Anforderungen zu stellen sind	Zytostatika	AS 18 01 08	Spezialbehälter
		Batterien	AS 20 01 33	Sammelboxen im Rahmen eines Rücknahmesystems
		Toner	AS 08 03 17 bzw. AS 08 03 18	Vom Hersteller zur Verfügung gestellte Retour- bzw. Entsorgungsbeutel
		Lösemittel, Färbelösungen, Fotochemikalien	AS 18 01 06 bzw. AS 18 01 07	Geeignete Kanister
		Medikamente mit abgelaufenem Haltbarkeitsdatum	AS 18 01 08 bzw. AS 18 01 09	Erfolgt durch Apotheke
E-Abfall	Medizinische Abfälle, an deren Entsorgung nur aus ethischer Sicht zusätzliche Anforderungen zu stellen sind	Körperteile, Organabfälle, gefüllte Blutbeutel, Blutkonserven	AS 18 01 02	In speziellen, sicher verschließbaren Behältnissen separat von anderen Abfallsorten; Lagerung erfolgt durch Kühlung

Abhängigkeit

(Weitere Informationen siehe Alkohol/Alkoholabhängigkeit; Fagerström-Test)

Drogen: legale und illegale

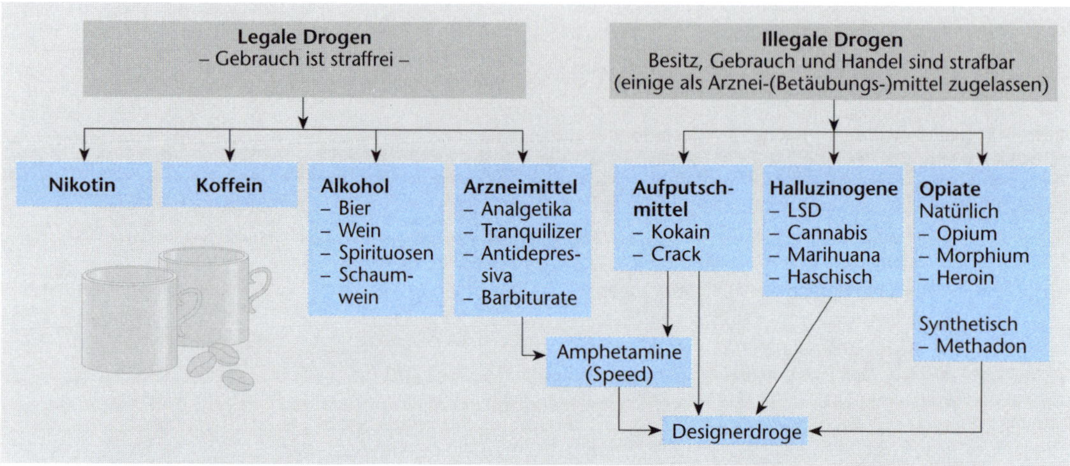

Abb. A.1 Legale und illegale Drogen.

Entzugserscheinungen, gesundheitliche Folgen und Vergiftungssymptome stofflicher Abhängigkeit

Tab. A.2 Entzugserscheinungen, gesundheitliche Folgen und Vergiftungssymptome stofflicher Abhängigkeit

Psychotrope Substanzen	Entzugserscheinungen	Gesundheitliche Folgen der Sucht	Vergiftungssymptome
Alkohol	• Zittern der Hände • Übelkeit • Erbrechen • Tachykardie • Schwitzen • Blutdruckerhöhung • Angst • Missstimmung • Schlafstörungen • Delir • Krampfanfälle	• Nerven- und Muskelschäden • Epileptische Anfälle • Demenz • Delir • Psychosen • Leber- und Pankreasinsuffizienz • Gastritis • Magengeschwür • Herzmuskelschwäche • Stoffwechsel- und Hormonerkrankungen • Erhöhtes Krebsrisiko	• Starke Koordinationsstörungen • Bewusstlosigkeit • Atemstörung
Nikotin	• Reizbarkeit • Unruhe • Angst • Hunger • Konzentrations- und Schlafstörungen	• Chron. Bronchitis • COPD • Arteriosklerose • Frühzeitige Hautalterung • Herz-Kreislauf-Erkrankungen • Krebs: Lunge, Mundhöhle, Kehlkopf, Speiseröhre, Pankreas, Harnblase, Niere, Magen, Knochenmark, Gebärmutter	• Erbrechen • Hautrötungen • Blässe • Unruhe

Tab. A.2 Entzugserscheinungen, gesundheitliche Folgen und Vergiftungssymptome stofflicher Abhängigkeit (Forts.)

Psychotrope Substanzen	Entzugserscheinungen	Gesundheitliche Folgen der Sucht	Vergiftungssymptome
Cannabis	• Nervosität • Unruhe • Schlafstörungen • Aggressivität • Depression • Angst • Muskelzittern • Gastrointestinale Beschwerden	• Antriebsarmut • Gleichgültigkeit • Depression • Schlechtere Leistungs- und Konzentrationsfähigkeit • Schwächung des Immunsystems • Auslösung latenter Psychosen	• Akute Angstzustände
Psychostimulanzien	• Depression • Reizbarkeit • Angst • Erschöpfung • Unruhe • Schlafstörungen	• Schlaf- und Appetitlosigkeit • Körperlicher Verfall • Psychische Schäden (Wahnideen, Angststörungen) • Organschäden an Leber, Niere, Herz	• Euphorie • Dysphorische Angstzustände • Halluzinationen • Störungen von Orientierung, Urteilsfähigkeit, Bewusstsein • Epileptische Anfälle
Hypnotika	• Angst • Reizbarkeit • Schwere Schlafstörungen • Übelkeit, Erbrechen • Tachykardie • Schwitzen • Zittern • Krampfanfälle	• Schlafstörungen • Gedächtnisstörungen • Verhaltensstörungen • Angst • Psychomotorische Störungen	• Erbrechen • Erregungszustände • Krämpfe • Halluzinationen • Aschgraue bis bräunliche Hautverfärbung • Ateminsuffizienz • Hypotonie • Herzrhythmusstörungen
Opioide	• Muskelschmerzen • Tränenfluss • Laufende Nase • Pupillenerweiterung • Schwitzen • Durchfälle • Fieber • Schlafstörungen • Übelkeit	• Schlechtere Leistungs- und Konzentrationsfähigkeit • Kreislaufprobleme • Schlafstörungen • Gewichtsverlust • Chron. Verstopfung • Impotenz • Haarausfall • Karies	• Koma • Atemlähmung • Enge Pupillen
Kokain	• Depression • Angst	• Leberveränderungen • Schlaflosigkeit • Entzündungen der Nasenschleimhaut • Chron. Schnupfen • Körperlicher Abbau	• Erregungszustände • Tachykardie • Atemlähmung • Schock • Krämpfe
LSD	• Reizbarkeit • Unruhe • Flashbacks	• Persönlichkeitsveränderungen bis hin zu bleibenden psychischen Schäden (Schizophrenien, Depressionen, Angststörungen)	• Verlängerter, über Tage anhaltender Rauschzustand • Panikzustände
Lösungsmittel	• Nervosität • Angstzustände • Depression	• Übelkeit • Kopfschmerzen • Hautausschläge • Gewichtsverlust • Verwirrtheit • Stimmungsschwankungen	• Kopfschmerzen • Erbrechen • Schock • Koma • Atemlähmung • Organversagen

Merkmale

- Entzug
- Konsum trotz bewusster schädlicher Folgen
- Kontrollverlust
- Toleranzentwicklung
- Vernachlässigung von Interessen und Pflichten
- Zwanghaftes Verlangen

Absaugkatheter

(Abbildungen der einzelnen Kathetertypen)

Tab. A.3 Typen, Eigenschaften und Handhabung von Absaugkathetern

Kathetertyp	Eigenschaften und Handhabung
Herkömmliche Absaugkatheter	• Sogbegrenzung an Absauganlage einstellen • Katheter ohne Sog bis zum Widerstand einführen • Um ca. 0,5 cm zurückziehen • Mit Sog unter leichten Drehbewegungen absaugen • Nachteil: mögliche Verletzung der Carina beim Einführen (deshalb möglichst nicht zum endotrachealen Absaugen benutzen)
Luftkissenkatheter (z. B. Aero-Flo® oder Gentle-Flo®)	• Kein Ansaugen der Trachealschleimhaut möglich (Katheter besitzt große Seitenaugen am Katheterende) • Katheter mit Sog einführen, damit sich atraumatisch wirkendes Luftkissen bilden kann • Keine Sogbegrenzung an der Absauganlage nötig • Je stärker Sog, umso schonenderes Einführen des Katheters • Luftkissenkatheter ohne Sogunterbrechung herausziehen • Verkürzte Absaugdauer bei gleicher Saugleistung und Sekretmenge, Absaugvorgang beginnt bereits während des Einführens
Geschlossenes Absaugsystem (z. B. Trachcare®)	• Trachealtoilette mit geschlossenem Absaugsystem • Absaugen ohne Diskonnektion vom Beatmungsgerät möglich • Während Absaugvorgang kein Abfall von O_2-Konzentration und PEEP • Kontaminationsschutz für Pflegende • Pro System 1 T-Stück und 1 steriler Absaugkatheter in steriler Plastikhülle • T-Stück wird dauerhaft zwischen Tubus und Beatmungsschlauch angebracht • Zum Absaugen wird Katheter in Hülle vorgeschoben und unter Betätigung des Absaugkontrollventils unter Sog zurückgezogen

Alkohol/Alkoholabhängigkeit

(Weitere Informationen siehe Abhängigkeit)

Promilleberechnung

$$c = \frac{A}{m \times r}$$

c … Alkoholkonzentration im Blut [‰]
A … getrunkener Alkohol [g]
m … Körpergewicht [kg]
r … Verteilungsfaktor im Körper (Männer: 0,7; Frauen: 0,6)

Berechnung von A

$A = V \times e \times \rho$

V … Volumen des aufgenommenen Alkohols [ml]
e … Alkoholvolumenanteil, z. B. bei 5 % = 0,05
ρ … Dichte von Alkohol = 0,8 g/ml

Trinkmuster nach Jellinek

Tab. A.4 Trinkmuster nach Jellinek

Typ	Beschreibung	Verhalten
Alpha-Trinker	Konflikt-, Sorgen- oder Erleichterungstrinker	• Trinken zur Entspannung, um Angst und Verstimmungen zu beseitigen, um Ärger herunterzuspülen, um Hemmungen abzubauen • Zeitweilig psychische Abhängigkeit • Aufhören möglich • Kein Kontrollverlust • Nicht alkoholkrank, aber gefährdet
Beta-Trinker	Gelegenheitstrinker	• Trinkverhalten vom sozialen Umfeld mitbestimmt • Trinken bei Anlässen, z. B. bei Feiern • Trinken wird zur Gewohnheit • Alkoholnaher Lebensstil, z. B. Trinken beim Fernsehen • Keine körperliche und psychische Abhängigkeit • Evtl. körperliche Folgen • Kein Kontrollverlust • Gefährdung
Gamma-Alkoholiker	Süchtiger Trinker	• Alkoholkonsum nicht mehr steuerbar • Zwischendurch alkoholfreie Perioden • Toleranzsteigerung • Psychische und später auch physische Abhängigkeit • Körperliche und soziale Schäden • Kontrollverlust
Delta-Alkoholiker	Gewohnheits-, Spiegeltrinker	• Ständiger Blutalkoholspiegel muss aufrechterhalten bleiben • Ohne Alkohol starke Entzugssymptome, z. B. Händezittern • Kontinuierliches Trinken • Kann lange sozial unauffällig sein • Nicht abstinenzfähig
Epsilon-Alkoholiker	Quartalstrinker	• Wechsel von exzessiven Trinkphasen (Rauschzustand, Kontrollverlust, Gedächtnisverlust) und Phasen ohne Alkohol • Kontrollverlust

Wirkungen

Tab. A.5 Die Wirkung von Alkohol auf den Menschen

Promille	Wirkung
≥ 0,2	• Persönlichkeitsveränderungen • Risikobereitschaft ↑ • Konzentrationsfähigkeit ↓ • Auffassungsgabe ↓ • Wärmegefühl • Fröhlichkeit ↑ • Zwanglosigkeit ↑
≥ 0,4	• Drang zum Reden • Reizbarkeit ↑ • Fähigkeit zur Selbstkritik ↓ • Urteilsvermögen ↓ • Fähigkeit, hell/dunkel zu unterscheiden ↓ • Bewegungskoordination ↓
≥ 0,6	• Sehleistung ↓ • Hörfähigkeit ↓ • Konzentrationsfähigkeit ↓ • Enthemmung • Selbstüberschätzung
≥ 0,7	• Zusammenspiel zwischen Nerven und Muskeln gestört • Nachtsehfähigkeit ↓ ↓
≥ 0,8	• Sehleistung weiter ↓ • Keine Kontrolle über willkürliche Augenbewegungen • Reaktionszeit um 35 % verlängert • Vorgänge in Umgebung werden nicht mehr mit den Augen fixiert • Gehirn verarbeitet Informationen nur noch mangelhaft
≥ 1,0	• „Rauschstadium" • Unsicheres Stehen und Gehen • Gleichgewichtsstörungen • Sprachstörungen („Lallen") • Enthemmung • Selbstkontrolle ↓
≥ 2,0	• Betäubungsstadium • Verwirrtheit • Gedächtnisstörungen • Bewusstseinsstörungen • Erbrechen • Erschlaffte Muskeln • Schwierigkeiten bei der Atmung
≥ 3,0	• Lähmungen • Flache Atmung • Unterkühlung • Möglich: Übergang zum Koma (Reflexlosigkeit, Atemlähmung, Tod)

Allergie

Anaphylaktische Reaktion: Schweregrade

Tab. A.6 Schweregrade und Symptome anaphylaktischer Reaktionen

Schweregrad	Klinik
0	Lokal begrenzte Haut- oder Schleimhautreaktion
I	Leichte Allgemeinsymptome • Kopfschmerzen • Schwindelgefühl • Unruhe • Verwirrtheit Hautreaktionen • Flush • Juckreiz • Generalisierte Urtikaria
II	Zusätzlich • Kreislaufdysregulation (Hypotonie und Tachykardie) • Leichte Dyspnoe • Gastrointestinale Symptome (Übelkeit, Erbrechen, Stuhl- und Harndrang)
III	Zusätzlich • Schock • Bronchospasmus (mit schwerer Dyspnoe bis hin zur respiratorischen Insuffizienz) • Selten auch Larynxödem (dadurch inspiratorischer Stridor)
IV	Atem- und Kreislaufstillstand

Kreuzreaktionen (Kreuzallergien)

Tab. A.7 Kreuzreaktionen bei bestimmten Allergien

Baumpollen (z. B. Birke, Hasel)	Kräuterpollen (z. B. Beifuß)	Gräser- und Getreidepollen	Latex
• Apfel • Birne • Zwetschge • Kirsche • Pfirsich • Mandeln • Walnuss • Haselnuss • Kiwi • Litschi • Avocado • Sellerie • Gewürze	• Sellerie • Chilipfeffer • Paprika • Tomaten • Karotten • Artischocke • Estragon • Kamille • Wermut • Löwenzahn • Pfeffer • Ingwer • Zimt • Melone • Gurke	• Soja • Erbse • Erdnuss • Getreidemehle	• Banane • Avocado • Pfirsich • Feige • Milch der Kastanie • Milch des Weihnachtssterns

Pollenflugkalender

(Ausführlicherer Pollenflugkalender)

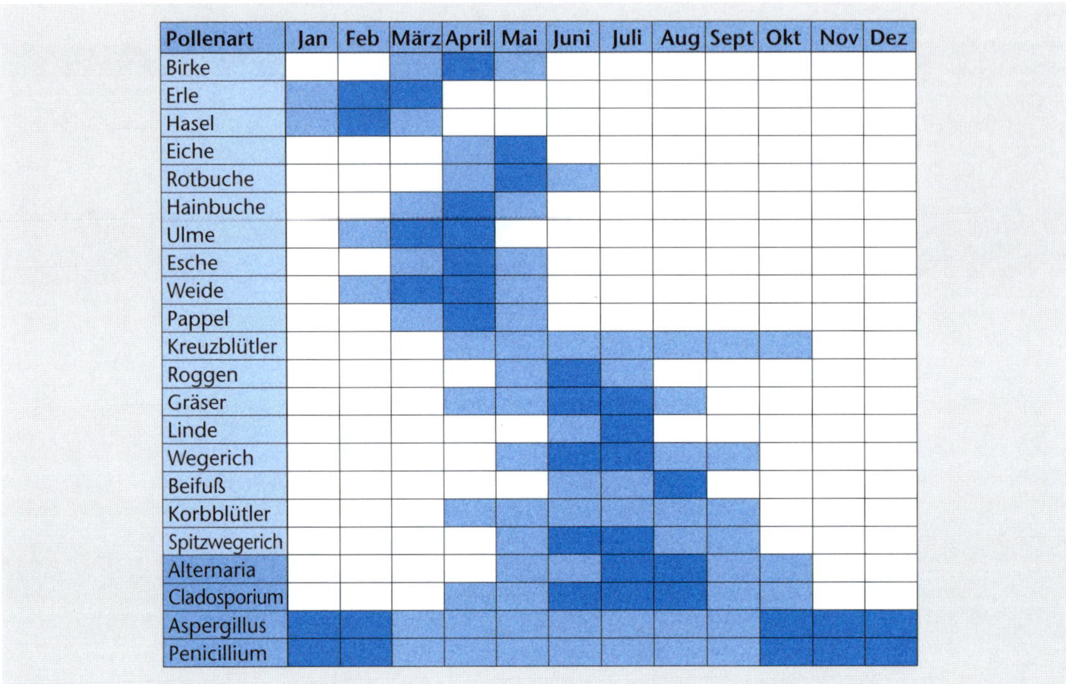

Abb. A.2 Pollenflugkalender.

Typen

Tab. A.8 Allergietypen

Allergietyp		Reaktionszeitpunkt	Vermittelt durch	Symptome
I	**Soforttyp, Anaphylaxie**	Sofort	IgE	• Urtikaria • Ödeme • Bindehautentzündung • Schnupfen • Asthma • Anaphylaktischer Schock (Generalisierung der allergischen Reaktion)
II	**Zytotoxischer Typ**	Früh (wenige Stunden)	IgG, IgM	• Blutbildveränderungen (Abfall der weißen Blutkörperchen oder der Blutplättchen) • Hämolytische Anämie
III	**Immunkomplextyp**	Früh (wenige Stunden)	Immunkomplexe	• Entzündungen in Gefäßen, Niere, Gelenken
IV	**Spättyp**	Spät (1–2 Tage)	T-Lymphozyten	• Kontaktekzem • Photoallergie

Amnesie: retro- und anterograde

(Weitere Informationen siehe Orientierungsstörungen)

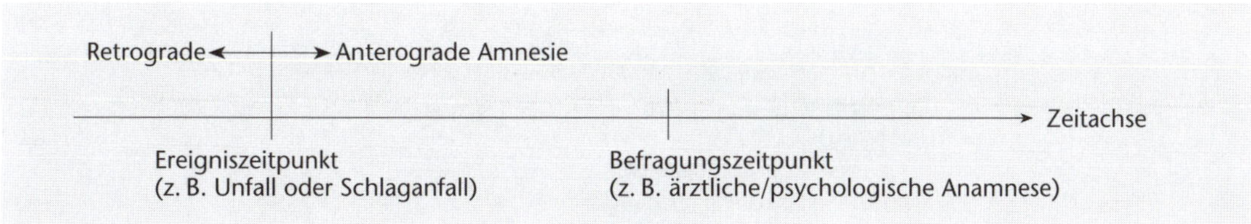

Abb. A.3 Retro- und anterograde Amnesie.

Anästhesie

(Weitere Informationen siehe Arzneimittel: Lokalanästhetika; ASA-Klassifikation; Narkose; Ramsay-Score; SeSAM-Konzept)

Arten

Tab. A.9 Anästhesiearten

Anästhesieart	Erläuterung
Lokal- und Regionalanästhesie	
Oberflächen-anästhesie	• Lokalanästhetikum wird auf Haut oder Schleimhaut gesprüht oder gestrichen → blockiert sensible Nervenendigungen • Gute anästhesierende Wirkung bei Schleimhäuten • Bei intakter Haut: keine vollständige Anästhesie möglich • Emla®-Pflaster (mit Lidocain getränktes Pflaster, anwendbar bei Injektionen oder kleinen chirurgischen Eingriffen): verstärkte Wirkung durch Bildung einer Okklusion
Infiltrations-anästhesie	• Lokalanästhetikum wird intradermal (Hautquaddel), s.c. oder i.m. injiziert • V. a. bei Zahnbehandlungen und bei kleinen chirurg. Eingriffen
Leitungsanästhesie: periphere Nervenblockade	• Lokalanästhetikum wird gezielt in die Nähe eines peripheren Nervs oder eines Nervenplexus injiziert • Dieser wird blockiert → Weiterleitung von Schmerzreizen an das Gehirn ist blockiert • V. a. bei Zahnbehandlungen und bei chirurg. Eingriffen an den Extremitäten
Leitungsanästhesie: zentrale Nervenblockade	• **Spinalanästhesie:** Subarachnoidalraum wird punktiert, Anästhetikum wird in den Liquor cerebrospinalis injiziert → Schmerzausschaltung der unteren Körperhälfte • **Periduralanästhesie:** Periduralraum wird punktiert, Injektion des Lokalanästhetikums in Epiduralraum
Intravenöse Regionalanästhesie	• Bei Eingriffen an Unterarm und Hand • Blutleere am Arm wird hergestellt • Lokalanästhetikum wird in Armvene injiziert und diffundiert von dort ins Gewebe • Gefahr bei hoher Wirkstoffkonzentration in Armvene und Öffnen der Druckmanschette: Abfließen in Blutkreislauf, Gefahr der Intoxikation

Tab. A.9 Anästhesiearten (Forts.)

Anästhesieart	Erläuterung
Allgemeinanästhesie	
Inhalationsnarkose	• Techniken: Maskennarkose, Larynxmaskennarkose, Intubationsnarkose • I. d. R. Arzneimittelkombinationen = balancierte Anästhesie (Kombinationsnarkose) • Atmung: entweder spontane, unterstützte oder maschinelle Beatmung • Narkoseeinleitung meist intravenös, in der Kinderanästhesie auch Maskeneinleitung oder rektale Narkoseeinleitung • Meist Gabe von Muskelrelaxantien • In Allgemein- und Abdominalchirurgie
Injektionsnarkose	• I.v. Injektion eines kurz wirksamen Injektionsnarkotikums, meist in Kombination mit einem Opioid • Sehr schneller Wirkungseintritt • Nicht so gut steuerbar wie Inhalationsnarkose • Zur Narkoseeinleitung (siehe Inhalationsnarkose), Kurznarkose, Sedierung bei Regionalanästhesien, Durchführung diagnostischer Maßnahmen

Vergleich Spinal-/Periduralanästhesie

Tab. A.10 Spinal- und Periduralanästhesie im Vergleich

	Spinalanästhesie	Periduralanästhesie
Punktionsort	Lumbal	Meist lumbal, prinzipiell aber auch thorakal, zervikal, sehr selten in den Sakralkanal des Kreuzbeins (Kaudalanästhesie)
Injektionsort	Subarachnoidalraum	Epiduralraum = Periduralraum
Menge des Lokalanästhetikums	Gering	Groß
Wirkungseintritt	Rasch (wenige Minuten)	Verzögert
Wirkungsdauer	Kürzer	Länger
Ausbreitung	Steuerbar (durch Volumen und Lagerung bei hyperbarem Lokalanästhetikum)	Schlecht steuerbar (nur über Volumen)
Qualität der Anästhesie	Sehr gut	Abgeschwächt
Motorische Blockade	Sehr gut	Abgeschwächt
Toxische Reaktionen auf das Lokalanästhetikum	Unwahrscheinlich	Möglich
Postpunktionelle Kopfschmerzen	In bis zu 10 %	Nein

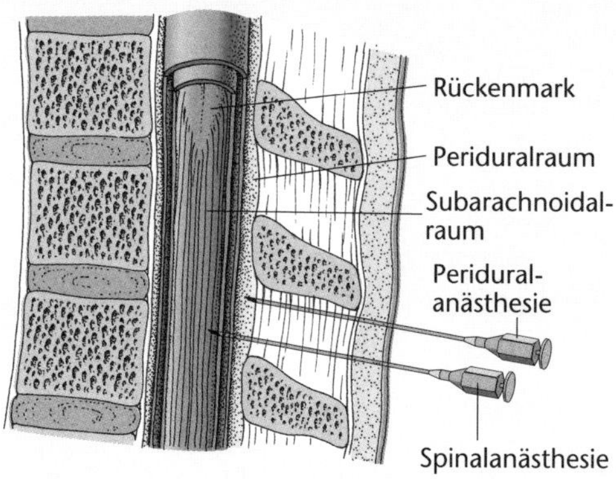

Abb. A.4 Injektionsorte bei der Spinal- und der Periduralanästhesie. [A400–190]

Apgar-Schema

(Weitere Informationen siehe Gestationsalter; Körperliches Assessment: Neugeborenes)

Tab. A.11 Apgar-Schema

Kriterium	Ausprägung	Punkte
Aussehen	Blass, blau	0
	Stamm rosig, Extremitäten blau	1
	Rosig	2
Puls	Keiner	0
	< 100/min	1
	> 100/min	2
Grimassieren beim Absaugen	Keines	0
	Verziehen des Gesichts	1
	Schreien	2
Aktivität	Keine Spontanbewegungen	0
	Geringe Flexion der Extremitäten	1
	Aktive Bewegung	2
Respiration	Keine	0
	Langsam, unregelmäßig	1
	Kräftiges Schreien	2
Gesamtpunktzahl		

Auswertung	
9–10	Optimal
5–8	Gefährdung
< 5	Akute Lebensgefahr

Arterieller Verschluss: Symptome („Sechs englische Ps")

Pain	(Plötzlich einsetzender) sehr großer Schmerz
Paleness	Blässe der betroffenen Extremität
Paraesthesia	Gefühlsstörungen
Pulselessness	Pulslosigkeit der betroffenen Extremität
Paralysis	Bewegungseinschränkungen oder -unfähigkeit
Prostration	Schock

Arzneimittel

Analgetika

Analgetika = Schmerzmittel; Arzneimittel, die schmerzlindernd oder schmerzstillend wirken.

Tab. A.12 Analgetika

Wirkstoff	Handelsnamen (Bsp.)	Indikationen	Kontraindikationen	Unerwünschte Wirkungen	Bemerkungen
Nichtopioid-Analgetika					
Nichtsteroidale Antirheumatika (NSAR)					
Azetylsalizylsäure (ASS)	Aspirin®, Acesal®, Alka-Seltzer®	• Kopf-, Zahn- und Gliederschmerzen • Beginnende Tumorschmerzen (v. a. bei Knochenmetastasen) • Fieber • Entzündliche Erkrankungen (v. a. Rheuma) • Thrombozytenaggregationshemmung	• Magen- und Duodenalulzera • Asthma bronchiale • Blutgerinnungsstörungen • Antikoagulanzientherapie • Heranwachsende vor der Pubertät • Schwangerschaft	• Gastrointestinale Beschwerden bis hin zur Ulkusbildung • Allergische Reaktionen • Asthmaanfälle • Bei Kindern: Reye-Syndrom	• Nach den Mahlzeiten einnehmen • Wirkdauer: 4–8 Std.
Ibuprofen	Aktren®, Dolormin®, Dolgit®, Imbun®	• Fieber • Schmerzen • Rheuma • Gicht	• Magen- oder Darmulzera • Schwere Leber- oder Nierenschäden • Blutgerinnungsstörungen • Schwangerschaft	• Gastrointestinale Beschwerden • Bronchialverengung bei disponierten Pat. • ZNS-Störungen (Kopfschmerzen, Depression, Müdigkeit) • Allergie	• Wirkdauer: je nach Substanz 2–4 Std.
Diclofenac	Voltaren®, Rewodina®	• Rheuma • Schmerzen und Entzündungen • Gicht			
Indometacin	Inflam®	• Rheuma • Posttraumatische Schmerzen und Entzündungen			
Piroxicam	Brexidol®, Flexase®	• Rheuma • Posttraumatische Schmerzen			
COX-2-Hemmer					
Celecoxib	Celebrex®	• Aktivierte Arthrose • Chron. Polyarthritis • M. Bechterew	Orale Gabe: • Galaktose-Intoleranz • Laktase-Mangel • Schwangerschaft und Stillzeit • Sulfonamid-Überempfindlichkeit • Aktive peptische Ulcera	• Tachykardie/Arrhythmie • Blutbildveränderungen • Infekte der oberen Atemwege • Schlaflosigkeit • Schwindel • Gastrointestinale Beschwerden • Flüssigkeitsretention und Ödembildung	• Arzneimittel sollte in der niedrigsten wirksamen Dosierung über möglichst kurzen Zeitraum verabreicht werden, da kardiovaskuläres Risiko mit Dosis und Behandlungsdauer ansteigen kann

Tab. A.12 Analgetika (Forts.)

Wirkstoff	Handelsnamen (Bsp.)	Indikationen	Kontraindikationen	Unerwünschte Wirkungen	Bemerkungen
Nichtopioid-Analgetika					
Parecoxib	Dynastat®	• Kurzzeitbehandlung von postoperativen Schmerzen	• Schwerwiegende allergische Reaktionen in der Anamnese • Aktive peptische Ulcera • Pat. mit erheblichem Risiko für das Auftreten von kardiovaskuläre Ereignissen	• Allergische Reaktionen • Schlaflosigkeit • Hyper-/Hypotonie • Hypokaliämie • Oligurie • Pruritus • Rückenschmerzen • Gastroduodenale Ulcera	• Zur i.v. oder i.m. Injektion
Phenazone					
Metamizol	Novalgin®, Analgin®	• Akute starke Schmerzen nach Verletzungen, Operationen • Viszerale Schmerzen • Koliken • Tumorschmerzen • Hohes Fieber	• Schwangerschaft (strengste Indikationsstellung) • Knochenmarkschädigung	• Leichte gastrointestinale Beschwerden • Allergie • Immunogene Erkrankung, z. B. Agranulozytose (sehr selten) • Schock	• Wirkdauer: 4 Std.
Propyphenazon	Demex®	• Leichte bis mäßig starke Schmerzen • Fieber	• Bekannte Überempfindlichkeit gg. Pyrazolone • Akute intermittierende Porphyrie • Kinder < 7 Jahre	• Interstitielle Nephritis • Oligurie, Anurie • Überempfindlichkeitsreaktionen bis zum anaphylaktischen Schock	-
Nichtopioid-Analgetika mit zentralem Wirkmechanismus					
Flurpirtin	Katadolon®	• Schmerzhafte Muskelverspannungen • Spannungskopfschmerzen • Tumorschmerzen • Dysmenorrhö • Schmerzen nach orthopädischen/traumatologischen Operationen und Verletzungen	• Hepatische Enzophalopathie • Cholestase • Vorbestehende Lebererkrankungen • Alkoholabusus • Myasthenia gravis	• Blutdruckerhöhung • Arrhythmien • Pruritus • Thrombozytose • Verschwommenes Sehen, Verwirrtheit, Halluzinationen, Schwindel • Müdigkeit • Gastrointestinale Beschwerden	• Bei Erwachsenen max. Tagesdosis 600 mg • Möglichst gleiche Zeitabstände zwischen den Einnahmen einhalten • Einnahmen möglichst in aufrechter Körperhaltung

Tab. A.12 Analgetika (Forts.)

Wirkstoff	Handelsnamen (Bsp.)	Indikationen	Kontraindikationen	Unerwünschte Wirkungen	Bemerkungen
Nichtopioid-Analgetika					
Sonstige Wirkstoffe					
Paracetamol	Ben-u-ron®	• Mäßige, nicht viszerale Schmerzen auch im Kindesalter, Schwangerschaft und Stillzeit • Fieber	• Schwere Leber- und Nierenfunktionsstörungen • Suizidgefährdung • Überempfindlichkeit gg. Paracetamol	• Gastrointestinale Beschwerden • Allergische Hautausschläge • Bei Überdosierung: Leber- und Nierenschäden	• Wirkdauer: 4 Std. • Dosierungsintervall mind. 6 Std. • Cave: Dosierung erfolgt streng körpergewichtsadaptiert (Kinder!) → max. Tageshöchstdosis beachten!
Opioid-Analgetika					
Schwache Opioid-Analgetika					
Dihydrocodein retard	DHC 60/90/120 Mundipharma®	• Mäßig starke Schmerzen	• Überempfindlichkeit gg. Codein • Ateminsuffizienz • Akuter Asthmaanfall • Chron. und akute Pankreatitis • Erhöhter Hirndruck	• Obstipation • Atemdepression • Übelkeit, Erbrechen • Schwindel, Benommenheit • Sedierung • Mundtrockenheit	• Wirkdauer: 8–12 Std. • Nicht BTM-pflichtig
Tilidin-Naloxon	Valoron® N	• Starke und sehr starke Schmerzen	• Bekannte Überempfindlichkeit • Opiatabhängigkeit (Gefahr einer akuten Entzugssymptomatik) • Ausgeprägte Leberinsuffizienz • Kinder < 2 Jahre		• Wirkdauer: 2–4 Std. • Nicht BTM-pflichtig
Tramadol	Tramal®	• Mäßig starke bis starke Schmerzen	• Akute Vergiftungen mit Alkohol, Schlafmitteln, Analgetika, Opioiden und Psychopharmaka • Schwer kontrollierbare Epilepsie • Vorbehandlung mit MAO-Hemmern in den vergangenen 14 Tagen • Störungen der Atemfunktion • Kinder < 25 kg KG		• Wirkdauer: abhängig von der Darreichungsform!! • Nicht BTM-pflichtig

Tab. A.12 Analgetika (Forts.)

Wirkstoff	Handelsnamen (Bsp.)	Indikationen	Kontraindikationen	Unerwünschte Wirkungen	Bemerkungen
Opioid-Analgetika					
Starke Opioid-Analgetika					
Morphin	MST®, MSI®, Sevredol®	• Langzeitschmerztherapie bei Tumorschmerzen und anderen starken und stärksten Schmerzen	• Ileus • Akutes Abdomen	• Obstipation • Atemdepression • Übelkeit, Erbrechen • Schwindel, Benommenheit • Kopfschmerzen • Sedierung • Mundtrockenheit • Erytheme, Juckreiz • Schwitzen • Miktionsbeschwerden	• Wirkdauer: 4 Std., in Retardform: 8–24 Std. • BTM-pflichtig
Buprenorphin	Temgesic®	• Starke und sehr starke Schmerzzustände	• Opioidabhängigkeit • Schwere Ateminsuffizienz • Schwere Leberinsuffizienz • Einnahme von MAO-Hemmern in den letzten 14 Tagen		• Lange Wirkdauer (6–12 Std.) • Volle Wirkung erst nach 1 Std. • BTM-pflichtig
Piritramid	Dipidolor®	• Postoperative Schmerztherapie • Starke und stärkste Schmerzen	• Überempfindlichkeit gg. Piritramid • Opioidabhängigkeit: nur mit besonderer Vorsicht • Koma und Bewusstseinsstörungen • Störungen der Atemfunktion • Erhöhter Hirndruck		• Wirkdauer: 6–8 Std. • BTM-pflichtig
Pethidin	Dolantin®	• Starke Schmerzen	• Überempfindlichkeit gg. Pethidin • Behandlung mit MAO-Hemmern in den letzten 14 Tagen • Kinder < 1 Jahr		• Schneller Wirkungseintritt, aber kurze Wirkdauer (2–4 Std.) • BTM-pflichtig • Bei Epilepsie nur in Kombination mit einem Antikonvulsivum • Bei Niereninsuffizienz: Dosierungsintervalle verlängern → Kumulationsgefahr

Tab. A.12 Analgetika (Forts.)

Wirkstoff	Handelsnamen (Bsp.)	Indikationen	Kontraindikationen	Unerwünschte Wirkungen	Bemerkungen
Opioid-Analgetika					
Sufentanil	Sufenta®	Zur Anästhesie bei allen Maßnahmen mit endotrachealer Intubation und Beatmung: • Als analgetische Komponente während der Einleitung und Aufrechterhaltung bei Kombinationsnarkosen • Als Anästhetikum zur Einleitung und Aufrechterhaltung von Narkosen	• Überempfindlichkeiten gg. Sufentanil • Krankheitszustände, bei denen eine Dämpfung des Atemzentrums vermieden werden muss • Akute hepatische Porphyrien • Therapie mit MAO-Hemmern in den letzten 14 Tagen • Gleichzeitige Behandlung mit Morphinagonist-Antagonisten	• Rigidität der Skelettmuskulatur • Bradykardie • Hypotonie • Atemdepression, Atemstillstand • Übelkeit, Erbrechen • Postoperatives Frösteln • Pruritus	• Sehr rascher Wirkungseintritt, sehr kurze Wirkdauer (< 10 Min.)
Alfentanil	Rapifen®		• Überempfindlichkeit gg. Alfentanil • Krankheitszustände, bei denen eine Dämpfung des Atemzentrums vermieden werden muss • Säuglinge • Akutes Abdomen • Akute hepatische Porphyrien • Schwangerschaft und Stillzeit		
Remifentanil	Ultiva®		• Überempfindlichkeiten gg. Remifentanil • Epidurale und intrathekale Applikation		
Fentanyl	Durogesic SMAT®	• Tumorschmerzen • Chron. Schmerzen, die nur mit Opioid-Analgetika ausreichend behandelt werden können und einer längeren, kontinuierlichen Behandlung bedürfen	• Überempfindlichkeit gg. Fentanyl • Kurzfristige Schmerzzustände, z. B. postoperativ • Bradykarde Rhythmusstörungen • Schwer beeinträchtigte ZNS-Funktion		• Schneller Wirkungseintritt, kurze Wirkdauer • Als Pflaster längere Wirkdauer (72 Std.) → Zusatzmedikation mit schnell freisetzenden morphinhaltigen Arzneimitteln bei vielen Patienten zur Kupierung von Schmerzspitzen erforderlich! • BTM-pflichtig

Antiallergika

Antiallergika = Arzneimittel gegen Symptome einer Allergie.

Tab. A.13 Antiallergika

Substanz	Handelsnamen (Bsp.)	Indikationen	Kontraindikationen	Nebenwirkungen	Bemerkungen
Antihistaminika (Histaminantagonisten, Histaminrezeptorenblocker)					
Dimetinden	Fenistil®	• Histaminbedingter Juckreiz • Urtikaria • Windpockenassoziierter Juckreiz bei Kleinkindern • Allergischer Schnupfen bei Patienten > 6 Jahre	• Überempfindlichkeit gg. Wirkstoff • Kinder < 3 Jahre	• Müdigkeit • Gastrointestinale • Beschwerden • Mundtrockenheit	• H_1-(Rezeptoren-)Blocker → Histaminwirkung ↓ • Einnahme oral oder als Supp., Injektionslsg., Gel, Salbe, Stifte, Spray, Augentropfen • Keine systematische Gabe bei Pat. mit Glaukom, Herzerkrankungen, Leberfunktionsstörungen, Therapie mit Makroliden oder Azolantimykotika
Clemastin	Tavegil®	• Urtikaria • Allergischer Schnupfen	• Überempfindlichkeit gg. Tavegil oder andere Antihistaminika • Blasenentleerungsstörungen mit Restharnbildung • Engwinkelglaukom • Porphyrie	• Müdigkeit • Sedierung • Mundtrockenheit	• Tabl., Sirup
Loratadin	Lorano®	• Allergischer Schnupfen • Urtikaria	• Überempfindlichkeit gg. Loratadin • Kinder < 2 Jahre • Schwangerschaft und Stillzeit (von Einnahme wird abgeraten)	• Nervosität • Müdigkeit • Schläfrigkeit • Kopfschmerzen	-
Levocabastin	Livocab®	• Allergischer Schnupfen • Allergische Bindehautentzündung	• Überempfindlichkeit gg. Levocabastin • Schwangerschaft: 1. Trimenon	• Lokale Reizung • Überempfindlichkeitsreaktionen • Nasenspray: Müdigkeit, Schwindel, Schwächegefühle	• Nasenspray, Augentropfen (Suspension, vor Gebrauch schütteln!)

Tab. A.13 Antiallergika (Forts.)

Substanz	Handelsnamen (Bsp.)	Indikationen	Kontraindikationen	Nebenwirkungen	Bemerkungen
Antihistaminika (Histaminantagonisten, Histaminrezeptorenblocker)					
Ketotifen	Zaditen®	• Asthmaprophylaxe • Allergische Hauterkrankungen • Allergischer Schnupfen • Allergische Bronchitits • Augentropfen: allergische Bindehautentzündung	• Überempfindlichkeit gg. Ketotifen • Epilepsie	• Kopfschmerzen • Übelkeit • Müdigkeit • Appetit ↑	• Nicht bei akutem Asthmaanfall anwenden • Kapseln, Sirup, Augentropfen
Azelastin	Allergodil®	• Allergischer Schnupfen • Allergische Bindehautentzündung • Nasennebenhöhlenentzündung	• Überempfindlichkeit gg. Azelastin • Kinder < 6 Jahre	• Tabl.: Mundtrockenheit, Müdigkeit	• Tabl., Nasenspray, Augentropfen
Cetirizin	Zyrtec®	• Chron. allergischer Schnupfen • Chron. Urtikaria	• Überempfindlichkeit gg. Cetrizin • Kinder < 2 Jahre • Schwere Nierenerkrankungen • Stillzeit	• Müdigkeit • Benommenheit • Kopfschmerzen • Mundtrockenheit • Herzrhythmusstörungen • Magen-Darm-Beschwerden	• Saft, Tabl., Tropfen • Arzneimittel muss 3 Tage vor einem Allergietest abgesetzt werden
Desloratadin	Aerius®	• Allergische Rhinitis • Urtikaria	• Überempfindlichkeit gg. Loratadin • Schwere Niereninsuffizienz • Schwangerschaft und Stillzeit (Einnahme nicht empfohlen)	• Schwindel, Somnolenz, Schlaflosigkeit • Psychomotorische Hyperaktivität • Tachykardie, Herzklopfen • Gastrointestinale Beschwerden • Leberenzyme ↑ • Bilirubin ↑ • Myalgien • Überempfindlichkeitsreaktionen	• Tabl., Schmelztabl., Sirup, Tropfen • Einnahme 1 × tgl.

Tab. A.13 Antiallergika (Forts.)

Substanz	Handelsnamen (Bsp.)	Indikationen	Kontraindikationen	Nebenwirkungen	Bemerkungen
Antihistaminika (Histaminantagonisten, Histaminrezeptorenblocker)					
Ebastin	Ebastel®	• Symptomatische Behandlung der saisonalen und perennialen allergischen Rhinitis mit oder ohne allergische Bindehautentzündung • Besserung von Juckreiz und zur Verringerung der Quaddelneubildung bei unklarer Urtikaria	• Überempfindlichkeit gg. Ebastin • Schwere Leberinsuffizienz • Schwangerschaft: strenge Indikationsstellung • Stillzeit	• Mundtrockenheit • Kopfschmerzen • Somnolenz • Gastrointestinale Beschwerden • Palpitationen, Tachykardie	• Einnahme 1 × tgl.
Levocetirizin	Xusal®	• Symptomatische Behandlung der allergischen Rhinitis • Chron. idiopathische Urtikaria	• Überempfindlichkeit gg. Levocetirizin und andere Piperazinderivate • Schwere Niereninsuffizienz • Schwangerschaft und Stillzeit: strenge Indikationsstellung • Kinder < 2 Jahre	• Kopfschmerzen, Somnolenz, Müdigkeit • Mundtrockenheit • Gastrointestinale Beschwerden • Überempfindlichkeitsreaktionen	• Tabl., Tropfen, Saft • Erwachsene: 1 × tgl. 5 mg
Mastzellstabilisatoren (Hemmstoffe der Mediatorenfreisetzung)					
Cromoglicinsäure	DNCG Stada®, Cromohexal®, Intal®	• Prophylaktische Gabe bei bekannter Allergie	• Überempfindlichkeit gg. Cromoglicinsäure	• Lokale Reizungen	• Lokale Anwendung, z. B. Nasenspray, Augentropfen, Dosieraerosol
Glukokortikoide					
Mometason	Asmanex® Twisthaler-Inhalationspulver, Ecural® (topische Anwendung), Nasonex® (Nasenspray)	• Allergische Reaktionen mit entzündlicher Ausprägung • Inhalativ: Asthma bronchiale • Nasal: allergische Rhinitis	• Überempfindlichkeit gg. Mometason • Bakterielle, virale oder durch Pilze verursachte Hauterkrankungen • Hautreaktionen infolge entzündlicher Hauterkrankungen oder infolge einer Impfung • Cremes, Salben: Kinder < 2 Jahre • Lösungen, Nasensprays: Kinder < 6 Jahre • Inhalationsspray: Kinder < 12 Jahre	• Brennen • Juckreiz • Bei topischer Anwendung: Missempfindungen, Haarwurzelentzündungen • Bei Inhalationssprays: Pilzinfektion, Kopfschmerzen, Rachenentzündungen, Stimmveränderungen	• Auftreten weiterer NW bei langfristiger Anwendung • Nicht im Bereich des Auges anwenden

A

Tab. A.13 Antiallergika (Forts.)

Substanz	Handelsnamen (Bsp.)	Indikationen	Kontraindikationen	Nebenwirkungen	Bemerkungen
Glukokortikoide					
Triamcinolon	Volon® (topisch und systemisch)	• Entzündungen • Allergien • Asthma • COPD • Verbrennungen 1. Grades • Multiple Sklerose	• Überempfindlichkeit gg. Triamcinolon (außer zur kurzfristigen Anwendung bei Lebensgefahr) • Bei längerfristiger Therapie: Magen- und Zwölffingerdarmgeschwüre, Osteoporose, Psychosen, Herpesinfektionen, Polio, Z. n. Schutzimpfung, Glaukom • Hochdosierte Anwendung in ersten 5 Schwangerschaftsmonaten	• Bei längerfristiger und/oder hochdosierter innerer Therapie: Cushing-Syndrom, Zyklusstörungen, BZ ↑, K^+ ↓, Muskelschwund, Osteoporose • Bei längerfristiger bzw. großflächiger topischer Anwendung, besonders unter Okklusion, müssen wg. der Resorptionsmöglichkeit die Nebenwirkungen einer systemischen Therapie beachtet werden	• Tabl., Kristallsuspension, Creme/Salbe, Tinktur, Haftsalbe, Schüttelmixtur
Fluocinonid	Topsym® (topisch)	• Entzündliche und allergische Hauterkrankungen	• Überempfindlichkeit gg. Fluocinonid • Schwere bakterielle, virale oder durch Pilze hervorgerufene Hautinfektionen • Anwendung am Auge • Schwangerschaft: 1. Trimenon • Stillzeit	• Hautreaktionen	• Nicht im Bereich des Auges anwenden
Beclometason	Ventolair® Dosieraerosol, Rhinivict® nasal	• Dosieraerosol: Asthma, chron. Bronchitis • Nasale Anwendung: allergischer Schnupfen, allergische Nasenschleimhautentzündung	• Dosieraerosol: Überempfindlichkeit gg. Beclometason, akuter Asthmaanfall, bakterielle und virale Atemwegsinfektionen • Nasale Anwendung: Überempfindlichkeit gg. Wirkstoff	• Entzündungen und Infektionen des Mund- und Rachenraums, Schwindel, Verdauungsstörungen • Orale Mykosen	• Bei Zustandsverschlechterung während der Therapie diese sofort abbrechen • Zur Anwendung bei Kindern Packungsbeilage beachten und Arzt/Apotheker fragen

Antiarrhythmika

Antiarrhytmika = Arzneimittel gegen Herzrhythmusstörungen.

Tab. A.14 Antiarrhythmika

Wirkstoff	Handelsnamen (Bsp.)	Indikationen	Kontraindikationen	Unerwünschte Wirkungen	Bemerkungen
Parasympatholytika					
Ipratropiumbromid	Itrop®	• Bradykarde Herzrhythmusstörungen • AV-Blockierungen II. Grades • Vorhofflimmern mit bradykarder Überleitung	• Überempfindlichkeit gg. Ipratropiumbromid • Glaukom • Prostatahypertrophie • Gastrointestinale Stenosen • Megakolon • Obstipation infolge Darmatonie • Tachykarde Rhythmusstörungen	• Gastrointestinale Störungen • Sehstörungen (Akkommodationsstörungen, Glaukomanfälle) • Wärmestau • Harnblasenentleerungsstörungen • Reaktionsvermögen evtl. beeinträchtigt • Bei Intoxikation Symptome einer anticholinergen Vergiftung: (Tachykardie, Miktionshemmung, Darmatonie)	• Kontrolle von Puls, RR und EKG • Auf ZNS-Symptome (z. B. Tremor) achten
Atropin	Atropinsulfat B. Braun	• Kurzzeittherapie bei akut auftretenden bradykarden Herzrhythmusstörungen • Antidot bei Vergiftungen mit Parasympathomimetika • Gastrointestinale und urogenitale Spasmen • Sekretionshemmung des Magens und der Bauchspeicheldrüse	• Bekannte Überempfindlichkeit gg. Atropin oder andere Anticholinergika • Engwinkelglaukom • Tachykardie • Verschlüsse des Magen-Darm-Traktes • Koronarstenose • Prostatahypertrophie • Blasenentleerungsstörungen • Myasthenia gravis • Akutes Lungenödem • Schwangerschaftstoxikose • Letztes Schwangerschaftsdrittel	• Siehe Ipratropiumromid • Unruhe, Halluzinationen	• Darf nur unter ständiger EKG-Überwachung und Überwachung der vitalen Parameter angewendet werden
Betaadrenozeptoragonisten					
Orciprenalin	Alupent®	• Bradykarde Erregungsbildungs- und -leitungsstörungen • Digitalisbedingte Bradykardie • Bradykarde absolute Arrhythmie bei Vorhofflimmern und AV-Block II. Grades	• Überempfindlichkeit gg. Orciprenalin • Hypotrophe obstruktive Kardiomyopathie • Tachyarrhythmien • Schwere Hyperthyreose • Phäochromozytom	• Palpitationen • Unruhe, Tremor • Gesichtsrötung • Beklemmung • Angina pectoris • Bronchospasmen • Herzrhythmusstörungen • RR ↓	• Langsam injizieren • Nicht für Patienten < 18 Jahre

Tab. A.14 Antiarrhythmika (Forts.)

Wirkstoff	Handelsnamen (Bsp.)	Indikationen	Kontraindikationen	Unerwünschte Wirkungen	Bemerkungen
Natriumantagonisten (Antiarrhythmika Klasse Ia)					
Ajmalin	Gilurytmal®	• Herzrhythmusstörungen mit Tachykardien • Schwerwiegende symptomatische ventrikuläre Tachykardien	• AV-Block II. oder III. Grades • Intraventrikuläre Erregungsstörungen • Adam-Stokes-Anfälle • Manifeste Herzinsuffizienz • Intoxikation mit Herzglykosiden • Bradykardie • Myasthenia gravis • Schwangerschaft, insbesondere 1. Trimenon	• Herzinsuffizienz • Arrhythmien • Wärmegefühl • Flush • Parästhesien • Krampfanfälle	-
Prajmaliumbitartrat	Neo-Gilurytmal®	• Symptomatische tachykarde supraventrikuläre Herzrhythmusstörung		• Herzinsuffizienz • Arrhythmien • Cholestase • Hitzegefühl • Kopfschmerzen	• Einnahme unzerkaut nach dem Essen
Detajmiumbitartrat	Tachmalcor®	• Symptomatische tachykarde supraventrikuläre Herzrhythmusstörungen • Lebensbedrohliche symptomatische ventrikuläre Tachykardien	• Überempfindlichkeit gg. Detajmiumbitartrat • Myokardinfarkt vor weniger als 3 Monaten • Eingeschränkte Herzleistung • Bradykarde Rhythmusstörungen • AV-Block • Adam-Stokes-Anfälle • Digitalisintoxikation • Schwere Leberfunktionsstörungen • Entzündl. Herzerkrankungen	• Kopfschmerzen • Schwindel • Schwäche • RR ↓ • Herzinsuffizienz • Arrhythmien • Cholestase • Augenflimmern	• Einnahme unzerkaut zu den Mahlzeiten im Abstand von 6–8 Stunden • Im Kühlschrank lagern
Natriumantagonisten (Antiarrhythmika Klasse Ib)					
Lidocain	Xylocain®	• Zugelassen zur lokalen und regionalen Nervenblockade • Lebensbedrohliche, schwerwiegende symptomatische ventrikuläre Tachykardien	• Bekannte Überempfindlichkeit gg. Anästhetika vom Amidtyp • Schwere Störungen des Herzreizleitungssystems • Akut dekomp. Herzinsuff. • Myokardinfarkt in den letzten 3 Monaten • Kardiogener oder hypovolämischer Schock	• Schwindel • Parästhesien • Benommenheit • RR ↓ • Arrhythmien	• Nur für kurzfristige Therapie
Mexiletin	Mexitil®	• Lebensbedrohliche, symptomatische ventrikuläre tachykarde Herzrhythmusstörungen	• Überempfindlichkeit gg. Mexiletin • Myokardinfarkt vor weniger als 3 Monaten • Eingeschränkte Herzleistung • Kardiogener Schock • AV-Block II. oder III. Grades • Herzinsuffizienz • Bradykardie	• Sodbrennen • Übelkeit • Geschmacksstörungen • Unartikuliertes Sprechen • Verschwommenes Sehen • Muskelzittern • Arrhythmien	• Einnahme nach den Mahlzeiten, nicht im Liegen • Bei Retardformen wird u. U. Trägertabl. mit Stuhl ausgeschieden

Tab. A.14 Antiarrhythmika (Forts.)

Wirkstoff	Handelsnamen (Bsp.)	Indikationen	Kontraindikationen	Unerwünschte Wirkungen	Bemerkungen
Natriumantagonisten (Antiarrhythmika Klasse Ic)					
Flecainid	Tambocor®	• Symptomatische tachykarde supraventrikuläre Herzrhythmusstörungen • Lebensbedrohliche ventrikuläre tachykarde Herzrhythmusstörungen, wenn andere Therapieformen versagt haben	• Überempfindlichkeit gg. Flecainid • Nach Myokardinfarkt • Kardiogener Schock • Schwere Bradykardie • SA-Blockierungen • AV-Block II. oder III. Grades • Permanentes Vorhofflimmern • Gleichzeitige Anwendung von Antiarrhythmika der Klasse I • Massive Herzinsuffizienz • Schwere Leber- und Nierenfunktionsstörungen	• Hypotonien • Gleichgewichtsstörungen • Sehstörungen • Kurzatmigkeit • Geschmacksstörungen • Verwirrung • Missempfindungen	• Voller Wirkeffekt nach 4 Tagen • Einschleichende Dosierung
Propafenon	Rytmonorm®	• Symptomatische tachykarde supraventrikuläre Herzrhythmusstörung • Lebensbedrohliche, symptomatische ventrikuläre tachykarde Herzrhythmusstörungen	• Überempfindlichkeit gg. Propafenon • Manifeste Herzinsuffizienz • Kardiogener Schock • Schwere Bradykardie • Myokardinfarkt vor weniger als 3 Monaten • Ausgeprägte Reizleitungsstörungen • Ausgeprägte Hypotonie • Manifeste Störungen des Elektrolythaushaltes (Kalium!) • COPD • Myasthenia gravis	• Übelkeit • Mundtrockenheit, bitterer Geschmack • Fieber • Kreislaufreaktionen	• Einnahme unzerkaut nach dem Essen (bitterer Geschmack, oberflächenanästhesierende Wirkung)
Betablocker (Antiarrhythmika Klasse II) siehe Arzneimittel: Betablocker					
Kalziumantagonisten (Antiarrhythmika Klasse III und IV) siehe Arzneimittel: Kalziumantagonisten					
Herzglykoside (Antiarrhythmika Klasse V) siehe Arzneimittel: Herzglykoside					

Antibiotika

A

Antibiotika = gegen Bakterien wirksame Arzneimittel, welche das Wachstum von Bakterien hemmen (Bakteriostase) oder diese abtöten (Bakterizidie).

Tab. A.15 Antibiotika

Wirkstoff	Handelsnamen (Bsp.)	Indikationen	Kontraindikationen	Unerwünschte Wirkungen*	Bemerkungen**
Penicilline: Gruppe der Benzyl- und Oralpenicilline					
Penicillin G	Penicillin G®	• HNO-Infektionen • Infektionen der unteren Atemwege • Infektionen im gynäkologischen Bereich • Aktinomykose • Endokarditis und Endoplastitis • Erysipel • Gasbrand • Osteomyelitis • Peritonitis • Septikämien • Tetanus • Wundinfektionen • Meningokokken-Meningitis	• β-Lactam-Allergie • Dermatomykosen (zwischen den Stoffwechselprodukten und Penicillin kann eine Antigengemeinschaft bestehen → allergische Reaktion bereits bei erstmaliger Gabe möglich)	• Dosisabhängige Neutropenie • Allergische Reaktionen (lokal und/oder generalisiert → Anaphylaxie) • Exanthem, lokale Reaktionen bei i.v. Gabe • Arzneimittelfieber	• Pat. nach Penicillinallergie fragen • Anwendung insbesondere bei Infektionen, die durch Streptokokken, Pneumokokken, Gonokokken, Meningokokken oder Spirochäten verursacht werden • I.v. Applikationen; pH-Optimum der Lösung pH 6,8
Penicillin V	Isocillin®	• HNO-Infektionen • Infektionen der unteren Atemwege • Infektionen im Zahn-, Mund- und Kieferbereich • Lymphangitis • Lymphadenitis • Endokarditisprophylaxe • Infektionen, verursacht durch β-hämolysierende Streptokokken der Gruppe A	• β-Lactam-Allergie • Pat. mit allergischer Reaktionsbereitschaft (z. B. Heuschnupfen, Asthma bronchiale) • Schwere Magen-Darm-Störungen		

Tab. A.15 Antibiotika (Forts.)

Wirkstoff	Handelsnamen (Bsp.)	Indikationen	Kontraindikationen	Unerwünschte Wirkungen*	Bemerkungen**
Penicilline: Gruppe der Aminobenzylpenicilline					
Ampicillin	Ampicillin-ratiopharm Binotal®	• HNO-Infektionen • Infektionen der unteren Atemwege einschließlich Pertussis • Infektionen der Nieren und ableitenden Harnwege • Magen-Darm-Infektionen • Haut- und Weichteilinfektionen • Gallen- oder Harnwegsinfektionen (z. B. mit Enterokokken) • Salmonelleninfektionen • Listeriose • Endokarditisprophylaxe • Typhus • Osteitis, Osteomyelitis	• β-Lactam-Allergie • Pat. mit allergischer Reaktionsbereitschaft (z. B. Heuschnupfen, Asthma bronchiale) • Infektiöse Mononukleose • Lymphatische Leukämie • Pseudomembranöse Kolitis	• Gastrointestinale Beschwerden • Exanthem • Schwere allergische Reaktion • Arzneimittelfieber • Geschmacksveränderungen • Mundtrockenheit • Pilzinfektionen • Schwindel, Kopfschmerzen • Myoklonien, Krampfanfälle	• Pat. nach Penicillinallergie fragen • Wechselwirkungen möglich: Probenecid, Allopurinol, Adorbentien (z. B. Kaolin), Antikoagulantien, Digoxin, Methotrexat, hormonelle Kontrazeptiva • Nicht-enzymatische Methoden zur Harnzuckerbestimmung können unter der Therapie ein falsch-positives Resultat ergeben • Urobilinogen-Nachweis kann gestört sein
Amoxicillin	Amoxypen®				
Penicilline: Gruppe der Staphylokokkenpenicilline					
Dicloxacillin (oral)	Infecto-Staph®	• Infektionen mit penicillinaseproduzierenden Staphylokokken (Penicillinase = Bakterienenzym, das ältere Penicilline zerstört): Septikämie, Endokarditis, Osteomyelitis, Mastitis, Atemwegsinfektionen, HNO-Infektionen, Harnwegsinfektionen, Enterokolitis, postoperative Wundinfektionen, Phlegmonen, Abzesse	• β-Lactam-Allergie • Pat. mit allergischer Reaktionsbereitschaft, z. B. mit Heuschnupfen, Asthma bronchiale • Schwangerschaft: strenge Indikationsstellung	• Gastrointestinale Störungen • Venenreizung (bei i.v. Gabe) • Exanthem • Arzneimittelfieber • Geschmacksveränderung • Mundtrockenheit • Glossitis, Stomatitis • Larynxödem • Vorübergehend Leberwerte ↑ • Blutbildveränderungen	• Pat. nach Penicillinallergie fragen • Orale Therapie ist nicht indiziert zur Therapie lebensbedrohlicher Infektionen → intravenöse Therapie!
Oxacillin (parenteral)	Infecto-Staph®		• Siehe Dicloxacillin • Früh- und Neugeborene: strenge Indikationsstellung, da Gefahr des Kernikterus durch Bilirubinverdrängung		
Flucloxacillin	Staphylex®		• Siehe Dicloxacillin • Leberfunktionsstörungen/Ikterus in der Anamnese • Schwerwiegende Grunderkrankung • Patienten > 50 Jahre • Stillzeit: strenge Indikationsstellung		

Tab. A.15 Antibiotika (Forts.)

Wirkstoff	Handelsnamen (Bsp.)	Indikationen	Kontraindikationen	Unerwünschte Wirkungen*	Bemerkungen**
Penicilline: Gruppe der Acylamino- und Acylureidopenicilline					
Mezlocillin	Baypen®	• Sepsis • Endokarditis • Meningitis • Peritonitis • Infektionen der tiefen Atemwege • Magen-Darm-Infektionen • Gallenwegsinfektionen • Infektionen der Nieren und ableitenden Harnwege • Infektionen der Geschlechtsorgane ohne Gonorrhö • Gynäkologische Infektionen • Infektionen der Knochen und Weichteile • Infektionsprophylaxe bei Risikopatienten	• β-Lactam-Allergie • Pat. mit allergischer Reaktionsbereitschaft, z. B. mit Heuschnupfen, Asthma bronchiale • Schwere Magen-Darm-Störungen • Infektiöse Mononukleose • Lymphatische Leukämie • Pseudomembranöse Kolitis	• Allergische Reaktionen, Arzneimittelfieber • Gastrointestinale Beschwerden • Exanthem, Juckreiz • Bilirubinanstieg • Transaminasenanstieg • Venenreizung • Kopfschmerzen • Gelenkschmerzen • Geschmacksstörungen • Gerinnungsstörungen • Leukozytendepression bis zur Agranulozytose (bei Anwendungsdauer > 10 Tage)	• Pat. nach Penicillinallergie fragen
Piperacillin	Piperacillin Hexal, Tazobac®		• Überempfindlichkeit gg. Piperacillin • β-Lactam-Allergie • Pat. mit allergischer Reaktionsbereitschaft, z. B. mit Heuschnupfen, Asthma bronchiale • Schwangerschaft und Stillzeit (keine Anwendungserfahrungen)		
Kombinationen mit β-Laktamasehemmern					
Amoxicillin + Clavulansäure	Augmentan®	• Infektionen der oberen und unteren Atemwege • Akute Otitis media	• Überempfindlichkeit gg. Amoxicillin oder Clavulansäure • β-Lactam-Allergie • Pat. mit allergischer Reaktionsbereitschaft, z. B. mit Heuschnupfen, Asthma bronchiale • Infektiöse Mononukleose • Lymphatische Leukämie • Hochgradig eingeschränkte Leberfunktion oder Gelbsucht in der Anamnese • Schwere Magen-Darm-Störungen mit Durchfall und Erbrechen (mangelnde Resorption → parenterale Therapie)	• Gastrointestinale Störungen • Sprosspilzbesiedelung • Mundtrockenheit • Mäßiger Anstieg der Leberenzyme • Allergische Hautreaktionen • Dyspepsie	• Einnahme zu Mahlzeiten verbessert Verträglichkeit

Tab. A.15 Antibiotika (Forts.)

Wirkstoff	Handelsnamen (Bsp.)	Indikationen	Kontraindikationen	Unerwünschte Wirkungen*	Bemerkungen**
Cephalosporine: Gruppe der Oral-Cephalosporine					
Cefaclor	Panoral®	• Infektionen der oberen und unteren Atemwege • HNO-Infektionen • Infektionen der Nieren und ableitenden Harnwege • Haut- und Weichteilinfektionen • Gonorrhö	• Überempfindlichkeit gg. Wirkstoff oder andere Cephalosporine (bei Penicillinallergie kann eine Parallelallergie bestehen!) • Pat. mit allergischer Reaktionsbereitschaft, z. B. mit Heuschnupfen, Asthma bronchiale • 1. Trimenon und Stillzeit: strenge Indikationsstellung	• Überempfindlichkeitsreaktionen • Gastrointestinale Beschwerden • Allergische Hautreaktionen • Kopfschmerzen • Reversibler Anstieg von Leberenzymen • Blutbildveränderungen	• I. d. R. 3 × 500 mg bei Erwachsenen und Kindern > 10 Jahre • Bei schweren Infektionen kann Dosis bei Erwachsenen auf bis zu 4 g tgl. gesteigert werden
Cefixim	Suprax®, Cephoral®		• Siehe Cefaclor • Schwere Magen-Darm-Störungen mit Durchfall und Erbrechen (mangelnde Resorption → parenterale Therapie) • Stillzeit		• Pat. > 50 kg KG: 1 × 400 mg oder 2 × 200 mg
Cephalosporine: Gruppe der parenteralen Cephalosporine					
Cefotaxim	Claforan®	• Siehe Oral-Cephalosporine • Infektionen der Geschlechtsorgane • Intraabdominelle Infektionen • Sepsis • Perioperative Prophylaxe bei Pat. mit erhöhter Infektionsgefährdung	• Überempfindlichkeit gg. Cefotaxim oder andere Cephalosporine (bei Penicillinallergie kann eine Parallelallergie bestehen!) • Pat. mit allergischer Reaktionsbereitschaft, z. B. mit Heuschnupfen, Asthma bronchiale	• Siehe Oral-Cephalosporine • Venenreizung und evtl. Blutgerinnungsstörungen	• Auf erhöhte Blutungsneigung achten • I.v. oder tief i.m. langsam injizieren
Cefuroxim	Zinacef®		• Siehe Cefotaxim • Gleichzeitige Behandlung mit stark wirkenden Saluretika		
Tetrazykline					
Doxycyclin	Supracyclin®	• V. a. bei Atemwegsinfektionen (chron. Bronchitis, atypische Pneumonie, Nasennebenhöhlenentzündung)	• Überempfindlichkeit gg. Tetrazykline • Schwere Leberfunktionsstörungen • Kinder < 8 Jahre (strenge Indikationsstellung)	• Allergie • Photosensibilisierung • Leber- und Nierenschädigung • Schwindel • Reversible Hirndruckerhöhung • Venenreizung	• Einnahme nüchtern und im Sitzen verbessert Resorption • 2 Std. nach Einnahme keine Zufuhr von Milchprodukten und zweiwertigen Kationen, z. B. Mg^{2+}, Fe^{2+}, Al^{2+}, Ca^{2+} • Keine Sonnenbäder

A

Tab. A.15 Antibiotika (Forts.)

Wirkstoff	Handelsnamen (Bsp.)	Indikationen	Kontraindikationen	Unerwünschte Wirkungen*	Bemerkungen**
Makrolide					
Erythromycin	Erythrocin®	• Legionellen-Pneumonie und andere Atemwegserkrankungen • Schwere Formen der Akne vulgaris • Erysipel • Scharlach • Einschlusskörperchen-Konjunktivitis und Trachom, verursacht durch Chlamydia trachomatis • Diphtherie • Urethritis • Gonorrhö • Syphillis	• Überempfindlichkeit gg. Erythromycin und andere Makrolide • Gleichzeitige Einnahme von Terfenadin, Astemizol, Cisaprid und Pimozid (EKG-Veränderungen) • Gleichzeitige Einnahme von Ergotamin und Dihydroergotamin • QT-Intervallverlängerung • Störungen des Elektrolytstoffwechsels, insbesondere Hypokaliämie und Hypomagnesiämie • Klinische relevante Bradykardie und andere Herzrhythmusstörungen	• Venenreizung • Gastrointestinale Beschwerden • Leberenzymanstieg • QT-Intervall- Verlängerungen • Allergische Hautreaktionen • Angioödem • Gelenkschwellungen, Arzneimittelfieber • Vorübergehende zentralnervöse Störungen • Intrahepatische Cholestase und cholestatischer Ikterus besonders bei wiederholter oder länger als 10 Tage andauernder Behandlung • Kreislaufstörungen bei i.v. Gabe	• Kreislauf kontrollieren • Eine breit gestreute Anwendung von Erythromycin bei Staphylokokken-Infektionen sollte aufgrund der verbreiteten Resistenz insbesondere bei MRSA unterbleiben
Clarithromycin	Klacid®	• Infektionen der Atemwege • HNO-Infektionen • Infektionen der Haut	• Überempfindlichkeit gg. Clarithromycin und andere Makrolide • Gleichzeitige Einnahme von Ergotamin und Dihydroergotamin • Gleichzeitige Einnahme von Terfenadin, Astemizol, Cisaprid und Pimozid (EKG-Veränderungen) • 1. Trimenon • Stillzeit: strenge Indikationsstellung	• Venenreizung • Gastrointestinale Beschwerden • Vorübergehende Beeinträchtigung des Geruchs- und Geschmackssinns • Candidose • Oberbauchbeschwerden • Kopfschmerzen	

Tab. A.15 Antibiotika (Forts.)

Wirkstoff	Handelsnamen (Bsp.)	Indikationen	Kontraindikationen	Unerwünschte Wirkungen*	Bemerkungen**
Carbapeneme					
Imipenem	Zienam®	• Schwere abdominelle Infektionen • Sepsis bei unklarem Erreger • Schwere nosokomiale Infektionen • Mischinfektionen mit Aerobiern oder Anaerobiern	• Überempfindlichkeit gg. Imipenem oder andere Carbapeneme (bei β-Lactam-Allergie kann eine Parallelallergie bestehen!) • Pat. mit allergischer Reaktionsbereitschaft, z. B. mit Heuschnupfen, Asthma bronchiale • Schwangerschaft: strengste Indikationsstellung • Stillzeit	• Lokale Reaktionen, Venenentzündungen • Verlängerte Prothrombinzeit • Erhöhung der Leberenzyme • Gastrointestinale Beschwerden • Blutbildveränderungen • Hautreaktionen • Schwere allergische Allgemeinreaktionen • Nierenfunktionsstörungen • Krampfschwelle	• Reserveantibiotikum • Bei Meningitis nicht indiziert
Aminoglykoside					
Gentamicin	Refobacin®	Schwere Infektionen, v. a. in Komb. mit Abwehrschwäche, z. B. • Urogenitale Infektionen (mit Ausnahme von Gonorrhö und Syphillis) • Nosokomiale Pneumonien • Endokarditis • Intraabdominelle Infektionen • Nosokomiale Sepsis • Meningitis durch gramnegative Erreger • Osteomyelitis und eitrige Arthritis	• Überempfindlichkeit gg. Wirkstoff oder andere Aminoglykoside • Nur bei vitaler Indikation bei vorbestehender Innenohrschwerhörigkeit, fortgeschrittener Niereninsuffizienz, neuromuskulären Vorerkrankungen, gleichzeitiger Muskelrelaxanziengabe • Schwangerschaft: im 1. Trimenon kontraindiziert, danach nur bei vitaler Indikation	• Allergie, Arzneimittelfieber • Gastrointestinale Störungen • Kopfschmerzen • Nephro- und Ototoxizität (oft Drug-Monitoring, d. h. Spiegelkontrollen und Überwachung der verabreichten Gesamtmenge) • Hörschäden • Vestibularschäden • Blutbildveränderungen • Elektrolytveränderungen • Anstieg von Leberenzymen • Atemdepression (als Folge einer neuromuskulären Blockade) • Inhalativ zusätzlich: Stimmveränderungen, Dyspnoe, vermehrtes Husten, Pharyngitis, Ulzerationen im Mundbereich, Nasenbluten	• Können eingesetzt werden bei Infektionen mit Erregern, die gegenüber anderen, weniger toxischen Arzneimitteln resistent sind, sowie bei schweren Infektionen mit gramnegativen Erregern, im Krankenhaus erworbenen Infektionen sowie bei abwehrgeschwächten Patienten • Pat. auf Schwindel (Sturzgefahr) und Schwerhörigkeit beobachten
Tobramycin	Gernebcin®	• Inhalativ bei Mukoviszidose-Patienten bei Besiedelung der Atemwege mit Pseudomonas aeruginosa	• Siehe Gentamicin		

Tab. A.15 Antibiotika (Forts.)

Wirkstoff	Handelsnamen (Bsp.)	Indikationen	Kontraindikationen	Unerwünschte Wirkungen*	Bemerkungen**
Gyrasehemmer					
Ciprofloxain	Ciprobay®	• Atemwegsinfektionen • Mittelohrinfektionen • Sinusitis • Harnwegsinfektionen • Infektionen der Geschlechtsorgane • Gallenblasen- und Gallengangsinfektionen • Augeninfektionen • Haut- und Weichteilinfektionen • Infektionen der Knochen und Gelenke • Sepsis • Infektionsprophylaxe bei Risikopatienten	• Überempfindlichkeit gg. Ciprofloxacin oder andere Chinoline • Gleichzeitige Anwendung mit Tizanidin • Epilepsie: strenge Indikationsstellung • Schwangerschaft und Stillzeit	• Gastrointestinale Beschwerden • Pilzinfektionen • Schwindel • Hautreaktionen • Kopfschmerzen, Benommenheit, Schlafstörungen • Unruhe, psychomotorische Hyperaktivität • Psychotische Reaktionen • Allergie • Blutbildveränderungen • Gelenkschmerzen • Nierenfunktionsstörungen • Unspezifische Schmerzen, allgemeines Unwohlsein • Sehnenruptur, insbes. der Achillessehne	• Pat. auf psychische Auffälligkeiten beobachten (auch nachts) • Ciprofloxacin: nicht Mittel der 1. Wahl bei Pneumonien
Ofloxacin	Tarivid®		• Überempfindlichkeit gg. Ofloxacin oder andere Chinoline • Epilepsie oder erniedrigte Krampfschwelle • Kinder/Jugendliche < 18 Jahre • Schwangerschaft und Stillzeit • Sehnenerkrankungen/-schäden im Zusammenhang mit einer früheren Chinolontherapie		
Levofloxacin	Tavanic®		• Überempfindlichkeit gg. Levofloxacin oder andere Chinoline • Epilepsie oder erniedrigte Krampfschwelle • Kinder/Jugendliche < 18 Jahre • Schwangerschaft und Stillzeit • Sehnenerkrankungen/-schäden im Zusammenhang mit einer früheren Chinolontherapie	• Gastrointestinale Beschwerden • Leberwerte ↑ • Exanthem, Pruritus • Schlaflosigkeit, Nervosität • Pilzinfektionen • Leukopenie, Eosinophilie • Allergische Reaktionen • Schwindel • Schwäche • Serumkreatininwerte ↑ • Schmerzen • Sehnenbeschwerden	Wechselwirkungen möglich mit: • Mehrwertigen Kationen, z. B. Mg^{2+}, Ca^{2+} • Sucralfat • Theophyllin • Fenbufen • Probenecid • Cimetidin • Ciclosporin • Vitamin-K-Antagonisten • Arzneimitteln, die bekanntermaßen das QT-Intervall verlängern können

Tab. A.15 Antibiotika (Forts.)

Wirkstoff	Handelsnamen (Bsp.)	Indikationen	Kontraindikationen	Unerwünschte Wirkungen*	Bemerkungen**
Gyrasehemmer					
Moxifloxazin	Avalox®, Actimax®	• Akute bakterielle Sinusitis • Akute Verschlimmerung einer chron. Bronchitis • Pneumonie • Entzündl. Erkrankungen des Beckens	• Überempfindlichkeit gg. Moxifloxazin • Eingeschränkte Leberfunktion • Herzrhythmusstörungen • Herzinsuffizienz • Kinder/Jugendliche < 18 Jahre • K^+/Ca^{2+}-Störungen • Bradykardie • Vorsicht bei anamnest. Krampfanfällen • Sehnenerkrankungen/-schäden im Zusammenhang mit einer früheren Chinolontherapie • Schwangerschaft und Stillzeit	• Kopfschmerzen • Sehstörungen • Schwitzen • Müdigkeit • Angstzustände, Erregungszustände • Schlafstörungen • Gastrointestinale Beschwerden • Herzrhythmusstörungen • Arthralgie, Myalgie • Leberwerte ↑, BB-Veränderungen • Allerg. Reaktionen	• Einsatz nur, wenn andere Antibiotika ungeeignet sind oder nicht wirken • Dosierung: oral 1 × 400 mg/d
Andere Antibiotika und antimikrobiell wirksame Chemotherapeutika					
Clindamycin	Sobelin®	• Anaerobier-Infektionen, z. B. Peritonitis • Infektionen der Knochen und Gelenke • HNO-Infektionen • Infektionen der tiefen Atemwege • Infektionen des Beckens und des Bauchraumes • Infektionen der weiblichen Geschlechtsorgane • Infektionen der Haut und Weichteile • Scharlach	• Allergie gegen Clindamycin und Lincomycin (Parallelallergie) • Magen-Darm-Erkrankungen • Schwere Leberfunktionsstörungen • Störungen der neuromuskulären Übertragung	• Allergie • Gastrointestinale Beschwerden • Exanthem • Reversible Blutbildveränderungen • Vorübergehend Serumtransaminasen ↑ • Neuromuskuläre Blockaden • Bei i.v. Gabe Venenreizung	• Eignet sich nicht zur Meningitistherapie, da die im Liquor cerebrospinalis erreichbaren Antibiotikakonzentrationen zu gering sind

A

Tab. A.15 Antibiotika (Forts.)

Wirkstoff	Handelsnamen (Bsp.)	Indikationen	Kontraindikationen	Unerwünschte Wirkungen*	Bemerkungen**
Andere Antibiotika und antimikrobiell wirksame Chemotherapeutika					
Cotrimoxazol	Eusaprim®	• Atemwegsinfektionen • Otitis media • Harnwegsinfektionen durch Darmbakterien • Gonorrhoische Urethritis • Ulcus molle • Granuloma venereum • Shigellose • Reisediarrhö • Brucellose	• Überempfindlichkeit gg. Sulfonamide oder Trimethoprim • Erythema exsudativum multiforme • Angeborener Glucose-6-Dehydrogenase-Mangel der Erythrozyten, Hämoglobinanomalien • Schwere Nieren- oder Leberfunktionsstörungen • Akute Porphyrie • Frühgeborene • Neugeborene mit Hyperbilirubinämie oder Glucose-6-Dehydrogenase-Mangel der Erythrozyten • Osteomyelitis, durch Staphylokokken verursacht	• Gastrointestinale Störungen • Pilzinfektionen • Hyperkaliämie • Kopfschmerzen • Allergische Reaktionen, besonders häufig auftretend bei HIV-Pat. • Selten Blutbildveränderungen	• Auf ausreichende Trinkmenge achten
Erythromycin	Erythrocin®	• Legionellen-Pneumonie und andere Atemwegsinfektionen • Schwere Formen der Akne vulgaris • Erysipel • Scharlach • Einschlusskörperchen-Konjunktivitis und Trachom, verursacht durch Chlamydia trachomatis • Diphtherie • Urethritis • Gonorrhö • Syphilis	• Überempfindlichkeit gg. Erythromycin und andere Makrolide • Gleichzeitige Einnahme von Terfenadin, Astemizol, Cisaprid und Pimozid (EKG-Veränderungen) • Gleichzeitige Einnahme von Ergotamin und Dihydroergotamin • QT-Intervallverlängerung • Störungen des Elektrolytstoffwechsels, insbesondere Hypokaliämie und Hypomagnesiämie • Klinisch relevante Bradykardie und andere Herzrhythmusstörungen	• Venenreizung • Gastrointestinale Beschwerden • Leberenzyme ↑ • QT-Intervall-Verlängerungen • Allergische Hautreaktionen • Angioödem, Gelenkschwellungen, Arzneimittelfieber • Vorübergehende zentralnervöse Störungen • Intrahepatische Cholestase und cholestatischer Ikterus besonders bei wiederholter oder länger als 10 Tage andauernder Behandlung • Kreislaufstörungen bei i.v. Gabe	• Kreislauf kontrollieren • Eine breit gestreute Anwendung von Erythromycin bei Staphylokokken-Infektionen sollte aufgrund der verbreiteten Resistenz insbesondere bei MRSA unterbleiben

Tab. A.15 Antibiotika (Forts.)

Wirkstoff	Handelsnamen (Bsp.)	Indikationen	Kontraindikationen	Unerwünschte Wirkungen*	Bemerkungen**
Andere Antibiotika und antimikrobiell wirksame Chemotherapeutika					
Metronidazol	Clont®	• Anaerobier-Infektionen • Amöben und Trichomonaden • Bakterielle Vaginose • Lambliasis • Infektionsprophylaxe bei operativen Eingriffen im gynäkologischen Bereich oder im Magen-Darm-Trakt	• Überempfindlichkeit gg. 5-Nitroimidazole • 1. Trimenon	• Gastrointestinale Beschwerden • Metallischer Geschmack, Zungenbelag • Glossitis, Stomatitis • Dunkelfärbung des Urins (unbedenklich) • Leberfunktionsstörungen • Dysurie, Harninkontinenz • Sprosspilzinfektionen im Genitalbereich • Schläfrigkeit, Schlaflosigkeit • Verwirrtheitszustände, Erregbarkeit • Sehstörungen • Allergische Reaktionen • Kopfschmerzen, Schwindel • Ataxie, Krampfanfälle	• Pat. muss auf Alkohol verzichten • Sollte eine Therapiedauer von 10 Tagen i. d. R. nicht überschreiten

* Bei allen Antibiotika gastrointestinale Beschwerden (Übelkeit, Erbrechen), selten eine pseudomembranöse Colitis
** Hinzu kommt die Organisation ärztlich angeordneter Untersuchungen (z. B. Blutkontrollen)

Antidiabetika, orale

Orale Antidiabetika = Arzneimittel zur Behandlung des Diabetes mellitus, die oral eingenommen werden.

Tab. A.16 Orale Antidiabetika

Wirkstoff	Handelsnamen (Bsp.)	Indikationen	Kontraindikationen	Unerwünschte Wirkungen	Bemerkungen
Inhibitoren der Kohlenhydratresorption					
Acarbose	Glucobay®	• Zusatztherapie bei Pat. mit Diab. mellitus in Verbindung mit Diät	• Überempfindlichkeit gg. Acarbose • Chron. Darmerkrankungen • Zustände, die sich durch vermehrte Gasbildung im Darm verschlechtern können • Schwere Niereninsuffizienz • Kinder < 18 Jahre	• Blähungen • Völlegefühl	• Löst bei alleiniger Gabe keine Hypoglykämien aus • Einnahme: zu Beginn der Mahlzeit • Unerwünschte Wirkungen durch einschleichende Dosierung reduzierbar

Tab. A.16 Orale Antidiabetika (Forts.)

Wirkstoff	Handelsnamen (Bsp.)	Indikationen	Kontraindikationen	Unerwünschte Wirkungen	Bemerkungen
Inhibitoren der Kohlenhydratresorption					
Miglitol	Diastabol®	• Nicht insulinabhängiger Diab. mellitus in Verbindung mit Diät oder Diät und Sulfonylharnstoffen, wenn durch Diät allein oder durch Diät und Sulfonylharnstoffe BZ nicht ausreichend eingestellt werden kann	• Überempfindlichkeit gg. Miglitol • Kinder < 18 Jahre • Entzündliche Darmerkrankungen • Ausgeprägte Nierenfunktionsstörungen	• Blähungen • Völlegefühl	• Löst bei alleiniger Gabe keine Hypoglykämien aus • Einnahme: zu Beginn der Mahlzeit • Unerwünschte Wirkungen durch einschleichende Dosierung reduzierbar
Biguanide					
Metformin	Glucophage®	• Diab. mellitus Typ II bei adipösen Pat., bei denen allein durch Diät und körperliche Betätigung keine ausreichende Einstellung des BZ-Spiegels erreicht wurde	• Überempfindlichkeit gg. Metformin • Diabetische Ketoazidose • Schwere Nierenfunktionsstörungen • Kardiale oder respiratorische Insuffizienz • Frischer Myokardinfarkt • Leberinsuffizienz	• Magen-Darm-Beschwerden • Kopfschmerzen • Schwindel • Blutbildveränderungen • Gefahr der Laktatazidose (Übersäuerung, kann zum Tod führen)	-
Sulfonylharnstoffe					
Gliquidon	Glurenorm®	• Nicht insulinabhängiger Diab. mellitus bei Erwachsenen (NIDDM, Typ II), wenn andere Maßnahmen wie konsequente Einhaltung der Diab.-Diät, Gewichtsreduktion bei Übergewicht, ausreichende körperliche Betätigung nicht zu einer befriedigenden Einstellung des BZ-Spiegels geführt haben	• Überempfindlichkeit gg. Wirkstoff oder gg. andere Sulfonylharnstoffe, Sulfonamide, Sulfonamid-Diuretika und Probenecid • Eingeschränkte Leber- oder Nierenfunktion • Unterfunktion der Schilddrüse, Hypophyse oder Nebennierenrinde • Schwangerschaft und Stillzeit	• Hypoglykämien • Übelkeit, Erbrechen • Durchfälle, Bauchschmerzen • Allergische Hautreaktionen • Gewichtszunahme • Erhöhung der Leberenzymwerte • Blutbildveränderungen	• Verstärkend wirken Betablocker, Salicylate, Cumarine, Clofibrat, Alkohol • Einnahme ½ Std. vor Mahlzeit

Tab. A.16 Orale Antidiabetika (Forts.)

Wirkstoff	Handelsnamen (Bsp.)	Indikationen	Kontraindikationen	Unerwünschte Wirkungen	Bemerkungen
Inhibitoren der Kohlenhydratresorption					
Glibenclamid	Euglucon®	• Behandlung von Diab. mellitus Typ II (NIDDM), wenn andere Maßnahmen wie konsequente Einhaltung der Diab.-Diät, Gewichtsreduktion bei Übergewicht, ausreichende körperliche Betätigung nicht zu einer befriedigenden Einstellung des BZ-Spiegels geführt haben (Monotherapie oder in Komb. mit Metformin)	• Siehe Gliquidon • Typ-I-Diab.	• Hypoglykämien • Übelkeit, Erbrechen • Durchfälle, Bauchschmerzen • Allergische Hautreaktionen • Gewichtszunahme • Erhöhung der Leberenzymwerte • Blutbildveränderungen	• Einnahme: vor der Mahlzeit. Bei einer Tagesdosis von mehr als 2 Tabl. sollte die Gesamtmenge im Verhältnis 2:1 auf eine Morgen- und Abendgabe aufgeteilt werden
Glimepirid	Amaryl®	• Behandlung von Diab. mellitus Typ II (NIDDM), wenn andere Maßnahmen wie konsequente Einhaltung der Diab.-Diät, Gewichtsreduktion bei Übergewicht, ausreichende körperliche Betätigung nicht zu einer befriedigenden Einstellung des BZ-Spiegels geführt haben	• Überempfindlichkeit gg. Glimepirid, andere Sulfonylharnstoffe oder Sulfonamide • Typ-I-Diab. • Diabetisches Koma • Ketoazidose • Schwere Leber- und Nierenfunktionsstörungen • Schwangerschaft und Stillzeit		-
Prandiale Glukoseregulatoren					
Repaglinid	NovoNorm®	• Behandlung von Diab. mellitus Typ II (NIDDM), wenn andere Maßnahmen wie konsequente Einhaltung der Diab. -Diät, Gewichtsreduktion bei Übergewicht, ausreichende körperliche Betätigung nicht zu einer befriedigenden Einstellung des BZ-Spiegels geführt haben	• Überempfindlichkeit gg. Repaglinid • Typ-I-Diab. • Diabetische Ketoazidose • Kinder < 12 Jahre • Schwere Leberfunktionsstörungen • Gleichzeitige Behandlung mit Gemfibrizil → BZ senkende Wirkung von Repaglinid kann erheblich verstärkt und verlängert werden → Gefahr schwerwiegender Hypoglykämien • Gleichzeitige Behandlung mit CYP2C8-Induktoren (z. B. Rifampicin und Johanniskraut) • Schwangerschaft und Stillzeit	• Hypoglykämie • Sehstörungen • Anstieg der Leberenzyme (vorübergehend) • Grippeähnliche Symptome • Rückenschmerzen • Kopfschmerzen • Infektionen der oberen Atemwege • Hyperglykämie • Gastrointestinale Störungen • Allergische Reaktionen	• Wirkung setzt schnell ein, Wirkdauer kurz → geringere Hypoglykämiegefahr • Einnahme vor dem Essen

Tab. A.16 Orale Antidiabetika (Forts.)

Wirkstoff	Handelsnamen (Bsp.)	Indikationen	Kontraindikationen	Unerwünschte Wirkungen	Bemerkungen
Insulinsensitizer (Glitazone)					
Rosiglitazon	Avandia®	• Behandlung von Diab. mellitus Typ II als Monotherapie oder Kombinationstherapie mit Metformin und/oder Sulfonylharnstoff	• Überempfindlichkeit gg. Wirkstoff • Herzinsuffizienz • Akutes Koronarsyndrom • Eingeschränkte Leberfunktion • Diabetische Ketoazidose • Schwangerschaft und Stillzeit	• Hypoglykämie • Sehstörungen • Kopfschmerzen • Arthralgien • Atemnot • Gastrointestinale Störungen • Kardiale Ischämie • Erhöhtes Frakturrisiko bei weiblichen Patienten im Bereich des Fußes, der Hand und des Oberarms • Gewichtszunahme • Leberschäden • Anämie • Ödeme	• Bei gleichzeitiger Einnahmen von NSAR ist mit einem erhöhten Risiko von Flüssigkeitsretention zu rechnen • Einnahme: Rosiglitazon 1 × tgl., Pioglitazon 1 × oder 2 × tgl.
Pioglitazon	Actos®				

Antidiarrhoika

Antidiarrhoika = Arzneimittel gegen Durchfall (Diarrhö).

Tab. A.17 Antidiarrhoika

Wirkstoff	Handelsnamen (Bsp.)	Indikationen	Kontraindikationen	Unerwünschte Wirkungen	Bemerkungen
Motilitätshemmer					
Loperamid	Imodium®	• Diarrhöen infolge von Motilitätsstörungen	• Überempfinglichkeit gg. Loperamid • Zustände, bei denen eine Verlangsamung der Darmtätigkeit zu vermeiden ist • Pseudomembranöse (Antibiotika-assoziierte) Colitis • Leberdysfunktionen • Diarrhöen infektiösen Ursprungs (außer leichter Reisediarrhö ohne Fieber, ohne blutigen Stuhl) • Kinder < 8 Jahre	• Gastrointestinale Beschwerden • Kopfschmerzen • Obstipation • Bauchkrämpfe, Übelkeit • Überempfindlichkeitsreaktionen • Benommenheit, Müdigkeit, Mundtrockenheit	• Wenn bei akuten Durchfällen 48 Std. nach Therapiebeginn keine Besserung eingetreten ist, sollte Medikament abgesetzt werden

Tab. A.17 Antidiarrhoika (Forts.)

Wirkstoff	Handelsnamen (Bsp.)	Indikationen	Kontraindikationen	Unerwünschte Wirkungen	Bemerkungen
Adsorbenzien					
Aktivkohle	Kohle-Compretten®	• Akuter Durchfall • Orale Vergiftungen (Resorptionsverhinderung) • Beschleunigung der Elimination bei Vergiftungen mit Stoffen, die dem enterohepatischen Kreislauf unterliegen	• Fieberhafter Durchfall • Vergiftungen mit ätzenden Stoffen	• Nach sehr hohen Dosen: Obstipation bis hin zum mechanischen Ileus (dem kann durch Gabe salinischer Abführmittel vorgebeugt werden!) • Kann Wirkung anderer Arzneimittel hemmen	• Einnahme anderer Arzneimittel zeitversetzt
Pektine	Aplona®	• Durchfall • Verdauungsstörungen • Zur Entwässerung	-	-	• Wird aus Äpfeln hergestellt
Adstringenzien					
Tannin-Eiweiß	Tannalbin®	• Unterstützende symptomatische Therapie akuter Diarrhöen	• Überempfindlichkeit gg. Ovalbumin • Kinder < 5 Jahre	• Überempfindlichkeitsreaktionen	• Eisenpräparate mehrere Stunden zeitversetzt einnehmen
Hefelyophilisate					
Lyophilisate von Saccharomyces boulardii	Perenterol®	• Symptomatische Behandlung akuter Diarrhöen • Prophylaxe von Reisediarrhöen sowie Diarrhöen unter Sondenernährung • Adjuvante Therapie bei chron. Formen der Akne	• Überempfindlichkeit gg. Hefe • Pat. mit Zentralvenenkatheter (Gefahr einer generalisierten Mykose)	• Überempfindlichkeitsreaktionen • Blähungen	• Für Kinder oder Pat. mit Schluckbeschwerden Kapseln durch Auseinanderziehen öffnen und Inhalt in Brei oder Getränk einrühren

Antiemetika

Antiemetika = Arzneimittel, die Brechreiz und Erbrechen unterdrücken.

Tab. A.18 Antiemetika

Wirkstoff	Handelsnamen (Bsp.)	Indikationen	Kontraindikationen	Unerwünschte Wirkungen	Bemerkungen
H1-Antihistaminika					
Dimenhydrinat	Reisetabletten ratiopharm®, Vomacur®, Vomex A®, Superpep®	• Kinetosen	• Überempfindlichkeit gg. Dimenhydrinat • Akuter Asthmaanfall • Engwinkelglaukom • Phäochromozytom • Porphyrie • Prostatahypertrophie mit Restharnbildung • Krampfanfälle • Signifikante kardiale Störungen • Letzte Schwangerschaftswochen → Gefahr der Auslösung vorzeitiger Uteruskontraktionen	• Somnolenz • Benommenheit, Schwindelgefühl • Muskelschwäche • Anticholinerge Begleiterscheinungen (Mundtrockenheit, Tachykardie, Seh- und Miktionsstörungen, Erhöhung des Augeninnendrucks) • Gastrointestinale Beschwerden • Stimmungsschwankungen • Allergische Reaktionen	• Tabl.-Einnahme: ca. 30 Min. vor Reiseantritt • Kaugummi bei Auftreten der ersten Symptome • Wirkungsdauer: ca. 4 Std. • Können müde und bei regelmäßigem Gebrauch abhängig machen
Serotonin-5-HT3-Antagonisten					
Granisetron	Kevatril®	• Onkologie: Erbrechen bei Zytostatika/Bestrahlung	• Überempfindlichkeit gg. Granisetron	• Kopfschmerzen • Obstipation • Grippeartige Symptome mit Fieber und Schüttelfrost • Allergische Reaktionen • Vorübergehender Anstieg der Transaminasen	• Granisetron: i.v. Applikation und oral • Ondansetron/Tropisetron: auch oral
Ondansetron	Zofran®		• Überempfindlichkeit gg. Ondansetron • Kinder < 2 Jahre • Schwere Beeinträchtigung der Magen-Darm-Motilität	• Kopfschmerzen • Wärmegefühl, Flush • Obstipation • Krampfanfälle • Bewegungsstörungen • Arrhythmien	
Tropisetron	Navoban®		• Überempfindlichkeit gg. Tropisetron • Kinder < 2 Jahre • Herzrhythmus- und Reizleitungsstörungen	• Kopfschmerzen • Obstipation • Überempfindlichkeitsreaktionen • Schwindel, Müdigkeit • Gastrointestinale Beschwerden	

Tab. A.18 Antiemetika (Forts.)

Wirkstoff	Handelsnamen (Bsp.)	Indikationen	Kontraindikationen	Unerwünschte Wirkungen	Bemerkungen
Prokinetika					
Bromoprid	Cascapride®	• Motilitätsstörungen des oberen Magen-Darm-Traktes • Übelkeit, Brechreiz, Erbrechen	• Phäochromozytom • Mechanischer Darmverschluss • Darmdurchbruch • Gastrointestinale Blutungen • Epilepsie	• Gastrointestinale Beschwerden • Müdigkeit • Kopfschmerzen • Schwindel • Angst • Ruhelosigkeit	-
Metoclopramid (MCP)	Paspertin®	• Motilitätsstörungen des oberen Magen-Darm-Traktes • Übelkeit, Brechreiz, Erbrechen • Diabetische Gastroparese	• Überempfindlichkeit gg. MCP • Phäochromozytom • Prolaktinabhängige Tumore • Mechanischer Darmverschluss • Darmdurchbruch • Gastrointestinale Blutungen • Epilepsie • Extrapyramidale Störungen • Kinder < 2 Jahre	• Prolaktinerhöhung, Gynäkomastie, Galaktorrhö, Störungen der Regelblutung (nach Absetzen reversibel) • Sehstörungen • Dyskinetische Syndrome • Malignes neuroleptisches Syndrom	• Einnahme: ca. 30 Min. vor Mahlzeiten • Bei längerer Anwendung besteht ein erhöhtes Risiko für Bewegungsstörungen
Alizaprid	Vergentan®	• Erbrechen, Übelkeit und Brechreiz im Zusammenhang mit Zytostatikatherapie • Strahlenkater	• Überempfindlichkeit gg. Alizaprid • Phäochromozytom • Prolaktinabhängige Tumoren • Gleichzeitige Behandlung mit Levodopa • Kinder < 14 Jahre • Eingeschränkte Nierenfunktion	• Extrapyramidal-motorische Störungen (Früh- und Spätdyskinesien) • Schläfrigkeit • Schwindel • Kopfschmerzen • Prolaktin ↑, Gynäkomastie, Galaktorrhö, Störungen der Regelblutung (nach Absetzen reversibel) • Sehstörungen • Malignes neuroleptisches Syndrom	
Domperidon	Motilium®	• Motilitätsstörungen des oberen Magen-Darm-Traktes • Übelkeit, Brechreiz, Erbrechen	• Überempfindlichkeit gegen Domperidon • Prolaktinabhängige Tumoren • Mechanischer Darmverschluss • Gastrointestinale Blutungen • Kinder < 12 Jahre	• Gastrointestinale Beschwerden • Prolaktinerhöhung, Gynäkomastie, Galaktorrhö, Störungen der Regelblutung (nach Absetzen reversibel)	-

Tab. A.18 Antiemetika (Forts.)

Wirkstoff	Handelsnamen (Bsp.)	Indikationen	Kontraindikationen	Unerwünschte Wirkungen	Bemerkungen
Parasympatholytika					
Scopolamin	Scopoderm®-Reisepflaster	• Prophylaxe gegen Symptome von Kinetosen wie Schwindel, Übelkeit und Erbrechen	• Überempfindlichkeit gg. Scopolamin • Glaukom • Kinder < 10 Jahre • Pylorusstenose • Störungen beim Wasserlassen infolge Abflussbehinderung	• Vorübergehend: Mundtrockenheit • Verschwommenes Sehen (Nahsicht) infolge Pupillenerweiterung • Reizungen der Augenlider • Schläfrigkeit • RR ↓ (leicht) • Schweißdrüsensekretion ↓ • Ruhelosigkeit • Schwindel • Miktionsstörungen	• Als transdermales therapeutisches System • 5–6 Std. vor Reise aufkleben (hinter das Ohr) • Wirkungsdauer: ca. 72 Std.

Antihypertensiva

Antihypertensiva = Arzneimittel zur Behandlung des Bluthochdrucks.

Tab. A.19 Antihypertensiva

Wirkstoff	Handelsname (Bsp.)	Indikationen	Kontraindikationen	Unerwünschte Wirkungen	Bemerkungen
ACE-Hemmer					
Captopril	Lopirin®	• Hypertonie • Chron. Herzinsuffizienz in Komb. mit Diuretika und evtl. Digitalis und Betablockern • Myokardinfarkt • Diabetische Nephropathie mit Makroproteinurie bei Typ-I-Diabetikern	• Überempfindlichkeit gg. Wirkstoff oder andere ACE-Hemmer • Angioödeme in der Anamnese • Nierenarterienstenose • Schwangerschaft und Stillzeit	• Trockener Reizhusten (reversibel nach Absetzen) • Gastrointestinale Störungen • Hypotonie • Schwindel, verschwommenes Sehen • Kopfschmerzen • Gelenkschmerzen • Ausschlag, Alopezie • Nierenfunktionsstörungen • Tachykardie oder Tachyarrhythmie • Angina pectoris • Blässe • Brustschmerzen • Erschöpfung • Angioödem (selten, aber lebensbedrohlich) • Geschmacksstörungen • Blutbildstörungen	• Senken peripheren Gefäßwiderstand • Vermindern ADH- und Aldosteronsekretion • ACE-Hemmer nicht mit kaliumsparenden Diuretika oder Kaliumpräparaten kombinieren (Gefahr der Hyperkaliämie) • Auf Orthostase, Hyperkaliämie, Sensibiliätsstörungen und Obstipation achten
Enalapril	Pres®, Xanef®		• Siehe Captopril • Gleichzeitige Behandlung mit Lithium		
Lisinopril	Acerbon®, Coric®		• Siehe Captopril		
Ramipril	Vesdil®		• Siehe Captopril • Z. n. Nierentransplantation • Primärer Hyperaldosteronismus • Hämodynamisch relevante Aorten- oder Mitralklappenstenose bzw. hypertrophe Kardiomyopathie • Anhaltende Hypotension • Lebensbedrohliche ventrikuläre Arrhythmien		

Tab. A.19 Antihypertensiva (Forts.)

Wirkstoff	Handelsname (Bsp.)	Indikationen	Kontraindikationen	Unerwünschte Wirkungen	Bemerkungen
AT1-Antagonisten (Angiotensin-Antagonisten, Sartane)					
Losartan	Lorzaar®	• Essenzielle Hypertonie • Chron. Herzinsuffizienz • Reduktion des Schlaganfallrisikos bei hypertonen Patienten mit EKG-dokumentierter linksventrikulärer Hypertrophie	• Überempfindlichkeit gg. Losartan • Schwere Leberfunktionsstörung • Angioneurotisches Ödem in der Anamnese • Veränderung der Nierenfunktion einschließlich Nierenversagen • Schwangerschaft und Stillzeit	• Schwindel • Angioödem • Verdauungsstörungen • Muskelschmerzen und -krämpfe • Bein- und Rückenschmerzen • Hyperkaliämie • Schwächegefühl/Müdigkeit • Dyspnoe • Hypotonie • Kopfschmerzen • Gastrointestinale Beschwerden • Hautreaktionen • Anstieg von Harnstoff im Blut, Serumkreatinin • Ödeme • Angina pectoris • Palpitationen • Schlaflosigkeit • Husten • Obstipation	• Vor Therapie Wasser- und Elektrolytstörungen korrigieren • Bei gleichzeitiger Anwendung von kaliumsparenden Diuretika, Kaliumpräparaten oder anderen Arzneimitteln, die den Serum-Kalium-Wert erhöhen können: engmaschige Elektrolytkontrolle • I. d. R. Arzneimitteleinnahme 1 × tgl.
Valsartan	Diovan®	• Essenzielle Hypertonie • Behandlung von Herzinsuffizienz nach einem vor Kurzem aufgetretenen Myokardinfarkt • Herzinsuffizienz, wenn ACE-Hemmer oder Betablocker kontraindiziert sind	• Überempfindlichkeit gg. Valsartan • Schwere Leberinsuffizienz, biliäre Zirrhose und Cholstase • Schwere Niereninsuffizienz • Schwangerschaft und Stillzeit		
Eprosartan	Emestar®, Teveten®	• Essenzielle Hypertonie	• Überempfindlichkeit gg. Eprosartan • Schwere Leberinsuffizienz • Nierenarterienstenose • Schwangerschaft und Stillzeit		
Irbesartan	Aprovel®, Karvea®	• Essenzielle Hypertonie • Behandlung der Nierenerkrankung bei Patienten mit Hypertonie und Typ-II-Diab. als Teil einer antihypertensiven Therapie	• Überempfindlichkeit gg. Irbesartan • Nierenarterienstenose • Aorten- oder Mitralklappenstenose • Obstruktive hypertrophe Kardiomyopathie • Schwangerschaft und Stillzeit		

Tab. A.19 Antihypertensiva (Forts.)

<table>
<tr><th>Wirkstoff</th><th>Handelsname (Bsp.)</th><th>Indikationen</th><th>Kontraindikationen</th><th>Unerwünschte Wirkungen</th><th>Bemerkungen</th></tr>
<tr><td colspan="6">AT1-Antagonisten (Angiotensin-Antagonisten, Sartane)</td></tr>
<tr><td>Candesartan</td><td>Atacand®</td><td>• Essenzielle Hypertonie
• Herzinsuffizienz und eingeschränkte linksventrikuläre systolische Funktion zusätzlich zu ACE-Hemmern oder bei ACE-Hemmer-Intoleranz</td><td>• Überempfindlichkeit gg. Candesartan
• Schwere Leberschädigung und/oder Cholestase
• Nierenarterienstenose
• Aorten- oder Mitralklappenstenose
• Obstruktive hypertrophe Kardiomyopathie
• Schwangerschaft und Stillzeit</td><td rowspan="3">• Schwindel
• Angioödem
• Verdauungsstörungen
• Muskelschmerzen und -krämpfe
• Bein- und Rückenschmerzen
• Hyperkaliämie
• Schwächegefühl/Müdigkeit
• Dyspnoe
• Hypotonie
• Kopfschmerzen
• Gastrointestinale Beschwerden
• Hautreaktionen
• Anstieg von Harnstoff im Blut, Serumkreatinin
• Ödeme
• Angina pectoris
• Palpationen
• Schlaflosigkeit
• Husten
• Obstipation</td><td rowspan="3">• Vor Therapie Wasser- und Elektrolytstörungen korrigieren
• Bei gleichzeitiger Anwendung von kaliumsparenden Diuretika, Kaliumpräparaten oder anderen Arzneimitteln, die den Serum-Kalium-Wert erhöhen können: engmaschige Elektrolytkontrolle
• I. d. R. Arzneimitteleinnahme 1 × tgl.</td></tr>
<tr><td>Telmisartan</td><td>Micardis®</td><td>• Essenzielle Hypertonie</td><td>• Überempfindlichkeit gg. Telmisartan
• Obstruktive Gallenfunktionsstörungen
• Stark eingeschränkte Leberfunktion
• Aorten- oder Mitralklappenstenose
• Obstruktive hypertrophe Kardiomyopathie
• Schwangerschaft und Stillzeit</td></tr>
<tr><td>Olmesartan</td><td>Votum®, Olmetec®</td><td>• Essenzielle Hypertonie</td><td>• Überempfindlichkeit gg. Olmesartan
• Gallenwegsobstruktion
• Nierenarterienstenose
• Eingeschränkte Nieren- und Leberfunktion
• Aorten- oder Mitralklappenstenose
• Obstruktive hypertrophe Kardiomyopathie
• Gleichzeitige Anwendung von Lithium
• Schwangerschaft und Stillzeit</td></tr>
</table>

Tab. A.19 Antihypertensiva (Forts.)

Wirkstoff	Handelsname (Bsp.)	Indikationen	Kontraindikationen	Unerwünschte Wirkungen	Bemerkungen
α_1-Blocker					
Doxazosin	Diblocin®, Diblocin PP®	• Essenzielle Hypertonie	• Überempfindlichkeit gg. Doxazosin oder andere Chinazoline • Anamnestisch bekannte gastrointestinale oder ösophageale Obstruktion • Akute Herzbeschwerden • Eingeschränkte Leberfunktion • Gleichzeitige Behandlung mit PDE-5-Hemmstoffen • Schwangerschaft: strenge Indikationsstellung • Stillzeit	• Schwindel • Kopfschmerzen • Gastrointestinale Beschwerden • Müdigkeit • Orthostatische Hypotonie (v. a. initial) • Akkomodationsstörungen • Harndrang ↑ • Ejakulationsstörungen • Atem- und Harnwegsinfektionen • Hypotonie • Husten, Bronchitis, Rhinitis • Grippeähnliche Symptome • Myalgien • Rhythmusstörungen • Schmerzen • Gewichtszunahme	Diblocin PP®: • Tabl. müssen als Ganzes eingenommen werden (dürfen nicht zerkaut, zerstoßen oder zerteilt werden) • Leere Tablettenhülle wird nach Magen-Darm-Passage ausgeschieden (Pat. darüber informieren)
Terazosin	Heitrin®	• Essenzielle Hypertonie	• Überempfindlichkeit gg. Terazosin oder andere Chinazoline • Miktionssynkopen in der Vorgeschichte • Schwangerschaft und Stillzeit: strenge Indikationsstellung		• Günstiger Effekt auf Blutfettwerte
Bunazosin	Andante®	• Essenzielle Hypertonie	• Überempfindlichkeit gg. Bunazosin oder andere Chinazoline • Herzinsuffizienz • Schwere Nierenfunktionsstörungen • Schwangerschaft und Stillzeit		
Prazosin	Minipress®	• Hypertonie	• Überempfindlichkeit gg. Prazosin oder andere Chinazoline • Herzinsuffizienz • Schwere Leberfunktionsstörungen • Schwangerschaft und Stillzeit		

A

Tab. A.19 Antihypertensiva (Forts.)

Wirkstoff	Handelsname (Bsp.)	Indikationen	Kontraindikationen	Unerwünschte Wirkungen	Bemerkungen
Vasodilatatoren					
Dihydralazin	Nepresol®	• Hypertonie, insbesondere mit Nierenbeteiligung und malignem Verlauf • Hypertensive Gestosen (Präeklampsie, Eklampsie)	• Überempfindlichkeit gg. Dihydralazin und Hydralazin • Idiopathisch oder medikamentös induzierter Lupus erythematodes • Aortenaneurysma • Herzklappenstenosen • Hypertrophe Kardiomyopathie • Isolierte Rechtsherzinsuffizienz infolge pulmonaler Hypertonie • Massive Tachykardie • Schwere Leber- und Niereninsuffizienz • Schwangerschaft und Stillzeit	• Tachykardien • Orthostatische Hypotonie • Schwindel • Gastrointestinale Beschwerden • Herzklopfen • Pektanginöse Beschwerden • Missempfindungen in den Beinen • Ödeme • Kopfschmerzen • Blutbildveränderungen • Ikterus • Hepatitis • Symptome wie Fieber, Muskel- und Gelenkbeschwerden, Lymphdrüsenschwellung und Glomerulonephritis nach mehrmonatiger Anwendung weisen auf eine langsame Verstoffwechselung hin → Med. absetzen	-
Hydralazin	Enthalten in Tri-Normin®	• Hypertonie, insbesondere mit Nierenbeteiligung und malignem Verlauf			
Minoxidil	Lonolox®	• Therapieresistente Hypertonie	• Überempfindlichkeit gg. Minoxidil • Pulmonale Hypertonie aufgrund einer Mitralstenose • Phäochromozytom • Schwangerschaft: strenge Indikationsstellung • Stillzeit	• Salz- und Wasserretention • Tachykardie • Angina pectoris • EKG- Veränderungen • Pulmonale Hypertonie • Perikarderguss • Hypertrichose • Polymenorrhö • Claudicatio intermittens • Gastrointestinale Beschwerden	• Tagesdosis von 5–40 mg auf 2 Gaben verteilen • Wird nicht zur Therapie einer labilen oder leichten Hypertonie empfohlen • Sollte gleichzeitig mit einem Diuretikum und einem β-Sympatholytikum gegeben werden

Tab. A.19 Antihypertensiva (Forts.)

Wirkstoff	Handelsname (Bsp.)	Indikationen	Kontraindikationen	Unerwünschte Wirkungen	Bemerkungen
Vasodilatatoren					
Nitroprussidnatrium	Nipruss®	• Kontrollierte Hypotension bei Operationen • Hypertensive Krisen • Schwerer Ergotismus	• Überempfindlichkeit gg. Nitroprussidnatrium • Schwangerschaft und Stillzeit: strengste Indikationsstellung!	• Schwächegefühl • Schwindel • Tachykardie • Gastrointestinale Beschwerden	• Zur sicheren Vermeidung von Cyanidintoxikation dürfen Nitroprussidnatrium-Infusionen nur mit gleichzeitiger Applikation von Natriumthiosulfatlösung im Verhältnis 1:10 (Nitroprussidnatrium: Natriumthiosulfat) verabreicht werden • Beginn grundsätzlich mit niedrigen Dosen → hypotensive Wirkung tritt sofort ein
Zentral wirksame Sympatholytika					
Clonidin	Catapresan®	• Hypertonie, sofern nicht durch ein Phäochromozytom bedingt	• Überempfindlichkeit gg. Clonidin • Erregungsbildungs- und Erregungsleitungsstörungen des Herzens • Bradykardie • Endogene Depression • Schwangerschaft: strenge Indikationsstellung • Stillzeit	• Sedierung • Mundtrockenheit • Trockene Augen • Austrocknung der Nasenschleimhäute • Schlafstörungen, Albträume • Wahrnehmungsstörungen • Orthostatische Reaktionen • Ödeme • Gastrointestinale Störungen • Hautreaktionen • Potenzstörungen • Gynäkomastie • Galaktorrhö (milchige Absonderung aus der Brustdrüse)	• Blutdrucksenkender Effekt lässt sich durch kochsalzarme Kost sowie durch Gewichtsabnahme bei bestehendem Übergewicht wirkungsvoll unterstützen • Ausschleichende Beendigung der Therapie

A

Tab. A.19 Antihypertensiva (Forts.)

Wirkstoff	Handelsname (Bsp.)	Indikationen	Kontraindikationen	Unerwünschte Wirkungen	Bemerkungen
Zentral wirksame Sympatholytika					
Moxonidin	Physiotens®	• Essenzielle Hypertonie	• Überempfindlichkeit gg. Moxonidin • Erregungsbildungs- und Erregungsleitungsstörungen des Herzens • Bradykardie • Maligne Arrhythmien • Schwere Koronarinsuffizienz • Instabile Angina pectoris • Schwere Nierenfunktionsstörungen • Angioödem • Schwere Lebererkrankungen • Schwangerschaft: strenge Indikationsstellung • Stillzeit	• Zu Beginn Mundtrockenheit, Müdigkeit, Kopfschmerzen, Schwächegefühl in den Beinen (Beschwerden klingen in den ersten Wochen der Behandlung ab) • Gastrointestinale Beschwerden • Schlafstörungen • Vasodilatation • Angioödem	• Tabl. zu oder nach den Mahlzeiten einnehmen • Wird gleichzeitig mit einem β-Blocker therapiert: Soll die Behandlung beendet werden, wird zunächst der β-Blocker ausgeschlichen, erst danach Moxonidin (sonst Gefahr der Gegenregulation mit Blutdrucksteigerung)
α-Methyldopa	Presinol®	• Schwangerschaftshypertonus • Essenzielle Hypertonie, in Komb. mit anderen Antihypertonika (insbesondere Diuretika)	• Überempfindlichkeit gg. Methyldopa • Schwere Herzinsuffizienz • Lebererkrankungen • Schwere Nierenfunktionsstörungen • Phäochromozytom • Depression in der Anamnese	• Schläfrigkeit, Benommenheit • Sedierung • Schwindel, Fieber • Mundtrockenheit • Orthostatische Reaktionen • Ödeme • Gastrointestinale Störungen • Hautreaktionen • Dunkelfärbung des Urins • Potenzstörungen • Gynäkomastie • Galaktorrhö	• Einschleichende Dosierung • Erhöhung bis auf 2000 mg/d möglich
Urapidil	Ebrantil®	• Hypertonie	• Überempfindlichkeit gg. Urapidil • Herzinsuffizienz, deren Ursache in einer mechanischen Funktionsbehinderung liegt • Leber- und Nierenfunktionsstörungen • Schwangerschaftund Stillzeit	• Gastrointestinale Beschwerden • Schwindel, Müdigkeit • Kopfschmerzen • Zentralnervöse Wirkungen	• Retardkapseln morgens und abends zu den Mahlzeiten unzerkaut einnehmen

Tab. A.19 Antihypertensiva (Forts.)

Wirkstoff	Handelsname (Bsp.)	Indikationen	Kontraindikationen	Unerwünschte Wirkungen	Bemerkungen
Weitere Antihypertensiva					
Reserpin	In Komb. mit Clopamid: Briserin®	• Hypertonie	• Überempfindlichkeit gg. Reserpin bzw. Clopamid • Bei Überempfindlichkeit gg. Sulfonamide (Antibiotika; Gefahr von Kreuzreaktionen) • Frischer Herzinfarkt • Magen-Darm-Geschwüre • Leber- und Nierenfunktionsstörungen • Schwangerschaft und Stillzeit	• Depressionen • Müdigkeit • Mundtrockenheit • Appetitlosigkeit • Potenzstörungen	• Nur in Komb. mit Diuretika (Thiaziddiuretika)
Betablocker siehe Arzneimittel: Betablocker					
Kalziumantagonisten (Kalziumkanalblocker) siehe Arzneimittel: Kalziumanatagonisten					
Diuretika siehe Arzneimittel: Diuretika					

Antiinfektiva

Tab. A.20 Übersicht über Antiinfektiva

Antiinfektiva	Infektionserreger	Beispiel für Infektionserkrankung
Virustatika	Viren	• Influenza • Herpes-simplex-Infektionen • Virus-Hepatitis
Bakteriostatika/Bakterizide (Antibiotika, Chemotherapeutika)	Bakterien	• Staphylokokkeninfektionen • Streptokokkeninfektionen • Diphtherie • Typhus • Borreliose • Ruhr
Antimykotika	Pilze	• Aspergillose • Candidose • Kryptokokkose
Antiprotozoenmittel	Protozoen	• Amöbenruhr • Malaria • Schlafkrankheit • Toxoplasmose
Antiparasitika, Anthelminthika	Parasiten	• Krätze • Bandwurmbefall • Saugwurmbefall

Antikoagulanzien

Antikoagulanzien unterdrücken durch verminderte Fibringerinnselbildung den endgültigen Wundverschluss. Die sekundäre Hämostase wird gestört.

A

Tab. A.21 Antikoagulanzien

Wirkstoff	Handelsnamen (Bsp.)	Indikationen	Kontraindikationen	Unerwünschte Wirkungen	Bemerkungen
Cumarine					
Phenprocoumon	Marcumar®	• Behandlung und Prophylaxe von Thrombose und Embolie • Langzeitantikoagulation z. B. bei Vorhofflimmern, Thromben in Herzhöhlen sowie Z. n. Herzklappenersatz, tiefer Bein- oder Beckenvenenthrombose, Lungenembolie	• Überempfindlichkeit gg. Phenprocoumon • Erkrankungen, die mit einer erhöhten Blutungsneigung einhergehen • Erkrankungen, bei denen der Verdacht einer Läsion des Gefäßsystems besteht (z. B. Perikarditis, OP am Auge, Magen-Darm-Ulzera, Hirnarterienaneurysma) • Ausgedehnte offene Wunden • i.m. Injektionen, Lumbalpunktionen, rückenmarksnahe Regionalanästhesien, Angiografien → Risiko massiver Blutungen • Schwangerschaft und Stillzeit	• Blutungen • Allergien • Nasenbluten, Hämaturie • Zahnfleischbluten • Nasenbluten • Gastrointestinale Blutungen • Starke Hämatombildung nach Trauma • „Marcumar-Nekrosen" (Hautnekrosen an Brüsten, Hüften, Gesäß, Oberschenkel) v. a. in den ersten Behandlungswochen • Ikterus • Gastrointestinale Störungen • Haarausfall	• Dosierung richtet sich nach der aktuellen INR • Gerinnungshemmende Wirkung setzt nach ca. 36–72 Std ein; falls rasche Antikoagulation erforderlich ist, muss Therapie mit Heparin eingeleitet werden • Menstruationsblutungen stellen keine Kontraindikation dar!
Heparine (niedermolekulare)					
Certoparin	Mono Embolex®	• Prophylaxe von Gefäßverschlüssen nach Hüftgelenksoperationen und allgemeinchirurgischen Eingriffen im Bauchraum • Primärprophylaxe venöser Thrombosen bei Patienten mit akutem ischämischen Schlaganfall	• Überempfindlichkeit gg. Heparin • Immunologisch bedingte Thrombozytopenie (Typ II) auf Heparin • Hämorrhagische Diathese • Akute oder weniger als 6 Monate zurückliegender hämorrhagischer Schlaganfall oder andere intrakranielle Blutungen • Aktive, klinisch signifikante Blutungen • Intrakranielle Erkrankungen • Magen-Darm-Ulzera • Verletzungen oder operative Eingriffe am ZNS, Auge oder Ohr • Unkontrollierbare schwere Hypertonie	• Dosisabhängige offene oder okkulte Blutungskomplikationen an verschiedenen Körperstellen • Subkutane Hämatome, Erythem, Irritationen an der Injektionsstelle • Leichte vorübergehende Thrombozytopenie • Transaminasen ↑ • Hypertonie • Gastrointestinale Beschwerden • Allergische Erscheinungen	• Fertigspritze mit Sicherheitssystem: Sobald Spritze vollständig entleert ist, zieht sich Nadel selbsttätig ins Innere des Sicherheitssystems zurück

Tab. A.21 Antikoagulanzien (Forts.)

Wirkstoff	Handelsnamen (Bsp.)	Indikationen	Kontraindikationen	Unerwünschte Wirkungen	Bemerkungen
Heparine (niedermolekulare)					
Dalteparin	Fragmin®	• Peri- und postoperative Primärprophylaxe tiefer Venenthrombosen mit niedrigem, mittlerem und hohem Risiko	• Schwere Leber- und Nierenfunktionsstörungen • Erkrankungen, die mit einer erhöhten Blutungsneigung einhergehen • Erkrankungen, bei denen der Verdacht einer Läsion des Gefäßsystems besteht (z. B. Perikarditis, OP am Auge, Magen-Darm-Ulzera, Hirnarterienaneurysma) • Endokarditis • Retinopathie, Glaskörperblutungen • Abortus imminens • Vorsicht bei gleichzeitiger Anwendung oraler Antikoagulanzien • Schwangerschaft: sehr strenge Indikationsstellung • i.m. Injektionen, Lumbalpunktionen, rückenmarksnahe Regionalanästhesien, Angiografien → Risiko massiver Blutungen	• Dosisabhängige offene oder okkulte Blutungskomplikationen an verschiedenen Körperstellen • Subkutane Hämatome, Erythem, Irritationen an der Injektionsstelle • Leichte vorübergehende Thrombozytopenie • Transaminasen ↑ • Hypertonie • Gastrointestinale Beschwerden • Allergische Erscheinungen	-
Nadroparin	Fraxiparin®	• Prophylaxe tiefer Venenthrombosen mit niedrigem, mittlerem und hohem Risiko • Therapie tiefer Venenthrombosen • Thromboseprophylaxe und Gerinnungshemmung bei extrakorporalem Kreislauf während der Hämodialyse und Hämofiltration			• Subkutane Applikation an der seitlichen Bauchwand oder am Oberschenkel
Tinzaparin	Innohep®	• Prophylaxe tiefer Venenthrombosen mit niedrigem bis mittlerem Risiko • Innohep® 20 000 Anti-Xa: Therapie tiefer Venenthrombosen und Lungenembolien	• Siehe Certoparin • Neugeborene, insbesondere unreife Frühgeborene (Gehalt an Benzylalkohol)		-

A

Tab. A.21 Antikoagulanzien (Forts.)

Wirkstoff	Handelsnamen (Bsp.)	Indikationen	Kontraindikationen	Unerwünschte Wirkungen	Bemerkungen
Heparine (niedermolekulare)					
Enoxaparin	Clexane®	• Peri- und postoperative Primärprophylaxe tiefer Venenthrombosen mit niedrigem oder mittlerem Risiko • Tiefe Venenthrombosen mit und ohne Lungenembolie • Prävention von erneut auftretender schwerer Angina pectoris oder einem drohenden Myokardinfarkt bei instabiler Angina pectoris und Nicht-ST-Hebungs-Myokardinfarkt • Thromboseprophylaxe und Gerinnungshemmung bei extrakorporalem Kreislauf während der Hämodialyse • Bei internistischen Erkrankungen mit hohem thromboembolischem Risiko • Peri- und postoperative Primärprophylaxe tiefer Venenthrombosen bei hohem Thromboserisiko	• Siehe Certoparin • Schwere Pankreaserkrankungen	• Dosisabhängige offene oder okkulte Blutungskomplikationen an verschiedenen Körperstellen • Subkutane Hämatome, Erythem, Irritationen an der Injektionsstelle • Leichte vorübergehende Thrombozytopenie • Transaminasen ↑ • Hypertonie • Gastrointestinale Beschwerden • Allergische Erscheinungen	-
Reviparin	Clivarin®	• Prophylaxe tiefer Venenthrombosen mit niedrigem und mittlerem Risiko • Primärprophylaxe tiefer Venenthrombosen bei traumatisierten, immobilisierten Patienten mit mittlerem thromboembolischen Risiko	• Siehe Certoparin • Mangel an Gerinnungsfaktoren • Schwere Thrombozytopenie		-

Antiseptika

Tab. A.22 Antiseptika

Wirkstoff	Handelsnamen (Bsp.)	Vorteile	Nachteile	Besonderheiten
8-Chinolinol	Chinosol®	• Keine	• Unzureichende Wirksamkeit • Erbgutschädigend • Allergisierend • Toxisch	• Entbehrlich bei besseren Alternativen wie Povidonjod, Octenidindihydrochlorid oder Polyhexanid
Chlorhexidin	Chlorhexamed-Fluid®	• Lang anhaltende Wirkung	• Wirkungslücken • Zellschädigend • Erbgutschädigend • Kann schwere allergische Reaktionen verursachen (Anaphylaxie) • Wirkt toxisch auf das Nervengewebe	• Entbehrlich bei besseren Alternativen wie Povidonjod, Octenidindihydrochlorid oder Polyhexanid
Ethanol	Softasept®	• Bei 10%iger Konzentration wundheilungsfördernd • Bei 70- bis 80%iger Konzentration desinfizierend • Schnelle Wirkung	• Bei 70%iger Konzentration Brennen, daher für Wunden nicht anwendbar	• In 10%iger Konzentration als Kombinationspartner für Antiseptika geeignet • In 70- bis 80%iger Konzentration bei mangelnden Alternativen auch als Monowirkstoff verwendbar
Ethacridinlactat	Rivanol®	• Preisgünstig	• Allergisierend • Wundheilungshemmend • Relativ toxisch • Unzureichend wirksam • Resistenzfördernd, -entwickelnd • Instabil unter Lichteinwirkung	• Soll nicht mehr verwendet werden
Nitrofural	Furacin sol®	• Keine	• Unzureichend wirksam • Erbgutschädigend • Allergisierend • Kann gutartige Tumore verursachen • Wird aus Wunden resorbiert • Resistenzentwicklung möglich	• Entbehrlich bei besseren Alternativen wie Povidonjod, Octenidindihydrochlorid oder Polyhexanid
Povidonjod	Betaisodona®, Braunol®	• Zuverlässig wirksam gegen Bakterien, Pilze und Protozoen • Rasche, lang anhaltende Wirkung • Eiweißbelastbar • Gewebeverträglich • Preiswert	• Eingeschränkte Virenwirksamkeit • (Sehr selten) allergisierend • Stark färbend • Kontraindikationen: Hyperthyreose, Dermatitis herpetiformis Duhring, Jodüberempfindlichkeit, vor und nach Radiojodtherapie • Infrage zu stellen bei Schwangerschaft, Stillzeit, Früh- und Neugeborenen bis zum 6. Lebensmonat	• Gut anwendbar zur Wundantiseptik oder Schleimhautantiseptik • Anwendbar zur MRSA-Sanierung
Octenidindihydrochlorid	Octenisept®	• Zuverlässig wirksam gegen Bakterien, Pilze, Protozoen • Rasche Wirkung • Farblos • Keine Resorption	• Eingeschränkte Virenwirksamkeit • Nicht zur Spülung der Bauchhöhle, am Trommelfell oder an der Harnblase	• Gut anwendbar zur Wundantiseptik oder Schleimhautantiseptik • Anwendbar zur MRSA-Sanierung

Tab. A.22 Antiseptika (Forts.)

Wirkstoff	Handelsnamen (Bsp.)	Vorteile	Nachteile	Besonderheiten
Polyhexanid	Sanalind®, Lavasept®	• Wirksam gegen Bakterien und Pilze • Sehr gute Gewebeverträglichkeit	• Langsame Wirkung • Sehr eingeschränkte Virenwirksamkeit • Möglichst keine Anwendung während Schwangerschaft, Stillzeit oder bei Früh- und Neugeborenen	• Gut anwendbar zur Langzeitbehandlung chron. Wunden, zur Schleimhautantiseptik • Anwendbar zur MRSA-Sanierung
Silbersulfadiazin	Flammazine®	• Vorübergehend angenehm kühl	• Unzureichend wirksam • Resistenzentwicklung • Zellschädigend • Systemische Risiken • Allergisierend • Schorfbildend	• Entbehrlich bei besseren Alternativen wie Povidonjod, Octenidindihydrochlorid oder Polyhexanid
Wasserstoffperoxid	-	• Reinigt intakte Haut von Blutresten	• Unzureichend wirksam • Zellschädigend • Wird durch Blut inaktiviert	• Entbehrlich bei besseren Alternativen wie Povidonjod, Octenidindihydrochlorid oder Polyhexanid

Antitussiva

Antitussiva = Arzneimittel, die den Hustenreflex unterdrücken, sodass Häufigkeit und Intensität der Hustenstöße verringert werden.

Tab. A.23 Antitussiva

Wirkstoff	Handelsnamen (Bsp.)	Indikationen	Kontraindikationen	Unerwünschte Wirkungen	Bemerkungen
Codein	Tryasol®, Codipront®	• Symptomatische Behandlung von Reizhusten	• Überempfindlichkeit gg. Codein	• Abhängigkeitspotenzial	• Wird im Körper zu Morphin umgewandelt, deshalb auch analgetisch wirksam
Dihydrocodein (DHC)	Paracodin®	• Kurzfristige, symptomatische Behandlung von Reizhusten	• Überempfindlichkeit gg. DHC		
Noscapin	Capval®	• Unproduktiver Reizhusten	• Überempfindlichkeit gg. Noscapin • Produktiver Husten • Gleichzeitige Einnahme zentraldämpfender Arzneistoffe oder Alkohol	• Kopfschmerzen, Benommenheit • Gastrointestinale Beschwerden • Allergische Reaktionen • Dyspnoe, Brustschmerzen	• Bronchospasmolytische Wirkung • Keine analgetische Wirkung • Zentrale Wirkung am Hustenzentrum in der Medulla oblongata • Kann evtl. Aufmerksamkeit und Reaktionsvermögen beeinträchtigen

Tab. A.23 Antitussiva (Forts.)

Wirkstoff	Handelsnamen (Bsp.)	Indikationen	Kontraindikationen	Unerwünschte Wirkungen	Bemerkungen
Dextromethorphan	Neo Tussan®	• Symptomatische Behandlung von Reizhusten	• Überempfindlichkeit gg. Dextromethorphan • Asthma bronchiale/COPD • Pneumonie • Ateminsuffizienz • Gleichzeitige Anwendung von MAO-Hemmern • Stillzeit	• Leichte Müdigkeit, Schwindelgefühle • Gastrointestinale Beschwerden • Überempfindlichkeitsreaktionen	• Schwache sedierende und analgetische Wirkung
Pentoxyverin	Sedotussin®	• Kurzfristige Anwendung bei Reizhusten	• Überempfindlichkeit gg. Pentoxyverin • Kinder < 2 Jahre • Ateminsuffizienz oder ZNS-Depression • Leberinsuffizienz	• Gastrointestinale Beschwerden • Müdigkeit und Sedation	• Keine analgetische und sedierende Wirkung

Applikationsformen

Tab. A.24 Applikationsformen von Arzneimitteln

Applikationsform	Abkürzung	Definition	Wirkungseintritt
Bukkal	-	In die Wangentasche des Mundhöhlenvorhofs	Sekunden
Intraarteriell	i.a.	In eine Arterie (durch Injektion)	Sekunden
Intraartikulär	-	In ein Gelenk (durch Injektion)	k. A.
Intrakardial	-	In das Herz (durch Injektion)	Sekunden
Intrakutan	i.k. oder i.c.	In die Haut (durch Injektion)	Minuten bis Stunden
Intramuskulär	i.m.	In den Muskel (durch Injektion)	15–20 Min.
Intrathekal	-	In den Liquorraum (durch Injektion)	Sekunden
Intravenös	i.v.	In eine Vene (durch Injektion)	Sekunden
Kutan	-	Auf die Haut (z. B. Salben oder Cremes)	30 Min. bis Stunden, physikalische Wirkung (z. B. Kühlung) sofort
(Per)Oral	-	Durch den Mund (z. B. Schlucken einer Tablette)	Tropfen: 5–10 Min. Saft: 10–15 Min. Tabletten: 20–30 Min. Kapseln: 20–30 Min. Kapseln (magensaftresistent): ≥ 1 Std.
Pulmonal	-	In die tieferen Atemwege (z. B. Inhalate)	Sekunden
Rektal	-	In den Mastdarm (Rektum, z. B. Zäpfchen)	Suppositorien: 15–20 Min. Einläufe: 10–15 Min.
Subkutan	s.c.	Unter die Haut (durch Injektion)	20–30 Min.
Sublingual	s.l.	Unter die Zunge	Sekunden
Transkutan	-	Durch die Haut hindurch	k. A.
Vaginal	-	In die Vagina	Minuten

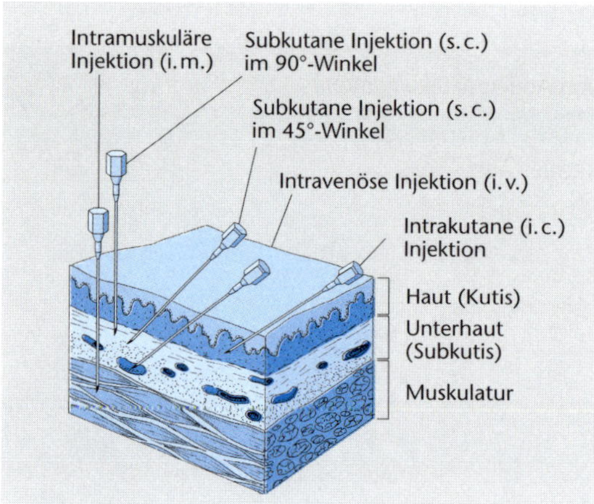

Abb. A.5 Injektionsarten. [A400-190]

Aufbewahrung

Grundsätze

- In abgeschlossenem Schrank
- In Originalpackung
- Meist: Trennung zwischen Arzneimitteln zur oralen Applikation, Ampullen für die parenterale Anwendung und Zäpfchen
- Innerhalb dieser Gruppen alphabetisch sortieren
- Arzneimittel mit späterem hinter die mit baldigem Verfallsdatum stellen
- Angebrochene Packungen kennzeichnen und zuerst verbrauchen
- Angebrochene Tropfen mit Datum der Öffnung versehen
- Medikamente, die dem Betäubungsmittelgesetz unterliegen, in gesondertem, abschließbaren Fach
- Schlüssel für BtM-Schrank hat jeweilige Schichtleitung
- Monatliche Reinigung des Arzneimittelschranks und Kontrolle auf verfallene Arzneimittel
- Zweimal im Jahr: Kontrolle der Lagerung durch Krankenhausapotheker
- Arzneimittel, die nicht mehr benötigt werden, die kurz vor dem Verfallsdatum stehen oder bereits verfallen sind, an Apotheke zurückgeben

Lagerungstemperatur

- Auf Packungsbeilage achten
- Meistens bei Zimmertemperatur
- Bei Lagerung im Kühlschrank, z. B. Insuline, Impfstoffe: Kühlschrank nur für Medikamente verwenden
- Tiefgekühlte Arzneimittel, z. B. FFP, werden zentral gelagert und bei Bedarf ausgegeben
- Feuergefährliche Stoffe, z. B. Alkohole, Äther, in verschließbaren, bruchsicheren Behältern mit Flammensymbol lagern, nicht in der Nähe von Heizungen aufbewahren und vor direkter Sonneneinstrahlung schützen
- Lichtempfindliche Arzneimittel beachten

Augenmedikamente, gebräuchliche Abkürzungen

Tab. A.25 Gebräuchliche Abkürzungen für die Applikation von Augenmedikamenten

Abkürzung	Bedeutung
O. D.	Oculus dexter, rechtes Auge **(RA)**
O. S.	Oculus sinister, linkes Auge **(LA)**
O. U.	Oculi uterque, beide Augen **(R/L,** beidseits)

Betablocker

Betablocker besitzen Affinität zu β-Rezeptoren des Sympathikus, hemmen somit Wirkung von Stresshormonen, z. B. von Adrenalin und Noradrenalin.

Tab. A.26 Betablocker

Wirkstoff	Handelsname (Bsp.)	Indikationen	Kontraindikationen	Unerwünschte Wirkungen	Bemerkungen
Acebutolol	Prent®	• Arterielle Hypertonie • KHK • Tachykarde Herzrhythmusstörungen	• Überempfindlichkeit gg. Acebutolol • Manifeste Herzinsuffizienz • Schock • Hypotonie • Bradykardie • Bronchiale Hyperreagibilität • AV-Block II. oder III. Grades • Gleichzeitige Behandlung mit MAO-Hemmern (außer MAO-B)	• Rhythmusstörungen (Bradykardie, AV-Block) • Gefäßengstellung → Kältegefühl in Extremitäten, Durchblutungsstörungen • Erhöhung des Bronchialwiderstandes (Asthmaanfälle) • Schwindel, Schwitzen, Müdigkeit • Gastrointestinale Beschwerden • Traumaktivität ↑/ Schlafstörungen • Erregungszustände • Muskelschwäche/ -krämpfe • Manifestation eines latenten oder Verschlechterung eines manifesten Diab. mellitus • Manifestation einer latenten Herzinsuffizienz • Hypoglykämien • Symptome einer Thyreotoxikose können maskiert werden	• Einnahme unzerkaut vor den Mahlzeiten • Einschleichende Behandlung • Besonders am Beginn der Behandlung engmaschige Puls- und bei Diabetikern zusätzlich BZ-Kontrolle • Bei ischämischer Herzerkrankung: kein abruptes Absetzen • Blockieren β-Rezeptoren am Herzen → Hf ↓, Herzkraft ↓ → HZV ↓ → RR ↓ • Carvedilol und Nebivolol wirken auch als α-Blocker und somit gefäßdilatierend • Vorsicht bei Asthma bronchiale, arterieller Verschlusskrankheit und Diab. mellitus

Tab. A.26 Betablocker (Forts.)

Wirkstoff	Handelsname (Bsp.)	Indikationen	Kontraindikationen	Unerwünschte Wirkungen	Bemerkungen
Atenolol	Tenormin®	• Funktionelle Herz-Kreislauf-Beschwerden • Angina pectoris • Supraventrikuläre Arrhythmien • Ventrikuläre Arrhythmien • Arterielle Hypertonie • Akutbehandlung des Herzinfarktes	• Überempfindlichkeit gg. Atenolol • Manifeste Herzinsuffizienz, kardiogener Schock • SSS • Bradykardie • AV-Block II. oder III. Grades • Schock, Hypotonie • Leberinsuffizienz oder eingeschränkte Leberfunktion • Bronchospasmen und Asthma bronchiale in der Anamnese • Unbehandeltes Phäochromozytom • Metabolische Azidose • Schwere periphere Durchblutungsstörungen • Gleichzeitige Behandlung mit MAO-Hemmern (außer MAO-B) • Schwangerschaft: strenge Indikationsstellung • Stillzeit	• Rhythmusstörungen (Bradykardie, AV-Block) • Gefäßengstellung → Kältegefühl in Extremitäten, Durchblutungsstörungen • Erhöhung des Bronchialwiderstandes (Asthmaanfälle) • Schwindel, Schwitzen, Müdigkeit • Gastrointestinale Beschwerden • Verstärkte Traumaktivität/Schlafstörungen • Erregungszustände • Muskelschwäche/-krämpfe • Manifestation eines latenten oder Verschlechterung eines manifesten Diab. mellitus • Manifestation einer latenten Herzinsuffizienz • Hypoglykämien • Symptome einer Thyreotoxikose können maskiert werden	• Einnahme unzerkaut vor den Mahlzeiten • Einschleichende Behandlung • Besonders am Beginn der Behandlung engmaschige Puls- und bei Diabetikern zusätzlich BZ-Kontrolle • Bei ischämischer Herzerkrankung: kein abruptes Absetzen • Blockieren β-Rezeptoren am Herzen → Hf ↓, Herzkraft ↓ → HZV ↓ → RR ↓ • Carvedilol und Nebivolol wirken auch als α-Blocker und somit gefäßdilatierend • Vorsicht bei Asthma bronchiale, arterieller Verschlusskrankheit und Diab. mellitus
Bisoprolol	Concor®	• Hypertonie • KHK	• Überempfindlichkeit gg. Bisoprolol • Manifeste Herzinsuffizienz • Schock • Hypotonie • Bradykardie • Bronchiale Hyperreagibilität • AV-Block II. und III. Grades • Unbehandeltes Phäochromozytom • Metabolische Azidose • Gleichzeitige Behandlung mit MAO-Hemmern (außer MAO-B)		
Carvedilol	Dilatrend®	• Essenzielle Hypertonie • Chron. stabile Angina pectoris • Stabile symptomatische, chron. Herzinsuffizienz	• Überempfindlichkeit gg. Carvedilol • Manifeste Herzinsuffizienz • Akute Lungenembolie • Prinzmetal-Angina • Schock • Hypotonie • Bradykardie • Bronchiale Hyperreagibilität • AV-Block II. und III. Grades • Cor pulmonale • Unbehandeltes Phäochromozytom • Metabolische Azidose • Schwere Leberfunktionsstörungen • Stillzeit • Gleichzeitige Behandlung mit MAO-Hemmern (außer MAO-B)		

Tab. A.26 Betablocker (Forts.)

Wirkstoff	Handelsname (Bsp.)	Indikationen	Kontraindikationen	Unerwünschte Wirkungen	Bemerkungen
Nebivolol	Nebilet®	• Essenzielle Hypertonie • Stabile leichte und mittelschwere chron. Herzinsuffizienz zusätzlich zur Standardtherapie bei Patienten > 70 Jahre	• Überempfindlichkeit gg. Nebivolol • Leberinsuffizienz oder eingeschränkte Leberfunktion • Akute Herzinsuffizienz, kardiogener Schock • SSS • AV-Block II. oder III. Grades • Bronchospasmen und Asthma bronchiale in der Anamnese • Unbehandeltes Phäochromozytom • Metabolische Azidose • Bradykardie • Hypotonie • Schwere periphere Durchblutungsstörungen • Unbehandelte Herzinsuffizienz • Schwangerschaft: strenge Indikationsstellung • Stillzeit	• Rhythmusstörungen (Bradykardie, AV-Block) • Gefäßengstellung → Kältegefühl in Extremitäten, Durchblutungsstörungen • Erhöhung des Bronchialwiderstandes (Asthmaanfälle) • Schwindel, Schwitzen, Müdigkeit • Gastrointestinale Beschwerden • Verstärkte Traumaktivität/Schlafstörungen • Erregungszustände • Muskelschwäche/-krämpfe • Manifestation eines latenten oder Verschlechterung eines manifesten Diab. mellitus • Manifestation einer latenten Herzinsuffizienz • Hypoglykämien • Symptome einer Thyreotoxikose können maskiert werden	• Einnahme unzerkaut vor den Mahlzeiten • Einschleichende Behandlung • Besonders am Beginn der Behandlung engmaschige Puls- und bei Diabetikern zusätzlich BZ-Kontrolle • Bei ischämischer Herzerkrankung: kein abruptes Absetzen • Blockieren β-Rezeptoren am Herzen → Hf ↓, Herzkraft ↓ → HZV ↓ → RR ↓ • Carvedilol und Nebivolol wirken auch als α-Blocker und somit gefäßdilatierend • Vorsicht bei Asthma bronchiale, arterieller Verschlusskrankheit und Diab. mellitus
Talinolol	Cordanum®	• Hypertonie • KHK • Herzrhythmusstörungen • Hyperkinetisches Herzsyndrom • Herzinfarkt (Akutbehandlung und Prophylaxe) • Angina pectoris	• Überempfindlichkeit gg. Talinolol • Leberinsuffizienz oder eingeschränkte Leberfunktion • Akute Herzinsuffizienz, kardiogener Schock • SSS • AV-Block II. oder III. Grades • Bronchospasmen und Asthma bronchiale in der Anamnese • Unbehandeltes Phäochromozytom • Metabolische Azidose • Bradykardie • Hypotonie • Schwere periphere Durchblutungsstörungen • Unbehandelte Herzinsuffizienz • Schwangerschaft: strenge Indikationsstellung • Stillzeit		

A

Tab. A.26 Betablocker (Forts.)

Wirkstoff	Handelsname (Bsp.)	Indikationen	Kontraindikationen	Unerwünschte Wirkungen	Bemerkungen
Metoprolol	Beloc®, Beloc ZOK®, Lopresor®	• Chron. gering bis mäßig ausgeprägte Herzinsuffizienz • Hypertonie • Angina pectoris • Tachykarde Arrhythmien • Hyperkinetisches Herzsyndrom • Migräneprophylaxe	• Überempfindlichkeit gg. Metoprolol • AV-Block II. oder III. Grades • Unbehandelte Herzinsuffizienz • Sinusbradykardie • SSS • Kardiogener Schock • Schwere periphere arterielle Durchblutungsstörungen • Metabolische Azidose • Asthma bronchiale/COPD	• Schwindel • Kopfschmerzen • Bradykardie • Gleichgewichtsstörungen • Palpitationen • Kältegefühl in Extremitäten • Belastungsdyspnoe • Gastrointestinale Beschwerden • Gewichtszunahme • Depression • Schwitzen	• Einnahme unzerkaut nach dem Essen • ZOK: nur 1 × tgl. einnehmen
Sotalol	Sotalex®	• Tachykarde Herzrhythmusstörungen	• Überempfindlichkeit gg. Sotalol • Hypokaliämie • Hypomagnesiämie • Vorbestehende QT-Verlängerung • Unbehandeltes Phäochromozytom • Siehe Metoprolol	• Müdigkeit • Schwindel • Fieber • Verwirrtheit • Angstzustände • Kopfschmerzen • Brustschmerzen • Geschmacksstörungen • Sehstörungen • Mundtrockenheit • Muskelkrämpfe	• Tabl. werden unzerkaut vor den Mahlzeiten eingenommen
Pindolol	Visken®	• Arterielle Hypertonie • KHK	• Überempfindlichkeit gg. Pindolol • Akute Herzinsuffizienz, kardiogener Schock • Akuter Herzinfarkt • Cor pulmonale • SSS • AV-Block II. und III. Grades • Bronchospasmen und Asthma bronchiale in der Anamnese • Unbehandeltes Phäochromozytom • Metabolische Azidose • Bradykardie • Hypotonie • Schwere periphere Durchblutungsstörungen • Leberinsuffizienz oder eingeschränkte Leberfunktion • Schwangerschaft: strenge Indikationsstellung • Stillzeit	• Gastrointestinale Beschwerden • Allergische Reaktionen • Depressive Verstimmungen, Albträume, Halluzinationen • Müdigkeit, Schwindel, Benommenheit • Schwitzen • Kopfschmerzen • Schlafstörungen • Mundtrockenheit, verminderter Tränenfluss • Parästhesien und Kältegefühl an den Extremitäten	• Tabl., Ampullen und Lösung zum Einnehmen • Tabl. werden unzerkaut mit reichlich Flüssigkeit eingenommen

Tab. A.26 Betablocker (Forts.)

Wirkstoff	Handelsname (Bsp.)	Indikationen	Kontraindikationen	Unerwünschte Wirkungen	Bemerkungen
Propranolol	Dociton®, Obsidan®	• Arterielle Hypertonie • KHK • Tachykarde Rhythmusstörungen • Hyperkinetisches Herzsyndrom • Essenzieller Tremor • Hyperthyreose	• Überempfindlichkeit gg. Propranolol • Manifeste Herzinsuffizienz • Schock • AV-Block II. oder III. Grades • SSS • Bradykardie • Hypotonie • Azidose • Asthma bronchiale • Spätstadien peripherer Durchblutungsstörungen • Gleichzeitige Gabe von MAO-Hemmern	• Zentralnervöse Störungen wie Müdigkeit, Schwindel, Schwitzen, Albträume • Gastrointestinale Beschwerden (vorübergehend) • Allergien • Haarausfall • RR ↓ • Bradykardie • Synkopen • Verstärkung einer Herzinsuffizienz	• Einnahme unzerkaut nach dem Essen • Herzfrequenz sollte 50/Min. nicht unterschreiten • Kein abruptes Absetzen, ausschleichende Behandlung

Complianceprobleme bei älteren Menschen

Tab. A.27 Complianceprobleme älterer Menschen bei der Einnahme von Arzneimitteln

Gründe für eine schlechte Compliance	Unterstützung durch die Pflegenden
Nachlassen der geistigen Leistung Dadurch teilweises oder vollständiges Vergessen der Anweisungen oder Verwechslung der Arzneimittel	• Kontrolle oder/und Wiederholung der Anweisung • Verhalten oder Nichteinnahme nicht als Provokation des Patienten empfinden • Ggf. Patienten nicht selbst einnehmen lassen, sondern ihnen ihre Arzneimittel direkt applizieren
Sehstörungen Dadurch Schwierigkeiten beim Lesen der Einnahmeanweisung und bei der Unterscheidung der Tabletten	• Tabletten mit ähnlichem Aussehen, die aber zu unterschiedlichen Zeiten eingenommen werden, nicht zeitgleich austeilen, sondern vor der jeweiligen Applikationszeit
Motorische Störungen Dadurch Schwierigkeiten beim Öffnen der Schachteln, der Medikamentenbox, bei der Entnahme aus dem Blister, bei der Teilung von Tabletten	• Beim Öffnen der Arzneimittelverpackung, dem Herausdrücken aus einem Blister behilflich sein • Wenn notwendig, Tabletten teilen • In einer Tagesdosette vorbereiten
Schluckstörungen	• Tabletten (wenn vom Hersteller erlaubt) zerstoßen oder auflösen • Evtl. Arzt oder Apotheker nach anderen Arzneiformen fragen
Auftreten von **unerwünschten Wirkungen,** z. B. gastrointestinalen Störungen wie Übelkeit oder Durchfälle	• Behandelnden Arzt informieren
Bewusste Verweigerung der Einnahme, weil keine Einsicht in die Notwendigkeit der Therapie oder/und Angst vor unerwünschten Wirkungen	• Behandelnden Arzt informieren • Beruhigend und sachlich mit Patienten sprechen • Patienten eingehend und verständlich informieren
Unsicherheit/Angst aufgrund mangelhafter Aufklärung durch den behandelnden Arzt	• Behandelnden Arzt darüber informieren, dass bei dem Patienten noch Bedarf an Aufklärung über Sinn und Zweck der Medikation besteht

A

Diuretika

Diuretika = Arzneimittel, die eine vermehrte Harnausscheidung bewirken.

Tab. A.28 Diuretika

Wirkstoff	Handelsname (Bsp.)	Indikationen	Kontraindikationen	Unerwünschte Wirkungen	Bemerkungen
Thiazide					
Hydrochlorothiazid	Esidrix®, Disalunil®	• Kardiale, hepatische und renale Ödeme • Arterielle Hypertonie • Adjuvante symptomatische Therapie der chron. Herzinsuffizienz zusätzlich zu ACE-Hemmern	• Überempfindlichkeit gg. HCT, andere Thiazide und Sulfonamide • Schwere Nieren- und Leberfunktionsstörungen • Akute Glomerulonephritis • Hypokaliämie und -natriämie • Hypovolämie • Hyperkalzämie • Hyperurikämie • Zustände mit verstärktem Kaliumverlust • Schwangerschaft und Stillzeit	• Herzrhythmusstörungen • Hyperurikämie • Hyperglykämie • Serumlipide ↑ • Störungen im Flüssigkeits- und Elektrolythaushalt • Thrombozytopenie • Pankreatitis • Gastrointestinale Beschwerden • Orthostatische Störungen • Überempfindlichkeitsreaktionen	• Ausscheidung ↑: Natrium, Chlorid, Kalium, Magnesium • Ausscheidung ↓: Kalzium, Phosphat • Auf ausreichende Flüssigkeitszufuhr achten und wegen erhöhter Kaliumverluste kaliumreiche Nahrungsmittel bevorzugen
Xipamid	Aquaphor®	• Arterielle Hypertonie • Kardiale, renale und hepatogene Ödeme	• Überempfindlichkeit gg. Xipamid oder andere Sulfonamidderivate • Schwere Leberfunktionsstörungen • Schwere Hyponatriämie/-kaliämie • Hyperkalzämie • Hypovolämie • Gicht • Kinder • Schwangerschaft und Stillzeit	• Kopfschmerzen • Schwindel • Mundtrockenheit • Orthostatische Hypotonie • Muskelspasmen/-krämpfe • Herzklopfen, Angst, Schwitzen • Gastrointestinale Beschwerden • Kreatinin und Harnstoff ↑ • Allergische/anaphylaktoide Reaktionen • Pankreatitis	
Indapamid	Natrilix®	• Arterielle Hypertonie	• Überempfindlichkeit gg. Indapamid und andere Sulfonamide • Anurie • Akutes Nierenversagen • Schwere Leber- und Nierenfunktionsstörungen • Hypokaliämie • Gicht • SLE	• Hypokaliämie mit Übelkeit, Erbrechen, EKG-Veränderungen, Herzrhythmusstörungen und Muskelschwäche • Störungen des Elektrolytstoffwechsels • Serumharnsäurespiegel ↑ • Kopfschmerzen • Schwindel • Mundtrockenheit • Orthostatische Hypotonie • Gastrointestinale Störungen	

Tab. A.28 Diuretika (Forts.)

Wirkstoff	Handelsname (Bsp.)	Indikationen	Kontraindikationen	Unerwünschte Wirkungen	Bemerkungen
Schleifendiuretika					
Furosemid	Lasix®, Diurapid®, Furanthril®	• Ödeme • Arterielle Hypertonie • Unterstützende Maßnahme bei Hirnödemen • Oligurie infolge einer Gestose	• Überempfindlichkeit gg. Furosemid oder andere Sulfonamide • Nierenversagen mit Anurie • Coma und Praecoma hepaticum • Schwere Hyponatriämie/-kaliämie • Hypovolämie • Gicht • Hypotonie • Stillzeit • Schwangerschaft: strenge Indikationsstellung	• Störungen des Elektrolytstoffwechsels • Serumharnsäurespiegel ↑ • Thrombozytopenie • Juckreiz, Haut- und Schleimhautreaktionen • Gastrointestinale Beschwerden • Entwicklung einer metabolischen Alkalose • Hyperglykämie	• Ausscheidung ↑: Natrium, Chlorid, Kalium, Magnesium Kalzium • Kaliumreiche Kost sinnvoll
Piretanid	Arelix®	• Ödeme • Leichte bis mittelschwere Hypertonie	• Überempfindlichkeit gg. Piretanid oder andere Sulfonamide • Nierenversagen mit Anurie • Coma und Praecoma hepaticum • Schwere Hyponatriämie/-kaliämie • Hypovolämie • Gicht • Harnabflussbehinderung • Hypoproteinämie • Hypotonie • Schwangerschaft und Stillzeit	• Dehydratation bzw. Hypovolämie → Hypotonie, orthostatische Störungen, Mundtrockenheit, Kopfschmerzen, Schwindel, Sehstörungen • Störungen des Elektrolytstoffwechsels: Hypokaliämie, Hyponatriämie, Verschlechterung einer metabolischen Azidose, neuromuskuläre Übererregbarkeit, Tetanie, Herzrhythmusstörungen durch Hypomagnesiämie/-kalzämie, Serumharnsäurespiegel ↑	
Torasemid	Torem®, Unat®	• Behandlung und Prophylaxe des Wiederauftretens kardialer Ödeme und/oder Ergüsse aufgrund einer Herzinsuffizienz	• Überempfindlichkeit gg. Torasemid und andere Sulfonamide • Nierenversagen mit Anurie • Coma und Praecoma hepaticum • Schwere Hyponatriämie/-kaliämie • Hypovolämie • Gicht • Harnabflussbehinderung • Erhebliche Miktionsstörungen • Gicht • Kardiale Arrhythmien • Gleichzeitige Therapie mit Lithium, Aminogykosid oder Cephalosporin • Krankhafte Blutbildveränderungen • Kinder < 12 Jahre • Stillzeit • Schwangerschaft: strenge Indikationsstellung	• Dehydratation bzw. Hypovolämie → Hypotonie, orthostatische Störungen, Mundtrockenheit, Kopfschmerzen, Schwindel • Verschlechterung einer metabolischen Azidose • Gastrointestinale Beschwerden • Allergische Reaktionen • Xerostomie • Serumharnsäurespiegel ↑ • Serumlipide ↑ • Serumglukose ↑ • Bestimmte Leberenzyme ↑	

Tab. A.28 Diuretika (Forts.)

Wirkstoff	Handelsname (Bsp.)	Indikationen	Kontraindikationen	Unerwünschte Wirkungen	Bemerkungen
Aldosteronantagonisten					
Spironolacton	Aldactone®	• Primärer Hyperaldosteronismus • Ödeme und/oder Aszites, die mit einem sekundären Hyperaldosteronismus einhergehen	• Überempfindlichkeit gg. Spironolacton • Anurie • Akutes Nierenversagen • Schwere Niereninsuffizienz • Hyperkaliämie • Hyponatriämie • Hypovolämie oder Dehydratation • Hypotonie	• Reversible Gynäkomastie bei Männern • Bedrohliche Hyperkaliämien • Kopfschmerzen • Schläfrigkeit • Ataxie • Verwirrungszustände • Harnsäurespiegel ↑ • Thrombozytopenie • Durch Spironolacton induzierte Antikörper • Agranulozytose • Überempfindlichkeitsreaktionen	• Ausscheidung ↑: Natrium, Chlorid • Ausscheidung ↓: Kalium, Magnesium • Kann bei Frauen zu Hirsutismus und zu einer Vertiefung der Stimmlage, bei Männern zu einer Erhöhung der Stimmlage führen, die nach Absetzen nicht reversibel ist (sorgfältige Risiko-Nutzen-Abwägung)
Cycloamidintyp-Diuretika					
Triamteren	In Triampur compositum®	• Arterielle Hypertonie • Ödeme	• Überempfindlichkeit gg. die Wirkstoffe oder Sulfonamide • Schwere Nierenfunktionsstörungen • Nierenversagen mit Anurie • Coma und Praecoma hepaticum • Schwere Hyponatriämie/-kaliämie • Hypovolämie • Hyperkaliämie/-kalzämie • Schwere Hypotonie • Diabetes • Gicht • Schwangerschaft und Stillzeit	• Störungen im Flüssigkeits- und Elektrolythaushalt • Hyperurikämie • Gastrointestinale Beschwerden • Hypotonie, orthostatische Regulationsstörungen • Muskelschmerzen/-krämpfe • Mundtrockenheit, Durst, Schwäche- und Schwindelgefühl • Kopfschmerzen • Hyperglykämie • Sehstörungen	• Ausscheidung ↑: Natrium, Chlorid • Ausscheidung ↓: Kalium, Magnesium • Vorsicht beim Tragen von Kontaktlinsen, da eingeschränkte Bildung von Tränenflüssigkeit!

Tab. A.28 Diuretika (Forts.)

Wirkstoff	Handelsname (Bsp.)	Indikationen	Kontraindikationen	Unerwünschte Wirkungen	Bemerkungen
Cycloamidintyp-Diuretika					
Amilorid	In Amiloretik®	• Arterielle Hypertonie • Kardiale Ödeme • Hepatische Ödeme	• Überempfindlichkeit gg. die Wirkstoffe oder Sulfonamide • Schwere Nierenfunktionsstörungen • Akute Glomerulonephritis • Diabetische Nephropathie • Coma und Praecoma hepaticum • Schwere Hyponatriämie/-kaliämie • Hypovolämie • Hyperkaliämie/-kalzämie • Schwere Hypotonie • Gicht • Hypotonie • Gleichzeitige Behandlung mit anderen kaliumsparenden Arzneimitteln oder Kaliumsalzen • Stillzeit • Schwangerschaft: strenge Indikationsstellung	• Blutbildveränderungen • Störungen im Flüssigkeits- und Elektrolythaushalt • Störungen im Säure-Basen-Haushalt • Hyperurikämie • Hyperglykämie • Überempfindlichkeitsreaktionen • Mundtrockenheit, Durst, Schwäche- und Schwindelgefühl • Depressionen, Schlaflosigkeit, Nervosität, Unruhe • Sehstörungen • Gleichgewichtsstörungen, Tinnitus • Dyspnoe, Atembeschwerden • Gastrointestinale Beschwerden • Pectanginöse Beschwerden, EKG-Veränderungen • Schwitzen • Extremitätenschmerzen • Miktionsstörungen • Leberwerte ↑	• Ausscheidung ↑: Natrium, Chlorid • Ausscheidung ↓: Kalium, Magnesium • Vorsicht beim Tragen von Kontaktlinsen, da eingeschränkte Bildung von Tränenflüssigkeit!

Einnahmebesonderheiten

Tab. A.29 Einnahmebesonderheiten bei Arzneimitteln

Einnahmebesonderheit	Grund		Beispiele
1 Std. vor bzw. 2–4 Std. nach der Mahlzeit	Nüchtern bessere Resorption		• Penicillin V • Ampicillin • Bisphosphonate • Schilddrüsenhormone • Eisen(II)salze • ACE-Hemmer
Vor der Mahlzeit	Verdauung wird beeinflusst	Resorption wird beeinflusst	• Acarbose • Colestyramin
		Magen-Darm-Tätigkeit wird beeinflusst	• Quellstoffe • Metoclopramid • Omeprazol
	Magensaftresistente Zubereitungen (sonst vorzeitige Wirkstofffreisetzung)		• Convulex® • Solafolf® • Pyrilax®

Tab. A.29 Einnahmebesonderheiten bei Arzneimitteln (Forts.)

Einnahmebesonderheit	Grund		Beispiele
Nach bzw. zur Mahlzeit	Bessere Verträglichkeit		• Doxycyclin • Amoxicillin • Ambroxol • Eisen(II)salze • Cotrimoxazol • ACC • Diclofenac • Piroxicam
	Bessere Resorption mit Nahrung	Enthalten fettlösliche Wirkstoffe	• Betacarotin • Nitrofurantoin • Terfenadin • Vitamin E • Malariamittel
		Resorption erfolgt gleichmäßiger mit Nahrung	• Betablocker wie Propranolol
Zwischen den Mahlzeiten	Bessere Wirksamkeit		• Antazida
Gut kauen	Bessere Verteilung		• Kohle • Antazida • Simeticon
Mit viel Flüssigkeit einnehmen	Gelatinekapsel (kalte Flüssigkeit!)		• Gelomyrtol® forte • Imodium®
	Bessere Verträglichkeit (magenreizende Wirkstoffe)		• Doxycyclin • Amoxicillin • Eisen(II)salze • Cotrimoxazol • Indometacin • ASS
	Bessere Wirksamkeit		• Sekretolytika
	Bewirken Flüssigkeitsverlust (Ausgleich)		• Diuretika
	Verursachen Verstopfung		• Verapamil • Opiate
Regelmäßige Einnahme besonders wichtig	Wirksamkeit gegen Infektionen (Reinfektionen und Resistenzentwicklung verhindern)		• Antibiotika, Antimykotika, Virustatika
	Wirken gegen Hypertonie (Blutdruckkrisen verhindern)		• Kalziumkanalblocker • ACE-Hemmer • Betablocker, α-Blocker
	Kumulieren (Überdosierungen verhindern)		• Digitoxin
Einnahme am Abend	Bessere Wirksamkeit und Verträglichkeit		• Codein • CSE-Hemmer • Theophyllin
Einnahme nicht am Abend	Bessere Verträglichkeit		• Koffein • Diuretika • Sympathomimetika • Nitrate
Einnahme am Morgen	Bessere Wirksamkeit und Verträglichkeit		• Glukokortikoide • Schilddrüsenhormone

Entschäumer

Entschäumer = Arzneimittel, die die Schaumbildung im Magen-Darm-Trakt und somit Blähungen beseitigen.

Tab. A.30 Entschäumer

Wirkstoff	Handelsnamen (Bsp.)	Indikationen	Kontraindikationen	Unerwünschte Wirkungen	Bemerkungen
Simeticon (= Dimeticon + Siliciumdioxid)	Lefax®, Sab simplex®	• Übermäßige Gasbildung und Gasansammlung im Magen-Darm-Bereich • Zur Vorbereitung diagnostischer Untersuchungen im Bauchbereich zur Reduzierung von Gasschatten	• Überempfindlichkeit gg. Simeticon	• Keine bekannt	• Einnahme zu den Mahlzeiten

Expektoranzien/Sekretolytika

Expektoranzien fördern das Abhusten und so die Schleimentfernung aus den oberen Atemwegen, wirken sekretolytisch (schleimlösend durch Stimulierung der Bildung dünnflüssigen Schleims), mukolytisch (schleimlösend durch Verflüssigung zähen Schleims) und/oder sekretomotorisch (besserer Abtransport des Schleims durch vermehrte Bewegung der Flimmerhärchen).

Tab. A.31 Expektoranzien/Sekretolytika

Wirkstoff	Handelsname (Bsp.)	Indikationen	Kontraindikationen	Unerwünschte Wirkungen	Bemerkungen
Saponine	Prospan®, Hedelix®, Sinuc® (Efeublätter)	• Zur Besserung der Beschwerden bei chron.-entzündlichen Bronchialerkrankungen • Akute Atemwegsentzündungen mit Husten	• Überempfindlichkeit gg. Zubereitungen aus Efeu • Kinder < 1 Jahr	• Magenbeschwerden, Übelkeit, Erbrechen • Allergische Reaktionen • In hohen Dosen Brechreiz erregend	• Reizen die Magenschleimhaut, dadurch reflektorische Stimulation der Bronchialsekretion • Efeu wirkt auch bronchospasmolytisch
	Ipalat® (Primelwurzel)	• Husten • Atemwegskatarrhe • Chron. Bronchitis	• Gastritis, Magengeschwür	• Allergische Reaktionen	
Ätherische Öle	Gelomyrtol forte®, Exeu®, Soledum®, Aspecton®, Sanopin®, Pinimenthol®, Pulmotin®, Transpulmin®	• Akute und chron. Bronchitis • Sinusitis	• Überempfindlichkeit gg. Myrtol oder einen anderen Bestandteil • Entzündliche Erkrankungen im Magen-Darm-Bereich und im Bereich der Gallenwege • Schwere Lebererkrankungen • Schwangerschaft und Stillzeit: strenge Indikationsstellung	• Gastrointestinale Beschwerden • Überempfindlichkeitsreaktionen	• Direkte Steigerung der Bronchialsekretion und sekretomotorische Wirkung • Auch bei peroraler Applikation wirksam durch Ausscheidung über die Lunge • Gut zu inhalieren • Vorsicht bei Säuglingen und Kleinkindern: Gefahr eines Bronchospasmus bei Anwendungen zum Einreiben/Inhalieren

Tab. A.31 Expektoranzien/Sekretolytika (Forts.)

<table>
<tr><th>Wirkstoff</th><th>Handelsname (Bsp.)</th><th>Indikationen</th><th>Kontraindikationen</th><th>Unerwünschte Wirkungen</th><th>Bemerkungen</th></tr>
<tr><td>Bromhexin</td><td>Bisolvon®</td><td rowspan="2">• Sekretolytische Therapie bei akuten und chron. bronchopulmonalen Erkrankungen, die mit einer Störung von Schleimbildung und -transport einhergehen</td><td rowspan="2">• Überempfindlichkeit gg. Wirkstoff
• Malignes Ziliensyndrom
• Eingeschränkte Nierenfunktion
• Schwere Lebererkrankungen</td><td>• Schwindel
• Kopfschmerzen
• Gastrointestinale Beschwerden
• Fieber
• Überempfindlichkeitsreaktionen
• Bronchospasmus</td><td rowspan="2">• Drüsenzellen werden angeregt, dünnflüssigen Schleim zu bilden, zusätzlich mukolytische Wirkung
• Bromhexin wird im Körper zu Ambroxol umgewandelt
• Einnahme vorzugsweise nach dem Essen
• Schleimlösende Wirkung wird durch Flüssigkeitszufuhr unterstützt</td></tr>
<tr><td>Ambroxol</td><td>Mucosolvan®</td><td>• Gastrointestinale Beschwerden
• Überempfindlichkeitsreaktionen
• Trockenheit des Mundes und der oberen Atemwege
• Gesichtsschwellungen, Atemnot
• Temperaturanstieg, Schüttelfrost
• Obstipation
• Dysurie</td></tr>
<tr><td>Azetylzystein (ACC)</td><td>ACC akut®, Fluimucil®, NAC-ratiopharm®, Bromuc®</td><td>• Verflüssigung des Schleims und Erleichterung des Abhustens bei akuten und chron. bronchopulmonalen Erkrankungen, die mit einer Störung von Schleimbildung und -transport einhergehen</td><td>• Überempfindlichkeit gg. Azetylzystein
• Kinder < 1 Jahr: strenge Indikationsstellung
• Gleichzeitige Therapie mit Antitussiva → wegen des eingeschränkten Hustenreflexes kann es zu einem gefährlichen Sekretstau kommen
• Leber- oder Nierenversagen
• Ulkusanamese
• Schwangerschaft und Stillzeit: strenge Indikationsstellung</td><td>• Gastrointestinale Beschwerden
• Allergische Reaktionen
• Kopfschmerzen
• Tinnitus
• Dyspnoe, Bronchospasmen</td><td>• Mucolytische Wirkung
• Auch als Antidot bei Paracetamolvergiftungen</td></tr>
</table>

Tab. A.31 Expektoranzien/Sekretolytika (Forts.)

Wirkstoff	Handelsname (Bsp.)	Indikationen	Kontraindikationen	Unerwünschte Wirkungen	Bemerkungen
Carbocistein	Transbronchin®	• Begleitende Behandlung bei akuten und chron. bronchopulmonalen Erkrankungen, die mit einer Störung von Schleimbildung und -transport einhergehen	• Überempfindlichkeit gg. Carbocistein • Akute Magen-/Darm-Ulzera • Kinder < 13 Jahre	• Sodbrennen • Übelkeit • Erbrechen • Durchfall • Kopfschmerzen • Stomatitis • Rhinitis • Allergische Reaktionen	• Drüsenzellen werden angeregt, dünnflüssigen Schleim zu bilden → auf reichliche Flüssigkeitszufuhr achten • Rezeptpflichtig wegen der unerwünschten Wirkungen
Guaifenesin	Fagusan®	• Zur Schleimlösung im Bronchialbereich und zur Erleichterung des Abhustens bei Erkältungen und grippalen Infekten • Bronchitis	• Überempfindlichkeit gg. Guaifenesin • Magen-Darm-Erkrankungen • Kinder < 14 Jahre • Eingeschränkte Nierenfunktion • Myasthenia gravis • Schwangerschaft und Stillzeit	• Sedierung • Hautausschlag, Juckreiz • Bronchospasmus, Dyspnoe • Schwindel, Wärmegefühl • Gastrointestinale Beschwerden • Allergische Reaktionen • Bradykardie	• Reflektorische Stimulation der Bronchialsekretion und mukolytische Wirkung • Nach Anbruch 2 Wochen haltbar

Formen

Tab. A.32 Arzneimittelformen

Arzneimittelform	Erläuterung	Verabreichung
Gasförmige Arzneimittelformen		
Gase	Medizinische Gase höchster Reinheit	• Pulmonal
Aerosole	„Schweben" fester oder flüssiger (Wirkstoff-)Teilchen in einem Gas	• Pulmonal
Flüssige Arzneimittelformen		
Lösung	Fester Wirkstoff, vollständig gelöst in Lösungsmittel (z. B. Wasser, Alkohol). Auch zur Herstellung von Inhalaten	• Kutan • Oral • Parenteral • Als Klistier rektal
Tinktur	Alkoholischer Auszug aus pflanzlichen oder tierischen Stoffen	• Kutan • Oral
Suspension	Aufschwemmung eines festen Wirkstoffs in Flüssigkeit. Auch zur Herstellung von Inhalaten. Vor Gebrauch schütteln!	• Kutan • Oral
Emulsion	Mischung zweier nicht ineinander löslicher Flüssigkeiten, z. B. Öl-in-Wasser- und Wasser-in-Öl-Emulsion	• Kutan
Halbfeste Arzneimittelformen		
Salbe	Wirkstoff eingebettet in streichfähige Grundmasse, meist auf Fettbasis	• Kutan
Creme	Weiche „Salbe" mit hohem Wassergehalt	• Kutan • Vaginal

Tab. A.32 Arzneimittelformen (Forts.)

Arzneimittelform	Erläuterung	Verabreichung
Paste	Relativ feste „Salbe" mit hohem Pulveranteil	• Kutan • Vaginal
Gel	Wirkstoff eingebettet in wasserlösliche Grundmasse. Trocknet auf der Haut, wirkt kühlend	• Kutan
Feste Arzneimittelformen		
Pulver	Sehr fein zerkleinerte, feste Substanzen. Eingeschränkte Haltbarkeit, Dosierung oft ungenau	• Meist lokal zum Auftragen auf die Haut (Puder) • Seltener oral (in Flüssigkeit)
Granulat	Grobkörnig zerkleinerte, feste Substanzen. Dosierung oft ungenau	• Meist oral mit Flüssigkeit
Tablette	Fest gepresstes Pulver in meist runder Form. Genaue Dosierung, oft teilbar, oft schlecht zu schlucken	• Oral • Vaginal
Dragee (Lacktablette)	Tablette mit zusätzlichem Überzug (meist Zuckerguss). Genaue Dosierung, gut zu schlucken, geschmacksneutral, nicht teilbar	• Oral
Kapsel	Feste oder flüssige Arzneisubstanz in einer im Magen-Darm-Kanal löslichen Hülle. Nicht teilbar, Öffnen oft möglich. Pulverhaltige Kapseln auch zur Herstellung von Inhalaten. Sonderform: Sublingualkapsel, deren flüssiger Inhalt nach dem Zerbeißen von der Mundschleimhaut aufgenommen wird	• Meist oral
Tee	Getrocknete (zerkleinerte) Pflanzenteile	• Meist oral nach Zubereitung eines Aufgusses mit kochend heißem Wasser
Zäpfchen	Einbettung des Wirkstoffs in eine Fettgrundlage, die bei Körpertemperatur schmilzt. Effektive Wirkstoffmenge stark schwankend	• Meist rektal • Vaginalzäpfchen: vaginal
Sonderformen (Beispiele)		
Implantate	Dauerhaft in Körperhöhlen oder Organe eingebrachte (implantierte) Fremdmaterialien, z. B. Herzschrittmacher, Osteosynthesematerial	• Operativ
Intrauterinpessare (IUP, Spirale)	In den Uterus eingelegte Gebilde aus Kunststoff und Kupfer; z. T. mit kontinuierlicher Hormonfreigabe	• Intrauterin (in die Gebärmutterhöhle)

Fünf-R-Regel

Beim Arzneimittelrichten „Fünf-R-Regel" beachten:

- **R**ichtiger Patient
- **R**ichtiges Arzneimittel
- **R**ichtige Dosierung oder Konzentration
- **R**ichtige Applikationsart
- **R**ichtiger Zeitpunkt

Gabe bei Kindern

- Altersgerechte Erklärungen zur Notwendigkeit und Wirkungsweise der Arzneimittel
- Einbeziehen des Kindes und – wo möglich – Wahlmöglichkeiten, z. B. nehmen einige Kinder Arzneimittel lieber in Gegenwart eines Elternteils ein
- Lob für gelungene Einnahme

Tab. A.33 Arzneimittelgabe bei Kindern

Applikationsform	Mögliche Schwierigkeiten bei Einnahme	Vorgehen
Peroral	• Angst • Schlechter Geschmack • Zeitpunkt der Applikation • Farbe und Größe der Arzneiform • Lokale Unverträglichkeit, z. B. Schmerzen im Mundraum • Mangelnde Einsicht in den Sinn und Zweck der Arzneimitteleinnahme • Wenig einfühlsamer Umgang mit dem Kind in Bezug auf die Arzneimittelgabe	• Beigabe von Nahrung, aber auf Bioverfügbarkeit der Arznei achten • Bittere Tropfen auf Stück Würfelzucker oder in Fruchtsaft geben • Keine Flüssigkeiten dafür wählen, die zur regelmäßigen Ernährung gehören, z. B. Milch, da anschließend für längere Zeit dieses Nahrungsmittel abgelehnt werden kann • Ausweichen auf angenehm schmeckendes Arzneimittel • Arzneimittel nicht direkt in Trinkflasche geben, da Veränderungen durch Nahrung möglich sind und bei einem in der Flasche verbleibenden Rest genommene Dosis nicht ermittelbar ist • Arzneimittel mit Löffel, Medikamentenbecher oder Spritze geben • Tabletten auf Löffel mit etwas Flüssigkeit • Wasser, Tee oder Saft nachtrinken lassen • Evtl. Schlucken von Tabletten mit Schokodragees üben • Darauf achten, ob Kind Tablette wirklich geschluckt hat und nicht in den Wangentaschen behält (Gefahr von Schleimhautirritationen)
Sublingual, bukkal	• Gefahr des sofortigen Verschluckens	• Bei größeren Kindern (ab dem Schulalter)
Parenteral	• Angst vor „Stechen"	• EMLA®-Pflaster oder -creme nach ärztlicher Anordnung • Aufklärung von größeren Kindern • Ablenkung von kleineren Kindern
Rektal	• Scham	• Bei älteren Kindern evtl. Zäpfchen selbst einführen lassen • Bei kleineren Kindern durch Bezugsperson
Pulmonal	• Gefahr der Überdosierung, z. B. bei Inhalation aus Spaß • Sinken der Motivation bei häufigen Inhalationen oder bei Inhalationen von mehreren Wirkstoffen	• Genaue Dokumentation • Mischungen zur Verkürzung der Inhalationsdauer, diese aber erst unmittelbar vor Inhalation zubereiten

Herkunft

Tab. A.34 Arzneimittelherkunft

Herkunft	Beispiele
Anorganische Naturstoffe	
Elemente	• Schwefel
Verbindungen	• Glaubersalz • Salzsäure
Organische Naturstoffe	
Pflanzen/-bestandteile	• Kamillenblüten • Pfefferminzblätter • Baldrianwurzel
Pflanzeninhaltsstoffe	• Morphin • Rizinusöl • Digitalisglykoside
Aus tierischem Gewebe	• Heparin • Pankreatin • Insulin

Tab. A.34 Arzneimittelherkunft (Forts.)

Herkunft	Beispiele
Organische Naturstoffe	
Aus menschlichem Gewebe	• Humanalbumin • Serum-Faktor VIII
Synthetische Wirkstoffe	
Halbsynthetisch	• Penicillinderivate • Glukokortikoide
Vollsynthetisch	• Acetylsalicylsäure • Diazepam

Herzglykoside

Herzglykoside = Arzneimittel, die aus einem in der Natur vorkommenden Desoxyzucker, der an ein Steroid-Derivat gebunden ist, bestehen und eine positiv inotrope Wirkung auf das Herz haben.

Tab. A.35 Herzglykoside

Wirkstoff	Handelsnamen (Bsp.)	Indikationen	Kontraindikationen	Unerwünschte Wirkungen	Bemerkungen
Digoxin	Lanicor®	• Manifeste chron. Herzinsuffizienz • Tachyarrhythmia absoluta bei Vorhofflimmern/-flattern • Paroxysmales Vorhofflimmern/-flattern	• Überempfindlichkeit gg. herzwirksame Glykoside • Verdacht auf Digitalisintoxikation • Kammertachykardie oder Kammerflimmern • AV-Block II. oder III. Grades • Hypokaliämie, Hyperkalzämie, Hypomagnesämie • Gleichzeitige intravenöse Gabe von Kalziumsalzen → Verstärkung der Glykosidtoxizität • Stillzeit	• Gastrointestinale Beschwerden (Übelkeit, Erbrechen, Durchfall) • Bradykardien, Arrhythmien • Verwirrtheit, Agitiertheit (motorische Unruhe, übermäßige Bewegung), Depressionen, Kopfschmerzen, Müdigkeit und Schlaflosigkeit • Zeichen für Überdosierung: Veränderungen beim Farbensehen und allgemeine Sehstörungen	• Positiv inotrop (Herzkraft ↑) • Negativ chronotrop (Herzfrequenz ↓) • Negativ dromotrop (Verlängerung AV-Überleitung) • Positiv bathmotrop (Erregbarkeit ↑) • Magenempfindliche Pat.: Tabl. streng zu den Mahlzeiten einnehmen, sonst unzerkaut nach den Mahlzeiten • Für jeden Pat. individuelle Dosierung, muss bei älteren Patienten häufig reduziert werden • Digitoxin: lange Plasma-HWZ (5–8 Tage) → Dosierschema mit nicht täglicher Gabe möglich, Einnahmeunterbrechungen von bis zu 2 Tagen unproblematisch • Arzneimittel mit enger therapeutischer Breite: Intoxikationsgefahr!

Tab. A.35 Herzglykoside (Forts.)

Wirkstoff	Handelsnamen (Bsp.)	Indikationen	Kontraindikationen	Unerwünschte Wirkungen	Bemerkungen
β-Acetyldigoxin	Novodigal®	• Chron. Herzinsuffizienz • Tachyarrhythmia absoluta bei Vorhofflimmern/-flattern • Therapie und Prophylaxe von paroxysmalen supraventrikulären Tachykardien	• Überempfindlichkeit gg. herzwirksame Glykoside • Verdacht auf Digitalisintoxikation • Hypertrophe obstruktive Kardiomyopathie • Kammertachykardie oder Kammerflimmern • AV-Block II. oder III. Grades • WPW-Syndrom • Hypokaliämie, Hyperkalziämie, Hypomagnesiämie • Gleichzeitige intravenöse Gabe von Kalziumsalzen → Verstärkung der Glykosidtoxizität • Stillzeit	• Gastrointestinale Beschwerden (Übelkeit, Erbrechen, Durchfall) • Bradykardien, Arrhythmien • Verwirrtheit, Agitiertheit (motorische Unruhe, übermäßige Bewegung), Depressionen, Kopfschmerzen, Müdigkeit und Schlaflosigkeit • Zeichen für Überdosierung: Veränderungen beim Farbensehen und allgemeine Sehstörungen	• Positiv inotrop (Herzkraft ↑) • Negativ chronotrop (Herzfrequenz ↓) • Negativ dromotrop (Verlängerung AV-Überleitung) • Positiv bathmotrop (Erregbarkeit ↑) • Magenempfindliche Pat.: Tabl. streng zu den Mahlzeiten einnehmen, sonst unzerkaut nach den Mahlzeiten • Für jeden Pat. individuelle Dosierung, muss bei älteren Patienten häufig reduziert werden • Digitoxin: lange Plasma-HWZ (5–8 Tage) → Dosierschema mit nicht täglicher Gabe möglich, Einnahmeunterbrechungen von bis zu 2 Tagen unproblematisch • Arzneimittel mit enger therapeutischer Breite: Intoxikationsgefahr!
Metildigoxin	Lanitop®	• Herzrhythmusstörungen • Herzinsuffizienz	• Niereninsuffizienz • Schilddrüsenunterfunktion • Herzmuskelschädigungen • Erregungsleitungsstörungen am Herzen • Bradykardie		
Digitoxin	Digimerck®	• Manifeste chron. Herzinsuffizienz • Tachyarrhythmia absoluta bei Vorhofflimmern/-flattern • Paroxysmales Vorhofflimmern/-flattern	• Überempfindlichkeit gg. herzwirksame Glykoside • Verdacht auf Digitalisintoxikation • Kammertachykardie oder Kammerflimmern • AV-Block II. oder III. Grades • Hypokaliämie, Hyperkalzämie, Hypomagnesiämie • Gleichzeitige intravenöse Gabe von Kalziumsalzen → Verstärkung der Glykosidtoxizität • Stillzeit		

Hilfsstoffe, unerwünschte Wirkungen

Tab. A.36 Hilfsstoffe bei Arzneimitteln

Hilfsstoffe	Galenische Funktion	Mögliche unerwünschte Wirkungen
Konservierungsmittel wie Methylparaben	Stabilisierung gegen Keimbefall	Allergische Erscheinungen, Irritationen
Emulgatoren wie Natriumlaurylsulfat	Stabilisierung gegen Phasentrennung (Öl/Wasser)	Allergische Erscheinungen, Irritationen
Laktose (= Milchzucker)	Füllstoff von Tabletten/Kapseln, Grundstoff homöopathischer Verreibungen	Gastrointestinale Beschwerden wie Blähungen, Diarrhö. Achtung: Unverträglich bei Laktoseintoleranz
Farbstoffe wie Chinolingelb	Design (schöneres Aussehen), Identifikation	Allergische Reaktionen
Zuckeraustauschstoffe wie Sorbit	Feuchthalte-, Süßungsmittel	Bei übermäßigem Verzehr abführend

Hypnotika

Hypnotika = Schlaf herbeiführende Arzneimittel.

Tab. A.37 Hypnotika

<table>
<tr><th>Wirkstoff</th><th>Handelsnamen (Bsp.)</th><th>Indikationen</th><th>Kontraindikationen</th><th>Unerwünschte Wirkungen</th><th>Bemerkungen</th></tr>
<tr><td colspan="6">Benzodiazepine</td></tr>
<tr><td>Midazolam</td><td>Dormicum®</td><td>Kurzfristige Anwendung bei:
• Einschlafstörungen
• Als Sedativa
• Prämedikation bei Narkosen (Dormicum)</td><td rowspan="8">• Überempfindlichkeit gg. Benzodiazepine
• Pat. mit Abhängigkeitsproblematik
• Akute Arzneimittel- oder Alkoholintoxikation
• Myasthenia gravis
• Schwere Ateminsuffizienz
• Schwere Leberinsuffizienz
• Schlafapnoe-Syndrom
• Depressive Erkrankungen
• Gleichzeitige Behandlung mit Ketoconazol, Itraconazol, Voriconazol und HIV-Proteasehemmern
• Stillzeit
• Schwangerschaft und Geburt: strenge Indikationsstellung</td><td rowspan="8">• Ausgeprägtes Abhängigkeitspotenzial
• Nachwirkung mit morgendlicher Müdigkeit (Hangover)
• Beeinträchtigung von Konzentrations- und Reaktionsvermögen
• Kopfschmerzen
• Muskelrelaxation → Sturz- und Unfallgefahr
• Nach Absetzen: überschießende Reaktionen (Rebound-Effekt) mit Schlaflosigkeit, Angst, Verwirrung, Schwindel
• Gedämpfte Emotionen
• Atemdepression
• Sehstörungen
• Libidoänderungen</td><td>• Kurze Wirkdauer (HWZ < 5 Std.)
• Nachteil: nachts Erwachen oder Entzugsschlaflosigkeit</td></tr>
<tr><td>Triazolam</td><td>Halcion®</td><td rowspan="7">Kurzfristige Anwendung bei:
• Einschlafstörungen
• Durchschlafstörungen
• Früherwachen</td><td rowspan="7">• Mittellange Wirkdauer (HWZ 5–24 Std.)
• Nachteil: Kumulationsgefahr, Nachwirkung</td></tr>
<tr><td>Nitrazepam</td><td>Radedorm®</td></tr>
<tr><td>Flunitrazepam</td><td>Rohypnol®</td></tr>
<tr><td>Temazepam</td><td>Planum®</td></tr>
<tr><td>Brotizolam</td><td>Lendormin®</td></tr>
<tr><td>Lormetazepam</td><td>Noctamid®</td></tr>
</table>

Tab. A.37 Hypnotika (Forts.)

Wirkstoff	Handelsnamen (Bsp.)	Indikationen	Kontraindikationen	Unerwünschte Wirkungen	Bemerkungen
Benzodiazepine					
Flurazepam	Staurodorm®	Kurzfristige Anwendung (nur stationär) bei: • Durchschlafstörungen • Früherwachen mit morgendlicher Erregung oder Angst	Siehe Midazolam	• Ausgeprägtes Abhängigkeitspotenzial • Nachwirkung mit morgendlicher Müdigkeit (Hangover) • Beeinträchtigung von Konzentrations- und Reaktionsvermögen • Kopfschmerzen • Muskelrelaxation → Sturz- und Unfallgefahr • Nach Absetzen: überschießende Reaktionen (Rebound-Effekt) mit Schlaflosigkeit, Angst, Verwirrung, Schwindel • Gedämpfte Emotionen • Atemdepression • Sehstörungen • Libidoänderungen	• Lange Wirkdauer (HWZ > 24 Std.) • Nachteil: Kumulationsgefahr, starke Nachwirkung
Chlordiazepoxid	Librium®				
Diazepam	Valium®				
Oxazepam	Adumbran®	Kurzfristige Anwendung bei: • Schlafstörungen • Angststörungen • Spannungs- und Erregungszuständen			• Mittellange Wirkdauer
Lorazepam	Tavor®	• Symptomatische Kurzzeitbehandlung von Spannungs- und Erregungszuständen sowie von Angststörungen • Beruhigung vor diagnostischen Eingriffen oder OPs • Schlafstörungen (nur dann, wenn beruhigende Wirkung auch am Tag erforderlich ist)	• Überempfindlichkeit gg. Benzodiazepine • Pat. mit Abhängigkeitsproblematik • Akute Arzneimittel- oder Alkoholintoxikation • Myasthenia gravis • Atemfunktionsstörungen • i.v. Gabe nicht bei Kollaps, Schock • i.v. Gabe in Geburtshilfe nicht zusammen mit Scopolamin • Kinder < 6 Jahre (nicht empfohlen) • Ältere und depressive Pat.: strenge Indikationsstellung • Schwangerschaft und Stillzeit: strenge Indikationsstellung		
Bromazepam	Lexotanil®	• Akute und chron. Angststörungen, Spannungs- und Erregungszustände • Schwere, von Erregung begleitete Schlafstörungen (nur, wenn beruhigende Wirkung auch am Tag erforderlich ist)	• Überempfindlichkeit gg. Benzodiazepine • Pat. mit Abhängigkeitsproblematik • Akute Arzneimittel- oder Alkoholintoxikation • Myasthenia gravis • Schwere Ateminsuffizienz • Schwere Leberinsuffizienz • Schwangerschaft und Stillzeit: strenge Indikationsstellung		

A

Tab. A.37 Hypnotika (Forts.)

Wirkstoff	Handelsnamen (Bsp.)	Indikationen	Kontraindikationen	Unerwünschte Wirkungen	Bemerkungen
Antihistaminika					
Doxylamin	Hoggar®, Gittalun®	• Kurzzeitbehandlung von Schlafstörungen	• Überempfindlichkeit gg. Doxylamin • Blasenentleerungsstörungen mit Restharnbildung • Glaukom • Porphyrie • Akuter Asthmaanfall • Epilepsie • Phäochromozytom • Therapie mit MAO-Hemmern • Schwangerschaft: 1. Trimenon • Stillzeit	• Schwindel, Benommenheit, Kopfschmerzen • Paradoxe Reaktionen (Unruhe, Schlaflosigkeit) • Akkomodationsstörungen, Mundtrockenheit, Gefühl der verstopften Nase, Erhöhung des Augeninnendrucks, Miktionsstörungen • Magen-Darm-Beschwerden • Beeinträchtigung des Schlafprofils, v. a. des REM-Schlafs • Beeinträchtigung der Fahrtüchtigkeit	• Nach längerer Einnahme und darauffolgendem Absetzen: verstärkte Schlafstörungen • Verfälschte Ergebnisse von Hauttests möglich (antiallergische Eigenschaften!) • Einnahme 0,5–1 Std. vor dem Schlafengehen
Diphenhydramin	Halbmond®	• Kurzzeitbehandlung von Schlafstörungen • Allergien • Übelkeit	• Überempfindlichkeit gg. Diphenhydramin • Akutes Asthma bronchiale • Glaukom • Phäochromozytom • Prostatahyperplasie • Epilepsie • Bradykardie • K^+ ↓ und/oder Mg^{2+} ↓ • Therapie mit MAO-Hemmern • Schwangerschaft und Stillzeit	• Benommenheit • Konzentrationsstörungen • Schwindel • Muskelschwäche • Mundtrockenheit • Herzrasen • Blasenentleerungsstörungen • Magen-Darm-Beschwerden • Bei Kindern: paradoxe Reaktionen (Unruhe, Zittern)	• Kein Alkohol! • Bei längerfristiger Einnahme: Gefahr der Abhängigkeit • Nach längerer Einnahme und darauffolgendem Absetzen: verstärkte Schlafstörungen • Kann bis zu 3 Tage nach Einnahme Allergietests verfälschen
Sonstige Wirkstoffe					
Zolpidem	Stilnox®	• Kurzzeitbehandlung von Schlafstörungen	• Überempfindlichkeit gg. Wirkstoff • Schwere Leber- oder Atemfunktionsstörungen • Schlaf-Apnoe • Myasthenia gravis • Schwangerschaft und Stillzeit • Kinder/Jugendliche < 18 Jahre	• Kann bei längerer Anwendung zur Abhängigkeit führen • Schläfrigkeit, Benommenheit am folgenden Tag • Magen-Darm-Beschwerden • Sehstörungen • Paradoxe Reaktionen (Unruhe, Schlaflosigkeit)	• Beeinträchtigt Fahrtüchtigkeit und Reaktionsvermögen • Kein Alkohol!
Zopiclon	Ximovan®				

Tab. A.37 Hypnotika (Forts.)

Wirkstoff	Handelsnamen (Bsp.)	Indikationen	Kontraindikationen	Unerwünschte Wirkungen	Bemerkungen
Sonstige Wirkstoffe					
Chloralhydrat	Chloraldurat®	• Kurzzeitbehandlung von Schlafstörungen • Unruhezustände	• Überempfindlichkeit gg. Wirkstoff • Leberfunktionsstörungen • Nierenfunktionsstörungen • Dekompensierte Herzinsuffizienz • Gleichzeitige Behandlung mit Arzneimitteln, die ebenfalls das QT-Intervall verlängern oder zu einer Hypokaliämie führen • Therapie mit Antikoagulantien vom Cumarin-Typ, z. B. Marcumar® • Schlaf-Apnoe • Gastritis • Schwangerschaft und Stillzeit • Kinder < 6 Jahre	• Schläfrigkeit, Benommenheit, Kopfschmerzen • Paradoxe Reaktionen (Unruhe, Schlaflosigkeit) • Müdigkeit am Morgen • QT-Intervall-Verlängerung • Übelkeit • Verwirrung • Selten Abhängigkeit • Allergische Hautreaktionen	• Kein Alkohol! • Beeinträchtigt Fahrtüchtigkeit und Reaktionsvermögen • Keine Beeinflussung des REM-Schlafs • Kann möglicherweise Testergebnis für Glukose im Urin beeinflussen • Einnahme 30 Min. vor dem Schlafengehen unzerkaut mit reichlich Flüssigkeit
Pflanzliche Wirkstoffe					
Baldrian	Baldrian dispert, Valdispert®; Kombination mit Melisse: Euvegal N®, Plantival®	• Schlafstörungen • Unruhezustände	• Überempfindlichkeit gg. Baldrian; bei Kombinationspräparaten gg. weitere enthaltene Wirkstoffe, z. B. Melisse	• Magen-Darm-Beschwerden • Bei längerer Anwendung: Kopfschmerzen, Unruhezustände, Schlaflosigkeit	• Beeinträchtigt Fahrtüchtigkeit und Reaktionsvermögen • Nach längerer Anwendung ausschleichen
Hopfen	Kombination mit Baldrian: Zirkulin-Einschlafdragees	• Schlafstörungen • Nervosität, Unruhezustände • Nervöse Magen- und Verdauungsbeschwerden • Reizblase	• Überempfindlichkeit gg. Hopfen; bei Kombinationspräparaten gg. weitere enthaltene Wirkstoffe, z. B. Baldrian • Schwangerschaft und Stillzeit • Kinder < 12 Jahre	• Leichte Magen-Darm-Beschwerden • Kopfschmerzen	• Beeinträchtigt Fahrtüchtigkeit und Reaktionsvermögen

A

Insuline

(Weitere Informationen: siehe Diabetes; Arzneimittel: Antidiabetika, orale)

Tab. A.38 Insuline

Insulinart	Handelsnamen (Bsp.)	Spritz-Ess-Abstand (SEA)	Wirkungseintritt	Max. Wirkung	Wirkungsdauer
Kurz wirksame Insuline					
Normalinsulin (Altinsulin)	Insuman® rapid	15 Min.	Nach 15–30 Min.	Nach 2–3 Std.	4–6 Std.*
Schnell (kurz) wirksame Insulinanaloga • **Lispro** • **Aspart**	 Humalog® NovoRapid®	Kein SEA, Spritzen auch nach dem Essen möglich	Nach 10–15 Min.	Nach 1 Std. (Korrekturen nach 2,5 Std. möglich)	2–3 Std.*
Verzögerungsinsuline					
Lang wirksame Insulinanaloga • **Insulin Glargin** • **Insulin Detemir**	 Lantus® Levemir®	Unabhängig von den Mahlzeiten	 Nach 3–4 Std. Nach ca. 3 Std.	 Nach 6–14 Std. Nach 4–6 Std.	 14–max. 24 Std.* 8–10 Std.*
NPH-Verzögerungsinsulin (Intermediärinsulin)	Insuman® basal, Insulin Protaphane® HM	Unabhängig von den Mahlzeiten	Nach 1,5–2 Std.	Nach 4–6 Std.	8–12 Std.*
Mischinsuline					
NPH-Mischinsulin (Mischung aus Normalinsulin und NPH-Verzögerungsinsulin) • **Mit 30 % Normalinsulin, 70 % NPH-Insulin** • **Mit 25 % Normalinsulin, 75 % NPH-Insulin** • **Mit 50 % Normalinsulin, 50 % NPH-Insulin**	 Actraphane® 30/70, Berlininsulin® 30/70 Insuman® comb. 25 Insuman® comb. 50	15–45 Min.	Nach 30–45 Min.**	Nach 3–4 Std.**	6–8 Std.**
Analog/Protamin-Mischinsulin (Mischung aus Analoginsulin und Protamin) • **Mit 30 % Aspart, 70 % Protamin**	 Novomix® 30	Kein SEA	Nach 10–15 Min.	Nach 3–4 Std.	6–8 Std.*

* Bei höherer Dosierungen verlängert sich die Gesamtinsulinwirkung in direkter Abhängigkeit
** Je nach Mischungsanteilen

Kalziumantagonisten

Kalziumantagonisten hemmen Einstrom von Ca^{2+} in die Zellen; bei glatten Muskelzellen der Gefäße → Gefäßerweiterung → RR ↓, Entlastung des Herzens.

Tab. A.39 Kalziumantagonisten

Wirkstoff	Handelsnamen (Bsp.)	Indikationen	Kontraindikationen	Unerwünschte Wirkungen	Bemerkungen
Amiodaron	Cordarex®	• Symptomatische tachykarde supraventrikuläre und ventrikuläre Herzrhythmusstörungen	• Überempfindlichkeit gg. Amiodaron • Jodallergie • Sinusbradykardie • Alle Formen einer Erregungsleitungsverzögerung • Schilddrüsenerkrankungen • Vorbestehende QT-Verlängerung • Hypokaliämie • Gleichzeitige Behandlung mit MAO-Hemmern	• Schilddrüsenstörungen • Hyperpigmentierung • Bradykardie • Akute Hepatitis • Schlafstörungen • Muskelschwäche • Extrapyramidaler Tremor • Sehstörungen (Kornea-Trübungen) • Photosensibilisierung • Nervenschädigungen • Lungeninfiltrate und -funktionsstörungen	• Sonnenstrahlung/Solarien meiden, sonst starke Lichtschutzsalbe verwenden (auch nach Absetzen, da lange HWZ) • Auf Atemprobleme achten (mögliche lungentoxische Wirkung)
Adenosin	Adrekar®	• Paroxysmale AV-junktionale Tachykardien	• Überempfindlichkeit gg. Adenosin • AV-Block II. oder III. Grades • SSS • Vorhofflimmern oder -flattern • COPD • Verlängertes QT-Intervall • Schwere Hypertonie • Dekompensierte Herzinsuffizienz	• Gesichtsröte • Bradykardie • Sinuspause • Arrhythmien • Dyspnoe • Bronchospasmus • Schwindel, Kopfschmerzen • Brustschmerz • Schwitzen • Hitzegefühl • Metallischer Geschmack	• Nur unter intensivmed. Bedingungen
Amlodipin	Norvasc®	• Chron. stabile Angina pectoris • Vasospastische Angina pectoris • Essenzielle Hypertonie	• Überempfindlichkeit gg. Amlodipin • Herz-Kreislauf-Schock • Höhergradige Aortenstenose • Instabile Angina pectoris • Akuter Myokardinfarkt • Schwere Leberfunktionsstörung • Schwangerschaft: strenge Indikationsstellung • Stillzeit	• Flush-Symptomatik • Hitzegefühle • Allergische Reaktionen • Kopfschmerzen • Gastrointestinale Beschwerden • Allergische Reaktionen • Schwindel, Benommenheit, Schwäche • Änderungen der optischen Wahrnehmung • Palpitationen • Kopfschmerzen • Rhythmusstörungen, Brustschmerz, hypotone Kreislaufreaktion • Knöchelödeme • Dyspnoe, Rhinitis • Leberfunktionsstörungen	• Hohe Eiweißbindung → nicht dialysierbar (cave bei dialysepflichtiger Niereninsuffizienz)

A

Tab. A.39 Kalziumantagonisten (Forts.)

Wirkstoff	Handelsnamen (Bsp.)	Indikationen	Kontraindikationen	Unerwünschte Wirkungen	Bemerkungen
Diltiazem	Dilzem®	• Symptomatische KHK • Hypertonie	• Überempfindlichkeit gg. Diltiazem • Herz-Kreislauf-Schock • Akuter Infarkt mit Komplikationen • Ausgeprägte Reizleitungsstörungen • SSS • Manifeste Herzinsuffizienz	• Kopfschmerzen, Müdigkeit, Schwäche, Schwindel • Gastrointestinale Beschwerden • Reversibler Anstieg der Leberenzyme • Allergische Hautreaktionen • Potenzstörungen • Hyperglykämie	• Benzothiazepin-Typ • Einnahme erfolgt unzerkaut nach den Mahlzeiten
Felodipin	Felocor®, Modip®	• Essenzielle Hypertonie	• Überempfindlichkeit gg. Felodipin • Schlaganfall innerhalb des letzten halben Jahres • Herz-Kreislauf-Schock • Höhergradige Aortenklappen- und Mitralstenose • Instabile Angina pectoris • Akuter Myokardinfarkt • Atrioventrikuläre Überleitungsstörungen II. oder III. Grades • Schwere Leberfunktionsstörung • Schwere Niereninsuffizienz • Dekompensierte Herzinsuffizienz • Schwangerschaft	• Flush-Symptomatik • Hitzegefühle • Allergische Reaktionen • Kopfschmerzen • Gastrointestinale Beschwerden • Allergische Reaktionen • Schwindel, Benommenheit, Schwäche • Änderungen der optischen Wahrnehmung • Palpitationen • Kopfschmerzen • Rhythmusstörungen, Brustschmerz, hypotone Kreislaufreaktion • Knöchelödeme • Dyspnoe, Rhinitis • Leberfunktionsstörungen	-
Nifedipin	Adalat®	• Chron. stabile Angina pectoris • Vasospastische Angina pectoris • Essenzielle Hypertonie • Raynaud-Syndrom • Hypertensiver Notfall	• Überempfindlichkeit gg. Nifedipin • Herz-Kreislauf-Schock • Höhergradige Aortenstenose • Instabile Angina pectoris • Akuter Myokardinfarkt • Gleichzeitige Anwendung mit Rifampicin • Schwangerschaft vor der 20. Woche und Stillzeit	• Flush-Symptomatik • Hitzegefühle • Allergische Reaktionen • Kopfschmerzen • Gastrointestinale Beschwerden • Allergische Reaktionen • Schwindel, Benommenheit, Schwäche • Änderungen der optischen Wahrnehmung • Palpitationen • Kopfschmerzen • Rhythmusstörungen, Brustschmerz, hypotone Kreislaufreaktion • Knöchelödeme • Dyspnoe, Rhinitis • Leberfunktionsstörungen	• Dihydropyridin-Typ • Nifedipin wird über das Cytochrom-P450-3A4-System metabolisiert. Daher kann die gleichzeitige Anwendung von Arzneimitteln, die dieses System induzieren oder hemmen, grundsätzlich zu Wechselwirkungen dieser Arzneimittel mit Nifedipin führen! • Auf Grapefruitsaft verzichten!

Tab. A.39 Kalziumantagonisten (Forts.)

Wirkstoff	Handelsnamen (Bsp.)	Indikationen	Kontraindikationen	Unerwünschte Wirkungen	Bemerkungen
Nitrendipin	Bayotensin®	• Essenzielle Hypertonie	• Überempfindlichkeit gg. Nitrendipin • Instabile Angina pectoris • Akuter Myokardinfarkt • Schwangerschaft und Stillzeit	• Gastrointestinale Beschwerden • Müdigkeit, Nervosität • Schwindel, Tremor, Neuropathien • Entstehung oder Verschlimmerung einer Herzinsuffizienz • Allergische Reaktionen • Kopfschmerzen • Tinnitus • Verminderte Glukose-Toleranz • Impotenz	-
Verapamil	Isoptin®	• KHK • Paroxysmale supraventrikuläre Tachykardie • Vorhofflimmern/-flattern mit schneller AV-Überleitung • Hypertonie	• Überempfindlichkeit gg. Verapamil • Herz-Kreislauf-Schock • Akuter Infarkt mit Komplikationen • Ausgeprägte Reizleitungsstörungen • SSS • Manifeste Herzinsuffizienz	• Gastrointestinale Beschwerden • Müdigkeit, Nervosität • Schwindel, Tremor, Neuropathien • Entstehung oder Verschlimmerung einer Herzinsuffizienz • Allergische Reaktionen • Kopfschmerzen • Tinnitus • Verminderte Glukose-Toleranz • Impotenz	• Phenylalkylamin-Typ • Einnahme unzerkaut zum Essen • Tabl. nicht im Liegen einnehmen

Koronartherapeutika

Koronartherapeutika = Arzneimittel, die über verschiedene Angriffspunkte eine Verminderung der Herzarbeit oder eine Verbesserung der Durchblutung des Herzens bewirken.

Tab. A.40 Koronartherapeutika

Wirkstoff	Handelsnamen (Bsp.)	Indikationen	Kontraindikationen	Unerwünschte Wirkungen	Bemerkungen
Nitrate					
Glyceroltrinitrat (Nitroglycerin)	Nitrolingual®, Corangin®-Nitrospray, Nitrangin liquidum®	• Akutbehandlung eines Angina-pectoris-Anfalls • Akuter Myokardinfarkt • Akute Linksherzinsuffizienz • Katheterinduzierte Koronarspasmen bei Koronarangiografie	• Überempfindlichkeit gg. Nitrate • Akutes Kreislaufversagen • Ausgeprägte Hypotonie • Kardiogener Schock • Gleichzeitige Einnahme von Phosphodiesterasehemmern (z. B. Sildenafil, Vardenafil, Tadalafil)	• Kopfschmerzen • Gastrointestinale Beschwerden • RR ↓ und/oder orthostatische Hypotension • Schwindel • Flush • Kollaps, Synkopen • Anaphylaktische Reaktionen	• Sehr kurze Wirkdauer (HWZ 2 Min.) • Behandlung mit niedrigen Dosen beginnen, langsam steigern, nicht abrupt absetzen, sondern ausschleichen
Isosorbiddinitrat	ISDN®, isoket®,	• Spray, Sublingualtabl.: akuter Angina-pectoris-Anfall • Retardformen: Prophylaxe und Langzeittherpie der Angina pectoris			• Wird im Körper in Mononitrat umgewandelt • Spray, Sublingualtabl.: HWZ 0,5–0,7 Std. • Behandlung mit niedrigen Dosen beginnen, langsam steigern, nicht abrupt absetzen, sondern ausschleichen
Isosorbidmononitrat	Corangin®, IS-MN®, Monolong®, Mono Mack®	• Schwere chron. Herzinsuffizienz			• HWZ 4–5 Std. • Nicht zur Akutbehandlung geeignet • Behandlung mit niedrigen Dosen beginnen, langsam steigern, nicht abrupt absetzen, sondern ausschleichen

Tab. A.40 Koronartherapeutika (Forts.)

Wirkstoff	Handelsnamen (Bsp.)	Indikationen	Kontraindikationen	Unerwünschte Wirkungen	Bemerkungen
Sonstige Wirkstoffe					
Molsidomin	Corvaton®	• Prophylaxe und Langzeittherapie bei KHK	• Überempfindlichkeit gg. Molsidomin • Akutes Kreislaufversagen • Schwere Hypotonie • Stillzeit • Gleichzeitige Anwendung von Phosphodiesterase-5-Hemmern (z. B. Viagra)	• Bei Therapiebeginn: Kopfschmerzen, die sich in den ersten Wochen bessern • RR ↓, Kollaps, Schock	• Retardtabl. morgens und abends unzerkaut einnehmen • Ampullen sind lichtempfindlich, erst unmittelbar vor Anwendung aus Verpackung nehmen, rasche Herstellung der Molsidomin-Infusionen unter möglichst geringer Lichteinwirkung, Infusion mittels lichtundurchlässigen Systems • Corvaton-8-mg-retard®-Tabl. besitzen Matrixstruktur, die sich in Stuhl wiederfinden kann, da Wirkstoff herausgelöst wird; Tabl. unzerkaut, unabhängig von Mahlzeiten einnehmen • Ist wegen des verzögerten Wirkungseintritts nicht zur Kupierung eines akuten Angina-pectoris-Anfalls geeignet
Betablocker siehe Arzneimittel: Betablocker					
Kalziumantagonisten (Kalziumkanalblocker) siehe Arzneimittel: Kalziumantagonisten					

Lagerungstemperaturen

Tab. A.41 Lagerungstemperturen von Arzneimitteln

	Temperatur [°C]
Raumtemperatur	15–20
Kalt	6–15
Kühlschrank	0–6
Tiefgekühlt	−15–0

Laxanzien

Laxanzien = Abführmittel; Arzneimittel zur Beschleunigung des Nahrungstransports im Darm und der Darmentleerung.

Tab. A.42 Laxanzien

Wirkstoff	Handelsnamen (Bsp.)	Indikationen	Kontraindikationen	Unerwünschte Wirkungen	Bemerkungen
Osmolaxanzien					
Laktose	Edelweiß-Milchzucker	• Abführen bei Obstipation, Obstipationsprophylaxe auch bei Schwangeren, Stillenden und Kindern	• Laktose-Intoleranz • Bestehender oder drohender Darmverschluss	• Blähungen • Durchfall	• I. d. R. gut verträglich
Lactulose	Bifiteral®, Lactulose Stada®	• Obstipation, Obstipationsprophylaxe • Erkrankungen, die einen erleichterten Stuhlgang erfordern • Leberzirrhose (Vorbeugung und Behandlung einer Ammoniakvergiftung)	• Laktose- und/oder Fruktose-Intoleranz • Bestehender oder drohender Darmverschluss • Akute entzündliche Magen-Darm-Erkrankungen • Störungen des Wasser- und Elektrolythaushaltes	• Bauchschmerzen und -krämpfe, Blähungen • Übelkeit, Erbrechen • Bei längerer Einnahme: Verstärkung der Obstipation	• Wirkungseintritt: 2–10 Std. nach Einnahme • Bei Diab. mellitus: Gehalt an Fruktose und Laktose berücksichtigen • Bei längerer Einnahme: K^+-Kontrolle
Mannit	-	• Obstipation • Vorbereitung für Untersuchungen, z. B. Koloskopie	• Fruktose-Intoleranz • Bestehender oder drohender Darmverschluss		• Bei längerer Einnahme: K^+-Kontrolle
Sorbit	Rektale Anwendung in Klistieren: Mikroclist®, Yal®	• Obstipation • Erkrankungen, die einen erleichterten Stuhlgang erfordern • Diagnostik des Enddarms	• Ileus • Hereditäre Fruktoseintoleranz • Blutungen im Analbereich • Divertikulitis • Darmperforation	• Wasser- und Mineralstoffverlust	• Wirkung setzt nach wenigen Minuten ein

Tab. A.42 Laxanzien (Forts.)

Wirkstoff	Handelsnamen (Bsp.)	Indikationen	Kontraindikationen	Unerwünschte Wirkungen	Bemerkungen
Osmolaxanzien					
Bittersalz (Magnesiumsulfat)	F. X. Passagesalz	• Kurzfristige Behandlung einer Obstipation • Vorbereitung für endoskopische Untersuchungen des Darms • Heilfasten	• Niereninsuffizienz • Bestehender oder drohender Darmverschluss	• RR ↓ • Muskelschwäche • Bei längerer Einnahme: Gefahr der Aufnahme von Mg^{2+} und Na^{+} → Ödembildung, RR ↑ • Kopfschmerzen	• 1–2 EL • Wirkungseintritt: < 6 Std. nach Einnahme • Hoher Wasserverlust
Glaubersalz (Natriumsulfat)	-		• Hypertonie • Bestehender oder drohender Darmverschluss		
Polyethylenglycol, z. B. Macrogol 4000	Laxofalk®	• Chron. Obstipation bei Erwachsenen	• Überempfindlichkeit gg. Macrogol • Bestehender oder drohender Darmverschluss oder -perforation • Toxisches Megakolon • Entzündliche Darmerkrankungen	• Völlegefühl, Blähungen, Übelkeit, Durchfall, Erbrechen • Kopfschmerzen, Schwindel • Überempfindlichkeitsreaktionen	• Abstand zur Einnahme anderer Arzneimittel: mind. 2 Std. • Wird nur in geringen Mengen resorbiert: Anwendung in der Schwangerschaft daher möglich!
Füll- und Quellstoffe					
Leinsamen	Linusit®-Leinsamen	• Obstipation	• Ileus • Ausgeprägte Hyperlipidämien	• Blähungen • Ileus bei Verkleben, wenn keine ausreichende Flüssigkeitsaufnahme	• Mehrere TL mehrmals am Tag • Leinsamen vorher schroten • Wirkungseintritt nach mehreren Tagen • Ausreichende Flüssigkeitszufuhr notwendig • Abstand zur Einnahme anderer Arzneimittel: 0,5–1 Std.
Agar-Agar	-	• Obstipation • Erkrankungen, die einen erleichterten Stuhlgang erfordern • Magen-Darm-Beschwerden	• Überempfindlichkeit gg. Leinsamen • Bestehender oder drohender Darmverschluss • Rektale Blutungen • Schluckstörungen • Kinder < 6 Jahre		
Flohsamen	Linusit®-Flohsamen, Mucofalk®	• Chron. Obstipation • Erkrankungen, die einen erleichterten Stuhlgang erfordern • Unterstützende Therapie bei Durchfällen und Reizdarm	• Überempfindlichkeit gg. Flohsamen • Krankhafte Verengungen von Ösophagus und im Magen-Darm-Bereich • Bestehender oder drohender Darmverschluss • Übermäßige Stuhlverhärtung • Schwer einstellbarer Diab. mellitus • Kinder < 6 Jahre		
Weizenkleie	-	• Obstipation	• Bestehender oder drohender Darmverschluss		

Tab. A.42 Laxanzien (Forts.)

Wirkstoff	Handelsnamen (Bsp.)	Indikationen	Kontraindikationen	Unerwünschte Wirkungen	Bemerkungen
Diphenylmethane					
Bisacodyl	Dulcolax®	• Kurzfristige Behandlung einer Obstipation	• Überempfindlichkeit gg. Bisacodyl • Bestehender oder drohender Darmverschluss • Akute Entzündungen des Magen-Darm-Traktes, z. B. Appendizitis • Kinder < 2 Jahre	• Bauchschmerzen Bei zu langer oder zu häufiger Anwendung: • Störungen des Wasser-/Elektrolythaushalts (v. a. K^+ ↓ → Muskelschwäche, Herzrhythmusstörungen) • Darmträgheit ↑ • Durchfall	• Nicht länger als 1 Woche anwenden • Perorale Gabe nicht mit Milch • Wirkungseintritt peroral: 6–8 Std., rektal: 0,5–1 Std.
Natrium-picosulfat	Laxoberal®	• Kurzfristige Behandlung einer Obstipation • Erkrankungen, die einen erleichterten Stuhlgang erfordern	• Überempfindlichkeit gg. Natriumpicosulfat • Bestehender oder drohender Darmverschluss • Akute Entzündungen des Magen-Darm-Traktes, z. B. Appendizitis • Kinder < 4 Jahre		• Wirkungseintritt: nach ca. 8 Std. • Bei Anwendung in Tropfenform genaue Dosierung und Ausschleichen möglich
Anthrachinone					
Senna-Glykoside	Kombination mit Flohsamen: Agiolax®	• Kurzfristige Behandlung einer Obstipation	• Überempfindlichkeit gg. Senna-Glykoside und andere Kombinationsbestandteile • Übermäßiger Stuhlverhärtung: Kotsteine, Kotstau • Bestehender oder drohender Darmverschluss • Akute Entzündungen des Magen-Darm-Traktes, z. B. M. Crohn, Colitis ulcerosa, Appendizitis • Schwangerschaft, Stillzeit • Kinder < 12 Jahre	Bei zu langer oder zu häufiger Anwendung: • Störungen des Wasser-/Elektrolythaushalts (v. a. K^+ ↓ → Muskelschwäche, Herzrhythmusstörungen) • Darmträgheit ↑ • Durchfall • Albuminurie • Hämaturie	• Wirkungseintritt: 8–10 Std. nach Einnahme • Abstand zur Einnahme anderer Arzneimittel: 0,5–1 Std. • (Harmlose) Rotfärbung des Urins möglich
Substanzen mit Wirkung auf den Defäkationsreflex					
Glycerol	Rektale Anwendung: Glycilax®	• Obstipation • Schmerzhafte Defäkation	• Überempfindlichkeit gg. Glyzerin • Bestehender oder drohender Darmverschluss • Appendizitis	• Lokale Reizungen	• Speziell dosierte Zäpfchen für Kinder • Gering dosierte Anwendung bei Säuglingen möglich

Tab. A.42 Laxanzien (Forts.)

Wirkstoff	Handelsnamen (Bsp.)	Indikationen	Kontraindikationen	Unerwünschte Wirkungen	Bemerkungen
Gleitmittel (stuhlaufweichende Mittel)					
Docusat-Natrium	Orale Anwendung: Potsilo®, rektale Anwendung: Norgalax®	• Kurzfristige Behandlung einer Obstipation	• Überempfindlichkeit gg. Docusat-Natrium • Bestehender oder drohender Darmverschluss • Bei rektaler Anwendung: Fissuren des Enddarms	• Bauchschmerzen • Bei rektaler Anwendung: lokale Reizungen	• Wirkungseintritt: peroral: 24–48 Std., rektal: 5–20 Min.
Paraffinöl	Agarol® ,Obstinol® Emulsion	• Kurzfristige Behandlung einer Obstipation	• Überempfindlichkeit gg. dickflüssiges Paraffin • Akute abdominelle Erkrankungen • Bewusstseinsstörungen • Schluckbeschwerden • Störungen des Speisebreitransports • Kinder < 3 Jahre • Schwangerschaft und Stillzeit: strenge Indikationsstellung	• Stuhlinkontinenz • Hautschäden im Analbereich • Bei Aspiration Pneumoniegefahr Bei langfristiger Anwendung: • Paraffinablagerung im Körper • Störung der Aufnahme fettlöslicher Vit.	• Gefahr des Mangels an fettlöslichen Vit. und essenziellen Nahrungsstoffen bei länger andauernder Einnahme oder bei Einnahme zu den Mahlzeiten → mind. 1 Std. Abstand zu Mahlzeit • Flasche vor Gebrauch gut schütteln • Einnahme in aufrechter Körperhaltung (Aspirationsgefahr)

Lipidsenker

Lipidsenker = Arzneimittel, die auf unterschiedliche Art und Weise zur Absenkung des Cholesterin- bzw. Triglyzeridspiegels führen.

Tab. A.43 Lipidsenker

Wirkstoff	Handelsname (Bsp.)	Indikationen	Kontraindikationen	Unerwünschte Wirkungen	Bemerkungen
Statine (CSE-Hemmer)					
Atorvastatin	Sortis®	• Hypercholesterinämie • Vorbeugung kardiovaskulärer Erkrankungen (Primärprävention)	• Überempfindlichkeit gg. Statine • Lebererkrankungen • Muskelerkrankungen • Frauen im gebärfähigen Alter, die keine geeigneten Verhütungsmethode anwenden • Wesentlich (um mehr als das 5-Fache) erhöhte CK-Werte • Schwangerschaft und Stillzeit	• Gastrointestinale Beschwerden • Leberschäden • Myotoxizität mit Muskelschmerzen, Muskelschwäche und Muskelkrämpfen • Allergische Reaktionen • Kopfschmerzen, Benommenheit, Schlafstörungen • Rückenschmerzen • Periphere Ödeme • BZ-Spiegelveränderungen • Haarausfall • Leberenzyme ↑	• Blockieren Syntheseenzym der körpereigenen Cholesterinsynthese • Keine gleichzeitige Therapie mit Enzyminhibitoren (z. B. Ciclosporin, Nikotinsäure), Warfarin, Gefibrozil • Nicht mit Grapefruitsaft einnehmen • Einnahme abends
Fluvastatin	Cranoc®, Locol®	• Senkung erhöhter Gesamt-Cholesterin- und LDL-Cholesterinspiegel im Serum, wenn Diät und andere nicht pharmakologische Maßnahmen allein eine ungenügende Wirkung zeigen • Sekundärprävention schwerwiegender kardialer Ereignisse nach einer Herzkatheter-Therapie			
Lovastatin	Mevinacor®	• Senkung erhöhter Gesamt-Cholesterin- und LDL-Cholesterinspiegel im Serum, wenn Diät und andere nicht pharmakologische Maßnahmen allein eine ungenügende Wirkung zeigen			
Pravastatin	Liprevil®, Pravasin®	• Hypercholesterinämie • Primäre Prävention • Sekundäre Prävention • Posttransplantations-hyperlipidämie bei Patienten, die nach Organtransplantation eine immunsuppressive Therapie erhalten			
Simvastatin	Denan®, Zocor®	• Hypercholesterinämie • Kardiovaskuläre Prävention			

Tab. A.43 Lipidsenker (Forts.)

Wirkstoff	Handelsname (Bsp.)	Indikationen	Kontraindikationen	Unerwünschte Wirkungen	Bemerkungen
Anionenaustauscherharze					
Coestyramin	Lipocol® Merz, Quantalan®	• Primäre Hypercholesterinämie • Cholagoge Diarrhöen • Pruritus oder Ikterus bei partiellem Gallengangsverschluss • Als Kombinationstherapeutikum mit anderen Lipidsenkern	• Verschluss des Darms oder der Gallenwege • Pat. mit Triglyzeridspiegel > 3,4 mmol/l → triglyzeridsteigernde Wirkung • Obstipation • Schwangerschaft	• Gastrointestinale Beschwerden, insbesondere Obstipation • Resorption fettlöslicher Vitamine (A, D, E, K) ↓	• Binden die zur Cholesterinsynthese notwendigen Gallensäuren im Darm • Einnahme zeitlich versetzt zu der anderer Arzneimittel • Auf ausreichende Vitaminversorgung achten
Fibrate					
Bezafibrat	Cedur®, Lipox®	• Schwere Hypertriglyzeridämie • Gemischte Hyperlipidämie, wenn ein Statin kontraindiziert ist	• Überempfindlichkeit gg. Fibrate • Gallenblasenerkrankungen mit oder ohne Cholelithiasis • Pat. unter Dialyse • Gleichzeitige Einnahme von Perhexilinhydrogenmaleat (Gefahr der Ausbildung einer akuten, möglicherweise letalen Hepatitis) • Kombinierte Einnahme mit HMG-CoA-Reduktasehemmern bei Patienten mit Erkrankungen, die das Myopathierisiko erhöhen • Schwangerschaft und Stillzeit • Leberinsuffizienz • Niereninsuffizienz	• Gastrointestinale Beschwerden • Serumkreatinin ↑ • Überempfindlichkeitsreaktionen • Kopfschmerzen, Schwindel • Cholestase • Photoallergische oder phototoxische Reaktionen • Myotoxizität mit Muskelschmerzen, Muskelschwäche und Muskelkrämpfen	• Aktivieren Lipoproteinlipase → Abbau triglyzeridreicher Lipoproteine ↑ • Keine Wirkung auf Cholesterinspiegel • Verstärken Wirkung von Antikoagulanzien und Sulfonamiden • Keine gleichzeitige Therapie mit CSE-Hemmern • Östrogene können zu einem Anstieg der Lipidwerte führen, daher muss bei Frauen, die Östrogene oder östrogenhaltige Kontrazeptiva einnehmen, die Verordnung auf einer individuellen Basis kritisch überdacht werden
Etofibrat	Lipo-Merz®	• Primäre Hyperlipoproteinämien: familiäre Hypercholesterinämien, familiäre Hypertriglyzeridämien, familiäre kombinierte Hyperlipidämien • Sekundäre Hyperlipidämien: Hypercholesterinämien, die weder durch Änderung der Ernährung noch durch andere Verhaltensweisen ausreichend beeinflusst werden können, oder schwere sekundäre Hypertriglyzeridämien, die trotz konsequenter Behandlung der zugrunde liegenden Grunderkrankung (z. B. Diab. mellitus) weiterbestehen			
Etofyllinclofibrat	Duolip®				
Fenofibrat	Lipidil®				
Gemfibrozil	Gevilon®	• Schwere Hypertriglyzeridämie • Gemischte Hyperlipidämie, wenn ein Statin kontraindiziert ist • Primäre Hypercholesterinämie, wenn ein Statin kontraindiziert ist			

A

Tab. A.43 Lipidsenker (Forts.)

Wirkstoff	Handelsname (Bsp.)	Indikationen	Kontraindikationen	Unerwünschte Wirkungen	Bemerkungen
Nikotinsäurederivate					
Inositol nicotinat	Nicolip®	• Primäre Hyperlipoproteinämien: familiäre Hypercholesterinämien, familiäre Hypertriglyzeridämien, familiäre kombinierte Hyperlipidämien • Sekundäre Hyperlipidämien: Hypercholesterinämien, die weder durch Änderung der Ernährung noch durch andere Verhaltensweisen ausreichend beeinflusst werden können, oder schwere sekundäre Hypertriglyzeridämien, die trotz konsequenter Behandlung der zugrunde liegenden Grunderkrankung (z. B. Diab. mellitus) weiterbestehen	• Überempfindlichkeit gg. Nikotinsäurederivate • Lebererkrankungen • Peptische Ulkuserkrankung • Arterielle Blutungen • Gicht • Herzinsuffizienz • Herzinfarkt • Schwangerschaft • Vorsicht bei gleichzeitiger Anwendung eines Statins → mögliche Myotoxizität	• Gastrointestinale Beschwerden • Flush • Hautreaktionen • Kopfschmerzen, Schwindel • Tachykardie, Palpitationen, Kurzatmigkeit	• V. a. Triglyzeride ↓
Xantinol nicotinat	Complamin spezial ®				

Namen und Namenszusätze

Tab. A.44 Namen und Namenszusätze von Arzneimitteln

Name	Erklärung	Beispiele
Chemische Bezeichnung	• Struktur nach internationaler Nomenklatur	• Ranitidin: N-(((2-((5-(Dimethylaminomethyl) furfurylthio))ethyl)))N`-methyl-2-nitro-1,1-ethen-diamin
Internationaler Freiname (INN, Generic Name)	• Einheitliche chemische Kurzbezeichnung • Wird von der WHO bestimmt	• Ranitidin
Warenzeichen (Handelsnamen, Präparatenname)	• Werden mit ® (Registered Trade Mark = eingetragenes Warenzeichen) gekennzeichnet • Name, unter dem der Hersteller das Arzneimittel vertreibt • Handelsname ist auf Dauer, chem. Zusammensetzung für 20 Jahre ab Anmeldung patentrechtlich geschützt	Ranitidin: • Ranibeta® • Ranitic® • Ranimerck® • Zantic®

Tab. A.44 Namen und Namenszusätze von Arzneimitteln (Forts.)

Name	Erklärung	Beispiele
Zahlen	• Wirkstoffgehalt pro Tablette/Ampulle	• Aspirin® 100 enthält 100 mg Acetylsalicylsäure • Aspirin® 300 enthält 300 mg Acetylsalicylsäure
Mite/minor/forte	• Mite/minor: geringere Dosis als das zuerst auf dem Markt erschienene Präparat • Forte: höhere Dosis als das zuerst auf dem Markt erschienene Präparat	• Lanitop® mite • Digimerck® minor • Eusaprim® forte
Depot/retard	• Verzögerte und/oder verlängerte Wirkung z. B. durch Tablettenüberzug	• Fluanxol® Depot • Isoket® retard
Mono	• Enthalten nur einen Wirkstoff	• Codicaps® Mono
Compositum (comp.)/plus	• Kombination mehrerer Wirkstoffe	• Paracetamol comp.® Stada • Buscopan® plus

Hinweis: Auf Namenszusätze ist nicht immer Verlass. So können die Zusätze „long" oder „spezial" sowohl eine Kombination aus erhöhter Dosis und retardierter Zubereitung als auch eine Kombination aus erhöhter Dosis und zusätzlichem Wirkstoff sein.

Schilddrüsenhormone und Jodid

Tab. A.45 Schilddrüsenhormone und Jodid

Wirkstoff	Handelsnamen (Bsp.)	Indikationen	Kontraindikationen	Unerwünschte Wirkungen	Bemerkungen
Schilddrüsenhormone					
L-Thyroxin (T4)	L-Thyroxin® Henning, Euthyrox®	• Hypothyreose • Prophylaxe einer Rezidivstruma nach Resektion einer Struma mit euthyreoter Funktionslage • Benigne Struma mit euthyreoter Funktionslage • Begleittherapie bei thyreostatischer Behandlung einer Hyperthyreose nach Erreichen einer euthyreoten Funktionslage	• Bekannte Überempfindlichkeit gg. Wirkstoff • Unbehandelte Hyperthyreose • Unbehandelte adrenale Insuffizienz • Unbehandelte hypophysäre Insuffizienz • Akuter Myokardinfarkt • Angina pectoris • Kardiomyopathien	• Tachykardien • Herzklopfen • Pectanginöse Beschwerden • Gastrointestinale Beschwerden • Schlaflosigkeit • Muskelkrämpfe • NW insbesondere bei Überdosierung bzw. zu rascher Dosissteigerung	• Längere Plasma-HWZ (~ 7 Tage) als Trijodthyronin • Lässt sich besser steuern • Einschleichende Dosierung • Häufig lebenslange Therapie • Tabl. morgens mind. 30 Min. vor Frühstück einnehmen • Ionenaustauscherharze hemmen Resorption und sollten deshalb erst 4–5 Std. nach der Einnahme verabreicht werden • Resorptionsverminderung bei gleichzeitiger Gabe von mehrwertigen Kationen (z. B. Ca^{2+}, Mg^{2+}) → mind. 2 Std. Einnahmeabstand einhalten • Sojaprodukte können Resorption hemmen

A

Tab. A.45 Schilddrüsenhormone und Jodid (Forts.)

Wirkstoff	Handelsnamen (Bsp.)	Indikationen	Kontraindikationen	Unerwünschte Wirkungen	Bemerkungen
Schilddrüsenhormone					
Trijodthyronin (T3)	In Komb. mit Levothyroxin: Prothyrid®	• Hypothyreose • Prophylaxe einer Rezidivstruma nach Resektion einer Struma mit euthyreoter Funktionslage • Benigne Struma mit euthyreoter Funktionslage • Begleittherapie bei thyreostatischer Behandlung einer Hyperthyreose nach Erreichen einer euthyreoten Funktionslage	• Bekannte Überempfindlichkeit gg. Wirkstoff • Unbehandelte Hyperthyreose • Unbehandelte adrenale Insuffizienz • Unbehandelte hypophysäre Insuffizienz • Akuter Myokardinfarkt • Angina pectoris • Kardiomyopathien	• Tachykardien • Herzklopfen • Pectanginöse Beschwerden • Gastrointestinale Beschwerden • Schlaflosigkeit • Muskelkrämpfe • NW insbesondere bei Überdosierung bzw. zu rascher Dosissteigerung	• Häufig lebenslange Therapie • Morgens mind. 30 Min. vor Frühstück einnehmen • Ionenaustauscherharze hemmen Resorption und sollten deshalb erst 4–5 Std. nach der Einnahme verabreicht werden • Resorptionsverminderung bei gleichzeitiger Gabe von mehrwertigen Kationen (z. B. Ca^{2+}, Mg^{2+}) → mind. 2 Std. Einnahmeabstand einhalten • Sojaprodukte können Resorption hemmen
Jodid					
Kaliumjodid	Jodid®, Jodetten®	• Prophylaxe und Therapie der euthyreoten Struma • Vorbereitung operativer Eingriffe (wirken in hohen Dosen hemmend auf SD-Hormonfreisetzung)	• Überempfindlichkeit gg. Kaliumjodid • Manifeste Hyperthyreose • Autonomes Adenom sowie fokale und diffuse Autonomien der Schilddrüse bei Dosierungen von 300–1000 µg pro Tag • Echte Jodallergie • Dermatitis herpetiformis Duhring	• Jodinduzierte Hyperthyreose • Allergische Reaktionen • Bei zu hoher Dosierung: Kropfbildung (iatrogene Struma)	• Einnahme nach den Mahlzeiten • Oft lebenslange Therapie

Spasmolytika

Spasmolytika = krampflösende Arzneimittel.

Tab. A.46 Spasmolytika

Wirkstoff	Handelsnamen (Bsp.)	Indikationen	Kontraindikationen	Unerwünschte Wirkungen	Bemerkungen
Parasympathikolytika					
Butylscopolamin	Buscopan®	• Spastische Bauchschmerzen • Bauchkrämpfe	• Überempfindlichkeit gg. Butylscopolamin • Myasthenia gravis • Megakolon • i.v.: unbehandeltes Engwinkelglaukom, Prostatahypertrophie mit Harnretention, mechanische Stenosen im Magen-Darm-Trakt, Tachykardie • Schwangerschaft und Stillzeit: strenge Indikationsstellung • Kinder < 6 Jahre	• Obstipation • Diarrhö • Hautreaktionen • Speichelproduktion ↓ • Harnretention • Schwindel, Müdigkeit • i.v.: Tachykardie, RR ↓, Akkomodationsstörungen	• Langsame i.v. Applikation, nur durch Arzt
Neurotrop-muskulotrope Spasmolytika					
Mebeverin	Duspatal®	• Reizdarmsyndrom	• Überempfindlichkeit gg. Mebeverin • Schwere Leberfunktionsstörungen • Paralytischer Ileus • Kinder < 18 Jahre	• Kopfschmerzen, Schwindel • Müdigkeit • Allergische Reaktionen • Appetitlosigkeit	• Einnahme mit ausreichend Wasser 20 Min. vor dem Essen

A

Thrombozytenaggregationshemmer

Thrombozytenaggregationshemmer hemmen die Zusammenballung von Thrombozyten in den Arterien. Die primäre Hämostase wird gestört.

Tab. A.47 Thrombozytenaggregationshemmer

Wirkstoff	Handelsname (Bsp.)	Indikationen	Kontraindikationen	Unerwünschte Wirkungen	Bemerkungen
Acetylsalicylsäure	Aspirin protect 100/300®	Thrombozytenaggregationshemmung: • Bei instabiler Angina pectoris • Bei akutem Myokardinfarkt • Zur Reinfarktprophylaxe • Nach arteriellen gefäßchirurgischen oder interventionellen Eingriffen • Zur Prophylaxe von TIA und Hirninfarkten, nachdem Vorläuferstadien aufgetreten sind	• Überempfindlichkeit gg. Salicylate oder andere NSAR • Magen-Darm-Ulzera • Asthmatisch-allergische Erkrankungen • Leber- und Nierenversagen • Schwere Herzinsuffizienz • Gleichzeitige Behandlung mit Methotrexat in einer Dosierung von 15 mg oder mehr pro Woche • Vorsicht bei Kindern (cave: Reye-Syndrom), in der Schwangerschaft und Stillzeit, präoperativ	• Gastrointestinale Beschwerden, z. B. Sodbrennen, Übelkeit • Gastrointestinale Blutungen • Allergien • Verengungen der Atemwege v. a. bei Asthmatikern	• „protect" bei magenempfindlichen Personen
Clopidogrel	Iscover®, Plavix®	Prävention atherothrombotischer Prozesse bei Erwachsenen bei • Z. n. Herzinfarkt • Z. n. ischämischem Schlaganfall • Nachgewiesener peripherer arterieller Verschlusskrankheit • Akutem Koronarsyndrom	• Überempfindlichkeit gg. Clopidogrel • Schwere Nieren- und Leberfunktionsstörungen • Akute pathologische Blutung • Cave: gleichzeitige Anwendung von Clopidogrel mit anderen oralen Antikoagulanzien (Blutungsneigung ↑) • Schwangerschaft und Stillzeit	• Hämatome • Hämaturie • Augenblutungen • Neutropenie • Thrombozytopenie • Bauchschmerzen • Gastritis • Obstipation • Magen-Darm-Beschwerden • Hautausschläge • Dyspnoe, Rhinitis, Bronchitis, Husten • Kopfschmerzen • Schwindel	• Thrombozytenfunktion normalisiert sich i. d. R. innerhalb von 5 Tagen nach Beendigung der Therapie

Tab. A.47 Thrombozytenaggregationshemmer (Forts.)

Wirkstoff	Handelsname (Bsp.)	Indikationen	Kontraindikationen	Unerwünschte Wirkungen	Bemerkungen
Ticlopidin	Tiklyd®	• Prophylaxe von thrombotischem Hirninfarkt nach transitorischen ischämischen Attacken (TIA), reversiblem ischämischen Defizit (RIND) und zur Sekundärprophylaxe bei thrombotischem Hirninfarkt • Throbozytenaggregationshemmung bei Hämodialysepatienten mit Shuntkomplikation, wenn ASS nicht vertragen wird	• Überempfindlichkeit gg. Ticlopidin • Hämorrhagische Diathesen • Erkrankungen mit Verlängerung der Blutungszeit • Organläsionen mit Blutungsneigung • Blutbildveränderungen • Schwere Leberfunktionsstörungen • Schwangerschaft: strengste Indikationsstellung • Stillzeit	• BB-Veränderungen • Blutungsneigung • Hämorrhagische Nebenwirkungen • Serumkonzentrationen von HDL, LDL, VLDL, Cholesterin und Triglyzeriden ↑ • Leberfunktionsstörungen • Magen-Darm-Störungen • Schwindel • Kopfschmerzen • Allergische Hautausschläge	• Um mögliche gastrointestinale Nebenwirkungen wie Übelkeit und Diarrhö zu vermeiden bzw. zu vermindern, soll Tagesdosis nur in zwei Gaben zu zwei Hauptmahlzeiten (nach Hälfte des Essens) eingenommen werden
Dipyridamol	In Komb. mit ASS: Aggrenox®	• Unterstützende Nachbehandlung des Herzinfarktes in Komb. mit ASS • Sekundärprävention von ischämischen Schlaganfällen und TIA	• Überempfindlichkeit gg. Dipyridamol und ASS • Schwere KHK • Linksventrikuläre Ausflussbehinderung oder hämodynamische Instabilität • Bestehende Magen-Darm-Ulzera • Krankhaft erhöhte Blutungsneigung • Schwangerschaft: 1. und 2. Trimenon: strenge Indikationsstellung, im 3. Trimenon kontraindiziert • Stillzeit: strenge Indikationsstellung	• Kopfschmerzen, Benommenheit, Schwindel • Gastrointestinale Beschwerden • Eisenmangelanämie • Verschlechterung der Symptome einer KHK • Hitzewallungen • Erosive Gastritis, Magen-Darm-Ulzera • Muskelschmerzen • Überempfindlichkeitsreaktionen	• Einnahme während oder nach den Mahlzeiten

A

Tab. A.47 Thrombozytenaggregationshemmer (Forts.)

Wirkstoff	Handelsname (Bsp.)	Indikationen	Kontraindikationen	Unerwünschte Wirkungen	Bemerkungen
Abciximab	ReoPro®	• Instabile Angina pectoris • Perkutane Koronarintervention	• Bekannte Überempfindlichkeit gg. Abciximab, murine monoklonale AK oder Papain • Aktive innere Blutungen • Zerebrovaskuläre Komplikationen innerhalb der letzten 2 Jahre • Intrakranielle oder intraspinale Operation innerhalb der letzten 2 Monate • Größere Operationen während der letzten 2 Monate • Intrakranielle Tumoren • Aneurysma • Bekannte Blutungsneigung • Schwere Hypertonie • Thrombozytopenie • Vaskulitis • Schwere Leberfunktionsstörungen	• Schwere Blutungskomplikationen • Rückenschmerzen • Hypotonie • Übelkeit, Erbrechen • Dyspepsie, Diarrhö • Brustschmerzen, Kopfschmerzen • Bradykardie • Fieber • Auftreten von humanen chimären AK gg. Abciximab nach 2–4 Wochen • Ventrikuläre Tachykardie • Throbozytopenie • Schwindel, Angstzustände	• Glykoprotein-IIb/IIIa-Rezeptor-Inhibitor • Gentechnisch hergestellter, chimärer monoklonaler Antikörper • Begleitende ASS- oder Heparintherapie • Unnötige arterielle und venöse Punktionen, i.m. Injektionen und Routinegebrauch von Urinkathetern etc. sollte wg. Blutungsgefahr vermieden werden • Gleichzeitige Gabe von anderen die Hämostase beeinflussenden Arzneimitteln sollte sehr vorsichtig erfolgen

Überdosierung, Symptome und Antidota

Tab. A.48 Arzneimittelüberdosierung

Wirkstoff	Überdosierungssymptome	Antidot
Antidiabetika/Insulin	• Rötung des Gesichts • Schwitzen • Hungergefühl • Hypotonie	Glucagon
Antikoagulanzien, orale	• Blutungen • Blut im Urin	Vitamin K (Phytomenadion)
Benzodiazepine	• Benommenheit • Schläfrigkeit • Verminderte Reflexe • Bewegungsstörungen • Hypotonie • Oberflächliche Atmung	Flumazenil

Tab. A.48 Arzneimittelüberdosierung (Forts.)

Wirkstoff	Überdosierungssymptome	Antidot
Herzglykoside	• Übelkeit • Erbrechen • Sehstörungen • Herzrhythmusstörungen	Digitalis-Antitoxin
Isoniazid	• Schwindel • Kopfschmerz • Gestörte Reflexe • Nervenentzündungen	Vitamin B_6 (Pyridoxin)
Jod	• Braunfärbung von Mund und Rachen • Magen-Darm-Störungen • Schwindel • Atemnot	Kaliumiodid
Neuroleptika	• Parkinsonismus • Bewegungsstörungen	Biperiden
Opiate	• Übelkeit • Erbrechen • Schläfrigkeit • Oberflächliche Atmung • Enge Pupillen	Naloxon
Paracetamol	• Evtl. Erbrechen • Nach 36–72 Std. Leberinsuffizienz • Koma	Acetylcystein
Parasympatholytika, Phenothiazine, trizyklische Antidepressiva	• Rötung des Gesichts • Trockenheit der Schleimhäute • Tachykardie • Weite Pupillen • Erregung • Motorische Unruhe	Physostigminsalicylat

Unerwünschte Wirkungen und Gegenmaßnahmen

Tab. A.49 Unerwünschte Wirkungen von Arzneimitteln

Unerwünschte Wirkung	Verursachende Arzneimittel	Gegenmaßnahmen
Obstipation	• Verapamil • Neuroleptika • Opioide wie Morphin und Codein • Betablocker • Anticholinergika • Eisen(II)salze	• Gabe von Laxanzien wie Klistiere, Laktulose, Leinsamen, Flohsamen, bei Opioiden auch prophylaktisch • Viel trinken
Mundtrockenheit, trockene Nase	• Clonidin • Atropin • Neuroleptika • Prazosin • Sibutramin	• Kaugummi • Viel trinken • Nasenspray mit NaCl-Lösung (niemals abschwellende Nasentropfen!)

A

Tab. A.49 Unerwünschte Wirkungen von Arzneimitteln (Forts.)

Unerwünschte Wirkung	Verursachende Arzneimittel	Gegenmaßnahmen
Magenreizung	• NSAR • Co-trimoxazol • Gyrasehemmer • Viele andere Arzneistoffe (sehr häufige unerwünschte Wirkung)	• Einnahme nach dem Essen mit viel Flüssigkeit
Blutdruckabfall	• Kalziumkanalblocker • Neuroleptika • Antihypertensiva • Nitrate	• Kaltwasserbehandlung • Langsames Aufstehen

Vergleich mit Nahrungsergänzungsstoffen

Tab. A.50 Vergleich Arzneimittel mit Nahrungsergänzungsmitteln

	Arzneimittel	Nahrungsergänzungsmittel
Zweck	Prophylaxe, Therapie, Diagnostik von Erkrankungen	Aufrechterhaltung der Vitalität
Rechtsgrundlage	Arzneimittelgesetz (AMG)	Lebensmittel- und Bedarfsgegenständegesetz (LMBG)
Dosierung	Je nach Indikation, auch höhere Dosierung	Eher niedrige Dosierung
Zulassungspflicht	Zulassung und damit Nachweis von Wirksamkeit, Unbedenklichkeit und Qualität grundsätzlich Voraussetzung für Vertriebsfähigkeit	Zulassung nicht gefordert
Vertrieb	Durch Apotheken, bei frei verkäuflichen Arzneimitteln auch durch andere Einzelhandelseinrichtungen mit sachkundigem Personal	Vertrieb weitgehend unbeschränkt

Arzneimittelspiegel

Indikation	• Prüfen, ob „therapeutische Breite“ mit Medikation erreicht wurde • Feststellen von Unter-/Überdosierungen
Fehlerquellen	• Falscher Zeitpunkt der Blutabnahme, z. B. direkt nach Einnahme • Fehlerhafte Einnahme des Medikaments, z. B. Öffnen von Kapseln • Störung der Aufnahme im Magen-Darm-Trakt • Wechselwirkungen mit anderen Arzneimitteln

Tab. A.51 Bestimmung von Arzneimittelspiegeln

Arzneimittel	Besonderheiten
Antibiotika	
Aminoglykoside	• Serum • Bestimmung Maximalkonzentration: 1 Std. nach letzter i.m. Injektion oder ½ Std. nach Beendigung der i.v. Gabe • Bestimmung Minimalkonzentration: unmittelbar vor nächster Dosis
Chloramphenicol	• Serum • Bestimmung Maximalkonzentration: 2–3 Std. nach letzter Gabe • Bestimmung Minimalkonzentration: unmittelbar vor nächster Dosis
Vancomycin	• Serum • Bestimmung Maximalkonzentration: 1 Std. nach Beendigung der i.v. Gabe • Bestimmung Minimalkonzentration: unmittelbar vor nächster Dosis
Antiepileptika, Psychopharmaka	
Carbamazepin	• Serum • Bestimmung Maximalkonzentration: 6–18 Std. nach letzter Einnahme
Ethosuximid	• Serum
Phenobarbital	• Serum • Während des Dosierungsintervalls
Primidon	• Serum • Bestimmung Maximalkonzentration: 2–4 Std. nach letzter Einnahme
Phenytoin	• Serum • Während des Dosierungsintervalls
Valproinsäure	• Serum • Bestimmung Maximalkonzentration: 1–4 Std. nach letzter Einnahme
Lithium	• Serum • 12 Std. nach letzter Einnahme
Immunsuppressiva, Zytostatika	
Cyclosporin	• EDTA-Blut • Vor nächster Gabe oder 2 Std. nach Gabe
Tacrolimus	• EDTA-Blut
Methotrexat	• Serum • 24 Std., 48 Std., 72 Std. nach Infusionsbeginn
Herzglykoside	
Digoxin	• Serum • 8–24 Std. nach letzter Einnahme
Digitoxin	• Serum • 8–24 Std. nach letzter Einnahme
Sonstige Arzneimittel	
Theophyllin	• Serum • Nicht retardierte Form: 1 Std. nach oraler Gabe • Retardierte Form: 4–6 Std. nach oraler Gabe • i.v. Infusion: während Gabe

ASA-Klassifikation

(Weitere Informationen siehe Anästhesie; Narkose; Ramsay-Score; SeSAM-Konzept)
Zur Anästhesierisikoeinstufung.

Tab. A.52 ASA-Klassifikation

ASA	Merkmale
1	Normaler, sonst gesunder Pat.
2	Pat. mit leichter Allgemeinerkrankung ohne Leistungsminderung
3	Pat. mit schwerer Allgemeinerkrankung und Leistungsminderung
4	Pat. mit schwerer Allgemeinerkrankung, die eine ständige Lebensbedrohung darstellt
5	Pat., bei dem zu erwarten ist, dass er die nächsten 24 Std. nicht überlebt

Asphyxie-Index

Asphyxie = Sauerstoffmangel mit all seinen Folgen.
In der Neonatologie: Depressionszustand des Neugeborenen mit

- Atemstörung
- Azidose
- Kreislaufbeeinträchtigung
- Evtl. ZNS-Schädigung

Tab. A.53 Asphyxie-Index

Postnatale Klassifikation	Apgar	Puls	Atmung
Normal	7–10	> 120/Min.	Normal, < 60/Min.
Milde Asphyxie	6–7	> 100/Min.	Gering, unregelmäßig
Mäßige Asphyxie	3–5	> 50/Min.	Unregelmäßig, fehlend
Schwere Asphyxie	< 3	< 50/Min.	Fehlend

Aspiration: Risikofaktoren

Allgemeine Risikofaktoren

- Neurologische Erkrankungen
  - Schlaganfall
  - Schädel-Hirn-Trauma
  - Degenerative Erkrankungen, wie Morbus Parkinson, multiple Sklerose, Myastenia gravis
  - Meningitis/Enzephalitis
  - Muskelerkrankungen, z. B. Polymyositis, Dermatomyositis, Myopathien, Muskeldystrophien, Myotonien
- Operationen im Kopf- und Halsbereich
- Demenzerkrankungen und Antriebsstörungen im Alter
- Bewusstseinsstörungen
- Ösophaguserkrankungen
- Schädigungen von Mund-, Rachen- oder Ösophagusschleimhaut durch Entzündungen, Operationen, Verbrühung, Verätzung oder Strahlentherapie

- Z. n. Behandlung des Mund-Rachenraums mit Lokalanästhetika
- Z. n. Langzeitintubation
- Liegende Magensonde
- Unvollständiger Schluss des Kardiasphinkters
- Erhöhter Magendruck
- Kieferverdrahtung

Risikofaktoren bei operierten Patienten
- Unzureichende Nahrungskarenz oder unklare Nüchternheit, z. B. Notfallpatienten
- Ileus
- Erkrankungen des Magen-Darm-Trakts mit verzögerter Magenentleerung
  - Magenausgangsstenose
  - Ösophagusdivertikel
  - Gastrointestinalblutungen
  - Rückstau von Gallensaft
  - Pylorospasmus
- Patienten mit erhöhtem intraabdominellen Druck
  - Bei Geburtswehen
  - Durch intraabdominellen Tumor oder Aszites
- Blutungen im HNO-Bereich oder Gesichtstrauma
- Intoxikationen
- Extreme Adipositas
- Schwangerschaft

Risikofaktoren bei anästhesierten Patienten
- Druck auf den Magen durch den Operateur
- Verschlucktes Blut bei Blutungen und Operationen im Nasen-Rachenraum oder oberen Magen-Darm-Trakt
- Abbrechen und nachfolgende Aspiration von Zähnen oder Zahnteilen bei Intubation
- Umintubation
- Bei Maskennarkose durch zu hohen Beatmungsdruck

Atemnot

(Weitere Informationen siehe Atmung; Borg-Skala; Inhalate; Peak-Flow; Sauerstoffbindungskapazität; Sauerstoffgabe; Sauerstoffsättigung; Sauerstofftransportkapazität; Ventilations-Perfusionsverhältnis)

Atemerleichternde Positionen

Da einige Lagerungsarten bei bestimmten Krankheitsbildern kontraindiziert sind, ist eine ärztliche Anordnung notwendig. Andere sekretlösende Maßnahmen, z. B. Inhalation oder Vibration, werden vor der Lagerung angewendet.

Tab. A.54 Atemerleichternde Positionen

Lagerungstyp	Wirkung	Beschreibung
Oberkörperhochlagerung 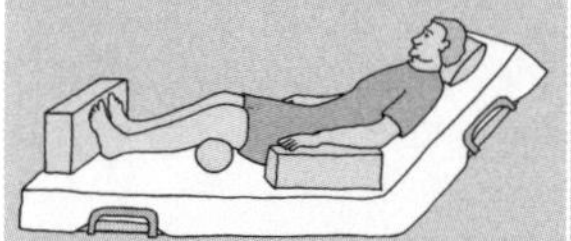	• Erleichtert Atmung, deshalb anwenden bei Dyspnoe	• Oberkörper erhöht lagern • Zusätzlich Arme abstützen zur Unterstützung der Atemhilfsmuskulatur; reduziert gleichzeitig Druck auf SItzbeinhöcker • Einsatz einer Rolle unter den Oberschenkeln zur Entspannung der Bauchmuskulatur **Beachten:** • Dekubitusgefahr durch Scherkräfte, wenn Pat. nach unten rutscht sowie im Steißbeinbereich • Auf Rutschbremse und Druckreduktion an Fersen achten • Lagerung regelmäßig ändern, da diese eine verminderte Belüftung der unteren Lungenabschnitte forciert
Kutschersitz 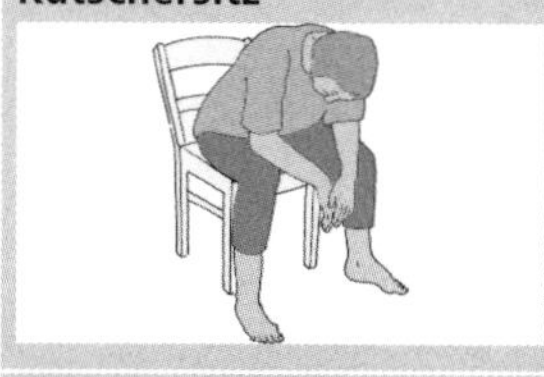	• Dehnt Brustkorb, vergrößert dadurch die Atemfläche • Tiefes Durchatmen möglich	• Bequemes Sitzen des Pat. • Füße stehen fest und sicher auf Boden • Kniegelenke im rechten Winkel • Unterarme auf leicht geöffnete Oberschenkel stützen • Kopf entspannt nach unten hängen lassen
Seitenlagerung 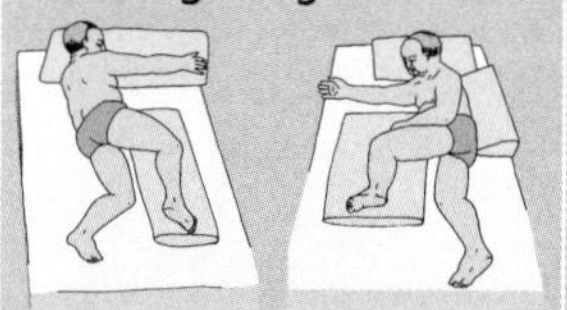	• Verhindert Sekretansammlung • Gute Belüftung des oben liegenden Lungensegmentes • Erleichtert Abhusten von Sekret	• Bei 90°-Lagerung evtl. oben liegendes Bein anwinkeln – oft genügt es, den Patienten in die 30°-Seitenlagerung zu bringen • Unten liegenden Arm ausstrecken • Evtl. Lagerungshilfsmittel verwenden • Seitenlagerung 2-stdl. ändern, damit alle Lungensegmente belüftet werden **Beachten:** • Hohe Druckbelastung in 90°-Lagerung, deshalb bei Dekubitusgefährdung nach 30 Min. Lagerungswechsel • Effektivität lässt sich steigern, wenn oberer Arm ebenfalls nach vorne und oben gelagert wird, sodass Brustkorb zusätzlich gedehnt wird
Halbmondlagerung in Rückenlage 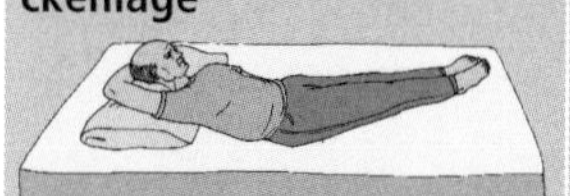	• Gute Belüftung der Lunge auf gedehnter Seite durch Vergrößerung der Atemfläche	• Rückenlage: Eine Hand des Pat. über Kopf legen, andere Hand und gestreckte und geschlossene Beine bewegen sich aufeinander zu • Lagerung so lange, wie es Pat. toleriert, etwa 5–10 Min.
Dreh-Dehnlage 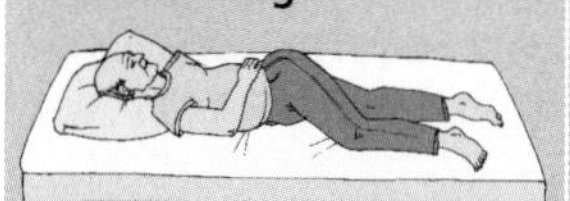	• Erleichtert Atmung • Vergrößert Atemfläche	• Pat. in Seitenlage lagern • Oben liegenden Arm unter Kopf legen • Oberkörper so weit wie möglich auf Rücken drehen, Beine bleiben in Seitenlagerung **Beachten:** • Wird von alten Menschen häufig nicht gut toleriert, nur für 5–10 Min. anwenden • Nicht anwenden, wenn Pat. Schmerzen hat, z. B. bei Wirbelsäulenerkrankungen, Arthrose, Osteoporose

Tab. A.54 Atemerleichternde Positionen (Forts.)

Lagerungstyp	Wirkung	Beschreibung
V-Lagerung 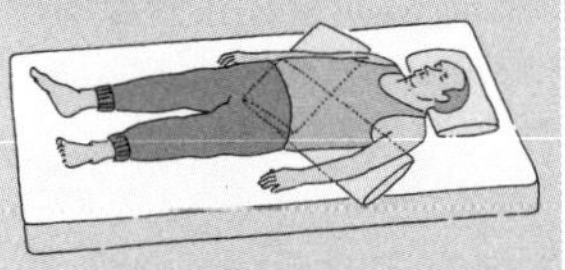	• Belüftet Flanken	• Jeweils 2 leichte Kissen zu Schiffchen formen • Schiffchen wie ein V unter Rücken, sodass Spitzen etwa in Höhe des Kreuzbeines enden • Teile der Wirbelsäule und Schulterblätter liegen frei • Zusätzliches Kissen unter Kopf legen • 2–3 × tgl. für ca. 15–30 Min. • Wie oben: Kissen unter Oberschenkel, Knie dadurch ca. 15°-Beugung • Druckreduktion an den Fersen beachten **Beachten:** • Wegen hoher Druckbelastung im Steißbeinbereich nicht bei Dekubitusgefahr anwenden
A-Lagerung 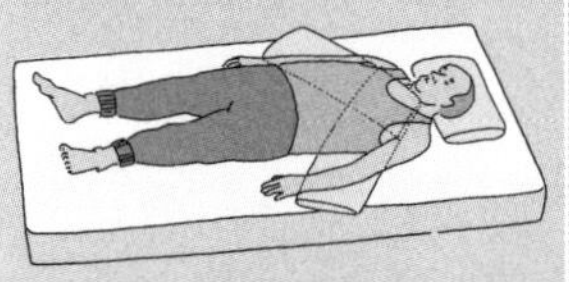	• Belüftet obere Lungenabschnitte (Lungenspitzen) • Entlastet Steißbein	• Jeweils zwei leichte Kissen zu Schiffchen formen • Zeigen Öffnungen der Schiffchen nach außen, sind Mikrobewegungen möglich • Schiffchen wie ein A unter den Rücken, sodass Spitzen etwa in Höhe des Nackens enden • Wirbelsäule liegt frei, Arme auf zusätzlichen Kissen • Kann auch mit einer aufgerollten Decke oder „Schlange" durchgeführt werden. • Zusätzliches Kissen unter den Kopf legen • Wie oben: Kissen unter Oberschenkel, Knie dadurch in ca. 15°-Beugung • Auf Druckreduktion an Fersen achten • 2–3 × tgl. für ca. 30 Min.
T-Lagerung 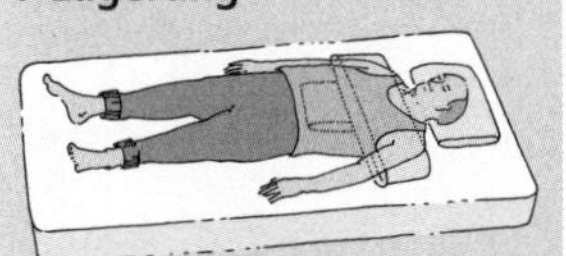	• Dehnt Brustkorb und vergrößert Atemfläche • Stützt Wirbelsäule und Schultern	• 2 leichte Kissen zu Schiffchen formen • Pat. in Rückenlage bringen • Schiffchen in T-Form unter Rücken des Pat. legen, sodass Wirbelsäule und Schultern unterstützt sind • Rippen liegen frei zur besseren Belüftung der Lunge • Zusätzliches Kissen unter Kopf legen • Wie oben: Kissen unter Oberschenkel, Knie dadurch ca. 15°-Beugung • Auf Druckreduktion an Fersen achten
I-Lagerung 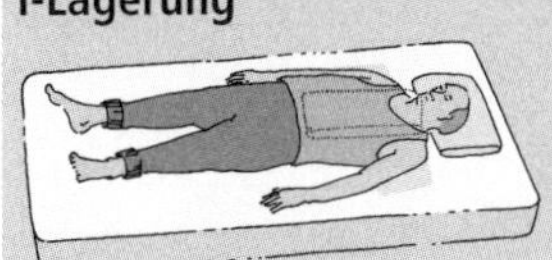	• Dehnt Brustkorb und vergrößert Atemfläche • Stützt Wirbelsäule	• 1 Kissen zum Schiffchen formen • Pat. in Rückenlage bringen • Schiffchen so unter Rücken legen, dass Wirbelsäule unterstützt ist • Sonst wie oben • Eignet sich besonders für kleine, schmale Menschen

Gradeinteilung

Tab. A.55 Gradeinteilung der Atemnot

Bezeichnung	Grad	Symptome
Zunehmende Belastungsdyspnoe	I	Atemnot nur bei großer körperlicher Anstrengung wie schnellem Gehen auf ebener Strecke, Bergaufgehen oder Treppensteigen
	II	Atemnot schon bei mäßiger körperlicher Anstrengung, z. B. beim normalen langsamen Gehen auf ebener Strecke
	III	Atemnot bereits bei geringen körperlichen Anstrengungen wie An- und Ausziehen oder leichten Verrichtungen im Haushalt
Ruhedyspnoe	IV	Atemnot auch in Ruhe

Symptome

Allgemeine Zeichen
- Lufthunger, Kurzatmigkeit, Tachypnoe
- Erschwerte Ein- oder Ausatmung; oberflächliche, beschleunigte Atmung
- Erstickungsgefühl, Beklemmung, Enge in der oder um die Brust, evtl. Schmerzen
- Angst bis Todesangst; unruhiger, ängstlicher, konzentrierter Gesichtsausdruck
- Anspannung, Verkrampfung
- Bei Orthopnoe: Aufrichtung des Oberkörpers, Einsatz der Atemhilfsmuskulatur, evtl. Vor- oder Zurücklehnen des Oberkörpers, Aufstützen der Arme
- Atemgeräusche (z. B. Brummen, Giemen, Ziehen, Pfeifen, evtl. Husten)
- Tachykardie, Zyanose v. a. an Lippen und Nägeln, Nase-Mund-Bereich blass-zynanotisch, blass-graue Hautfarbe
- Kaltschweißig
- Evtl. Nasenflügelatmung

Atemnot als postoperative Störung
- Symptome peripher bedingter Atemstörungen
  - Unruhe, unkoordinierte Bewegungen
  - Paradoxe Atemexkursionen (paradoxe abdominelle Atmung)
  - Suprasternale Einziehungen und trachealer Deszensus
  - Inspiratorischer Stridor möglich; bei Bronchospasmus exspiratorisches Giemen
  - Bei Relaxansüberhang Zeichen der Muskelschwäche
  - Abfall des SaO_2-Werts
  - Evtl. Zyanose
- Symptome zentral bedingter Atemstörungen
  - Lange Atempausen, sehr niedrige Atemfrequenz: 2–3 /Min.
  - Atemzugvolumen verschieden je nach Ursache der Ateminsuffizienz
  - Normale Muskelkraft
  - Abfall des SaO_2-Werts
  - Evtl. Zyanose

Symptome eines Atemnotsyndroms (respiratiorisches Distress-Syndrom, RDS) bei Kindern
- Tachypnoe (anfänglich, dann Apnoe)
- Substernale und/oder interkostale Einziehungen

- Inspiratorisches Knistern
- Exspiratorisches Stöhnen
- Nasenflügeln
- Zyanose
- Mühsames Atmen

Bei zunehmender Atemnot:
- Schlaffheit, Trägheit
- Reaktionslosigkeit
- Häufige Apnoe
- Herabgesetzte Atemgeräusche
- Gestörte Thermoregulierung
- Atemstillstand

Schwere Formen gehen einher mit
- Schockzustand
- herabgesetztem Herzvolumen
- niedrigem systemischen Blutdruck

ATL: nach Juchli

- Für Sicherheit sorgen
- Atmen
- Wach sein und schlafen
- Sich waschen und kleiden
- Sich bewegen
- Essen und Trinken
- Körpertemperatur regulieren
- Ausscheiden
- Kommunizieren
- Sich als Mann und Frau fühlen und verhalten
- Sich beschäftigen
- Sinn finden

Atmung

(**Weitere Informationen** siehe Atemnot; Borg-Skala; Inhalate; Peak-Flow; Sauerstoffbindungskapazität; Sauerstoffgabe; Sauerstoffsättigung; Sauerstofftransportkapazität; Ventilations-Perfusionsverhältnis)

Atemskala nach Bienstein

Tab. A.56 Atemskala nach Bienstein

Kriterium	Ausprägung	Punkte
Bereitschaft zur Mitarbeit	Kontinuierliche Mitarbeit	0
	Mitarbeit nach Aufforderung	1
	Nur nach Aufforderung	2
	Keine	3

A

Tab. A.56 Atemskala nach Bienstein (Forts.)

Kriterium	Ausprägung	Punkte
Vorliegende Atemwegserkrankungen	Keine	0
	Leichter Infekt Nasen-/Rachenraum	1
	Bronchialinfekt	2
	Lungenerkrankung	3
Frühere Lungenerkrankungen	Keine	0
	Leichte, z. B. bronchopulmonale grippale Infekte	1
	Schwere Verläufe	2
	Schwere Lungenerkrankung mit bleibender Atemfunktionseinschränkung	3
Immunschwäche	Keine	0
	Leicht, z. B. lokale Infektion	1
	Erhöht	2
	Völlig	3
Raucher/Passivraucher	Nichtraucher, geringfügiges Passivrauchen	0
	Pro Tag 6 Zigaretten mit niedrigem Teer-/Kondensatgehalt ≤ 10 mg oder regelmäßiges Passivrauchen	1
	Pro Tag 6 Zigaretten mit 10–13 mg Teer-/Kondensatgehalt oder regelmäßiges Passivrauchen, z. B. bei Rauchen des Partners	2
	Intensives Rauchen, mehr als 6 Zigaretten/Tag mit ≥ 15 mg Teer-/Kondensatgehalt, ständiger passiver Rauchkonsum	3
Schmerzen	Keine	0
	Leichte Schmerzen, Dauerschmerzen	1
	Mäßige atmungsbeeinflussende Schmerzen	2
	Starke atmungsbeeinflussende Schmerzen	3
Schluckstörungen	Keine	0
	Bei flüssiger Nahrung	1
	Bei breiiger Nahrung	2
	Komplette Schluckstörungen, auch beim Schlucken von Speichel	3
Manipulative orotracheale Maßnahmen	Keine	0
	Pflegemaßnahmen, z. B. Nasen- und Mundpflege	1
	Zusätzlich orale oder nasale Absaugung	2
	Zusätzlich endotracheale Absaugung ohne oder mit liegendem Tubus	3
Mobilitätseinschränkung	Keine	0
	Eingeschränkte Mobilität, durch Gehhilfen kompensierbar	1
	Hauptsächlich Bettruhe	2
	Völlige Einschränkung	3
Arbeit in lungengefährdendem Beruf	Keine	0
	Für 1–2 Jahre	1
	Für 2–10 Jahre	2
	> 10 Jahre	3

Tab. A.56 Atemskala nach Bienstein (Forts.)

Kriterium	Ausprägung	Punkte
Intubationsnarkose, Beatmung	In den letzten 3 Wochen keine	0
	Kurze Intubationsnarkose (≤ 2 Std.)	1
	Langdauernde Intubationsnarkose (> 2 Std.)	2
	Mehrere Intubationsnarkosen oder > 12 Std. Beatmung	3
Bewusstseinslage	Keine Einschränkung	0
	Leichte Einschränkung (reagiert auf Ansprache folgerichtig)	1
	Reagiert auf Ansprache nicht folgerichtig	2
	Keine Reaktion	3
Atemanstrengung	Zwerchfell- und Thoraxatmung ohne Anstrengung	0
	Zwerchfell- oder Thoraxatmung mit Anstrengung	1
	Zwerchfell- oder Thoraxatmung mit großer Hilfestellung	2
	Keine Zwerchfell- oder Thoraxatmung möglich	3
Atemfrequenz	14–20 Atemzüge/Min.	0
	Unregelmäßige Atmung	1
	Regelmäßige bradypnoische oder tachypnoische Atmung	2
	Regelmäßige, sehr tiefe oder auch oberflächliche Atemzüge oder zwischen tachypnoisch und bradypnoisch wechselnde Atmung	3
Atemdepressive Arzneimittel	Keine	0
	Unregelmäßige Einnahme, geringe Atemdepression	1
	Regelmäßige Einnahme, mäßige Atemdepression	2
	Regelmäßige Einnahme spezifisch atemdepressiver Arzneimittel, z. B. Opiate, Barbiturate	3
Gesamtpunktzahl		
Auswertung		
0–6 Punkte	Nicht gefährdet	
7–15 Punkte	Gefährdet	
16–45 Punkte	Hochgradig gefährdet, manifeste Atemstörung	

Gasanteile an Einatmungs- und Ausatmungsluft

Tab. A.57 Gaskonzentrationen in der Ein- und Ausatmungsluft

Gas	Gaskonzentration in Einatmungsluft [% vom Luftvolumen = Vol.%]	Gaskonzentration in Ausatmungsluft [% vom Luftvolumen = Vol.%]
Sauerstoff	21	16
Stickstoff	78	78
Edelgase	1	1
Kohlendioxid	0,03	4–5

Risikofaktoren für Atembeeinträchtigungen

- Immobile und bettlägerige Patienten
- Alter: < 1 Jahr oder > 65 Jahre
- Schwere Grunderkrankung oder Abwehrschwäche
- Bestehende Lungen- oder Herzerkrankung
- Nach chirurgischen Eingriffen im Brust- oder Bauchraum
- Schonatmung, meist schmerzbedingt
- Während oder nach einer Beatmungstherapie
- Eingeschränktes Bewusstsein oder Bewusstlosigkeit
- Rauchen

Steuerungsfaktoren

Tab. A.58 Steuerungsfaktoren der Atmung

Der Atemantrieb wird stärker bei	Der Atemantrieb wird schwächer bei
• Sinkendem O_2-Gehalt • Steigendem CO_2-Gehalt • Sinkendem pH-Wert	• Steigendem O_2-Gehalt • Sinkendem CO_2-Gehalt • Steigendem pH-Wert • Starkem Kältereiz

Temperatur und Wassergehalt der Atemluft bei Nasenatmung

Tab. A.59 Temperatur und Wassergehalt der Atemluft bei Nasenatmung

	Nase	Aufnahme/Abgabe von Wasser im Nasen-Rachenraum	Obere Trachea	Aufnahme/Abgabe von Wasser in Trachea und Bronchien	Alveolen
Einatmung	22 °C 50 % 10 mg/l	+ 25 mg/l	35 mg/l	+ 9 mg/l	37 °C 100 % 44 mg/l
Ausatmung	32 °C 100 % 34 mg/l	– 8 mg/l	42 mg/l	– 2 mg/l	37 °C 100 % 44 mg/l

Verhältnis zwischen Atemfrequenz, Totraumvolumen und alveolärer Ventilation

Tab. A.60 Verhältnis zwischen Atemfrequenz, Totraumvolumen und alveolärer Ventilation

Atemfrequenz (Af) [Atemzüge/Min.]	Tidalvolumen (VT) [ml]	Atemminutenvolumen (AMV) [l]	Totraum		Alveoläre Ventilation	
			pro Atemzug [ml]	pro Minute [l]	pro Atemzug [ml]	pro Minute [l]
15	400	6	150	2,25	250	3,75
20	300	6	150	3,0	150	3,0
24	250	6	150	3,6	100	2,4
36	250	9	150	5,25	100	3,75

Je schneller und oberflächlicher ein Patient atmet, desto mehr steigt das Totraumvolumen und sinkt die alveoläre Ventilation, d. h. die Atmung wird immer ineffektiver. Kann das Tidalvolumen nicht gesteigert werden, ist eine normale alveoläre Ventilation nur durch eine enorm schnelle Atmung möglich, die mit einer hohen Atemarbeit verbunden ist.

Volumina

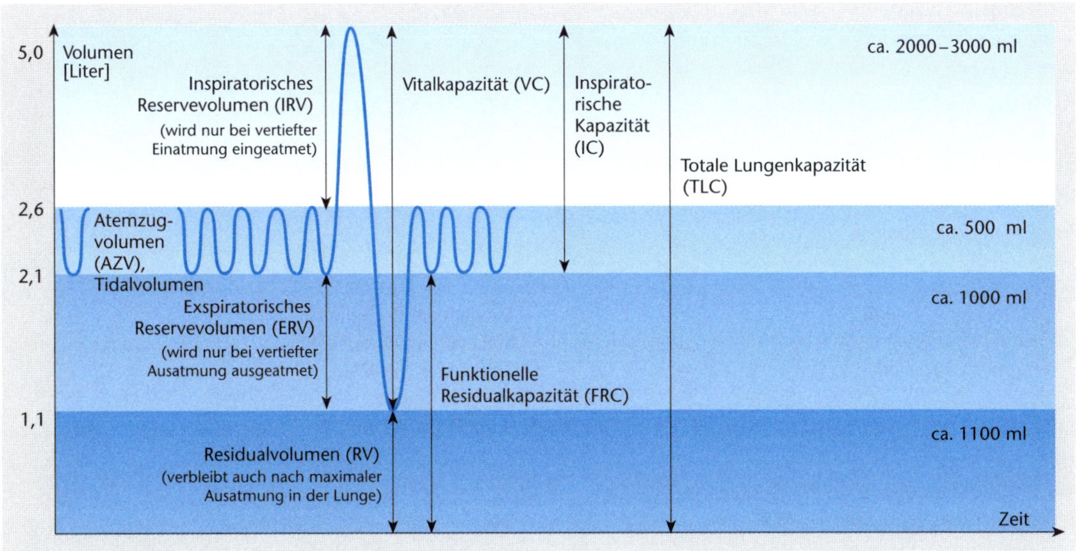

Abb. A.6 Lungenvolumina eines gesunden Erwachsenen. [A400]

Atemhubvolumen

V_T [l] = AMV [l] ÷ f

V_T … Atemhubvolumen (Atemzugvolumen, Tidalvolumen)
AMV … Atemminutenvolumen
f … Beatmungsfrequenz

Beispiel

$V_T = 7{,}0\,l \div 14 = 0{,}5\,l = 500\,ml$

Atemminutenvolumen

AMV [l] = V_T [l] × f

AMV … Atemminutenvolumen
V_T … Atemhubvolumen (Atemzugvolumen, Tidalvolumen)
f … Beatmungsfrequenz

Beispiel

$V_T = 400\,ml = 0{,}4\,l$
$f = 12/min$
$AMV = 0{,}4\,l \times 12 = 4{,}8\,l$

A

Atmung: Beobachtungskriterien

(Weitere Informationen siehe Ventilations-Perfusionsverhältnis)

Allgemein
- Atemfrequenz und -intensität
- Atemgeräusche
- Atemgeruch
- Atemrhythmus
- Atemtyp
- Husten und Sputum (siehe Husten)

Außerdem:
- Atembewegungen: Ökonomie der Atmung
- Gesamtbefinden des Pat.
- Rauchgewohnheiten

Laborparameter
- Blutgasanalyse (BGA)
- Hb-Wert
- Andere Laborparameter spielen untergeordnete Rolle, nur wenn sie exzessiv verändert sind (z. B. BZ ↑↑ oder ↓↓) verändern sie durch metabolische Prozesse die Atmung

Intensivmedizinische Beatmungsparameter
- Atemminutenvolumen (AMV)
- Atem(zug-/hub-)volumen (V_T)
- Atemzeitverhältnis (I:E)
- Inspirationsdruck
- Inspiratorische O_2-Konzentration (FiO_2)

Atemfrequenz und -intensität

Tab. A.61 Beobachtungen der Atemfrequenz und -intensität

Beobachtung	Mögliche Ursachen
Physiologisch (Erwachsener): 12–20 Atemzüge/Min., siehe Atemfrequenz: Normwerte	
Atemstillstand (Apnoe)	• Herz-Kreislauf-Stillstand
Verlangsamte Atmung (Bradypnoe)	• Hirndrucksteigerung • Vergiftung • Stoffwechselentgleisungen
Beschleunigte und vertiefte Atmung (Hyperventilation)	• ZNS-Erkrankungen • Psychogen • Metabolisch • Kompensatorisch (auf O_2-Mangel) • Hormonell • Medikamentös
Reduzierte Atmung, meist beschleunigt und oberflächliche (Hypoventilation)	• Schonatmung, z. B. bei Schmerzen • Schlechter AZ • Störungen des Atemzentrums oder der Atemmuskulatur

Tab. A.61 Beobachtungen der Atemfrequenz und -intensität (Forts.)

Beobachtung	Mögliche Ursachen
Beschleunigte Atmung (Tachypnoe)	• Anstrengung • Fieber • Herzinsuffizienz • Anämie • Lungenerkrankungen

Atemfrequenz: Normwerte

Tab. A.62 Normwerte der Atemfrequenz

Lebensalter/-phase	Atemfrequenz [1/Min.]
Frühgeborene	48–60
Neugeborene	40–50
Säuglinge	20–30
Kleinkinder	16–25
Schulkinder	13–23
Erwachsene	12–20

Die angegebenen Werte bieten nur eine Orientierung, da die Atemfrequenz individuell sehr unterschiedlich und von zahlreichen physischen, z. B. Trainingszustand, und psychischen Parametern, z. B. Aufregung, abhängig ist.

Atemgeräusche

Tab. A.63 Beobachtungen der Atemgeräusche

Beobachtung	Mögliche Ursachen
Physiologisch: keine Atemgeräusche	
Brodelnde Geräusche	• Lungenödem
Giemen und Brummen	• COPD • Asthma bronchiale • Lungenemphysem
Pfeifen bei meist erschwerter Ausatmung (exspiratorischer Stridor)	• COPD • Asthma bronchiale
Pfeifen bei meist erschwerter Einatmung (inspiratorischer Stridor)	• Verengung der oberen Luftwege, z. B. durch Schwellung, Fremdkörper
Rasselgeräusche (trockene oder feuchte)	• Verlegung der Atemwege, z. B. durch Fremdkörper, Schleim
Röcheln	• Asthmaanfall • Schwere Herzinsuffizienz
Schluckauf (Singultus)	• Meist vorübergehend • Kann auch Hinweis auf Erkrankung im Bauchraum oder auf zentralnervöse Störung sein
Schnarchen	• Oft harmlos • Schlaf-Apnoe

A

Atemgeruch

Tab. A.64 Beobachtungen des Atemgeruchs

Beobachtung	Mögliche Ursachen
Physiologisch: kein Geruch	
Fruchtig, obstig (Azetongeruch)	• Nahrungskarenz • Hunger • Diabetisches Koma
Faulig, stinkend	• Lungen-Ca • Tbc • Lungengangrän
Süßlich, fade	• Bakterielle Infekte der Atemwege
Urinös (Foetor uraemicus)	• Niereninsuffizienz
Wie frische Leber, erdig (Foetor hepaticus)	• Lebererkrankungen, z. B. Leberzirrhose
Wie Salmiakgeist (Ammoniakgeruch)	• Leberkoma • Urämie

Atemrhythmus

Tab. A.65 Beobachtungen des Atemrhythmus

Beobachtung	Mögliche Ursachen
Physiologisch: Regelmäßige Atemzüge 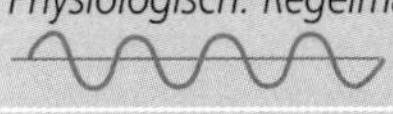	
Biot-Atmung = Gruppe gleich tiefer Atemzüge, wird durch Atempause unterbrochen 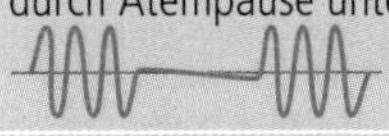	• Erhöhter Hirndruck • Hirnverletzungen • Meningitis
Cheyne-Stokes-Atmung = flache, zunehmend tiefer werdende Atemzüge, wieder abflachend bis zu einer völligen Atempause 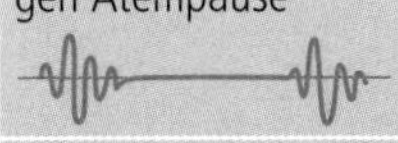	• Herzerkrankungen • Enzephalitis • Zerebrale Durchblutungsstörungen • Bei Sterbenden
Kussmaul- bzw. Azidose-Atmung = sehr regelmäßige und tiefe Atmung, zunächst normal oder verlangsamt, später evtl. beschleunigt 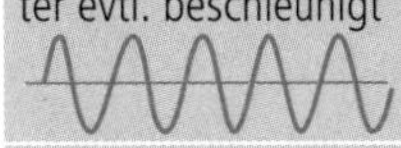	• Diabetisches Koma • Azidose
Schnappatmung = sehr vereinzelte Atemzüge, unterbrochen von langen Pausen 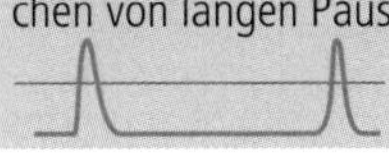	• Kurz vor Todeseintritt

Atemtyp

Tab. A.66 Beobachtungen des Atemtyps

Beobachtung	Mögliche Ursachen
Physiologisch: bei Männern, Säuglingen und Kleinkindern meist Bauchatmung, bei Frauen meist Brustatmung	
Bauchatmung bzw. Abdominal- oder Zwerchfellatmung = Bauch wölbt sich sichtbar vor, meist tiefe und ruhige Atemzüge	• Schonatmung nach Brustkorbverletzungen und -operationen
Brustatmung bzw. Kostal- oder Thorakalatmung = Brustkorb hebt sich sichtbar, meist schnellere, oberflächlichere Atmung	• Schonatmung nach Bauchverletzungen und -operationen
Mischatmung = Bauch wölbt sich und Brustkorb hebt sich beim Einatmen	• V. a. bei körperlicher Anstrengung
Auxiliaratmung = verstärkte Atmung mit Einsatz der Atemhilfsmuskulatur	• Starke Atemnot
Paradoxe Atmung = Inspiration und Exspiration mit umgekehrten Atembewegungen, teilweise einseitig	• Rippenserienfraktur • Zwerchfelllähmung

Aufklärung und Einwilligung: Bestimmungen

Tab. A.67 Aufklärungspflichten des Operateurs und des Anästhesisten

Aufklärungspflicht des Operateurs	Aufklärungspflicht des Anästhesisten
• Art und Umfang des geplanten Eingriffs, alternative Operationsmethoden • Allgemeine OP-Risiken, z. B. Wundinfektion, Läsion eines Hautnervs oder Nachblutungen • Spezifische OP-Risiken, z. B. Anastomoseninsuffizienz bei Darmnähten, Verletzungen des Samenstranges bei Leistenhernien oder Pseudarthrosenbildung bei Frakturbehandlung • Evtl. Zusatzeingriffe, z. B. bei unvorhergesehener Ausweitung der Operation, etwa Fraktur des Oberschenkelknochens bei Implantation einer Hüft-TEP • Evtl. notwendige Implantation von Fremdgewebe, z. B. Fremdknochen aus der Knochenbank bei Versteifungsoperationen der Wirbelsäule • Evtl. Erhöhung des OP-Risikos durch vorhandene individuelle Risiken, z. B. erhöhte Thrombosegefahr bei vorausgegangener Beinvenenthrombose oder erhöhte Pneumoniegefahr bei starken Rauchern • Evtl. Möglichkeiten zur Vermeidung von Fremdblut • Nachbehandlung, z. B. Nachbeatmung auf der Intensivstation, Nahrungskarenz, längere Immobilität • Beantwortung von Fragen des Pat., die den operativen Eingriff betreffen	• Darstellung möglicher Narkoseverfahren, besonders genaue Erläuterung des Verfahrens, das für Pat. am geeignetsten erscheint • Typische Risiken dieses Verfahrens • Präoperative Flüssigkeits-, Nahrungs- und Nikotinkarenz • Prämedikation • Postoperative Betreuung im Aufwachraum oder auf der Wach-/Intensivstation • Evtl. Nachbeatmung • Evtl. Möglichkeiten der Schmerztherapie • Evtl. notwendige Bluttransfusionen und die damit verbundenen Infektionsrisiken (Hepatitis, HIV). Probleme sind hier zu erwarten bei Patienten, die der Glaubensgemeinschaft der „Zeugen Jehovas" angehören, da diese der Überzeugung sind, dass die Bibel Transfusionen von Vollblut oder seinen Hauptbestandteilen (Blutplasma, Erythrozyten, Leukozyten, Thrombozyten) ausschließt • Beantwortung von Fragen des Patienten, welche die Anästhesie betreffen

Aufnahme, intensiv

Erwachsener

- Kontakt aufnehmen, vorstellen, informieren, beruhigen
- Klinischen Zustand und körperliches Befinden beurteilen
- Basismonitoring
  - EKG
  - RR
  - SaO_2
  - Körpertemperatur
- Ggf. Reanimation (siehe Reanimation)
- Ggf. absaugen
- Ggf. Intubation (siehe Intubation)
- Ggf. spezielle Lagerung
- Assistieren bei diagnostischen/therapeutischen Maßnahmen, ggf.
  - Sauerstofftherapie
  - i.v. Zugang (ZVK, peripher)
  - Infusionstherapie
  - Arterielle Druckmessung
  - Pulmonaliskatheter
  - ICP-Hirndrucksonde
  - Temporärer Herzschrittmacher
  - Blutentnahmen
  - Pleura-/Thoraxdrainagen
  - Blasendauerkatheter
  - Magensonde
  - Röntgen
  - Weitere Untersuchungen

Kind

- Kontakt aufnehmen, ggf. vorstellen, beruhigen
- Klinischen Zustand des Kindes beurteilen
- Basismonitoring:
  - EKG
  - RR
  - SaO_2
- Körpertemperatur
- Ggf. Reanimation (siehe Reanimation)
- Ggf. Intubation (siehe Intubation)
- Ggf. absaugen, beatmen, Beatmungsgerät anschließen
- Assistieren bei diagnostischen/therapeutischen Maßnahmen, ggf.
  - Transkutane Kombisonde
  - Infusionstherapie
  - Blutentnahme
  - Röntgen Thorax

Zusätzlich bei Früh-/Neugeborenen
- In Inkubator oder bei Geburtsgewicht > 1500 g in Wärmebett legen
- Kopfumfang, Länge messen
- Wenn möglich wiegen
- RR an allen 4 Extremitäten messen
- Konakion s.c.
- NVK, NAK, Pleuradrainage abhängig vom Zustand des Kindes

Aufwachraum: Übergabe

Informationen	• Alle Informationen aus der Übergabe OP/Aufwachraum (kurz gefasst) • Verlauf der Aufwachphase • Pflegerische Besonderheiten • Letzte Schmerzmittelgabe • Aktuelle Laborwerte • Zeitdauer der postoperativen Nahrungs- und Flüssigkeitskarenz • Weitere Verordnungen, z. B. Infusionstherapie, Lagerung und Mobilisation
Unterlagen	• Komplette Krankenakte • Röntgenbilder • 1 Exemplar des Anästhesieprotokolls • Aufwachraumprotokoll mit Unterschrift der betreuenden Pflegefachkraft und des zuständigen Anästhesisten

Augeninnendruck: Normwerte

Mittlerer Augeninnendruck (intraokularer Druck)	15 mmHg
Normaler Druck	10–21 mmHg

TEIL

B Von Badezusätze bis Burnout

Badezusätze: Hauptwirkungen

(Weitere Informationen siehe Heilpflanzen)

Tab. B.1 Wirkungen von Badezusätzen

Wirkung	Badezusätze
Austrocknend	• Kaliumpermanganat • Schwefel
Belebend	• Basilikum • Kohlensäure • Rosmarin • Schwefel
Beruhigend	• Arnika • Fichtennadel • Jasmin • Kleie • Lavendel • Orangenblüten • Baldrian • Heublumen • Kamille • Melisse
Desinfizierend	• Kamille • Rosmarin • Salbei • Schwefel • Kaliumpermanganat
Durchblutungsfördernd	• Kleie • Kohlensäure • Zitrone • Rosmarin
Entzündungshemmend	• Arnika • Fichtennadel • Kamille • Thymian • Wacholder
Fiebersenkend	• Eukalyptus • Kampfer • Melisse • Pfefferminze
Krampflösend	• Heublumen

Tab. B.1 Wirkungen von Badezusätzen (Forts.)

Wirkung	Badezusätze
Kreislaufanregend	• Birke
Schmerzstillend	• Heublumen
Schweißhemmend	• Salbei
Sekretlösend	• Eukalyptus

Bakteriologische Untersuchungen: Hauptsäulen

Direkter Nachweis	• Direkter Nachweis im Untersuchungsmaterial • Anfärbbarkeit, z. B. grampositiv oder gramnegativ • Form der Bakterien, z. B. kugelförmigig (Kokken) oder stäbchenförmig
Kultur	• Ausstreichen des Untersuchungsmaterials auf Kulturplatten • Inkubation im Brutschrank für ca. 12 Std. • Z. T. unter Luftabschluss, um anaerobe Keime zu entdecken • Wenn Erreger vorhanden: Wachstum der Erreger → Bildung einer Kolonie • Beurteilung der Kolonie: Farbe, Oberflächenbeschaffenheit, Form, Randform, evtl. Geruch • Anfärbbarkeit und Formbeurteilung wie beim direkten Nachweis • Biochemische Charakterisierung über Beobachtung des Wachstums bei verschiedenen Nährstoffen • Bestimmung der Antibiotika-Empfindlichkeit
Serologie	• Erkennen einer spezifischen Immunantwort

Ballaststoffe: Bedarf

(Weitere Informationen siehe Diäten; Eiweiß; Ernährung; Fett; Kohlenhydrate)
Richtwert für Erwachsene (D-A-CH, 2000): 30 g/d
Für Säuglinge und Kinder können im Moment keine Richtwerte angegeben werden. Ein Wert von 10 g Ballaststoffe pro 1000 kcal scheint realisierbar.

Barthel-Index

Index zur Bewertung alltäglicher Fähigkeiten und zur systematischen Erfassung von Selbstständigkeit bzw. Pflegebedürftigkeit.

Tab. B.2 Barthel-Index

Parameter	Ausprägung	Punkte
Essen (Schneiden = Hilfe)	Nicht möglich	0
	Unter Hilfe	5
	Selbstständig	10
Transfer Bett/Rollstuhl (inkl. Hinsetzen im Bett)	Nicht möglich	0
	Unter Hilfe	5–10
	Selbstständig	15
Gesichts- und Mundpflege, Haare kämmen	Nicht möglich	0
	Selbstständig	5
Toilette (Handling Kleidung, Säubern, Spülen)	Nicht möglich	0
	Unter Hilfe	5
	Selbstständig	10
Körperpflege (Baden, Duschen, Waschen am Waschbecken)	Nicht möglich	0
	Selbstständig	5
Gehen auf ebenem Gelände (oder Rollstuhl fahren)	Nicht möglich	0 (0)
	Unter Hilfe	10 (-)
	Selbstständig	15 (5)
Treppen steigen	Nicht möglich	0
	Unter Hilfe	5
	Selbstständig	10
Anziehen (inkl. Schuhe)	Nicht möglich	0
	Unter Hilfe	5
	Selbstständig	10
Darmkontrolle	Nicht möglich	0
	Unter Hilfe	5
	Selbstständig	10
Blasenkontrolle	Nicht möglich	0
	Unter Hilfe	5
	Selbstständig	10
Gesamtpunktzahl		

Basale Stimulation

Anwendungsbereiche

Zur Förderung und Aktivierung schwer beeinträchtigter Menschen mit Bewegungs-, Kommunikations- und Wahrnehmungsveränderungen. Neben Frühgeborenen sind dies insbesondere Menschen, die

- bewusstseinsgestört sind
- Schlafstörungen haben
- im Sterben liegen
- Atemwegserkrankungen haben
- immobil sind
- desorientiert oder dement sind, z. B. bei Morbus Alzheimer
- Lähmungen haben, z. B. eine Hemiplegie

Wahrnehmungsbereiche
- Somatische Wahrnehmung
- Vestibuläre Wahrnehmung
- Vibratorische Wahrnehmung
- Orale Wahrnehmung/olfaktorische Wahrnehmung
- Auditive Wahrnehmung
- Taktil-haptische Wahrnehmung
- Visuelle Wahrnehmung
- Sinngebende Wahrnehmung

Ziele
- Leben erhalten und Entwicklung erfahren
- Das eigene Leben spüren und gestalten
- Sicherheit erleben und Vertrauen aufbauen
- Den eigenen Rhythmus entwickeln
- Außenwelt erfahren
- Beziehung aufnehmen und Begegnung gestalten
- Sinn und Bedeutung geben
- Autonomie und Verantwortung leben

Beatmung, manuelle

(Weitere Informationen siehe Intubation; Guedel-Tubus; Laryngoskopspatel; Larynxmasken; Reanimation; Trachealkanülen)

Beatmungsbeutel

Tab. B.3 Auswahl des Beatmungsbeutels entsprechend dem Alter des Patienten

	Beatmungsbeutel für Erwachsene	Beatmungsbeutel für Kinder	Beatmungsbeutel für Babys und Kleinkinder
Gewicht des Patienten	> 30 kg	7–30 kg	< 7 kg
Rauminhalt des Beutels	1600 ml	500 ml	240 ml
Maximales Tidalvolumen	1000 ml	350 ml	205 ml
Volumen Reservoirbeutel	2600 ml*	600 ml*	600 ml*
Maximale Beatmungsfrequenz	96/Min.	196/Min.	197/Min.
Kompression mit	ganzer Hand	ganzer Hand	Daumen und 2–3 Fingern

Der **Totraum der Patientenventile** beträgt bei allen Beutelgrößen **7 ml.**
* firmenabhängig

Beatmungsmasken

Tab. B.4 Auswahl der Beatmungsmaske entsprechend dem Alter des Patienten

Lebensalter/-phase	Beatmungsmasken
Frühgeborene, Neugeborene, Säuglinge, Kleinkinder	• Masken mit minimalem Totraum • Rendell-Baker-Masken, Größen 0–3
Erwachsene	• Größenbezeichnung abhängig vom Hersteller, z. B. Rüsch® 1–3, Dräger® 1–4, Ambu® 1–6

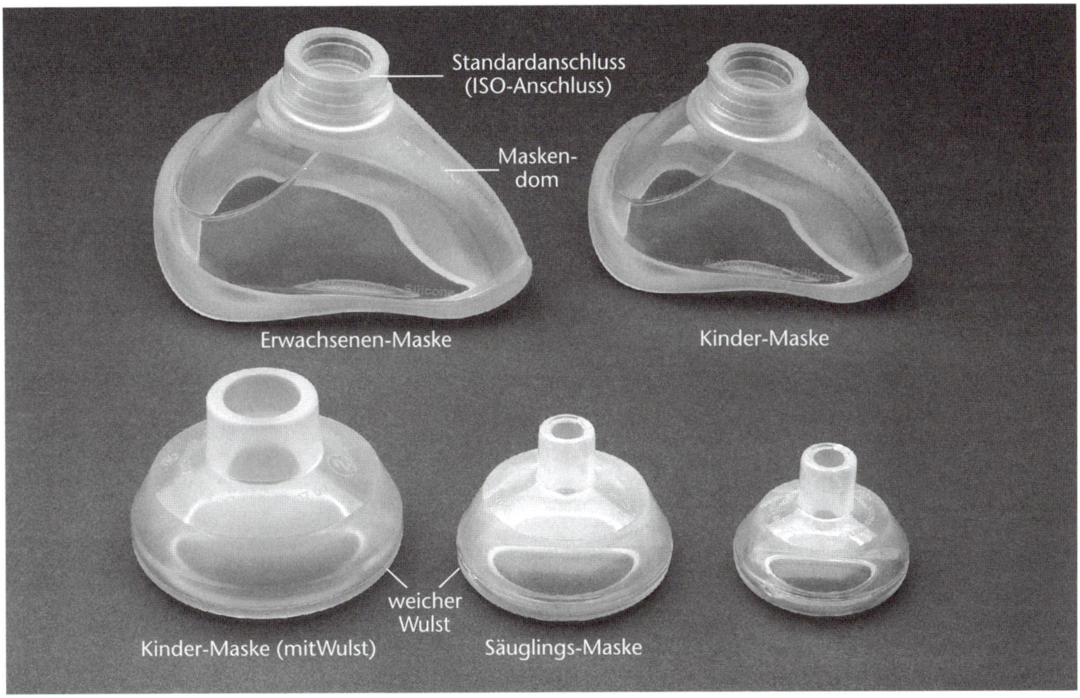

Abb. B.1 Verschieden große Beatmungsmasken für Erwachsene, Kinder und Säuglinge. [V089]

Erreichbare O_2-Konzentrationen

Tab. B.5 Erreichbare O_2-Konzentrationen bei Beatmung ohne und mit Reservoirbeutel

O_2-Flow [l/Min.]	O_2-Konzentration [%] Atemhubvolumen [ml] × Beatmungsfrequenz [1/Min.]			
Beatmung ohne Reservoirbeutel				
	250 × 24	**600 × 12**	**750 × 24**	**1000 × 12**
2	34	28	26	26
5	43	34	32	31
10	60	44	39	39
15	82	54	51	46

Tab. B.5 Erreichbare O_2-Konzentrationen bei Beatmung ohne und mit Reservoirbeutel (Forts.)

O_2-Flow [l/Min.]	O_2-Konzentration [%] Atemhubvolumen [ml] × Beatmungsfrequenz [1/Min.]			
Beatmung mit Reservoirbeutel				
	250 × 24	**600 × 12**	**750 × 24**	**1000 × 12**
2	47	43	30	34
5	87	76	43	57
10	100	100	65	87
15	100	100	87	100

Beatmung, maschinelle

(Weitere Informationen siehe Intubation; Guedel-Tubus; Laryngoskopspatel; Larynxmasken; Reanimation; Trachealkanülen)

Alarme

Tab. B.6 Alarme bei maschineller Beatmung

Alarm	Was passiert?	Mögliche Ursachen	Problembehebung
Überdruck (sofort hörbar)	Nur wenig/keine Luft kommt beim Pat. an, der Widerstand im Schlauchsystem oder in der Lunge ist zu hoch	Gerät falsch eingestellt	Einstellung korrigieren
		Sekret in Lunge, Trachealkanüle oder Filter	Absaugen
		Auftretende Spastiken, z. B. bei Querschnittgelähmten	Pat. beruhigen, ggf. kurzzeitig Beatmung mit Beatmungsbeutel Bedarfsmedikamente
		Lunge einseitig belüftet	Lage der Kanüle überprüfen, kurzzeitig Beatmung mit Beatmungsbeutel Rücksprache mit Arzt, evtl. Röntgenbild der Lunge
		Beatmungsschlauch abgeknickt	Knick entfernen
		Filter verschmutzt	Filter ersetzen
Unterdruck (tritt zeitverzögert auf)	Keine Luft kommt beim Pat. an, geht „unterwegs" verloren	Schlauch undicht/Diskonnektion! Schlauch nicht richtig angeschlossen	System überprüfen und ggf. austauschen
		Kanüle nicht oder nur unzureichend geblockt, Kanüle defekt	Kanüle überprüfen und ggf. wechseln

Entwöhnungskriterien zur Extubation

- Blutgaswerte im Normbereich
  - $p_aO_2 > 60$ mmHg bei $F_iO_2 \leq 0{,}4$
  - pCO_2 36–44 mmHg (Ausnahme: chronisch obstruktive Lungenerkrankung)
  - pH 7,31–7,41
- Klinisch guter Eindruck über ausreichende Spontanatmung
  - Atemfrequenz < 35/Min.

  - AZV > 5 ml/kg KG
  - Insbesondere bei absehbar schwieriger Entwöhnung: Vitalkapazität (> 10 ml/kg KG), inspiratorische Muskelkraft (> 20 mbar), Atemwegsverschlussdruck (< –6 mbar)
- Stabile Kreislaufverhältnisse, Normovolämie
- Körpertemperatur im Normbereich
- Husten- und Schluckreflex vorhanden
- Ausreichender Wachheitsgrad
- Weitere Kriterien, die beachtet werden sollten:
  - O_2-Verbrauch
  - CO_2-Produktion
  - Elektrolythaushalt
  - Säure-Basen-Status
  - Zwerchfellhochstand

Formen

Tab. B.7 Beatmungsformen

Beatmungsform	Beschreibung	Vorteile	Nachteile
Volumenkontrollierte Beatmung (VCV: Volume Controlled Ventilation)	• Atemminutenvolumen oder Atemzugvolumen wird vorgegeben • Beginn der Inspiration erfolgt automatisch und von Atmungsbemühungen des Patienten unabhängig	• Keine aktive Beteiligung des Patienten erforderlich • Konstante alveoläre Ventilation auch bei Änderungen der Lungencompliance	• Sehr unangenehm für wache Patienten, die spontane Atembemühungen haben • Ggf. hohe inspiratorische Drucke, Complianceänderungen der Lunge können unbemerkt bleiben
Druckkontrollierte Beatmung (PCV: Pressure Controlled Ventilation)	• Im Gegensatz zu volumengesteuerten Geräten wird Druck eingestellt • Wenn dieser erreicht wird, fällt inspiratorischer Druck ab, Exspiration beginnt	• Auftreten zu hoher Atemwegsdrucke kann sicher verhindert werden	• AZV und AMV können nicht direkt beeinflusst werden • Bei sich rasch ändernder Lungencompliance oder bei Gegenatmen des Patienten können sehr starke Schwankungen im Atemminutenvolumen und damit der alveolären Ventilation unbemerkt auftreten
Assistierte Beatmung (AMV: Assisted Mandatory Ventilation)	• Eingestellt ist Mindestventilation • Sobald Pat. selbst mitatmen möchte (triggert), wird eingestelltes Atemzugvolumen von Maschine zusätzlich verabreicht	• Pat. kann Inspirationen selbst veranlassen • Kraftaufwand bei getriggerten Atemzügen für Pat. gering	• Pat. kann Tiefe der Atemzüge nicht steuern
Intermittierende mandatorische Beatmung (IMV: Intermittent Mandatory Ventilation)	• Fixe Mindestatemfrequenz ist eingestellt • Zwischen maschinellen Atemzügen kann Pat. spontan atmen, ohne dass vollständige Atemzüge durch Maschine appliziert werden	• Mindestventilation ist gesichert • Pat. kann zusätzlich selbst atmen • Geringe hämodynamische Auswirkungen	• Maschinenkontrollierte Atemhübe werden unabhängig von Atemfrequenz des Pat. auch dann verabreicht, wenn Pat. z. B. gerade ausatmen möchte • Spontane Atemzüge des Pat. müssen ohne Unterstützung geatmet werden, dies kann schnell zur Erschöpfung des Pat. führen

Tab. B.7 Beatmungsformen (Forts.)

Beatmungsform	Beschreibung	Vorteile	Nachteile
Synchronisierte intermittierende mandatorische Beatmung (SIMV: Synchronized Intermittent Mandatory Ventilation)	• Maschinelle Atemhübe werden in Übereinstimmung mit Spontanatmung des Pat. verabreicht • Atemhübe werden vom Pat. durch Triggerung ausgelöst • Triggerung ist nur in begrenztem Zeitrahmen möglich, dadurch wird maschinelle Beatmung bei jedem Spontanatemzug vermieden, um reale Spontanatmungsphase zu ermöglichen • In Phase der Spontanatmung bestimmt Pat. Atemfrequenz, Flow und Tidalvolumen	• Für Pat. angenehmer als IMV, da maschinenkontrollierte Beatmungshübe vom Pat. innerhalb eines gewissen Zeitfensters selbst ausgelöst werden können • Triggert Pat. in seiner Spontanatmungsphase nicht, erfolgt anschließend maschineller Atemhub, um ihm ein Mindestatemvolumen je nach eingestellter SIMV-Frequenz zu sichern • Steuerung des SIMV-Zyklus und der kontrollierten Atemhübe erlauben individuelle Beatmungsformen von kontrollierter Beatmung bis zur Spontanatmung	• Bei Tachypnoe des Pat. und hoch eingestellter SIMV-Frequenz kann rasch Hyperventilation auftreten • Sobald Inspiration ausgelöst ist, kann Pat. sie bei den meisten Respiratoren nicht mehr beeinflussen • Spontane Atemzüge des Pat. müssen ohne Unterstützung geatmet werden, dies kann schnell zur Erschöpfung des Pat. führen (außer bei SIMV-PSV)
Druckunterstützte Atmung (PSV: Pressure Support Ventilation, ASB: Assisted Spontaneous Breathing)	• Spontanatmung wird während Inspiration durch hohe Flowraten unterstützt → sehr viel leichtere Inspiration • Druckunterstützung erfolgt so, dass Pat. mit Atemfrequenz < 25/min keinen Hinweis auf Atemnot zeigt • Erforderliche Druckunterstützung liegt meist bei 15–20 cmH_2O • Bei Druckunterstützung von 5 cmH_2O kann Pat. meist gefahrlos extubiert werden	• Unterstützt bei SIMV ganz wesentlich Spontanatmung des Pat. • Pat. kann sowohl In- als auch Exspiration selbst steuern • Niedrige ASB-Drücke gleichen Atemwegswiderstand am Tubus aus und vermindern Atemarbeit • Hohe ASB-Werte erlauben es, die Atemzüge zu vertiefen, und verbessern so die CO_2-Elimination	• Es gibt Hinweise dafür, dass durch erleichterte Spontanatmung mit druckunterstützter Atmung Weaning verlängert werden könnte • Hypoventilation bis hin zur Apnoe
BIPAP (Biphasic Positive Airway Pressure; Fa. Dräger:; Verfahren mit zwei positiven Atemwegsdrücken)	• Druckgesteuerte Beatmungsform mit Möglichkeit, auf unterem und oberen Druckniveau zu atmen • Atemfrequenz kann frei gewählt werden	• Pat. kann jederzeit spontan atmen • Floweinstellung erfolgt vom Respirator • Pat. kann von kontrollierter Beatmung bis zur Spontanatmung mit gleichem Beatmungsmodus therapiert werden	-

Tab. B.7 Beatmungsformen (Forts.)

Beatmungsform	Beschreibung	Vorteile	Nachteile
	• Druckniveaus wechseln zeitgesteuert im Sinne des eingestellten I:E-Verhältnisses und der eingestellten Atemfrequenz (ab Evita 2)	• Veränderung der Flowanstiegszeit und damit Beeinflussung des Atemhubes sind jedoch möglich	–
Kontinuierliche Atmung mit positivem Atemwegsdruck (CPAP: Continuous Positive Airway Pressure)	• Pat. atmet spontan, wobei Atemwegsdruck ständig positiv ist; Werte von 5–10 cmH_2O sind üblich und sinnvoll	• Bei hohen Flowraten ist Atemarbeit des Pat. gering • Bei Mitarbeit des Pat. gut zur Behandlung von Atelektasen geeignet	• Pat. muss spontan atmen • Durch erhöhten intrathorakalen Druck verminderte Organperfusion
Positiver endexspiratorischer Druck (PEEP)	• Zusätzlich zu allen genannten Beatmungsmustern wird zu jedem Zeitpunkt im Atemzyklus gewährleistet, dass Druck oberhalb 0 cmH_2O liegt; dadurch wird FRC erhöht (beugt Atelektasenbildung vor und verbessert Oxygenierung) • PEEP-Werte sollten bei Beatmungspatienten ohne respiratorische Insuffizienzen zwischen 5 und 10 cmH_2O liegen • Bei Pat. mit ARDS, Lungenkontusion, Atelektasen oder sonstiger nicht kardial bedingter intrapulmonaler Re-li-Shunts können auch höhere PEEP-Werte (15–18 cmH_2O) Anwendung finden	• Erhöhung der FRC mit einfachen Mitteln • Verbesserung der Oxygenierung	• Durch erhöhten intrathorakalen Druck verminderte Organperfusion • Bei undrainiertem Pneumothorax kontraindiziert • Intrakranieller Druck ↑

Indikationskriterien bei akuter respiratorischer Insuffizienz

Tab. B.8 Indikationskriterien bei akuter respiratorischer Insuffizienz

Parameter	Normalwert	Indikation zur Beatmung
Oxygenierung		
paO_2 [mmHg]	75–100 (Raumluft)	< 50 (Raumluft) oder < 60 (Sauerstoffmaske)
Ventilation		
pCO_2 [mmHg]	35–45	> 55 (außer bei chronischer Hyperkapnie)
VD/VT	0,25–0,4	> 0,6
Atemmechanik		
Atemfrequenz [1/min]	12–20	> 35
Vitalkapazität [ml/kg KG]	65–75	< 15
Inspirationssog [mbar]	≥ 75	< 25
FEV_1 [ml/kg KG]	50–60	< 10

B

Parameter

Tab. B.9 Beatmungsparameter

Beatmungsparameter	Erklärung
Atem(-hub-/-zug-)volumen (AZV), Tidal Volume (V_T)	Luftmenge, die pro Atemzug eingeatmet bzw. pro Atemhub verabreicht wird
Atemminutenvolumen (AMV)	Luftmenge, die pro Minute verabreicht wird
Atemzeitverhältnis	Verhältnis zwischen Inspiration und Exspiration (I:E-Verhältnis), physiologisch: I:E = 1:1,5 bis 1:2
Beatmungsfrequenz (f)	Anzahl der Atemhübe (Atemzüge) pro min
Drucktrigger	Patient muss durch Einatembemühungen bestimmten Druck aufbauen, um maschinellen Atemzug auszulösen bzw. spontan am Respirator zu atmen
Extrinsic (extrinsischer) PEEP/All-over-PEEP	Am Respirator eingestellter PEEP, wirkt gleichmäßig auf die gesamte Lunge
Flowphase (Gasflussphase)	Zeit, in der Luft strömt
Flowtrigger	Respirator erzeugt auch während Exspiration geringen konstanten Basisflow, bei Atembemühungen des Pat.: Differenz zwischen abgegebenem Flow und Rücklaufflow, welche vom Respirator erkannt wird, sobald Pat. bestimmten Teil des Basisflow eingeatmet hat; selbst ausgelöster maschineller bzw. spontaner Atemzug möglich
Grundlinie (Baseline)	No-Flow-Phase während der Exspiration
Inspirationsflow	Geschwindigkeit, mit der das Atemgas während der inspiratorischen Flowphase verabreicht wird (Volumen/Zeiteinheit)
Inspiratorischer Druck ($p_{insp.}$)	Druck, mit dem das Beatmungsgerät beatmet
Inspiratorische Pause (Plateau-Phase)	No-Flowphase während der Inspiration
Inspiratorische Sauerstoffkonzentration (inspiratorische O_2-Fraktion, FiO_2)	Sauerstoffanteil der Atemluft, Angabe in % oder als Dezimalzahl (100 % ≙ 1,0; 21 % ≙ 0,21)
Inspiratorischer Spitzendruck (P_{insp})	Maximaler Druck, der in den Atemwegen aufgebaut wird
Intrinsic (intrinsischer) PEEP	Baut sich bei bestimmten Erkrankungen oder bei bestimmten Respiratoreinstellungen in Lunge des Pat. auf, meist nicht gleichmäßig über Lunge verteilt
Mittlerer Atemwegsdruck (MAD)	Mittlerer Druck, der auf die Lunge während eines Atemzyklus einwirkt (vom Anfang einer Inspiration bis zum Beginn der nächsten Inspiration)
NEEP (Negative Endexspiratory Pressure)	Unterdruck am Ende der Ausatmung
No-Flowphase (Pausenphase)	Zeit, in der kein Gasfluss stattfindet
PEEP (Positiv Endexspiratory Pressure)	Positiver Druck am Ende der Ausatmung
Seufzer (Deep Sigh)	Sehr tiefer Atemzug
Trigger	Schaltelement am Respirator, das Inspirationsbemühungen des Patienten erkennt und es ihm ermöglicht, einen maschinellen Atemhub auszulösen (assistiert kontrollierte Beatmung) oder am Respirator spontan zu atmen
Triggerlatenz	Zeitverzögerung zwischen Erreichen der Triggerschwelle und Beginn des Inspirationsflows, sollte so kurz wie möglich sein (< 50 ms), um beim Pat. das Gefühl der Atemnot und zusätzliche Atemarbeit zu vermeiden

Tab. B.9 Beatmungsparameter (Forts.)

Beatmungsparameter	Erklärung
Triggerschwelle (Triggerempfindlichkeit)	Die Vorgabe regelt die Druck- oder Flowschwelle für eine vom Pat. ausgelöste Inspiration
Ventilationszyklus	Zeitdauer vom Beginn der Inspiration bis zum Ende der Exspiration
ZEEP (Zero Endexspiratory Pressure)	Atemwegsdruck am Ende der Ausatmung entspricht Atmosphärendruck

Beinumfang: Messpunkte

(Weitere Informationen siehe Kompressionsstrümpfe)

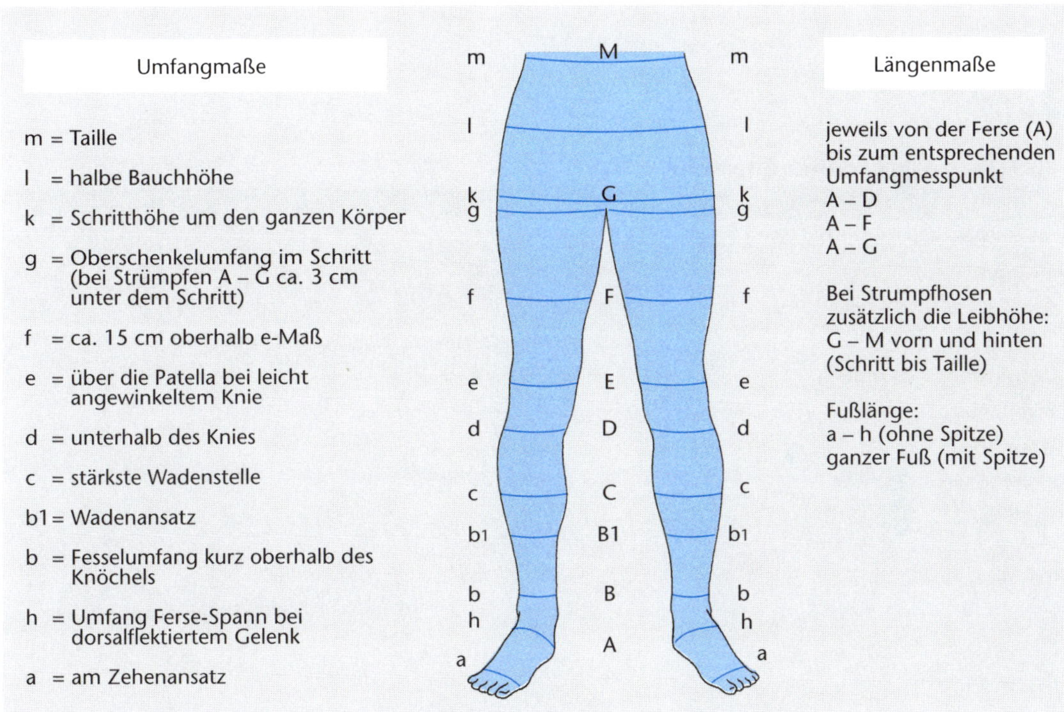

Abb. B.2 Messpunkte zur Ermittlung des Beinumfangs.

Belastung, kardiale: bei Alltagsbetätigungen

Tab. B.10 Kardiale Belastungen bei Alltagsbetätigungen

Alltagsbetätigung	Belastung [Watt/kg KG]
Langsames Gehen (3 km/h) in der Ebene auf festem Boden	~ 0,3
Langsames Gehen (3 km/h) in der Ebene auf Grasweg	~ 0,5
Langsames Gehen (3 km/h) in der Ebene auf einem Stoppelacker	~ 0,7
Zügiges Gehen (5 km/h) in der Ebene auf festem Boden	~ 0,6
Wandern (6 km/h) in der Ebene auf festem Boden	~ 1,0

Tab. B.10 Kardiale Belastungen bei Alltagsbetätigungen (Forts.)

Alltagsbetätigung	Belastung [Watt/kg KG]
Langsamster Dauerlauf (6 km/h) in der Ebene auf festem Boden	~ 1,2
Treppensteigen: 1 Etage (ca. 3 m) in 20 Sekunden	~ 0,6
Langsamstes Schwimmen (25–30 m/min) (cave: Wassertemperatur!)	1,0–1,25
Langsamstes Radfahren in der Ebene ohne Gegenwind	~ 0,9
Tanzen (bei einfachen Formen)	~ 1,2

Bewegung: Beobachtungskriterien

- Gangbild
- Körperhaltung
- Körperlage

Gangbild

Tab. B.11 Beobachtungen des Gangbildes

Beobachtung	Mögliche Ursachen
Physiologisch: gleichmäßiger Gang mit kontinuierlichen Bewegungsabläufen	
Ataktisch	• ZNS-Erkrankungen • Multiple Sklerose
Hinkend	• Hüft- oder Kniegelenkserkrankungen
Intermittierendes Hinken	• Durchblutungsstörungen der Beine
Schleppend	• Lähmungen
Schlurfend	• Bei betagten Menschen
Steppergang	• Peroneuslähmung
Trippelnd	• Bei betagten Menschen • Morbus Parkinson
Watschelnd	• Fußfehlbildungen • Fehlstellungen oder Fehlbildungen der Wirbelsäule oder der Hüften

Körperhaltung

Tab. B.12 Beobachtungen der Körperhaltung

Beobachtung	Mögliche Ursachen
Physiologisch: aufrechte, gerade Körperhaltung	
Schonhaltung	• Schmerzen • Atemnot
Gebeugt, mit herabhängenden Schultern	• Sorgen • Trauer • Depression
Fehlhaltungen (z. B. Hohlkreuz, Rundrücken)	• Wirbelsäulenveränderungen

Körperlage

Tab. B.13 Beobachtungen der Körperlage

Beobachtung	Mögliche Ursachen
Physiologisch: entspannte Lage mit regelmäßigen Lagewechseln	
Schonlage	• Schmerzen • Atemnot
Unfähigkeit, flach zu liegen	• Atemnot
Unfähigkeit zum selbstständigen Lagewechsel	• Lähmungen • Apoplex

Bewegungsmangel

(Weitere Information siehe Mobilisation; Bewegungsplan:)

Folgen

Tab. B.14 Folgen von Immobilität auf Organsysteme und Funktionen

Organsystem/Funktion	Folgen von Immobilität
Haut	• Dekubitus • Intertrigo (Wundsein in Körperfalten)
Herz-Kreislauf	• Thrombose • Durchblutungsstörungen • Orthostase (orthostatische Dysregulation)
Atmung	• Sekretstau • Herabgesetzte Belüftung und Durchblutung der Lunge • Atelektasen • Pneumonie
Niere, Harnwege	• Inkontinenz
Verdauung	• Obstipation • Meteorismus • Inkontinenz
Muskeln, Sehnen, Gelenke	• Muskelschwund • Kräfteverfall • Reduzierte Gelenkbeweglichkeit • Gelenkfehlstellungen • Kontrakturen • Sturzgefährdung
Wahrnehmung	• Desorientierung • Reduzierte Aufnahmefähigkeit und Verarbeitung von Informationen • Störung des eigenen Körperbildes/der Körpererfahrung
Schlaf-Wach-Rhythmus	• Beeinträchtigung des Konzentrationsvermögens • Schlafstörungen
Psychische/soziale Folgen	• Sozialer Rückzug • Verlust von Alltagskompetenz und Lebensqualität • Depression

Folgen und Maßnahmen beim Kind

Tab. B.15 Folgen von Bewegungsmangel bei Kindern

Primäre Folgen	Sekundäre Folgen	Pflegemaßnahmen
Muskelsystem		
Muskelkraft ↓, Muskeltonus ↓, Ausdauer ↓	• Herabgesetzter venöser Rückfluss • Herzleistung ↓ • Stoffwechsel ↓ • O_2-Bedarf ↓ • Geringere Bewegungstoleranz • Entmineralisierung der Knochen	• Antithrombosestrümpfe oder Beine wickeln, um venösen Rückfluss zu fördern • Beweglichkeit der nicht betroffenen Extremitäten mit spielerischen Aktivitäten fördern • Kind, wenn möglich, aufrecht hinsetzen
Muskelatrophie, Muskelmasse ↓	• Katabolismus • Kräfteverfall	• Aktive und passive Bewegungs- und Streckübungen durchführen
Verlust der Gelenkbeweglichkeit	• Kontrakturen • Gelenkfehlstellungen	• Auf korrekte Körperausrichtung achten • Gelenke bei Bedarf schienen, um weitere Deformationen zu verhindern • Beweglichkeit erhalten
Schwache Rückenmuskulatur, schwache Bauchmuskulatur	• Sekundäre Wirbelsäulendeformationen • Beeinträchtigte Atmung	• Körper korrekt ausrichten
Skelettsystem		
Entmineralisierung der Knochen: Osteoporose, Hyperkalziämie	• Negativer Kalziumhaushalt • Pathologische Frakturen	• Gelähmtes Kind aufrecht an schräg geneigten Tisch setzen • Extremitäten beim Drehen und Umlagern vorsichtig anfassen
-	• Kalziumdepots • Extraossäre Knochenbildung, besonders an Hüfte, Knie, Ellbogen und Schulter • Nierensteine	• Kalzium-mobilisierende Medikamente (Diphosphonate) und physiologische Kochsalzlösungen nach Arztanordnung verabreichen • Für ausreichende Flüssigkeitszufuhr sorgen • Ausfuhr kontrollieren • Für sauren Urin sorgen • Harnwegsinfektionen sofort behandeln lassen
Negativer Kalziumhaushalt	• Lebensbedrohliche Entgleisung des Elektrolythaushalts	• Blutkalziumspiegel kontrollieren lassen • Bei Bedarf Elektrolytersatzpräparate nach Arztanordnung verabreichen
Stoffwechsel		
Verlangsamter Stoffwechsel	• Generelle Verlangsamung aller Stoffwechselvorgänge • Geringere Nahrungsaufnahme	• Kind so früh wie möglich mobilisieren • Aktive und passive Widerstandübungen und Atemübungen durchführen • Für ausreichende Nahrungszufuhr sorgen • Eiweißreiche Kost anbieten
Negativer Stickstoffhaushalt	• Verschlechterung des Ernährungszustands • Verzögerte Wundheilung	• Häufige kleine eiweißreiche Mahlzeiten und Lieblingsspeisen anbieten • Für Entlastung von Druckstellen sorgen
Hyperkalziämie, herabgesetzte Produktion von Stresshormonen	• Gestörter Elektrolythaushalt • Körperliche und psychische Leistungsfähigkeit ↓	• Stressursache identifizieren • Geeignete Maßnahmen zur Reduzierung der körperlichen und psychosozialen Stressoren ergreifen

Tab. B.15 Folgen von Bewegungsmangel bei Kindern (Forts.)

Primäre Folgen	Sekundäre Folgen	Pflegemaßnahmen
Herz-Kreislauf-System		
Herabgesetzte Wirksamkeit der orthostatischen neurovaskulären Reflexe	• Kann sich nicht sofort an aufrechte Position anpassen • Stauung des Bluts in den Extremitäten bei aufrechter Haltung	• Peripheren Puls überwachen • Auf Veränderungen der Hauttemperatur achten • Beine mit elastischen Binden wickeln oder Antithrombosestrümpfe anlegen, damit sich Blut in aufrechter Haltung nicht staut
Schwächung des vasopressorischen Mechanismus	• Orthostatische Hypotension mit Synkope: Hypotension, geringere Durchblutung des Gehirns, Tachykardie	• Bauchmuskulatur abstützen • In schweren Fällen schwerkraftreduzierenden Anzug einsetzen • Periphere sympathikusstimulierende Wirkstoffe, wie Ephedrin, nach Arztanordnung verabreichen • Kind flach lagern
Veränderte Verteilung des Blutvolumens	• Verminderte kardiale Leistungsfähigkeit • Herabgesetzte Bewegungstoleranz	• Hydratation kontrollieren • Urinausscheidung kontrollieren
Venöse Stase	• Lungenembolie und/oder -thromben	• Häufige Lagewechsel empfehlen und unterstützen • Extremitäten hochlagern, ohne Knie zu flexieren • Angemessene Flüssigkeitsaufnahme sicherstellen • Aktive oder passive Übungen oder Bewegungen durchführen • Tragen von Stützstrümpfen anordnen oder Beine wickeln • Umfang der Extremitäten regelmäßig messen • Antikoagulantien nach Arztanordnung verabreichen • Auf Zeichen einer Lungenembolie achten, Arzt sofort informieren
Stauungsödem	• Gewebeschädigung und Infektionsneigung	• Hautpflege • Umlagerung alle 2 Std. • Regelmäßig Hautfarbe, Hauttemperatur, Hautzustand prüfen • Bei Bedarf druckentlastende Matratze nutzen, um Gewebeschädigung zu verhindern
Atmung		
O_2-Bedarf ↓	• Veränderter O_2- und CO_2-Austausch und Metabolismus	• Atemübungen durchführen • Atemerleichternde Lagerungen
Geringere Ausdehnung des Brustkorbs und verringerte Vitalkapazität	• O_2-Zufuhr ↓ • Dyspnoe • Unzureichende arterielle Sauerstoffsättigung • Azidose	• Rückenlagerung • Für richtige Körperhaltung im Sitzen sorgen, um Atemmechanismus nicht durch Druck zu belasten
Schwacher abdominaler Tonus und schwache Ausdehnung	• Beeinträchtigung der Zwerchfellausdehnung	• Brust- und Bauchmuskulatur nicht einengen • Oberkörper abstützen, damit sich Brustkorb besser ausdehnen kann

Tab. B.15 Folgen von Bewegungsmangel bei Kindern (Forts.)

Primäre Folgen	Sekundäre Folgen	Pflegemaßnahmen
Mechanische oder biochemische Retention von Sekret	• Hypostatische Pneumonie • Bakterielle und virale Pneumonie • Atelektasen	• Häufig umlagern • Kind nach Bedarf perkutieren, vibrieren, drainieren, absaugen • Atemgeräusche kontrollieren
Kraftverlust der Atemmuskulatur	• Schwacher Husten	• Kind zum Husten und zum tiefen Durchatmen auffordern • Brustwand beim Husten abstützen • Spezialgeräte einsetzen, etwa Schaukelbett, Atembeutel, Spirometer • Auf Anzeichen einer akuten Atemnot achten
	• Infektion der oberen Atemwege	• Kontakt mit infizierten Personen vermeiden • Für ausreichende Hydratation sorgen • Wenn notwendig Kind impfen (gegen Pneumokokken, Meningokokken)
Gastrointestinalsystem		
Durch schwachen Muskeltonus ausgelöste Erweiterung	• Beeinflussung der Atembewegungen • Schwierigkeiten bei Ernährung im Liegen	• Darmgeräusche kontrollieren • Kleine Mahlzeiten anbieten • Zum Essen, wenn möglich, Kind aufrecht hinsetzen
-	• Evtl. Obstipation	• Darmtraining durchführen • Auf ausreichende Hydratation achten • Bei Bedarf und nach Arztanordnung stuhlerweichende Mittel und milde Laxantien anwenden
-	• Appetitlosigkeit	• Mit Lieblingsspeisen Appetit anregen
Harnsystem		
Veränderung der Schwerkraft	• Entleerungsprobleme im Liegen	• Zum Wasserlassen Kind so aufrecht wie möglich hinsetzen
Beeinträchtigte Harnröhrenperistaltik	• Harnretention in Nierenkelchen und in Blase • Infektion • Nierensteine	• Kind ausreichend hydratisieren, um altersentsprechende Urinausscheidung zu fördern • Blasenentleerung mit warmem, fließendem Wasser stimulieren • Nur bei schwerer Retention kathetrisieren • Urethra mit antiseptischen Mitteln reinigen, falls indiziert
Haut		
-	• Geringere Durchblutung und Druck führen zu Gewebeschädigung	• Umlagerung alle 2 Std. • Gesamte Hautoberfläche regelmäßig inspizieren • Faktoren eliminieren, die Druck und Reibung verursachen oder die Haut irritieren
	• Schwierigkeiten bei der Körperpflege	• Selbstversorgungsfähigkeit einschätzen • Bei Körperhygiene und -pflege und beim Toilettengang nach Bedarf assistieren • Für ausreichende Eiweiß-, Vitamin- und Mineralienzufuhr sorgen

Bewegungsrichtungen

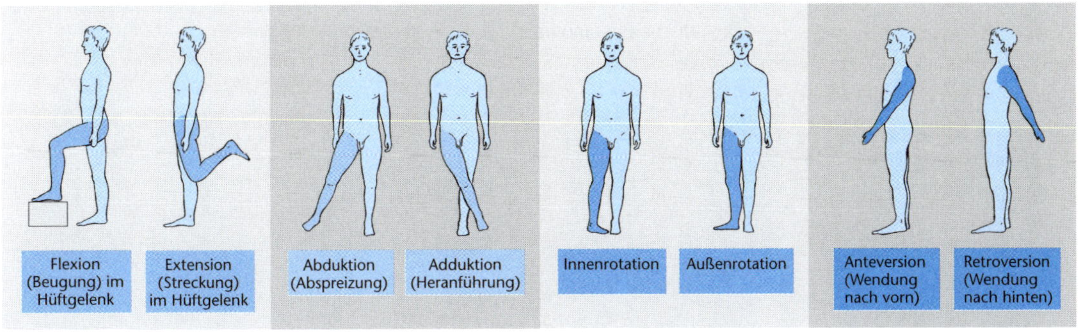

Abb. B.3 Die acht Bewegungsrichtungen der menschlichen Gelenke. [A400-190]

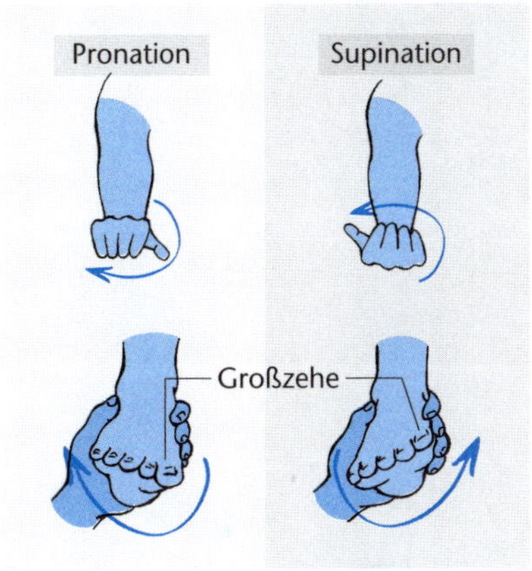

Abb. B.4 Die Rotationsbewegungen an Hand und Fuß: Pronation und Supination. [A400-190]

Bewusstsein: Beobachtungskriterien

(Weitere Informationen siehe Bewusstseinsstörungen; Glasgow-Koma-Skala; Koma; Orientierungsstörungen; Pupillenreaktion; Schlaf)

- Fähigkeit, Augen zu öffnen
- Motorische Reaktion (auf Schmerzreiz)
- Pupillenreaktion (siehe Pupillenreaktion)
- Verbale Reaktion
- Wahrnehmungsfähigkeit

Bewusstseinsstadien Säugling

(Weitere Informationen siehe Schlaf)

Tab. B.16 Bewusstseinsstadien des Säuglings

Bewusstseinsstadium	Körperliche Aktivität	Augenbewegungen	Gesichtsbewegungen	Atemmuster	Reaktionsverhalten	Auswirkungen auf Pflege
Schlaf						
Tiefer Schlaf	• Fast bewegungslos außer gelegentlichen Zuckungen oder Aufschrecken	• Keine	• Keine Gesichtsbewegungen außer gelegentlichen Saugbewegungen in regelmäßigen Abständen	• Ruhig und regelmäßig	• Reizschwelle liegt sehr hoch, sodass nur sehr starke oder störende Stimuli Säugling aufwecken	• Säugling reagiert auf Fütterversuche nicht oder schläft gleich wieder ein, auch wenn störende Stimuli, z. B. gegen die Füße schnipsen, eingesetzt werden • Zum Füttern warten, bis Säugling in einen höheren, aufmerksameren Zustand wechselt
Leichter Schlaf	• Etwas Körperbewegung	• Schnelle Augenbewegungen (REM), Augäpfel bewegen sich unter geschlossenen Lidern	• Kann lächeln oder kurze Unmutslaute oder Schreie äußern	• Unregelmäßig	• Reagiert stärker auf innere und äußere Stimuli • Säugling kann in der Phase des leichten Schlafs bleiben, zurück zum tiefen Schlaf finden oder in den schläfrigen Zustand kommen	• Macht größten Teil des Neugeborenenschlafs aus • Geht normalerweise dem Aufwachen voraus • Kurze Quengellaute oder weinende Laute sind in diesem Stadium normal und nicht unbedingt ein Zeichen zum Füttern
Wachsein						
Schläfrig	• Unterschiedliche Aktivität mit gelegentlichen, leichten Zuckungen • Bewegungen sind i. d. R. langsam	• Augen öffnen und schließen sich gelegentlich • Schwere Lider, stumpfer, abwesender Blick	• Eventuell Gesichtsbewegungen • Häufig keine Regungen • Gesicht erscheint ruhig	• Unregelmäßig	• Säuglinge reagieren verzögert auf sensorische Stimuli • Nach Stimulation oft Zustandswechsel	• Säuglinge finden aus schläfrigem Zustand entweder in Schlaf zurück oder wachen weiter auf • Zum Aufwecken kann dem Säugling etwas zu sehen, hören oder saugen angeboten werden • Dadurch Zustand der ruhigen Aufmerksamkeit, ein Stadium mit höherer Reaktionsbereitschaft, möglich • Säuglinge, die in Ruhe gelassen werden, können in den Schlaf zurückfinden

Tab. B.16 Bewusstseinsstadien des Säuglings (Forts.)

Bewusstseinsstadium	Körperliche Aktivität	Augenbewegungen	Gesichtsbewegungen	Atemmuster	Reaktionsverhalten	Auswirkungen auf Pflege
Ruhige Aufmerksamkeit	• Gering	• Augen leuchten und weiten sich	• Gesichtsausdruck wirkt hell, leuchtend und strahlend	• Regelmäßig	• Säugling nimmt am stärksten an seiner Umgebung teil, konzentriert sich auf alle vorhandenen Stimuli	• Bekommt Säugling etwas zu sehen, hören oder saugen, lässt sich dieser Zustand oft aufrechterhalten • In allerersten Stunden nach Geburt befinden sich die meisten Neugeborenen in Phase der intensiven Wachsamkeit, ehe eine lange Schlafphase beginnt
Aktive Aufmerksamkeit	• Viel Bewegung • Unruhige Phasen möglich	• Offene Augen, weniger strahlend	• Starke Gesichtsbewegungen • Gesichtsausdruck nicht so strahlend wie im Stadium ruhiger Aufmerksamkeit	• Unregelmäßig	• Wird zunehmend empfindlicher gegenüber störenden Stimuli (Hunger, Müdigkeit, Lärm, übertriebene Handlungen)	• Möglichkeit, den Säugling zu beruhigen und auf einen niedrigeren Erregungszustand zu bringen
Schreien	• Erhöhte motorische Aktivität mit Farbveränderungen der Haut	• Augen können fest geschlossen oder offen sein	• Grimassen	• Unregelmäßiger	• Reagiert außerordentlich stark auf unangenehme externe oder interne Stimuli	• Weinen oder Schreien ist Kommunikationsmittel des Säuglings = Antwort auf unangenehme Stimuli aus Umgebung oder beim Säugling selbst (Müdigkeit, Hunger, Unwohlsein) • Säugling zeigt damit, dass seine Grenzen erreicht sind • Manchmal beruhigen sich Säuglinge selbst und kehren so auf niedrigeren Erregungszustand zurück • In anderen Fällen brauchen sie Hilfe

Quelle: Modifiziert nach Brazelton, T.B./Nugent, J.K.: Neonatal behavorial assessment scale. 3rd ed., MacKeith Press, London, 1995. In: Biancuzzo, M., 2005.

Bewusstseinsstörungen

(Weitere Informationen siehe Bewusstsein; Glasgow-Koma-Skala; Koma; Orientierungsstörungen; Pupillenreaktion)

Reflexmuster

Tab. B.17 Reflexmuster

Topografie der Läsion	Bewusstseinslage	Atemmuster	Motorik	Pupillen	Okulozephaler Reflex
Thalamus	Stupor	Cheyne-Stokes	Leichte Hypertonie	Eng, reagierend	+/-
Mittelhirn	Koma	Hyperventilation	Dekortikationshaltung	Mittelweitlichtstarr	-
Pons	Koma	Intermittierende Apnoen	Dezerebrierungshaltung	Stecknadelkopf	-
Medulla oblongata	Koma	Unregelmäßge, insuffiziente Atmung	Muskulatur schlaff	Klein, reaktiv	+

Überblick

Tab. B.18 Überblick über Bewusstseinsstörungen

Bewusstseinsstörung	Symptome
Benommenheit	• Verlangsamtes Denken und Handeln • Teilnahmslosigkeit • Gereiztheit • Gesteigertes Schlafbedürfnis • Leichte Artikulationsstörungen • Pat. ist orientiert
Somnolenz	• Deutliche, krankhafte Schläfrigkeit • Pat. für kurze Zeit weckbar • Sehr verlangsamte Reaktion • Pat. örtlich und zeitlich orientiert • Verständigung nur eingeschränkt möglich • Unfähigkeit zu konzentriertem Denken und Handeln • Schleppende, kloßige Sprache • Koordinationsstörungen • Gelegentliche Aggressivität
Sopor (Stupor)	• Nur sehr schwer vorübergehend weckbar durch starke Reize • Reagiert auf Schmerzreiz gezielt und mit kurzzeitigem Orientierungsversuch • Schutzreflexe verringert • Kornealreflex erhalten • Primitive Reflexe (Schmatz- und Greifreflex) erhalten
Koma	• Bewusstlosigkeit • Keine oder sehr schwache Reflexe • Keine Kontrolle über Darm und Blase • Häufig Atemstörungen • Pupillenreaktion fehlt häufig

Blutabnahme: Punktionsarten

(Weitere Informationen siehe Injektionsstellen; Laborproben; Laborwerte)

Tab. B.19 Punktionsarten zur Blutabnahme

Punktionsart	Punktionsort	Indikation (Bsp.)
Venös	• V. basilica • V. cephalica • V. mediana cubiti • Stirn-/Scheitelbeinvene beim Säugling	• Bestimmung von BB, Elektrolyten, Leber- und Nierenwerten • Kreuzblutbestimmung • Entnahme von Blutkulturen
Arteriell	• A. femoralis • A. radialis (meist aus liegendem Zugang)	• Blutgasanalyse • Elektrolytbestimmung
Kapillär	• Ohrläppchen • Seitliche Fingerbeere • Ferse beim Neugeborenen	• BZ-Bestimmung • BGA • Screening beim Neugeborenen (Stoffwechselerkrankungen)

Blutdruck

Abweichungen und mögliche Ursachen

Tab. B.20 Abweichungen des Blutdrucks vom Normwert und mögliche Ursachen

Abweichung	Erklärung	Symptome	Mögliche Ursachen	Gefahr
Hypertonie	Systolisch > 140 mmHg, diastolisch > 90 mmHg	Oft symptomlos, bei sehr starkem bzw. akutem RR-Anstieg: • Schwindel • Herzklopfen • Ohrensausen • Augenflimmern • Kopfschmerzen • Nasenbluten • Übelkeit • Gestaute Halsvenen (Klopfen in Hals und Kopf) • Gerötete Gesichtsfarbe • Harter Puls bei normaler Frequenz • Atemnot	• Primär (= essenziell): Hypertonie als Primärerkrankung • Sekundär: Hypertonie als Folge anderer Erkrankungen, z. B. renal, endokrin, medikamentös, kardiovaskulär oder neurogen bedingt, Schwangerschaftshypertonie	Hypertensive Krise: krisenhafter Blutdruckanstieg auf über 200/120 mmHg mit neurologischen und/oder kardialen Symptomen. Maßnahmen: • Arzt benachrichtigen • Engmaschige Überwachung von Blutdruck, Puls, Bewusstsein • Medikamentengabe nach Arztanordnung
Hypotonie	Systolisch < 100 mmHg, diastolisch < 60 mmHg	• Schwindel • Herzklopfen/Tachykardie • Stiche in der Herzgegend • Kopfschmerzen • Leistungsschwäche • Müdigkeit • Kollapsneigung • Übelkeit • Erbrechen • Depressive Verstimmung • Psychomotorische Unruhe • Blässe • Frösteln • Verwirrtheit • Wetterfühligkeit	• Konstitutionell • Symptomatisch, z. B. bei Herzinsuffizienz, Herzinfarkt, Herzrhythmusstörungen, Herzmuskelentzündung, NNR-Insuffizienz, Fieber, Blutverlust, Flüssigkeitsmangel, Medikamentennebenwirkungen • Orthostatisch (bei Wechsel vom Liegen zum Stehen)	Akuter Kollaps/Schock

Manschettengröße und -breite zur Messung

Faustregel: ⅔ des Oberarms müssen von Manschette bedeckt sein.

Tab. B.21 Wahl der Größe der Blutdruckmanschette in Abhängigkeit vom Oberarmumfang

Oberarmumfang [cm]	Aufblasbares Manschettenteil
< 33	12–13 × 24 cm
33–41	15 × 30 cm
> 41	18 × 36 cm

Mitteldruck

$$MAD = \frac{\text{systolischer Druck} + (2 \times \text{diastolischer Druck})}{3}$$

Beispiel
RR = 130/80 mmHg

$$MAD = \frac{130 + (2 \times 80)}{3} = 96{,}6\,\text{mmHg}$$

Bei einem Blutdruck von 130/80 mmHg entspricht der MAD 97 mmHg (gerundet).

Normwerte

Tab. B.22 Blutdrucknormwerte

Alter	Blutdruck [mmHg]
Frühgeborene 1000–2000 g	45–50 (systolisch)
Neugeborene > 2000 g	70–80 (systolisch)
Säuglinge	65–85 (systolisch)
Kleinkinder	95/60
Schulkinder 6.–9. Lebensjahr	100/60
Schulkinder 9.–12. Lebensjahr	110/70
Jugendliche/Erwachsene	120/80
Ältere Menschen	140/90

Die angegebenen Blutdruckwerte beziehen sich auf den Blutdruck in Ruhe. Bei (körperlicher) Belastung, aber auch bei Aufregung kommt es zu einem physiologischen Blutdruckanstieg.

Parameter

Systolischer Blutdruck (RR_{syst})	• Maximaler Druck im Gefäß (Spitzendruck) • Entsteht während der Herzkammersystole
Diastolischer Blutdruck (RR_{diast})	• Minimaler Druck im Gefäß während der Herzkammerdiastole • Wird in der Zeit zwischen zwei Herzschlägen nicht unterschritten • Maß für Dauerbelastung der Gefäßwände • Gibt an, mit welchem Druck die Koronararterien perfundiert werden
Mitteldruck (MAD)	• Mittlerer arterieller Druck zwischen systolischem und diastolischem Blutdruck • Entspricht nicht exakt dem arithmetischen Mittel • Berechnung: MAD = [systolischer Druck + (2 × diastolischer Druck)] ÷ 3 • Beispiel für RR = 130/80 mmHg: MAD = [130 + (2 × 80)] ÷ 3 = 97 mmHg • Wichtig im Rahmen einer Reanimation, um Ausmaß der Organschädigung und Effektivität der Herzdruckmassage einschätzen zu können
Blutdruckamplitude	• Differenz zwischen systolischem und diastolischem Blutdruck • Beispiel für RR = 120/80 mmHg: Blutdruckamplitude = 40 mmHg

Blutgruppen

(Weitere Informationen siehe Blutpräparate; Transfusionen)

Tab. B.23 Überblick über die Blutgruppen des Menschen

Blutgruppe	Antigenmuster auf der Erythrozytenoberfläche	Antikörper im Plasma	Häufigkeit in Deutschland [%]	Mögliche Spenderblutgruppen für Erythrozytenkonzentrate und Vollblut
AB0-System				
A	A	Anti-B	44	A oder 0
B	B	Anti-A	10	B oder 0
0	-	Anti-A, Anti-B	42	0
AB	A und B	-	4	A, B, 0 oder AB
Rhesus-System				
Rhesus positiv (D pos.)	Antigen D	-	86	Rh positiv oder Rh negativ
Rhesus negativ (D neg.)	Kein Antigen D	Nach Kontakt mit rhesuspositivem Blut	14	Rh negativ

Blutpräparate

(Weitere Informationen siehe Blutgruppen; Transfusionen)

Tab. B.24 Übersicht über Blutpräparate

Präparat	Beschreibung	Indikation
Erythrozytenkonzentrat (EK)	• Abzentrifugierte Erythrozyten mit möglichst wenig Restleukozyten und -thrombozyten • 1 Blutkonserve enthält im Durchschnitt 65 g Hämoglobin • Transfusion einer Blutkonserve erhöht den Hb-Wert des Patienten um ca. 1 g/dl	• Akuter Blutverlust • Anämie
Bestrahltes Erythrozytenkonzentrat	• Zusätzliche Bestrahlung der EKs zum Abtöten aller DNA-enthaltenden Zellen, v. a. der Leukozyten	• Transfusion bei immunsupprimierten Pat.
Thrombozytenkonzentrat (TK)	• Enthalten Rest Erythrozyten, müssen daher blutgruppengleich transfundiert werden • Kreuzprobe allerdings nicht notwendig • Darf nicht im Kühlschrank gelagert werden	• Thrombozytopenie
Gefrorenes Frischplasma (Fresh Frozen Plasma = FFP)	• Schockgefrorenes, zellarmes Plasma mit Gerinnungsfaktoren • Enthält keine Thrombozyten • Gefrorene Plasmabeutel vorsichtig behandeln → Bruchgefahr! • Blutgruppengleiche Transfusion sofort nach Auftauen	• Massentransfusionen • Komplexe Gerinnungsstörungen • Faktorenmangel V, XI
Humanalbumin	• Plasmabestandteil mit Einfluss auf Pufferkapazität, onkotischen Druck und Proteinreserve • Keine Beachtung der Blutgruppen nötig	• Akuter Volumenersatz als Teilkomponente • Chronische Hypoalbuminämie • Verbrennungen
(Hyper-)Immunglobuline	• V. a. Immunglobulin G • Zur Unterstützung der humoralen Infektabwehr • Zur Bindung pathologischer Antikörper	• Passive Immunisierung
Gerinnungsfaktoren	• Mehr- und Einzelkomponentenkonzentrate, z. B. Prothrombin-Komplex	• Blutungen bei Lebererkrankungen • Marcumarüberdosierung • Hämophilie B • Einzelfaktorenmangel

Body-Mass-Index (BMI)

(Weitere Informationen siehe Broca-Index; Ernährung: Ernährungszustand, anthropometrische Daten; Waist-to-Hip-Ratio)

Berechnung

$$\textbf{Body-Mass-Index}\ [\text{kg/m}^2] = \frac{\text{Gewicht}[\text{kg}]}{\text{Größe}[\text{m}] \times \text{Größe}[\text{m}]}$$

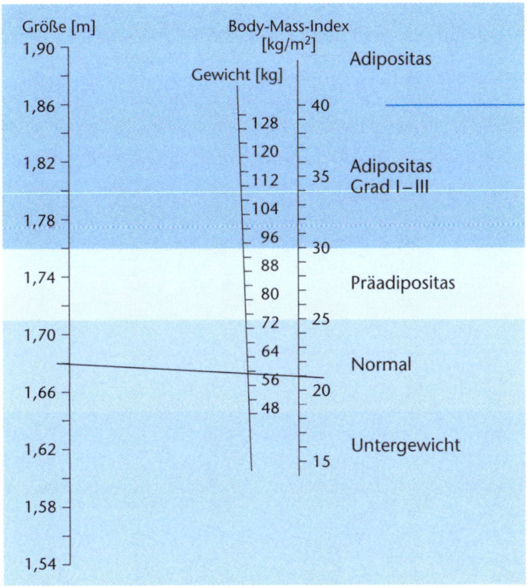

Abb. B.5 Nomogramm zur Bestimmung des Body-Mass-Index. Verbindet man Körpergröße und Gewicht mit einer Linie, so lässt sich aus deren Verlängerung der Body-Mass-Index ablesen. Beispiel: Eine 1,68 m große und 59 kg schwere Person hat einen BMI von knapp 21, also Normalgewicht.

Normwerte und Abweichungen

Tab. B.25 Normwerte und Abweichungen des BMI

Kategorie		BMI [kg/m²]
Untergewicht	Starkes Untergewicht	< 16
	Mäßiges Untergewicht	16,00–16,99
	Leichtes Untergewicht	17,00–18,49
Normalgewicht		18,50–24,99
Übergewicht	Präadipositas	25,00–29,99
	Adipositas Grad I	30,00–34,99
	Adipositas Grad II	35,00–39,99
	Adipositas Grad III	≥ 40

Quelle: WHO, Stand Juli 2008.

Borg-Skala

(Weitere Informationen siehe Atemnot; Atmung; Peak-Flow)

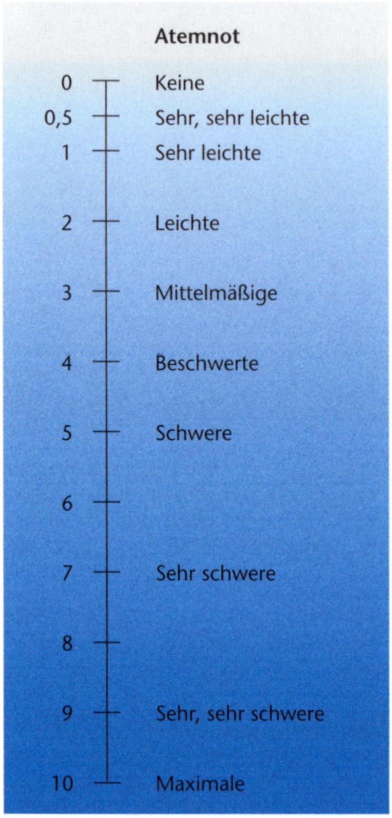

Abb. B.6 Borg-Skala. Anhand einer Zehn-Punkte-Skala von „keine Atemnot" bis „maximale Atemnot" kann die Selbsteinschätzung vorgenommen werden.

Braden-Skala

(Weitere Informationen siehe Dekubitus; Expertenstandard: Dekubtisprophylaxe; Norton-Skala)

Tab. B.26 Braden-Skala

Parameter	Beobachtungen		Punkte
Sensorische Wahrnehmung (Fähigkeit, lagebedingte wie künstliche Reize wahrzunehmen und adäquat zu reagieren)	Nicht eingeschränkt	• Reaktion auf Ansprechen • Missempfindungen/Schmerzen werden wahrgenommen und können benannt werden	4
	Geringfügig eingeschränkt	• Reaktion auf Ansprechen • Missempfindungen bzw. das Bedürfnis nach Lagerungswechsel können nicht immer vermittelt werden oder • Sensorisches Empfinden teilweise herabgesetzt • Missempfindungen/Schmerzen werden in ein oder zwei Extremitäten nicht wahrgenommen	3

Tab. B.26 Braden-Skala (Forts.)

Parameter	Beobachtungen		Punkte
	Stark eingeschränkt	• Reaktion nur auf starke Schmerzreize • Missempfindungen können nur über Stöhnen oder Unruhe mitgeteilt werden oder • Sensorisches Empfinden stark herabgesetzt • Missempfindungen/Schmerzen werden über die Hälfte des Körpers nicht wahrgenommen	2
	Vollständig ausgefallen	• Keine Reaktion auf Schmerzreize (auch kein Stöhnen, Zucken, Greifen) auf Grund verminderter (nervaler) Wahrnehmungsfähigkeit bis hin zur Bewusstlosigkeit oder Sedierung oder • Missempfinden/Schmerzen werden über den größten Körperanteil nicht wahrgenommen	1
Feuchtigkeit (Ausmaß, in dem die Haut Feuchtigkeit ausgesetzt ist)	Selten feucht	• Haut ist normalerweise trocken • Wäschewechsel nur routinemäßig	4
	Manchmal feucht	• Haut ist hin und wieder feucht • Wäsche muss zusätzlich einmal täglich gewechselt werden	3
	Oft feucht	• Haut ist oft, aber nicht ständig feucht • Wäsche muss mindestens einmal pro Schicht gewechselt werden	2
	Ständig feucht	• Haut ist ständig feucht durch Schweiß, Urin usw. • Nässe wird bei jedem Bewegen festgestellt	1
Aktivität (Grad der körperlichen Aktivität)	Regelmäßiges Gehen	• Verlässt das Zimmer mindestens zweimal am Tag • Geht tagsüber im Zimmer etwa alle zwei Stunden auf und ab	4
	Gehen	• Geht mehrmals am Tag, aber nur kurze Strecken, teils mit, teils ohne Hilfe • Verbringt die meiste Zeit im Bett/Lehnstuhl/Rollstuhl	3
	An Stuhl/Rollstuhl gebunden	• Gehfähigkeit stark eingeschränkt oder nicht vorhanden • Kann sich selbst nicht aufrecht halten und/oder braucht Unterstützung beim Hinsetzen	2
	Bettlägerig	• Bett kann nicht verlassen werden	1
Mobilität (Fähigkeit, die Körperposition zu halten und zu verändern)	Nicht eingeschränkt	• Lageänderungen werden regelmäßig und ohne Hilfe durchgeführt	4
	Geringfügig eingeschränkt	• Geringfügige Lageänderungen des Körpers oder der Extremitäten werden regelmäßig und selbstständig durchgeführt	3
	Stark eingeschränkt	• Lageänderung des Körpers oder von Extremitäten wird hin und wieder selbstständig durchgeführt, aber nicht regelmäßig	2
	Vollständige Immobilität	• Selbst geringste Lageänderung des Körpers oder von Extremitäten wird nicht ohne Hilfe durchgeführt	1
Allgemeines Ernährungsverhalten	Gute Ernährung	• Isst alle Mahlzeiten, weist keine zurück • Nimmt normalerweise vier eiweißhaltige Portionen (Milchprodukte, Fleisch) zu sich, manchmal auch eine Zwischenmahlzeit • Braucht keine Nahrungsergänzungskost	4

Tab. B.26 Braden-Skala (Forts.)

Parameter	Beobachtungen		Punkte
	Ausreichende Ernährung	• Isst mehr als die Hälfte der meisten Mahlzeiten, mit insgesamt vier eiweißhaltigen Portionen (Milchprodukte/Fleisch) täglich • Lehnt hin und wieder eine Mahlzeit ab, nimmt aber Ergänzungsnahrung, wenn angeboten, an oder • Wird über eine Sonde ernährt und erhält so die meisten erforderlichen Nährstoffe	3
	Wahrscheinlich unzureichende Ernährung	• Isst selten eine ganze Mahlzeit auf, i. d. R. nur die Hälfte • Eiweißzufuhr erfolgt über nur drei Portionen (Milchprodukte, Fleisch) täglich • Hin und wieder wird Ergänzungskost zu sich genommen oder • Erhält weniger als die erforderliche Menge Flüssigkost bzw. Sondenernährung	2
	Schlechte Ernährung	• Isst die Portionen nie auf • Isst selten mehr als ⅓ jeder Mahlzeit • Isst zwei eiweißhaltige Portionen (Fleisch oder Milchprodukte) oder weniger täglich • Trinkt zu wenig • Trinkt keine Nahrungsergänzungskost oder • Wird per Sonde oder seit mehr als 5 Tagen intravenös ernährt	1
Reibungs- und Scherkräfte	Kein feststellbares Problem	• Kein feststellbares Problem • Bewegt sich unabhängig und ohne Hilfe im Bett und Stuhl • Muskelkraft reicht aus, um sich ohne Reibung anzuheben • Behält optimale Position in Bett oder Stuhl aus eigener Kraft bei	3
	Potenzielles Problem	• Bewegt sich etwas und braucht selten Hilfe • Haut scheuert während der Bewegung weniger intensiv auf der Unterlage (kann sich selbst ein wenig anheben) • Verbleibt relativ lange in der optimalen Position im Bett (Sessel/Rollstuhl/Lehnstuhl) • Rutscht nur selten nach unten	2
	Problem	• Mäßige bis erhebliche Unterstützung bei jedem Positionswechsel erforderlich • (An-)Heben, z. B. auch Richtung Kopfende ist nicht möglich, ohne über die Unterlage zu schleifen • Rutscht im Bett oder Stuhl regelmäßig nach unten und muss wieder in die Ausgangsposition gebracht werden • Spastik, Kontrakturen und Unruhe verursachen fast ständige Reibung	1
Gesamtpunktzahl			

Auswertung	
15–18	Allgemeines Risiko
13–14	Mittleres Risiko
10–12	Hohes Risiko
≤ 9	Sehr hohes Risiko

Broca-Index: Berechnung

(Weitere Informationen siehe Body Mass Index; Ernährung: Ernährungszustand, anthropometrische Daten; Waist-to-Hip-Ratio)

Normalgewicht [kg] = Körpergröße [cm] − 100

Burnout: Phasen

(Weitere Informationen siehe Helfersyndrom)

Tab. B.27 Phasen des Burnout

Phase	Beschreibung
Anfangsphase	• Überengagement • Verzicht auf Entspannungs- und Erholungsphasen • Gefühl der eigenen Unentbehrlichkeit • Verleugnung eigener Bedürfnisse • Gefühl der eigenen Vollkommenheit, auch durch Abwertung von Kollegen
Einbruchphase	• Chronische Müdigkeit • Unlust, Arbeit zu beginnen • Distanz von eigenen Aufgaben • Unpersönliche, manchmal zynische Ausdrücke • Gefühl, dass man ausgenutzt wird • Illegale Mittel (z. B. „Krankfeiern", falsche Überstundenabrechnungen) werden genutzt, um Vorteile herauszuholen • Aggressionen gegen eigene Person (z. B. Schuldgefühle, Selbstentwertungen, gedrückte Stimmung) oder gegen Kollegen und Patienten • Andere und deren Leistungen werden herabgesetzt • Klagen, Schuldzuschreibungen • Eigene Opferrolle wird kultiviert • Unfähigkeit, konkrete Schritte zu unternehmen, um Arbeitsbedingungen zu verbessern
Abbauphase	• Leistungsabbau • Fehlende Konzentration • Flüchtigkeitsfehler • Leistungsbereitschaft und Engagement nehmen ab • Hoher Krankenstand • Körperliche Symptomatik, z. B. chronische Rücken- und Gelenkschmerzen, Schlaflosigkeit, erhöhte Anfälligkeit für Infektionen und Herz-Kreislauf-Probleme • Gefahr von Alkohol- und Medikamentenmissbrauch • Rückzug von privaten Kontakten • Vereinsamung

Kompensierter Burnout

- „Innere Kündigung"
- Dienst nach Vorschrift

TEIL

C Von Charrière bis CPP

Charrière: Berechnungsformel

(Weitere Informationen siehe Urinkatheter)
1 Charrière (Ch) = ⅓ mm

Charta für Kinder im Krankenhaus (EACH*-Charta)

(Weitere Informationen siehe Untersuchungsgrundsätze bei Kindern)
Das Recht auf bestmögliche medizinische Behandlung ist ein fundamentales Recht, besonders für Kinder (UNESCO).

1. Kinder sollen nur dann in ein Krankenhaus aufgenommen werden, wenn die medizinische Behandlung, die sie benötigen, nicht ebenso gut zu Hause oder in einer Tagesklinik erfolgen kann.
2. Kinder im Krankenhaus haben das Recht, ihre Eltern oder eine andere Bezugsperson jederzeit bei sich zu haben.
3. Bei der Aufnahme eines Kindes ins Krankenhaus soll allen Eltern die Mitaufnahme angeboten werden, ihnen soll geholfen und sie sollen ermutigt werden zu bleiben. Eltern sollen daraus keine zusätzlichen Kosten oder Einkommenseinbußen entstehen. Um an der Pflege ihres Kindes teilnehmen zu können, sollen Eltern über die Grundpflege und den Stationsalltag informiert werden. Ihre aktive Teilnahme daran soll unterstützt werden.
4. Kinder und Eltern haben das Recht, in angemessener Art ihrem Alter und ihrem Verständnis entsprechend informiert zu werden. Es sollen Maßnahmen ergriffen werden, um körperlichen und seelischen Stress zu mildern.
5. Kinder und Eltern haben das Recht, in alle Entscheidungen, die ihre Gesundheitsfürsorge betreffen, einbezogen zu werden. Jedes Kind soll vor unnötigen medizinischen Behandlungen und Untersuchungen geschützt werden.
6. Kinder sollen gemeinsam mit Kindern betreut werden, die von ihrer Entwicklung her ähnliche Bedürfnisse haben. Kinder sollen nicht in Erwachsenenstationen aufgenommen werden. Es soll keine Altersbegrenzung für Besucher von Kindern im Krankenhaus geben.
7. Kinder haben das Recht auf eine Umgebung, die ihrem Alter und ihrem Zustand entspricht und die ihnen umfangreiche Möglichkeiten zum Spielen, zur Erholung und Schulbildung gibt. Die Umgebung soll für Kinder geplant, möbliert und mit Personal ausgestattet sein, das den Bedürfnissen von Kindern entspricht.
8. Kinder sollen von Personal betreut werden, das durch Ausbildung und Einfühlungsvermögen befähigt ist, auf die körperlichen, seelischen und entwicklungsbedingten Bedürfnisse von Kindern und ihren Familien einzugehen.
9. Die Kontinuität in der Pflege kranker Kinder soll durch ein Team sichergestellt sein.
10. Kinder sollen mit Takt und Verständnis behandelt werden, und ihre Intimsphäre soll jederzeit respektiert werden.

Quelle: AKIK-Bundesverband Deutschland; verabschiedet durch die 1. Europäische „Kind im Krankenhaus“-Konferenz [* European Association for Children in Hospital] Leiden/NL, Mai 1988.

CPP

CPP = MAD − ICP

CPP [mmHg] … zerebraler Perfusionsdruck (Druck, mit dem das Gehirn durchblutet wird)

MAD … mittlerer arterieller Druck

ICP … intrakranieller Druck

Ausreichende Hirnperfusion bei CPP ≥ 50 mmHg

TEIL

D Von Darmeinlauf bis Dolmetscher

Darmeinlauf

(Weitere Informationen siehe Arzneimittel: Laxanzien; Obstipation)

Benötigte Flüssigkeiten

Tab. D.1 Für einen Darmeinlauf benötigte Flüssigkeiten

Lebensalter/-phase	Benötigte Flüssigkeitsmengen* [ml]	Flüssigkeit
Frühgeborenes	5–10	NaCl 0,9 % (körperwarm)
Neugeborenes	10–20	
Säugling	30–50	
Kleinkind (1–5 Jahre)	100–300	
Schulkind (6–15 Jahre)	300–500	Leitungswasser (körperwarm), Zusätze (siehe Darmeinlauf: Zusätze) nach Arztanordnung
Jugendlicher/Erwachsener (≥ 16 Jahre)	1000–2000	

*Bei der Wahl der Flüssigkeitsmenge ist der individuelle Zustand des Pat. zu berücksichtigen.

Zusätze

Tab. D.2 Für einen Darmeinlauf benötigte Zusätze

Mittel	Menge (für Jugendliche/Erwachsene)	Wirkung	Beachten
Leitungswasser ohne Zusätze	Ca. 1000 ml	Mildes Abführmittel	Körperwarmes Wasser verwenden
Kamillentee oder Kamillosan®	20 ml/l	Leichtes Reizmittel	Gefahr von anaphylaktischen Reaktionen
Glyzerin	20 ml/l	Leichtes Reizmittel	Körperwarm anwenden, bewährtes Abführmittel
Kochsalz	1 TL/l	Leichtes Reizmittel	Kochsalzdosierung beachten, damit Lösung isoton ist
Rizinus- oder Olivenöl	2–4 EL/l	Kontaktmittel (wirkt auf die Darmschleimhaut)	Körperwarm anwenden
Lactulose	300 ml/l	Abführmittel bei dekompensierter Leberzirrhose	Körperwarm anwenden, Einlauf soll mind. 5 Min. gehalten werden
Resonium	30 g Resonium A® in 150–250 ml Flüssigkeit (körperwarmes Wasser oder 10%ige Glukoselsg.)	Kaliumausscheidung bei Hyperkaliämie	Nur zum Ausschwemmen von Kalium, nicht als Abführmittel verwenden!

Defibrillator, implantierbarer: NBD-Code

Tab. D.3 NBD-Code eines implantierbaren Defibrillators

Erster Buchstabe	Zweiter Buchstabe	Dritter Buchstabe	Vierter Buchstabe
Kammer für Schockabgabe	Kammer der antitachykarden Stimulation	Tachykardiedetektion	Kammer der antibradykarden Stimulation
0 = Keine	0 = Keine	E = Elektrogramm	0 = Keine
A = Atrium	A = Atrium	H = Hämodynamisch, schließt E mit ein	A = Atrium
V = Ventrikel	V = Ventrikel		V = Ventrikel
D = Dual (A + V)	D = Dual (A + V)		D = Dual (A + V)

Dehydratation

(Weitere Informationen siehe Flüssigkeitsbedarf; Flüssigkeitsbilanzierung)

Arten

Tab. D.4 Dehydratationsarten

Art der Dehydratation	Kurzcharakterisierung	Ursache (Bsp.)	Serum-Natrium und Serum-Osmolarität
Hypoton	Na^+-Verlust relativ größer als Wasserverlust	• Schwitzen • Verbrennungen • Nebenniereninsuffizienz	↓
Isoton	Verlust von Wasser und Na^+ ausgewogen	• Erbrechen • Durchfall • Unzureichendes Trinken	Normal
Hyperton (Exsikkose)	Verlust von „freiem" Wasser	• Diabetes mellitus • Diabetes insipidus	↑

Säugling: Stadien bei isotonischer Dehydratation

Diese Tabelle ist am besten zur Beurteilung des Grads der Dehydration von Säuglingen bei Isonatriämie geeignet. Säuglinge mit Hypernatriämie zeigen die gleichen Anzeichen, aber subtiler, sodass eine höhere Wahrscheinlichkeit besteht, dass sie unterschätzt werden.

Tab. D.5 Stadien der isotonischen Dehydratation beim Säugling

Parameter	Stadium		
	Leicht	Mäßig	Schwer
Gewichtsverlust [%]	3–5	10	15
Hautfarbe	Blass	Grau	Marmoriert
Hautspannung	Kann elastisch sein	Herabgesetzt	Stehende Hautfalten
Schleimhaut	Leicht trocken	Trocken	Trocken, ausgedörrt, sublinguale Gefäße kollabieren
Augen	Wahrscheinlich normal	Verringerte Tränenflüssigkeit	Eingesunken, fehlende Tränen, weiche Augäpfel
Bewusstsein	Wach, aber ruhig	Etwas herabgesetzt	Apathie bis Bewusstlosigkeit

Tab. D.5 Stadien der isotonischen Dehydratation beim Säugling (Forts.)

Parameter	Stadium		
	Leicht	Mäßig	Schwer
Puls • **Qualität** • **Frequenz**	 Stark Wahrscheinlich normal	 Etwas herabgesetzt Etwas herabgesetzt (orthostatische Veränderungen)	 Distaler Puls nicht tastbar Zentraler Puls deutlich tachykard
Rückfluss in die Kapillaren [s]	< 2 (normal)	2–4	> 4
Blutdruck	Keine Veränderung	Orthostatischer Abfall	In Rückenlage verringert
Urin	Normale oder leicht verringerte Menge	Verringerte Menge	< 0,5 ml/kg/h über 12–24 Stunden; Anurie möglich
Klinische Auswirkungen	• Gründliche Beobachtung; vorbeugende Maßnahmen durchführen • Benachrichtigung des Arztes und Aufzeichnung der Beobachtungen	• Angeordnete Maßnahmen durchführen; Ziel: schwere Probleme vermeiden • Weiter beobachten; Beobachtungen dokumentieren • Hilfe für Mutter und Familie, damit Auswirkungen auf Stillen verstanden werden	• Fortsetzung der ärztlich angeordneten Maßnahmen • Mutter in ihren Bemühungen weiterzustillen unterstützen, auch wenn sie vom Säugling getrennt ist

Quelle: Modifiziert nach Hoekelman, R.A./Adam, H.M./Nelson, N.M. et al.: Primary pediatric care. 4th ed. Mosby, St. Louis, 2001. In: Biancuzzo, M., 2005.

Säugling: Symptome

Tab. D.6 Symptome der Dehydratation beim Säugling

	Hypotone Dehydratation	Isotone Dehydratation	Hypertone Dehydratation
Hautfarbe	Grau	Grau	Grau
Hauttemperatur	Kalt	Kalt	Kalt oder heiß
Hautturgor	Sehr schwach	Schwach	Mäßig
Hautbeschaffenheit	Feuchtkalt	Trocken	Verdickt, teigig
Schleimhäute	Leicht feucht	Trocken	Ausgetrocknet
Augäpfel	Eingesunken	Eingesunken, weich	Eingesunken
Fontanelle	Eingesunken	Eingesunken	Eingesunken
Körpertemperatur	Erniedrigt oder erhöht	Erniedrigt oder erhöht	Erniedrigt oder erhöht
Puls	Sehr schnell	Schnell	Mäßig schnell
Atmung	Schnell	Schnell	Schnell
Verhalten	Lethargisch bis komatös; Krämpfe	Reizbar bis lethargisch	Ausgeprägte Lethargie mit extremer Hyperirritierbarkeit bei Stimulierung

Dekubitus

(Weitere Informationen siehe Braden-Skala; Expertenstandard Dekubitusprophylaxe; Norton-Skala)

Gefährdete Stellen

Tab. D.7 Dekubitusgefährdete Stellen in verschiedenen Lagen

Lage	Dekubitusgefährdete Stellen
Rückenlage	• Steißbein • Sitzbeinhöcker • Fersen • Schultern • Hinterkopf • Ohren • Wirbelsäule • Ellenbogen • **Besonders Kreuzbein und Fersen**
Seitenlage	• Ohrmuscheln • Jochbeinknochen • Seitliche Rippenanteile • Vorderer Beckenkamm • Knie • Wadenbein • Ellenbogen • **Besonders Trochanter major (großer Rollhügel) und äußere Fußknöchel**
Sitzen	• Fersen • Fußballen • Hinterkopf • Sitzbeinhöcker • Wirbelsäule • Distale Seite des Oberschenkels
Bauchlage	• Stirn • Schultergelenk • Ellenbogen • Beckenknochen • Rippen • Kniescheiben • Schienbein • Zehen

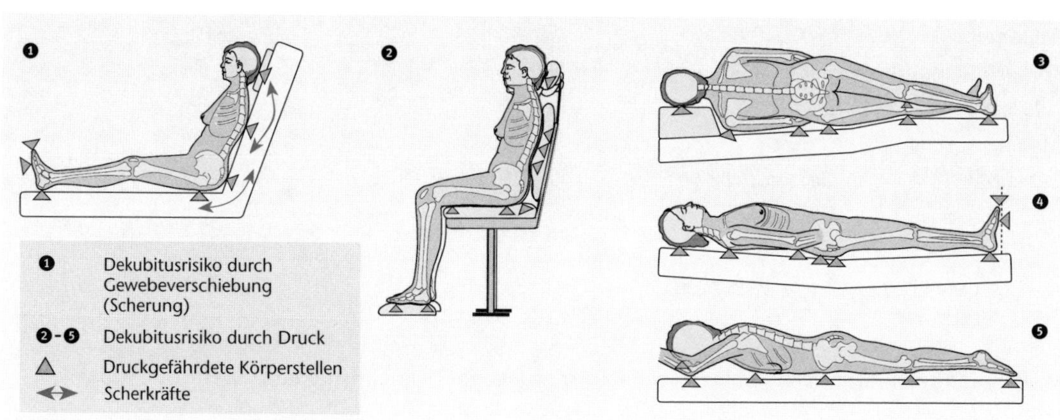

Abb. D.1 Dekubitusrisiko durch Scherkräfte und Druck. [A400-157]

Schweregrade

(Übersichtsgrafik und Fotos 💻)

Tab. D.8 Schweregrade des Dekubitus

Grad	Merkmale
I	• Scharf begrenzte Rötung ohne Hautläsion, die nach Druckentlastung nicht verschwindet • Fingertest zur Feststellung eines Dekubitus Grad I: mit Finger auf gerötete Stelle drücken, Weißfärbung nach Wegnahme des Fingers: kein Dekubitus, bleibende Rotfärbung: Dekubitus Grad I • Keine oder nur geringe Schmerzen
II	• Oberflächenschädigung der Haut: geschlossene oder bereits geöffnete Blase • Bei Hornhaut kann Blasenbildung in der Tiefe möglich sein (schlecht erkennbar) • Gefahr der Infektion • Heftige Schmerzen
III	• Schädigung aller Gewebeschichten • Bänder, Sehnen und auch die Knochenhaut sind sichtbar • Ödeme, Infektionen möglich • Schmerzen • Beeinträchtigung des Allgemeinbefindens
IV	• Schädigung von Haut und Knochen • Fistel- und Wundtaschenbildung • Gefahr der Infektion und Eiterung des Knochenmarks (Osteomyelitis) • Starke Schmerzen und Entzündungszeichen • Gefahr von Sepsis, Nieren- und Leberschädigung, BB-Veränderungen

Denver Developmental Scale

(Weitere Informationen siehe Entwicklung bei Kindern; Denver Develpmental Scale zum Ausdrucken 💻)

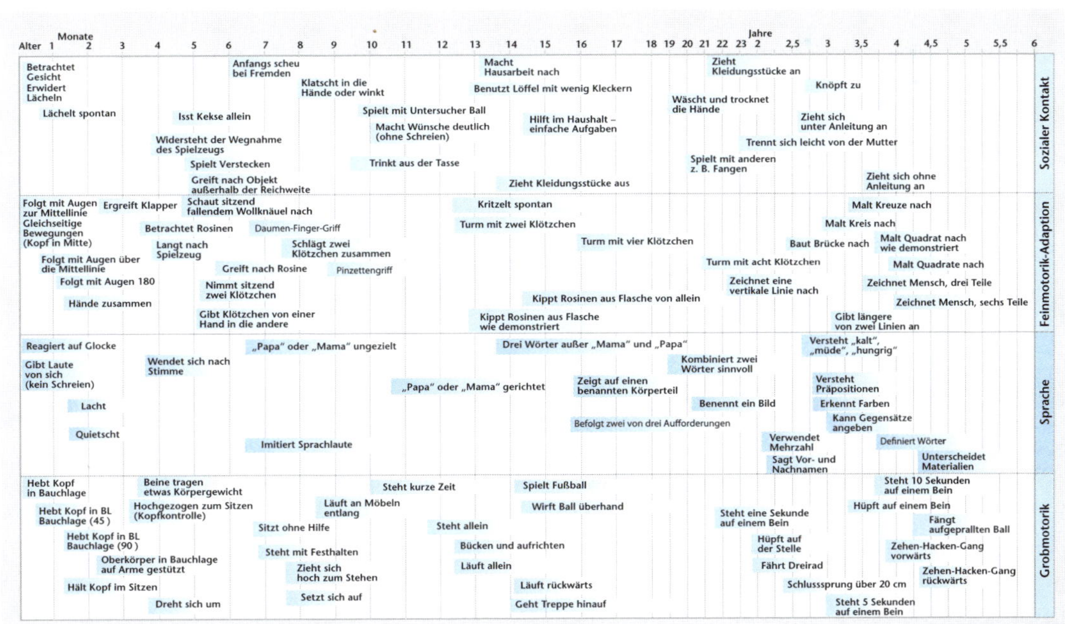

Abb. D.2 Eine Methode zur Beurteilung des Entwicklungsstands des Kindes ist die Denver Developmental Scale. Auf dieser Skala sind die bis zum Alter von 6 Jahren zu erwartenden Entwicklungsschritte vermerkt. [A300]

Desinfektion

(Weitere Informationen siehe Hygiene; Reinigung)

Dosiertabelle

Tab. D.9 Dosiertabelle

	Gebrauchskonzentration					
Gebrauchslösung	0,5 %	1 %	1,5 %	2 %	3 %	5 %
1 l	5 ml	10 ml	15 ml	20 ml	30 ml	50 ml
2 l	10 ml	20 ml	30 ml	40 ml	60 ml	100 ml
3 l	15 ml	30 ml	45 ml	60 ml	90 ml	150 ml
4 l	20 ml	40 ml	60 ml	80 ml	120 ml	200 ml
5 l	25 ml	50 ml	75 ml	100 ml	150 ml	250 ml
6 l	30 ml	60 ml	90 ml	120 ml	180 ml	300 ml
7 l	35 ml	70 ml	105 ml	140 ml	210 ml	350 ml
8 l	40 ml	80 ml	120 ml	160 ml	240 ml	400 ml
9 l	45 ml	90 ml	135 ml	180 ml	270 ml	450 ml
10 l	50 ml	100 ml	150 ml	200 ml	300 ml	500 ml
15 l	75 ml	150 ml	225 ml	300 ml	450 ml	750 ml
20 l	100 ml	200 ml	300 ml	400 ml	600 ml	1,0 l
25 l	125 ml	250 ml	375 ml	500 ml	750 ml	1,25 l
30 l	150 ml	300 ml	450 ml	600 ml	900 ml	1,5 l
40 l	200 ml	400 ml	600 ml	800 ml	1,2 l	2,0 l
50 l	250 ml	500 ml	750 ml	1,0 l	1,5 l	2,5 l

Bitte beachten

- Zunächst Wasser (Zimmertemperatur) einfüllen und erst dann das Desinfektionsmittel zugeben.
- Die Wassermenge errechnet sich, indem man die Menge des Desinfektionsmittels von der Menge der fertigen Gebrauchslösung abzieht.
  Beispiel: 10 Liter 3%ige Lösung = 9,7 Liter Wasser + 300 ml Desinfektionsmittel

Wirkungsbereiche

Tab. D.10 Wirkungsbereiche der Desinfektion

Wirkungsbereich		**Definition**
A		Zur Abtötung von vegetativen Bakterien einschließlich Mykobakterien sowie von Pilzen einschließlich Pilzsporen geeignet
B	**Begrenzt viruzid**	Zur Inaktivierung behüllter Viren geeignet
	Viruzid	Zur Inaktivierung behüllter und unbehüllter Viren geeignet
C		Zur Abtötung von Sporen des Erregers des Milzbrandes geeignet
D		Zur Abtötung von Sporen der Erreger von Gasödem und Wundstarrkrampf geeignet

Deutscher Pflegerat e. V. (DPR)

Bundesarbeitsgemeinschaft Pflege- und Hebammenwesen
Homepage: www.deutscher-pflegerat.de

ADS

Arbeitsgemeinschaft Deutscher Schwesternverbände und Pflegeorganisationen e. V.
Homepage: www.ads-pflege.de

BA

Bundesausschuss für Lehrerinnen und Lehrer für Pflegeberufe
Homepage: www.ba-ev.de

BALK

Verband Bundesarbeitsgemeinschaft Leitender Pflegepersonen e. V.
Homepage: www.balkev.de

BDH

Bund Deutscher Hebammen e. V.
Homepage: www.bdh.de

BeKD

Berufsverband Kinderkrankenpflege e. V.
Homepage: www.bekd.de

BFLK

Bundesfachvereinigung Leitender Krankenpflegepersonen in der Psychiatrie e. V.
Homepage: www.bflk.de

DBfK

Deutscher Berufsverband für Pflegeberufe
Homepage: www.dbfk.de

DBVA

Deutscher Berufsverband für Altenpflege e. V.
Homepage: www.dbva.de

DGF

Deutsche Gesellschaft für Fachkrankenpflege und Funktionsdienste e. V.
Homepage: www.dgf-online.de

DPV

Deutscher Pflegeverband
Homepage: www.dpv-online.de

VfAP

Verband für anthroposophische Pflege e. V.
Homepage: www.vfap.de

VPU

Verband der Pflegedirektorinnen und Pflegedirektoren der Universitätsklinika e. V. Deutschland
Homepage: www.vpu-online.de

Diabetes

(Weitere Informationen siehe Arzneimittel: Antidiabetika, orale; Arzneimittel: Insuline; Diäten; Glukose; Laborwerte: Glukose; Laborwerte: Glukosetoleranztest; Tabelle zur Behandlung von Hypoglykämien: siehe Kohlenhydrate)

Abschätzen des Kalorienbedarfs

Tab. D.11 Abschätzen des Kalorienbedarfs bei verschiedenen Patientengruppen

Patientengruppe	Kalorienbedarf	
	[kcal]	[BE]
Ältere, normalgewichtige Diabetiker	1700	17–19
Kinder bis ca. 50 kg	1500	16
Stark übergewichtige Diabetiker	1200	13–14
Normal große, arbeitende Diabetiker und Schwangere	1800–2500	19–29
Große, körperlich schwer arbeitende Diabetiker	≥ 3000	≥ 30
Bei Gewichtsreduktion	⅔ des Kalorienbedarfs	

Hyoglykämie/Hyperglykämie

Tab. D.12 Übersicht Hypoglykämie/Hyperglykämie

	Hypoglykämie (hypoglykämischer Schock)	Hyperglykämie (diabetisches Koma)
Allgemeine Symptome		
Beginn	• Rasch (Minuten)	• Langsam über Tage
Befinden	• Fühlt sich instabil • Gereizt, nervös • Weinerlich • Hunger • Kopfschmerzen • Benommenheit	• Lethargisch • Schwach

Tab. D.12 Übersicht Hypoglykämie/Hyperglykämie (Forts.)

	Hypoglykämie (hypoglykämischer Schock)	Hyperglykämie (diabetisches Koma)
Bedürfnis	• Heißhunger	• Starker Durst
Atmung	• Normal bis flach	• Vertieft bei Ketoazidose
Atemgeruch	• Normal	• Fruchtig (Azetongeruch)
Haut	• Feucht (Schwitzen) • Blass	• Trocken (Dehydratationszeichen) • Rot
Schleimhäute	• Normal	• Trocken, borkig
Muskulatur	• Hyperton, Tremor	• Hypoton
Mentaler Status	• Konzentrationsprobleme • Probleme beim Sprechen, Fokussieren, Koordinieren	• Gedämpftes Wahrnehmungsvermögen • Verwirrtheit
Neurologischer Status	• Später: Hyperreflexie, erweiterte Pupillen, zerebrale Krampfanfälle	• Fieber, Bauchschmerz • Herabgesetzte Reflexe • Parästhesien
Puls	• Tachykard	• Eher langsam, schwach
Augäpfel	• Normal	• Weich, eingefallen
Blut		
Glukose	↓ (< 60 mg/dl)	↑ (≥ 240 mg/dl)
Ketone	Negativ/Spuren	↑
Osmolarität	↔	↑
pH-Wert	↔	↓ (7,25 oder weniger)
Hämatokrit	↔	↑
Kohlendioxyd	↔	< 15 mEq/l
Urin		
Ausscheidungsmenge	↔	Polyurie (Frühstadium) bis Oligurie (Spätstadium)
Glukose	Negativ	↑
Azeton	Negativ/Spuren	↑

Typen

Tab. D.13 Diabetestypen

	Diabetes mellitus Typ 1	Diabetes mellitus Typ 2
Manifestationsalter	• Meist vor dem 40. Lebensjahr	• Meist im mittleren bis höheren Lebensalter
Ursache und Auslöser	• Absoluter Insulinmangel infolge Zerstörung der B-Zellen des Pankreas • Genaue Ursache unklar • Autoimmunerkrankung • Evtl. durch Virusinfekte ausgelöst • Förderung der Manifestation durch Bewegungsmangel, Schwangerschaft, Übergewicht, Stress	• Zunächst Insulinresistenz mit kompensatorisch erhöhter Insulinproduktion, die sich später erschöpft • Förderung der Manifestation z. B. durch Übergewicht, Bewegungsmangel, Schwangerschaft, Stress und bestimmte Arzneimittel
Erbliche Komponente	• Vorhanden, jedoch gering	• Stärker ausgeprägt als bei Typ 1

Tab. D.13 Diabetestypen (Forts.)

	Diabetes mellitus Typ 1	Diabetes mellitus Typ 2
Symptome	• Rascher Beginn der Erkrankung mit starkem Durst, Polyurie, Übelkeit, Schwäche und teils erheblichem Gewichtsverlust • Oft auch Koma als Erstmanifestation • Patient in aller Regel schlank	• Langsamer Beginn mit Harnwegsinfekten, Hautjucken, Mykosen, Furunkeln, Sehstörungen und Schwäche • Häufig gleichzeitig Fettstoffwechselstörungen, Bluthochdruck und Übergewicht • Später: Durst, vermehrte Harnausscheidung, Gewichtsverlust • Zum Zeitpunkt der Diagnose oft bereits Langzeitschäden • Patient meist übergewichtig
Besondere Laborbefunde	• C-Peptid (Maß der körpereigenen Insulinproduktion) ↓ • Oft Autoantikörper	• C-Peptid zu Beginn ↑ • Serumlipide ↑
Stoffwechsellage	• Eher labil	• Eher stabil
Therapie	• Insulin • Angepasste Ernährung • Bewegung	• Gewichtsreduktion • Angepasste Ernährung • Bewegung • Erst bei Versagen dieser Maßnahmen orale Antidiabetika, bei Sekundärversagen Insulin

Diäten

(Weitere Informationen siehe Ballaststoffe; Diabetes; Energiebedarf; Ernährung; Eiweiß; Fett; Kohlenhydrate)

Tab. D.14 Übersicht über Kost- und Diätformen

Kost- und Diätform	Merkmal	Indikationen
Vollkost	• Normale Kost mit normalem Kaloriengehalt	• Patient, der alles essen darf, z. B. Patient nach Operationen außerhalb des Magen-Darm-Bereichs
Pürierte Kost	• Alle festen Speisen sind püriert	• Patienten mit eingeschränktem Kauvermögen, z. B. nach Hals-, Nasen-, Zahn-, Mund- und Kieferoperationen • Säuglinge/Kleinkinder ohne oder mit nur wenigen Zähnen
Schonkost/leichte Vollkost	• Leicht verdaulich • Nicht blähend • Zubereitung ohne Backen, Braten und scharfes Würzen • V. a. gedünstete und gekochte Lebensmittel • Fettarm • Evtl. ballaststoffarm	• Verdauungsstörungen • Nahrungsaufbau nach bestimmten Operationen • Erkrankungen im Magen-Darm-Bereich
Wunschkost	• Kost nach Wünschen des Patienten	• Schwerkranke, z. B. tumorkranke Patienten • Patienten mit Untergewicht/Kachexie • Psychogene Nahrungsverweigerung

Tab. D.14 Übersicht über Kost- und Diätformen (Forts.)

Kost- und Diätform	Merkmal	Indikationen
Energiedefinierte Kost (Reduktionskost /-diät)	• Reduzierter Kaloriengehalt • Individuelle Festlegung des Kaloriengehalts	• Adipositas • Gewichtsreduktion auf Wunsch des Patienten oder ärztlich verordnet
Kalorienreiche Kost	• Kalorienreich und hochwertig	• Patienten mit Untergewicht/Kachexie • Tumorkranke • Patienten mit Mukoviszidose
Aufbaukost	• Kost wird nach einem festen Schema aufgebaut: 1. Schluckweise Tee 2. Tee und Zwieback, Salzstangen 3. Leichte Suppe 4. Pürierte Kost 5. Schonkost 6. Steigerung je nach Verträglichkeit	• Operationen im Magen-Darm-Bereich • Nach längerer Nahrungskarenz
Eiweiß- und elektrolytdefinierte Diäten, z. B. natriumarme Kost	• Kochsalz ist z. B. reduziert bis aufgehoben • Eiweißgehalt ist z. B. reduziert	• Hypertonie • Ödeme • Einige Nierenerkrankungen, z. B. chronische Niereninsuffizienz, nephrotisches Syndrom • Einige Lebererkrankungen, z. B. Enzephalopathie bei Leberzirrhose
Diabetesdiät	• Individuelle Anpassung der Kohlenhydratzufuhr	• Diabetes mellitus
Fettarme Diät	• Fettarm • Cholesterinarm • Wenig tierische Fette	• Fettstoffwechselstörungen, z. B. erhöhter Cholesterinspiegel im Blut
Purinarme Diät	• Wenig Fleisch und Fisch • Keine Hülsenfrüchte, Spinat und Pilze • Wenig Kaffee	• Hyperurikämie, Gicht
Keimarme Kost/Diät	• Kein frisches Obst, Gemüse (wegen der Keimbesiedelung) • Nur Gekochtes • Verzicht auf Gewürze (sind oft verkeimt)	• Schwer abwehrgeschwächte Patienten, z. B. nach Transplantationen • HIV-Infizierte
Phenylalaninfreie Diät	• Phenylalaninfreie bzw. -arme Nahrung, z. B. Milupa PKU® • Zusatz von Maltodextrin und MCT-Öl	• Phenylketonurie
Glutenfreie Diät	• Keine Gerste, Hafer, Roggen, Weizen • Erlaubt: Buchweizen, Hirse, Mais, Reis • Liste der glutenfreien Lebensmittel ist bei der Deutschen Zöliakie Gesellschaft (www.dzg-online.de) erhältlich	• Sprue/Zöliakie
Milcheiweißfreie Diät	• Beim Säugling: Hydrolysatnahrung (z. B. Nutramigen®) • Sojamilch, diese kann jedoch auch zur Sensibilisierung führen	• Milcheiweißallergie
Galaktosefreie Diät	• Bei Säuglingen z. B. Humana SL® • Achtung: Milchzucker ist in vielen Medikamenten enthalten	• Galaktosämie
Salzreiche Diät	• Kochsalzzusatz zur Nahrung nach ärztlicher Anweisung	• Adrenogenitales Syndrom mit Salzverlust

Tab. D.14 Übersicht über Kost- und Diätformen (Forts.)

Kost- und Diätform	Merkmal	Indikationen
Vegetarische Kost	• Vollwertige Kost ohne Fleisch, Fisch, Geflügel und Wurstwaren (ovo-lakto-vegetabil) • Eiweißträger: Milch, Milchprodukte, Eier, pflanzliche Produkte	• Religiöse, ethische Gründe • Abneigung gegen Fleisch • Propyhylaxe ernährungsbedingter Zivilisationskrankheiten wie Gicht
Ballaststoffreiche Kost	• 40 g und mehr Ballaststoffe pro Tag • Hoher Anteil an Vollkorngetreide, Gemüse, Obst, Hülsenfrüchten • Wichtig: ausreichend Flüssigkeit	• Chronische Obstipation

D

Diagnose: Gebote der Angemessenheit

- Aufklärung
- Zustimmung
- Nutzen
- Therapeutische Konsequenz
- Preis

(Vgl. Sachverständigenrat für die Konzertierte Aktion im Gesundheitswesen, 2000/2001)

Dialyse

(Weitere Informationen siehe Exit Site Score)

Dialyseeffektivität (Dialysedosis)

Berechnung

$$K\,t/V = \frac{K[\text{ml/min}] \times t[\text{min}]}{V[\text{ml}]}$$

K … Harnstoffclearance im Dialysator
t … Behandlungszeit
V … Harnstoffverteilungsvolumen bzw. Körperwasser des Patienten

Zielwert
Bei 3 Dialysen/Woche: > 1,2

Kanülenstärke und Blutfluss

Tab. D.15 Kanülengröße und maximaler Blutfluss

Kanülengröße [Gauge, G]	Durchmesser [mm]	Länge [mm]	Max. Blutfluss [ml/min]
17	1,5	20	240
16	1,6	20	300
15	1,8	20	450

Verfahren

Tab. D.16 Überblick über Dialyseverfahren

Dialyseverfahren	Vorteile	Nachteile
Hämodialyse	• Intermittierende Unabhängigkeit • Geringes Infektionsrisiko	• Diätetische Einschränkungen • Punktionen
Peritonealdialyse	• Kontinuierliche Entgiftung • Keine Maschinen, keine Gefäßpunktion • Trinkmengen und Diätvorschriften meist weniger streng als bei Hämodialyse • Blutdruckabfall und Krämpfe sind selten • Meist Schmerzfreiheit • Heimdialyse • Kontrolluntersuchung nur alle 4–6 Wochen im Dialysezentrum	• Gefahr der Peritonitis • Behinderung bei sportlichen Aktivitäten (kein Schwimmen) • Glukosebelastung • Oft kosmetisch unerwünscht

D

Dioptrie: Berechnung

Dioptrie (dpt) = Maßeinheit für Brechkraft

$$\text{Brechkraft}\left[\text{dpt}\right] = \frac{1}{\text{Brennweite}\left[\text{m}\right]}$$

Beispiel

1 dpt = 1/1 m = 1 m
2 dpt = 1/2 m = 50 cm

DMS-Kontrolle

Durchblutung	• Pulse tasten • Hauttemperatur fühlen (warm/kalt)
Motorik	• Extremität bewegen lassen
Sensibilität	• Finger oder Zeh berühren • Fragen, ob Berührung gespürt wird

Dolmetscher

Tab. D.17 Dolmetscher

Deutsch	Englisch	Französisch	Türkisch	Kroatisch	Russisch
Guten Tag.	Hello! (hällou)	Bonjour! (bonschuhr)	Ivi günler! (iji-günler)	Dobar dan! (dobar-dan)	Добрый день! (dob-ri-djen)
Ja	Yes (jäss)	Oui (wih)	Evet (ewät)	Da (da)	Да (da)
Nein	No (no)	Non (nong)	Hayir (hajr)	Ne (ne)	Нет (njet)
Medikament	Medicine (medis-sin)	Médicament (me-dikamong)	Ilac (ilatsch)	Lijekovi (liäkowi)	Лекарство (lekarstwo)

Tab. D.17 Dolmetscher (Forts.)

Deutsch	Englisch	Französisch	Türkisch	Kroatisch	Russisch
Verband	Bandage (bänditsch)	Bandage (bondahsch), Pansement (ponsemong)	Bandaj (bandahsch)	Zavoj (sawoi)	Перевязка (perewjaska)
Angst	Fear (fihr)	Peur (pöhr)	Korku (korku)	Strah (strach)	Страх (strach)
Atemnot	Shortness of breath (shortnäs-of-bräss)	Difficultés de respirer (diffikültee-de-respiree)	Nefes alma güclügü (nefes-alma-gütschlüjü)	Teško disanje (täschko-disanje)	Одышка (odischka)
Blähungen	Wind (wind)	Flatulence (flatülongs)	Gaz (gahs)	Napuhanosti (napuhanosti)	Вздутие живота (wstutje-schiwota)
Blutung	Bleeding (blihding)	Saignement (ssänjämong)	Kanama (kanama)	Krvarenje (krawarenia)	Кровотечение (krowotetschänije)
Durchfall	Diarrhoea (deiarria)	Diarrhée (diarheh)	Ishal (ishal)	Proljev (proljew)	Понос (ponos)
Durst	Thirst (ssörst)	Soif (swaff)	Susama (sussama)	Zed (schehd)	Жажда (schaschda)
Hunger	Hunger (hanga)	Faim (fäm)	Aclik (atschlik)	Glad (glad)	Голод (golod)
Schmerzen	Pain (päin)	Douleur (dulöhr)	Agrilar (ahrelar)	Bolovi (bolowi)	Болеть (bolet)
Schwindel	Dizziness (dissinäs)	Vertige (wärtihsch)	Bas dönmesi (basch-dömesi)	Vrtoglavica (wrtoglawiza)	Головокружение (golowokruschenije)
Übelkeit	Sickness (ssiknäss)	Nausée (nohseh)	Migde bulantisi (mide-bulantässe)	Mučnina (mudschnina)	Тошнота (tschnota)
Verstopfung	Constipation (konstipäischän)	Constipation (konstipassiong)	Kabizlik (kabrslik)	Zatvor (satwor)	Запор (sapor)
Aufstehen	Stand up (ständab)	Se lever (löweh)	Ayaga kalkmak (aja-kalkmak)	Ustajati (ustajati)	Вставать (wstawat)
Ausatmen	Breath out (brihsaut)	Expirer (expireh)	Nefesi disari vermek (nefesi-drschare-wermek)	Izdisati (isdissati)	Выдыхать (widichat)
Desinfizieren	Disinfect (disinfekt)	Désinfecter (däsänfekteh)	Dezenfekte etmek (desenfekte-etmek)	Dezinficirati (desinfizirati)	Дезинфицировать (desinfizirowat)
Einatmen	Breath in (brihs-in)	Inspirer (ähspire)	Nefes almak (nefes-almak)	Udisati (udisati)	Вдыхать (wdichat)
Einnehmen	Take (täik)	Prendre (prondrö)	Icmek (itschmek)	Uzimati (usimati)	Принимать (prinimat)
Essen	Eat (iht)	Manger (mongscheh)	Yemek (jemek)	Jesti (jesti)	Есть (jest)
Gehen	Walk (wohg)	Marcher (marschee)	Yürümek (jürümek)	Hodati (hodati)	Идти (idti)
Helfen	Help (hälp)	Aider (ähdeh)	Yardim etmek (jardim-etmek)	Pomoći (pomodschi)	Помогать (pomagat)
Hinlegen	Lie down (lei-daun)	S'allonger (salongscheh)	Uzanmak (usanmak)	Leći (lätschi)	Ложиться (loschiza)

Tab. D.17 Dolmetscher (Forts.)

Deutsch	Englisch	Französisch	Türkisch	Kroatisch	Russisch
Hinsetzen	Sit down (ssit-daun)	S'asseoir (sase-wahr)	Oturmak (otur-mak)	Sjesti (siästi)	Садиться (sadiza)
Husten	Cough (kaff)	Tousser (tusseh)	Öksürmek (öksür-mek)	Kašljati (kasch-liati)	Кашлять (kaschljat)
Injizieren	Inject (indschäkt)	Injecter (änjäktä)	Siringa etmek (schürünja-etmek)	Dati injekciju (dati-injeksiu)	Брызгать (brisgat)
Kämmen	Comb (kamp)	Peigner (penjeh)	Taramak (tara-mak)	Češljati (tschäschljati)	Причёсывать (pritschössiwat)
Nicht be-wegen	Remain still (rimä-in-still)	Ne bougez pas (no buscheh pah)	Hareket etmemek (hareket-etme-mek)	Ne pokretati se (ne-pokreta-ti-se)	Не двигаться (nje-dwigaza)
Rasieren	Shave (schäif)	Raser (raseh)	Tras olmak (trasch-olmak)	Brijati se (bria-ti-se)	Бритьё (bretjo)
Röntgen	X-ray (iks-räi)	Faire une radio (fähr ün radio)	Röntgen (röntgen)	Rendgen (rent-gen)	Просвечивать (pro-swetschiwat)
Trinken	Drink (drink)	Boire (bwahr)	Icmek (itschmek)	Piti (piti)	Питьё (pitjo)
Untersu-chen	Examine (iksamein)	Examiner (exa-mineh)	Muayene etmek (muane-etmek)	Pregledati (prägledati)	Осматривать (os-matriwat)
Warten	Wait (wäit)	Attendre (atong-dreh)	Beklemek (bekle-mek)	Čekati (tschä-kati)	Ждать (schdat)
Waschen	Wash (wosch)	Laver (laweh)	Yikamak (jika-mak)	Prati (prati)	Мыть (mit)
Wechseln	Change (tschä-insch)	Changer (schong-scheh)	Degistirmek (de-jischtirmek)	Promjeniti (prmjänitti)	Переменять (pere-mäniat)
Zähne putzen	Cleening teeth (klihning-tihs)	Brosser les dents (brossee-lä-dong)	Dis fircalamak (disch-firtschala-mak)	Pranje zuba (pranje-suhba)	Уход за зубами (uchod-sa-subami)

Richtlinien im Umgang mit Dometschern

- Dem Dolmetscher Grund für Gespräch und Art der geplanten Fragestellungen erklären.
- Klären, ob detaillierte oder zusammengefasste Antwort gewünscht wird und ob Antwort sinngemäß oder wörtlich wiedergegeben werden soll.
- Dolmetscher dem Pat. bzw. der Familie vorstellen.
- Zeit geben, damit sie sich vor dem eigentlichen Gespräch miteinander bekannt machen.
- Dem Pat. bzw. der Familie versichern, dass auch der Dolmetscher der Schweigepflicht unterliegt.
- Direkt mit Pat. bzw. mit Familie kommunizieren.
- Auch auf dolmetschende Person achten.
- Fragen so formulieren, dass nur jeweils eine Antwort erfolgen kann, z. B.: „Haben Sie/hast du Schmerzen?" Nicht: „Leiden Sie/leidest du unter Schmerzen, Abgeschlagenheit oder Appetitlosigkeit?"
- Gespräch zwischen Pat./Familie und Dolmetscher nicht unterbrechen.
- Nicht mit Dolmetscher über Pat. oder über Angehörigen sprechen, da diese vielleicht doch etwas Deutsch verstehen.
- Einige med. Ausdrücke, z. B. „Allergie", haben in anderen Sprachen keine Entsprechungen → medizinischen Fachjargon möglichst vermeiden.

- Kulturelle Unterschiede respektieren.
- Fragen über Sexualität oder Schwangerschaft möglichst indirekt formulieren, z. B. eher nach dem „Vater des Kindes" als nach dem „Ehemann der Mutter" fragen.
- Nach Gespräch Zeit für Dolmetscher nehmen, damit dieser noch zusätzliche Dinge erwähnen kann.
- Dolmetscher um Beurteilung der nonverbalen Äußerungen während des Gesprächs und um Einschätzung der Verlässlichkeit oder Auskunftsbereitschaft des Pat. bzw. der einzelnen Familienmitglieder bitten.
- Alle folgenden Gespräche möglichst so organisieren, dass wieder dieselbe Person dolmetscht.

TEIL

E Von Einmalkanülen bis Expertenstandard

Einmalkanülen

(Weitere Informationen siehe Injektionsstellen)

Farbkodierung von Einmalkanülen

Größe (nach Pravaz)	20	–	18	–	17	16	14	12	2	–	1	–	–
Gauge (Spezielles Eichmaß)	27		26		24	23	23	22	21		20		19
Farbe	grau		braun		lila	blau	violett	schwarz	grün		gelb		weiß
Außendurchmesser [mm]	0,40	0,40–0,42	0,45		0,55	0,66	0,60–0,65	0,70	0,80		0,90		1,10
Länge [mm]	20	12–16	25	12	25	25	30–32	30–32	40	50–60	40	70	30
Verwendung	Insulin, s.c.		Insulin, s.c.		s.c.	s.c.	s.c., i.m.[1]	s.c., i.m.[1]	i.v., i.m.[2]	i.m.[3]	i.v., i.m.[4]	tief i.m.	Aufziehkanüle, Blutentn. kanüle

[1] Oberschenkel [2] Oberschenkel; Gesäß bei Untergewichtigen und großen Kindern
[3] Gesäß bei Normal- bis Übergewichtigen [4] Für dickflüssige Lösungen

Abb. E.1 Überblick über die verschiedenen Einmalkanülen und ihre Verwendungszwecke. [A400]

Eiweiß

(Weitere Informationen siehe Ballaststoffe; Diäten; Energiebedarf; Ernährung; Fett; Kohlenhydrate)

Bedarf

Tab. E.1 Referenzwerte für die Zufuhr von Eiweiß, D-A-CH* 2000

Lebensalter/-phase	Eiweiß [g/d]		Eiweiß [g/kg KG/d]	
	w	m	w	m
0–1 Monat	12		2,7	
1–2 Monate	10		2,0	
2–4 Monate	10		1,5	
4–6 Monate	10		1,3	
6–10 Monate	10		1,1	
1–4 Jahre	13	14	1,0	

Tab. E.1 Referenzwerte für die Zufuhr von Eiweiß, D-A-CH* 2000 (Forts.)

Lebensalter/-phase	Eiweiß [g/d]		Eiweiß [g/kg KG/d]	
	w	m	w	m
4–7 Jahre	17	18	0,9	
7–10 Jahre	24	24	0,9	
10–13 Jahre	35	34	0,9	
13–15 Jahre	45	46	0,9	
15–19 Jahre	46	60	0,8	0,9
19–25 Jahre	48	59	0,8	
25–51 Jahre	47	59	0,8	
51–65 Jahre	46	58	0,8	
> 65 Jahre	44	54	0,8	
Schwangere	58	-	-	
Stillende	63	-	-	

* Referenzwerte der Deutschen Gesellschaft für Ernährung e. V. (DGE), der Österreichischen Gesellschaft für Ernährung (ÖGE), der Schweizerischen Gesellschaft für Ernährungsforschung (SGE) und der Schweizerischen Vereinigung für Ernährung (SVE)

Tab. E.2 Eiweißbedarf bei unterschiedlichen Stoffwechsellagen

Stoffwechsellage	Eiweißbedarf [g/kg KG/d]
Pat. mit leichter Katabolie, z. B. nach kleinen bis mittelschweren OPs	0,8–1,3
Pat. mit schwerer Katabolie, z. B. nach großen OPs, bei Polytrauma, Sepsis	1,3–1,5
Schwerste Katabolie, z. B. bei Verbrennungen	1,5–2,0

Energiegehalt

1 g Eiweiß liefert 4,1 kcal (17 kJ).

EKG: Ableitungen

(Weitere Informationen siehe Herzfrequenz)

Bipolare Extremitätenableitungen nach Einthoven

- 1 re. Fuß – schwarz
- 2 re. Arm – rot
- 3 li. Arm – gelb
- 4 li. Fuß – grün

Unipolare Brustwandableitungen nach Wilson

- V1: 4. ICR parasternal re.
- V2: 4. ICR parasternal li.
- V3: zwischen V2 und V4, auf der 5. Rippe
- V4: 5. ICR Medioklavikularlinie li., bei Patientinnen mit großen Brüsten: unter Brustfalte
- V5: vordere Axillarlinie Höhe V4 li.
- V6: mittlere Axillarlinie Höhe V4 li.

Unipolare Extremitätenableitungen nach Goldberger

- aVR: rechter Arm – linkes Bein und linker Arm
- aVL: linker Arm – linkes Bein und rechter Arm
- aVF: linkes Bein – linker Arm und rechter Arm

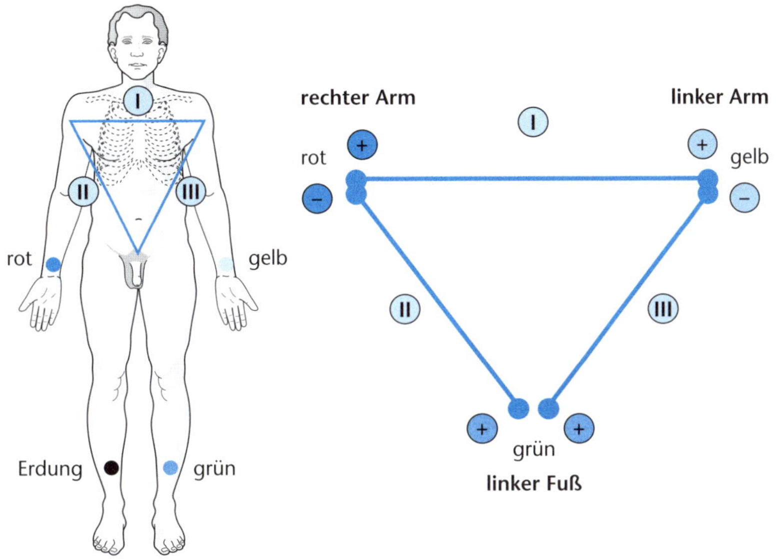

Abb. E.2 Bipolare Extremitätenableitungen nach Einthoven. [R207]

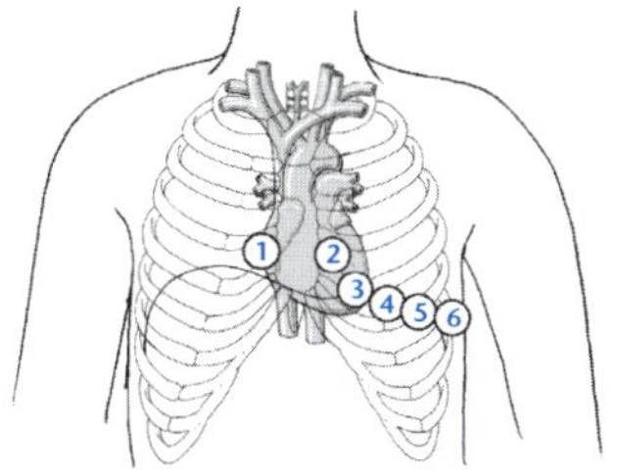

Abb. E.3 Brustwandableitungen nach Wilson. [L190]

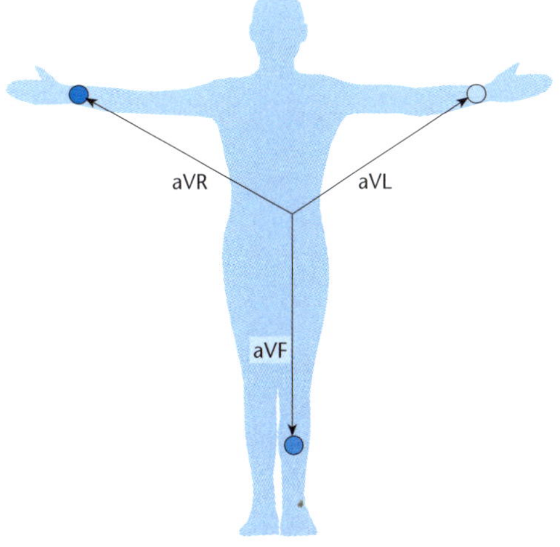

Abb. E.4 Unipolare Extremitätenableitungen nach Goldberger. [L157]

Drei-Kanal-EKG (Ampelregelung, von rechts beginnend)

- ROT = rechte Brustseite (unterhalb des rechten Schlüsselbeins)
- GELB = linke Brustseite (unterhalb des linken Schlüsselbeins)
- GRÜN/SCHWARZ = linke Brustseite (unterhalb des Rippenbogens)

Energiebedarf

(Weitere Informationen siehe Diäten; Eiweiß; Ernährung; Fett; Kohlenhydrate)

Grundumsatz: Einfluss von Aktivität und Stress

Tab. E.3 Berechnung des Gesamtenergiebedarfs

Aktivitätsgrad	Aktivitätsfaktor
Beatmet	GU × 1,0
Bettlägerig	GU × 1,2
Teilmobil	GU × 1,25
Mobil	GU × 1,3
Stressgrad	Stressfaktor
Komplikationslos	GU × 1,0
Frakturen	GU × 1,2–1,35
Kleine Operationen	GU × 1,2
Dekubitalulkus/Wunde < 50 cm^2 in Abhängigkeit von Tiefe/Taschenbildung	GU × 1,3–1,5
Dekubitalulkus/Wunde > 50 cm^2 in Abhängigkeit von Tiefe/Taschenbildung	GU × 1,5–1,9
Superinfektion/Sepsis	GU × 1,4–1,6
Verbrennungen	GU × 2,1
Der Gesamtenergiebedarf berechnet sich aus GU × Aktivitätsfaktor × Stressfaktor	

Kinder

Tab. E.4 Referenzwerte für die Zufuhr von Energie bei Kindern, D-A-CH* 2000: Werte für mittlere körperliche Aktivität

Lebensalter	w		m	
	[kcal/kg KG]	[MJ/kg KG]	[kcal/kg KG]	[MJ/kg KG]
0–4 Monate	91	380	94	390
4–12 Monate	91	380	90	380
1–4 Jahre	88	370	91	380
4–7 Jahre	78	330	82	340
7–10 Jahre	68	280	75	310
10–13 Jahre	55	230	64	270
13–15 Jahre	47	200	56	230

* Referenzwerte der Deutschen Gesellschaft für Ernährung e. V. (DGE), der Österreichischen Gesellschaft für Ernährung (ÖGE), der Schweizerischen Gesellschaft für Ernährungsforschung (SGE) und der Schweizerischen Vereinigung für Ernährung (SVE)

Tab. E.5 Referenzwerte für die Zufuhr von Energie bei Kindern, D-A-CH* 2000: Werte für geringe körperliche Aktivität

Lebensalter	w		m	
	[kcal/kg KG]	[MJ/kg KG]	[kcal/kg KG]	[MJ/kg KG]
0–4 Monate	**	**	**	**
4–12 Monate	**	**	**	**
1–4 Jahre	80	330	83	350
4–7 Jahre	70	290	74	310
7–10 Jahre	60	250	66	280
10–13 Jahre	49	200	56	230
13–15 Jahre	41	170	50	210

* Referenzwerte der Deutschen Gesellschaft für Ernährung e. V. (DGE), der Österreichischen Gesellschaft für Ernährung (ÖGE), der Schweizerischen Gesellschaft für Ernährungsforschung (SGE) und der Schweizerischen Vereinigung für Ernährung (SVE)

** Keine Angaben verfügbar

Jugendliche und Erwachsene

Energiebedarf = GU × PAL

GU … Grundumsatz

PAL … Physical Activity Level (körperliche Aktivitätsstufe)

Tab. E.6 Grundumsatz bei Jugendlichen und Erwachsenen

Lebensalter [Jahre]	w		m	
	[kcal/d]	[MJ/d]	[kcal/d]	[MJ/d]
15–19	1460	6,1	1820	7,6
19–25	1390	5,8	1820	7,6
25–51	1340	5,6	1740	7,3
51–65	1270	5,3	1580	6,6
> 65	1179	4,9	1410	5,9

Tab. E.7 Physical Activity Level (körperliche Aktivitätsstufe) bei Jugendlichen und Erwachsenen

PAL	Arbeit bzw. Freizeit
1,2	Ausschließlich sitzend, liegend: alter, gebrechlicher Mensch
1,4–1,5	Sitzend mit wenig anstrengender Freizeitaktivität: Büroangestellter
1,6–1,7	Sitzend, zeitweilig gehend und stehend: Laborant, Kraftfahrer
1,8–1,9	Überwiegend gehend und stehend: Hausfrau, Pflegefachkraft
2,0–2,4	Körperlich anstrengende berufliche Arbeit: Bauarbeiter, Leistungssportler

E

Tab. E.8 Faustregel für Kalorienbedarf im Alter

	80-jähriger Mann	80-jährige Frau
Grundumsatz	Ca. 1300 kcal	Ca. 1200 kcal
Arbeitsumsatz je nach Aktivität	Ca. 500–700 kcal	Ca. 500–700 kcal
Gesamtkalorienbedarf	Ca. 1900 kcal	Ca.1800 kcal

Enterostoma: Arten

Tab. E.9 Übersicht über Enterostomaarten

Art	Indikation	Lokalisation	Anlage	Ausscheidung
Ileostoma (Stomaanlage im Dünndarm)	Temporär oder permanent: • Resektion des Dickdarms, z. B. wegen Colitis ulcerosa, Morbus Crohn oder familiärer Polyposis • Verschluss distaler Darmabschnitte, z. B. durch Kolontumor • Fehlbildungen, z. B. Darmatresie (angeborener Verschluss des Darms) Temporär: • Dünndarmverletzungen • Operationen distaler Darmabschnitte (Anastomosenschutz)	• Im rechten oder linken Mittelbauch	• Ca. 2–3 cm über Hautniveau prominent	• Anfangs 1–2 l, später 500–750 ml flüssiger bis dünnbreiiger Stuhl täglich über den ganzen Tag verteilt (Stuhleindickung im Dickdarm fehlt) • Aggressiver Stuhl (mit reichlich Gallensäuren und Verdauungsenzymen)
Zökostoma (Stomaanlage im Zökum = Blinddarm)	Temporär: • Anastomosenschutz • Verletzungen oder Strahlenschäden des Kolon	• Im rechten Unterbauch	• Auf Hautniveau oder 0,5 cm prominent	
Transversostoma* (Stomaanlage im Colon transversum)	Temporär oder permanent: • Verschluss distaler Darmabschnitte Temporär: • Anastomosenschutz • Ileus • Entzündungen oder Strahlenschäden am Kolon • Divertikulitis	• Im rechten oder linken Oberbauch	• 0,5 cm prominent	• Dickbreiiger bis geformter Stuhl (Konsistenz je nach verbliebener Kolonlänge) • Stuhlfrequenz 3- bis 4-mal/Tag
Sigmoidostoma* (Stomaanlage im Colon sigmoideum)	Temporär oder permanent: • Stuhlinkontinenz bei neurologischen Erkrankungen • Analatresie und andere angeborene Störungen Temporär: • Resektion von Sigma oder Rektum • Rektale Fisteln Permanent: • Rektumamputation oder inoperables Rektumkarzinom • Strahlenschäden an Sigma oder Rektum	• Im linken Mittel- oder Unterbauch	• 0,5 cm prominent	• Dickbreiiger bis geformter Stuhl • Stuhlfrequenz 1- bis 3-mal/Tag

* Transversostoma und Sigmoidostoma können auch als Kolostoma (= Enterostoma im Bereich des Kolons) bezeichnet werden.

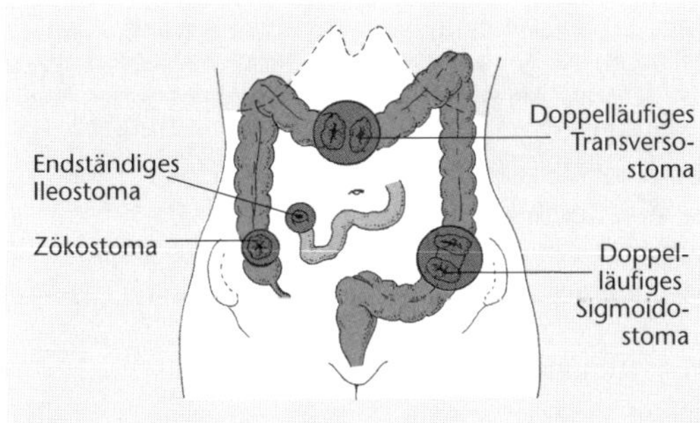

Abb. E.5 Verschiedene Enterostomaarten und ihre typischen Platzierungen in der Bauchdecke. Unabhängig von ihrer Lokalisation können die meisten Enterostomaarten endständig oder doppelläufig angelegt werden. [A400-190]

Entwicklung bei Kindern

(Weitere Informationen siehe Denver Developmental Scale)

Chronische Erkrankungen: Auswirkungen

Tab. E.10 Auswirkungen chronischer Erkrankungen auf die Entwicklung

Entwicklungsaufgaben	Mögliche Folgen einer chron. Krankheit oder Behinderung	Unterstützende Interventionen
Säugling		
Entwicklung von Vertrauen	• Mehrere verschiedene Betreuungspersonen/häufige Trennungen von Eltern, insbesondere bei Krankenhausaufenthalten • Entbehrung einer verlässlichen, liebevollen Zuwendung	• Für Betreuungskonsistenz auch im Krankenhaus sorgen • Eltern ermutigen, sich um Kind zu kümmern • Eltern ermutigen, Kind oft zu besuchen • Mitaufnahme (Rooming-in) der Eltern und ihre Beteiligung an der Pflege fördern
Bindung an die Eltern	• Verzögerung wegen Trennung, Trauer der Eltern über Verlust des „perfekten Kindes" • Unfähigkeit der Eltern, den Zustand des Kindes zu akzeptieren, besonders bei sichtbarem Defekt	• Gesunde, unbeeinträchtigte Qualitäten des Säuglings betonen • Eltern helfen, die besonderen Betreuungsbedürfnisse des Kindes erfüllen zu lernen, damit sie sich kompetent fühlen können
Lernen durch sensomotorische Erfahrungen	• Kind macht mehr schmerzhafte als angenehme Erfahrungen • Begrenzter Kontakt mit Umwelt wegen Bewegungseinschränkung oder Bettruhe	• Dafür sorgen, dass Säugling mit allen Sinnen positive Erfahrungen machen kann (berühren, hören, sehen, schmecken, bewegen) • Altersgemäße Entwicklungsschritte, z. B. Fläschchen halten, Essen mit den Fingern, Krabbeln fördern
Entwicklung eines Gefühls des Getrenntseins von den Eltern	• Verstärkte Abhängigkeit von Betreuung durch Eltern • Allzu starke Einbindung der Eltern in Pflege	• Alle Familienmitglieder ermutigen, sich an Pflege zu beteiligen, um Überlastung einer Person zu verhindern • Eltern zu regelmäßigen Ruhepausen ermutigen
Kleinkind		
Entwicklung von Autonomie	• Verstärkte Abhängigkeit von Eltern	• Unabhängigkeit des Kindes in möglichst vielen Bereichen fördern, z. B. Toilette benutzen, anziehen, essen
Beherrschung lokomotorischer und verbaler Fertigkeiten	• Begrenzte Möglichkeit, eigene Fähigkeiten und Grenzen zu erkunden	• Für Entwicklung der Grobmotorik und Anpassung von Spielzeug oder Geräten sorgen, z. B. angepasste Schaukel oder Schaukelpferd

Tab. E.10 Auswirkungen chronischer Erkrankungen auf die Entwicklung (Forts.)

Entwicklungsaufgaben	Mögliche Folgen einer chron. Krankheit oder Behinderung	Unterstützende Interventionen
Kleinkind		
Lernen durch sensomotorische Erfahrungen Beginn des präoperationalen Denkens	• Häufige schmerzhafte Erfahrungen	• Dem Kind Gelegenheit geben, eine einfache Wahl zu treffen, z. B. welches Bilderbuch, welcher Brotbelag • Altersgemäße Disziplin erwarten und entsprechende Grenzen setzen • Sich bewusst machen, dass Negativismus und rituelle Verhaltensweisen normal sind • Für sensorische Erfahrungen sorgen, z. B. Spiel mit Wasser, Sand, Fingerfarben
Vorschulkind		
Entwicklung von Initiative und Zielstrebigkeit Beherrschung der Selbstversorgungsfertigkeiten	• Begrenzte Möglichkeiten zur erfolgreichen Durchführung einfacher Aufgaben oder zum Erwerb von Fertigkeiten zur Selbstversorgung	• Selbstversorgungsfertigkeiten des Kindes fördern • Soziale Kontakte fördern, z. B. Einladung von Freunden, Besuch einer Tagesstätte, Ausflüge in Park
Erste Beziehungen zu Gleichaltrigen	• Begrenzte Möglichkeiten für soziale Kontakte mit Gleichaltrigen; Kind erscheint diesen möglicherweise jünger • Tolerante und beschützende Familie kann dazu führen, dass Kind Kritik fürchtet und sich zurückzieht	• Altersgemäße Spiele zur Verfügung stellen, besonders Gelegenheiten für Gemeinschaftsspiele schaffen
Entwicklung des Körperbilds und der Geschlechtsidentität	• Körper wird überwiegend mit Schmerz, Angst und Versagen in Verbindung gebracht • Identifizierung mit der Geschlechterrolle konzentriert sich überwiegend auf das Bemuttern	• Stärken des Kindes betonen • Kind altersgerecht kleiden • Beziehungen zu Kindern und Erwachsenen des eigenen und des anderen Geschlechts fördern • Kind helfen, mit Kritik umzugehen • Sich selbst klarmachen, dass Überbehütung schadet und Realitätsferne verursacht
Lernen durch präoperatives Denken (magisches Denken)	• Schuldgefühle (Kind denkt, es habe die Krankheit oder Behinderung verschuldet oder würde damit für Fehlverhalten bestraft)	• Klarstellen, dass Erkrankung nicht vom Kind ausgelöst wurde, dass es keine Schuld trifft und nicht damit bestraft wird
Schulkind		
Entwicklung von Kompetenz	• Begrenzte Möglichkeiten, Leistungen zu erbringen oder sich zu messen (z. B. viele Fehlzeiten in der Schule oder Unfähigkeit, regelmäßig Sport zu treiben)	• Regelmäßigen Schulbesuch fördern • Untersuchungstermine außerhalb der Schulzeit festlegen • Kind ermutigen, verpassten Stoff nachzulernen • Lehrer und Mitschüler über Zustand, Fähigkeiten und besondere Bedürfnisse des Kindes informieren
Beziehungen zu anderen Kindern im gleichen Alter eingehen	• Begrenzte Möglichkeiten, sich mit Gleichaltrigen anzufreunden	• Körperliche Aktivitäten fördern • Soziale Kontakte fördern, z. B. Pfadfinder, Ferienlager, Kindergruppe
Lernen durch konkrete Operationen	• Unzureichendes Verständnis für die auferlegten körperlichen Einschränkungen oder die Behandlung der Störung	• Kind über Zustand aufklären • Kind über Krankheit/Behinderung informieren • Kreative Aktivitäten fördern

Tab. E.10 Auswirkungen chronischer Erkrankungen auf die Entwicklung (Forts.)

Entwicklungs-aufgaben	Mögliche Folgen einer chron. Krankheit oder Behinderung	Unterstützende Interventionen
Jugendliche		
Entwicklung einer persönlichen und sexuellen Identität	• Fühlt sich zunehmend anders als Gleichaltrige und weniger imstande, im Hinblick auf Aussehen, Fähigkeiten und spezielle Fertigkeiten mit anderen mitzuhalten	• Viele der jetzt auftretenden Schwierigkeiten sind Teil der normalen Adoleszenz, z. B. Rebellion, Risikoverhalten, mangelnde Kooperation, Ablehnung von Autoritäten
Erreichen der Unabhängigkeit von der Familie	• Verstärkte Abhängigkeit von Familie • Begrenzte Arbeits-/Berufsmöglichkeiten	• Umgangsformen und Copingfertigkeiten schulen und fördern • Soziale Kontakte mit Gleichaltrigen, betroffenen, aber auch gesunden Jugendlichen, fördern
Sexuelle Beziehungen eingehen	• Eingeschränkte Möglichkeiten, Freundschaften zu schließen; seltener Gelegenheit, sich mit anderen Jugendlichen über sexuelle Themen zu unterhalten • Verstärktes Fragen nach dem Warum der Störung, nach den Möglichkeiten von Ehe und Familie	• Über Entscheidungsfindung, Selbstbehauptung und andere Fertigkeiten, die zur Realisierung persönlicher Lebenspläne notwendig sind, informieren • Verstärkte Verantwortung für Umgang mit eigener Erkrankung oder Behinderung fördern, z. B. selbstverantwortlich Termine machen und einhalten, Betreuungsintensität bestimmen, Ressourcen kontaktieren
Lernen durch abstraktes Denken	• Geringere Entwicklungsmöglichkeiten in früheren kognitiven Phasen können verhindern, dass Stufe des abstrakten Denkens erreicht wird	• Altersgemäße Aktivitäten fördern, z. B. Partys feiern, Sport, Auto fahren • Auf Hinweise achten, die die Bereitschaft signalisieren, bezüglich der Auswirkungen des Zustandes auf Sexualität und Reproduktion informiert zu werden • Wert einer gepflegten Erscheinung betonen • Über Zukunftsplanung und wie der Zustand u. U. die Wahlmöglichkeiten beeinträchtigt sprechen

Gehör

Tab. E.11 Übersicht über die Entwicklung des Gehörs

Lebensalter [Monate]	Entwicklung
Geburt	• Reagiert auf lautes Geräusch mit Fluchtreflex • Reagiert auf Klang einer menschlichen Stimme schneller als auf andere Geräusche • Beruhigt sich bei leisen Klängen, z. B. Wiegenlied, Ton eines Metronoms, Herzschlag
2–3	• Lokalisiert Geräusch, das in Ohrhöhe produziert wird, indem es Kopf zur Seite dreht
3–4	• Lokalisiert Geräusch, indem es Kopf zur Seite dreht und in diese Richtung blickt
4–6	• Kann Geräusch, das unter der Ohrhöhe produziert wird lokalisieren, wenn Geräusch vorher über dem Ohr produziert wurde; dreht dann den Kopf zur Seite und blickt nach oben oder unten • Beginnt, Laute nachzuahmen
6–8	• Lokalisiert Geräusche, indem es Kopf in die entsprechende Richtung reckt • Reagiert auf seinen Namen
8–10	• Lokalisiert Geräusche, indem es Kopf schräg hält und dem Geräusch direkt zuwendet
10–12	• Kennt mehrere Wörter und deren Bedeutung, etwa „Nein" und die Namen von Familienmitgliedern • Lernt, eigene Reaktion zu beherrschen und dem Geräusch anzupassen, wartet z. B. auf Wiederholung des Geräuschs

Tab. E.11 Übersicht über die Entwicklung des Gehörs (Forts.)

Lebensalter [Monate]	Entwicklung
18	• Beginnt, deutlich verschiedene Geräusche zu unterscheiden, z. B. Töne einer Türklingel und Geräusche eines Zuges
24	• Verfeinert Fertigkeit, zwischen verschiedenen Geräuschen zu unterscheiden
36	• Beginnt, bei Sprechgeräuschen feinere Unterschiede wahrzunehmen, z. B. zwischen einem *e* und einem *er*
48	• Beginnt, ähnlich klingende Laute zu unterscheiden, etwa *f* und *w* und *f* und *s* • Hörfähigkeit verfeinert sich erheblich • Hörfähigkeit kann mit Audiometer getestet werden

Gewicht und Größe*

(Perzentilen 💻)

Tab. E.12 Gewicht- und Größenzunahme

Lebensalter/-phase	Tägliche Gewichtszunahme [g]	Monatliche Längenzunahme [cm]
1. Vierteljahr	25–30	2,5
2. Vierteljahr	20–25 (Ende des 2. Vierteljahres: Gewicht = doppeltes Geburtsgewicht)	2,5
3. Vierteljahr	15	1,25
4. Vierteljahr	10 (Ende des 1. LJ: Gewicht = dreifaches Geburtsgewicht)	1,25 (Ende des 1. LJ: Länge = Geburtslänge + ca. 50 %)
	Jährliche Gewichtszunahme [kg]	**Jährliche Längenzunahme [cm]**
Klein-/ Vorschulkinder	2–3 (2,5. LJ: Gewicht = vierfaches Geburtsgewicht)	2. LJ: 12 (2. LJ: Länge = ca. 50 % der späteren Größe als erwachsene Person) 3.–6 LJ: 6–8 (4. LJ: Länge = doppelte Geburtslänge)
Schulkinder	2–3	5 (13. LJ: Länge = dreifache Geburtslänge)
	Gewichtszunahme im Zeitraum [kg]	**Längenzunahme im Zeitraum [cm]**
Pubertät Mädchen (10–14 Jahre)	7–25	5–25 (Eintritt Menarche bzw. Skelettalter von 13 Jahren: Länge = ca. 95 % der Erwachsenengröße)
Pubertät Jungen (12–16 Jahre)	7–30	10–30 (Skelettalter von 15 Jahren: Länge = Erwachsenengröße)

* Alle Angaben sind Durchschnittswerte. Bei Säuglingen ist es normal, wenn sie an einem Tag kein Gewicht zunehmen.

Motorik

Tab. E.13 Übersicht über die Entwicklung der Motorik

Lebensalter	Meilenstein
1 Monat	In Bauchlage kann für einige Sekunden der Kopf in der Rumpfebene gehalten werden
3 Monate	Sicheres Kopfheben in der Bauchlage, Abstützen auf die Unterarme
6 Monate	Beim langsamen Hochziehen zum Sitzen werden die Arme angebeugt, der Kopf wird in der Rumpfebene gehalten
9 Monate	Sicheres, zeitlich unbeschränktes freies Sitzen mit geradem Rücken, steht mit Unterstützung
12 Monate	Zeitlich unbeschränktes Stehen mit Festhalten an Möbeln, läuft mit Festhalten an einer Hand
14 Monate	Steht ohne Unterstützung
18 Monate	Sicheres freies Gehen mit weitgehend perfekter Gleichgewichtskontrolle
2 Jahre	Kind rennt sicher, umsteuert dabei Hindernisse
3 Jahre	Beidbeiniges Abhüpfen von einer untersten Treppenstufe
4 Jahre	Wohlkoordiniertes Treten und Steuern eines Dreirades
5 Jahre	Treppen werden beim Auf- und Abgehen freihändig und mit Beinwechsel ohne Schwierigkeiten bewältigt
6 Jahre	Flüssiges Einbeinhüpfen mit guter Gleichgewichtskontrolle

Nahrungsaufnahme

Tab. E.14 Übersicht über die Entwicklung der Nahrungsaufnahme

Lebensalter [Monate]	Entwicklung
Geburt	• Saug-, Such- und Schluckreflexe • Hat Hungergefühl und macht durch Weinen darauf aufmerksam, dass es gefüttert werden will • Schläft ein, wenn es satt ist
1	• Starker Brechreflex
3–4	• Nachlassender Brechreflex • Beginnende Entwicklung der Hand-Auge-Koordination
4–5	• Kann Lippen zum Rand einer Tasse führen
5–6	• Kann Keks fassen und in Mund stecken
6–7	• Kaut und beißt • Hält vielleicht sein Fläschchen fest, ohne davon zu trinken (möchte das Fläschchen lieber gehalten haben)
7–9	• Lehnt Nahrung ab, indem es die Lippen geschlossen hält • Hat Geschmacksvorlieben • Hält Löffel in der Hand und spielt mit ihm, während es gefüttert wird • Kann evtl. mit Strohhalm trinken • Trinkt aus der Tasse, mit Hilfe
9–12	• Fasst kleine Stückchen Essen mit Fingern und steckt sie in Mund • Hält Fläschchen fest und trinkt daraus • Trinkt ohne Hilfe aus normaler Tasse, kleckert dabei • Isst mit Löffel, verschüttet aber noch viel
12–18	• Sabbert weniger • Kann gut aus normaler Tasse trinken, lässt sie dann vielleicht fallen • Fängt an, Löffel zu benutzen, dreht ihn aber um, bevor er den Mund erreicht hat

E

Tab. E.14 Übersicht über die Entwicklung der Nahrungsaufnahme (Forts.)

Lebensalter [Monate]	Entwicklung
24	• Kann mit Strohhalm trinken • Kaut mit geschlossenem Mund und schiebt das Essen im Mund umher • Unterscheidet zwischen Lebensmitteln, die aus der Hand, und solchen, die mit dem Löffel gegessen werden • Hält kleines Glas in einer Hand; lässt es nicht fallen • Benutzt Löffel richtig, kleckert ein wenig
36	• Verschüttet nur noch wenig vom Löffel • Fängt an, Gabel zu benutzen; hält sie in der Faust • Kaut wie erwachsene Person, d. h. mit rotierendem Kiefer
48	• Benutzt Löffel fast ohne zu kleckern • Isst geeignete Sachen aus der Hand • Isst mit Gabel, hält sie mit den Fingern
54	• Isst lieber mit Gabel als mit Löffel
72	• Bestreicht Brot mit Messer
84	• Schneidet weiches Essen mit Messer

E

Sehen

Tab. E.15 Übersicht über die Sehentwicklung

Zeitpunkt [Wochen]	Sehentwicklung
Geburt	• Sehschärfe 20/100 bis 20/400 • Pupillen- und Kornealreflexe (Blinzelreflex) vorhanden • Kann ein 20–25 cm weit entferntes, bewegliches Objekt bis zu 45° fixieren • Kann Kopf- und Augenbewegungen nicht gut koordinieren (Puppenaugenphänomen, d. h., die Augen gehen nicht mit, wenn der Kopf zur Seite gedreht wird)
4.	• Kann bis zu 90° folgen • Kann Vater oder Mutter aufmerksam ansehen, wenn er oder sie mit dem Kind spricht • Tränendrüsen beginnen zu funktionieren • Weitsichtigkeit, weil der Augapfel nicht so rund ist wie beim Erwachsenen
6.–12.	• Peripheres Gesichtsfeld bis 180° • Beidäugiges Sehen setzt im Alter von 6 Wochen ein und ist mit 4 Monaten gut entwickelt • Konvergenz auf nahe Objekte beginnt mit 6 Wochen, ist mit 3 Monaten gut ausgebildet • Puppenaugenphänomen verschwindet
12.–20.	• Erkennt das Fläschchen • Kann ein 1,25 cm großes Klötzchen fixieren • Betrachtet im Sitzen oder Liegen das eigene Händchen • Kann die Augen auf nahe Objekte einstellen
20.–28.	• Passt die Körperhaltung an, um ein Objekt sehen zu können • Kann ein Spielzeug, das ihm entfallen ist, wieder aufnehmen • Entwickelt eine Vorliebe für die Farben Gelb und Rot • Kann einfache geometrische Formen unterscheiden • Mag jetzt komplexere visuelle Stimuli • Entwickelt die Hand-Auge-Koordination

Tab. E.15 Übersicht über die Sehentwicklung (Forts.)

Zeitpunkt [Wochen]	Sehentwicklung
28.–44.	• Kann sehr kleine Objekte fixieren • Tiefenwahrnehmung beginnt sich zu entwickeln • Fehlendes beidäugiges (binokulares) Sehen ist ein Anzeichen für Schielen (Strabismus)
44.–52.	• Sehschärfe 20/40 bis 20/60 • Bei vorliegendem Schielen kann Sehschärfe abnehmen • Kann Gegenständen folgen, die sich schnell bewegen

Sprache

Tab. E.16 Übersicht über die Sprachentwicklung

Lebensalter [Jahre]	Normale Sprachentwicklung	Normale Entwicklung des Sprechvermögens	Verständlichkeit
Ab 1	• Spricht 2 oder 3 sinnvolle Wörter • Imitiert Tierlaute	• Lässt fast alle Konsonanten am Wortanfang und -ende aus • Ersetzt schwierigere Laute durch die Konsonanten *m, w, p, b, f, n, t, d*	• Für fremde Zuhörer meist nicht mehr als 25 % verständlich • Unverständlichkeit der Sprache mit 18 Monaten am stärksten ausgeprägt
Ab 2	• Zwei- oder Dreiwortsätze • Wortschatz etwa 300 Wörter • Verwendet die Worte „ich", „mein", „du"	• Verwendet die o. g. Konsonanten mit Vokalen, doch inkonsistent und mit vielen Ersatzlauten • Lernt die Konsonanten *k, g, ch, r* • Lässt die Endkonsonanten weg • Kann sich nur innerhalb des Wortschatzes artikulieren	• Mit 2 Jahren sind 50 % im Kontext verständlich
Ab 2 ½	-	• Beginnt schwierige Lautverbindungen zu lernen, z. B. *kn, bl, gr* • Wiederholungen und Verzögerungen üblich	-
Ab 3	• Vier- oder Fünfwortsätze • Wortschatz etwa 900 Wörter • Verwendet in Fragesätzen „wer", „was", und „wo" • Verwendet Plural, Pronomen, Präpositionen	• Beherrscht Laute der Muttersprache • Ggf. Schwierigkeiten mit Zischlauten und schwierigen Konsonantenverbindungen, z. B. *kl, dr*	• Mit 3 Jahren sind 75 % verständlich
4–5	• Wortschatz von 1500–2000 Worten • Kann die meisten grammatikalischen Formen richtig anwenden, etwa die Vergangenheitsform von Verben in Verbindung mit „gestern" • Spricht in ganzen Sätzen mit Substantiven, Verben, Präpositionen, Adjektiven, Adverbien und Konjunktionen	• Alle Laute werden korrekt gebildet	• Sprache zu 100 % verständlich, jedoch manche Laute noch nicht ganz perfekt
5–6	• Wortschatz von 3000 Wörtern • Versteht „wenn", „weil" und „warum"	-	-

Zähne

(Weitere Informationen siehe Zahnschema)

Tab. E.17 Übersicht über die Zahnentwicklung

Lebensalter/-phase	Zahnentwicklung
6 Monate (3–12 Monate)*	Durchbruch der 1. Zähne
3 Jahre	Vollständiges Milchgebiss
6 Jahre	Beginn des Zahnwechsels
Erwachsenenalter	Vollständiges bleibendes Gebiss

* Variationsbreite

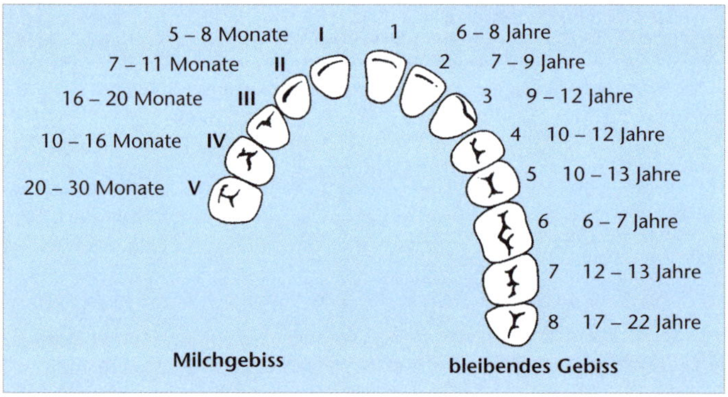

Abb. E.6 Zeitlicher Verlauf der Zahnentwicklung. [L157]

Entzündung: Kardinalsymptome

(Weitere Informationen siehe Erregerreservoir; Infektionen/Infektionskrankheiten; Wunden)

- Rubor (Rötung)
- Calor (Überwärmung)
- Dolor (Schmerz)
- Tumor (Schwellung)
- Functio laesa (Bewegungseinschränkung)

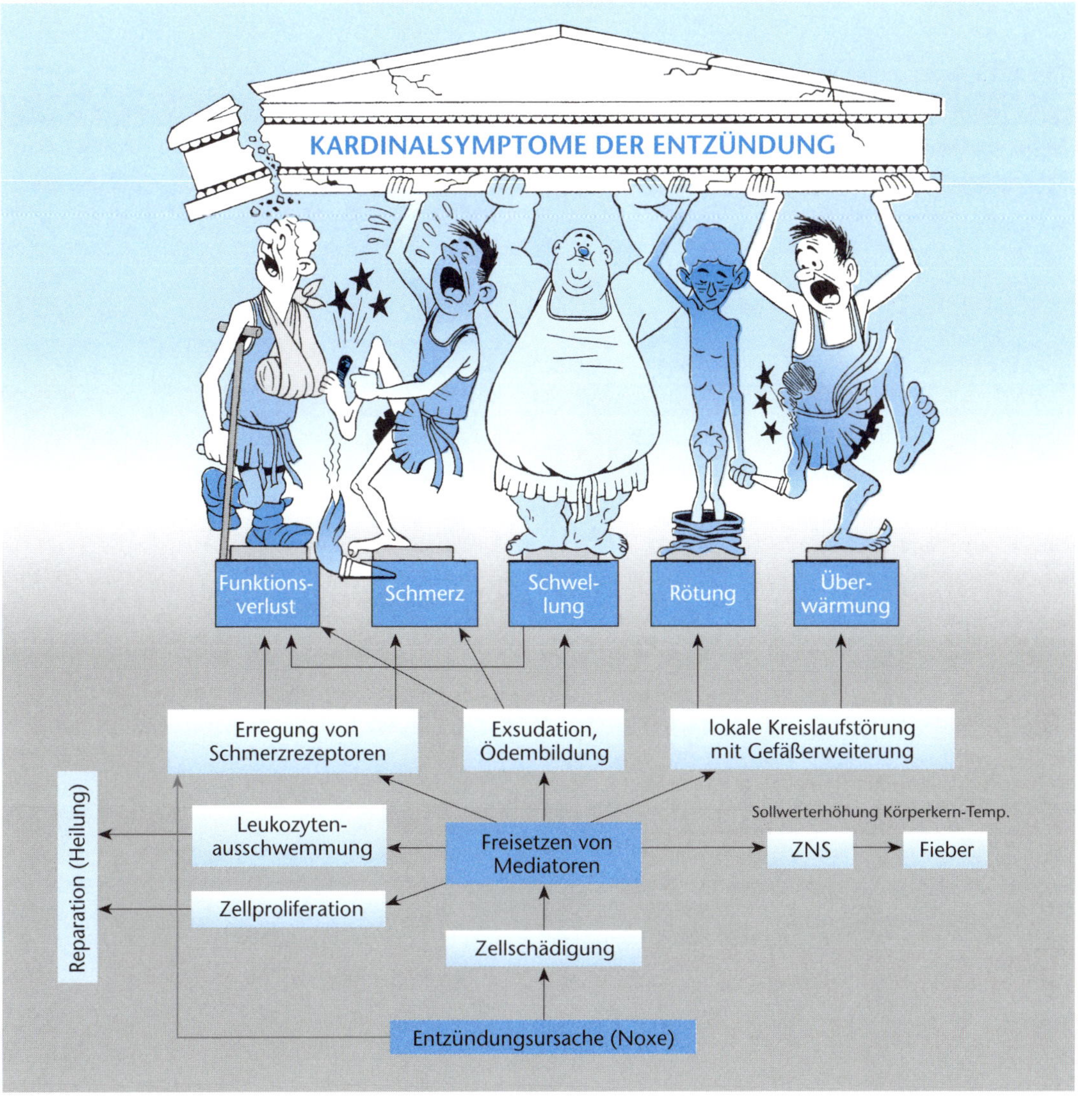

Abb. E.7 Oben: die Kardinalsymptome der Entzündung. Unten: Ablauf der Entzündungsreaktion bis zur Entstehung der Kardinalsymptome. [O152]

Erbrechen: Beobachtungskriterien

- Begleitsymptome
- Beschaffenheit des Erbrochenen
- Farbe des Erbrochenen
- Zeitpunkt

Begleitsymptome

Tab. E.18 Beobachtungen der Begleitsymptome beim Erbrechen

Beobachtung	Mögliche Ursachen
Fieber und/oder Durchfall	• Infektiöse Gastroenteritis
Schmerzen	• Gallenkolik • Nierenkolik • Akute Pankreatitis

Beschaffenheit des Erbrochenen

Tab. E.19 Beobachtungen der Beschaffenheit des Erbrochenen

Beobachtung	Mögliche Ursachen
Angedaute, säuerlich riechende Nahrungsmittel	• Störungen der Magenentleerung, z. B. bei Tumoren
Koterbrechen (Miserere)	• Ileus (Notfall → Arzt informieren!)
Schleimbeimengungen	• Gastritis
Unverdaute Nahrungsreste	• Divertikel des Ösophagus • Verengung des Mageneingangs • Verzehr verdorbener Nahrungsmittel • Zu hastiges Essen

Farbe des Erbrochenen

Tab. E.20 Beobachtungen der Farbe des Erbrochenen

Beobachtung	Mögliche Ursachen
Braun-schwarz (kaffeesatzartig)	• Beimengung von geronnenem Blut, z. B. Ulkusblutung, Magenkarzinom (Ursache muss immer abgeklärt werden!)
Frisches, hellrotes Blut	• Blutung aus den oberen Abschnitten des Gastrointestinaltrakts (Ursache muss immer abgeklärt werden!)
Grünlich-gallig	• Abflusshindernis der Gallengänge • Erbrechen bei nüchternem Magen

Zeitpunkt des Erbrechens

Tab. E.21 Beobachtungen des Zeitpunkts des Erbrechens

Beobachtung	Mögliche Ursachen
Anhaltend	• Hyperemesis gravidarum • Hirntumor • Zytostatikatherapie
Bei Koliken	• Gallenkolik • Nierenkolik • Akute Pankreatitis
Morgens verbunden mit Kopfschmerzen	• Erhöhter Hirndruck, z. B. bei Gehirntumor
Nach Einnahme von bestimmten Medikamenten oder bestimmter Nahrung	• Unverträglichkeit
Nach jeder Nahrungsaufnahme	• Akute Gastritis

Tab. E.21 Beobachtungen des Zeitpunkts des Erbrechens (Forts.)

Beobachtung	Mögliche Ursachen
Nach Nahrungsaufnahme bei Säuglingen, schwallartig	• Pylorusstenose
Nach Operation	• Nebenwirkung von Opiaten • Starke Schmerzen • Reizwirkung der Operation, v. a. nach abdominellen und gynäkologischen Eingriffen und nach Schilddrüsen-, Mittelohr- und Schieloperationen • Magenfüllung mit Luft nach Maskenbeatmung • Blutansammlungen im Magen nach Operationen im HNO-Bereich • Blutdruckabfall • Reisekrankheit in der Anamnese
Nach Sturz oder Unfall	• Möglicher Hinweis auf Schädel-Hirn-Trauma
Nüchtern	• Schwangerschaft • Alkoholkrankheit

Erfrierungen: Gradeinteilung

(Weitere Informationen siehe Hypothermie; Hypothermie/Hyperthermie: Auswirkungen)

Tab. E.22 Gradeinteilung bei Erfrierungen

Grad	Symptome
I	• Oberflächliche Ischämie • Anfangs blasse Haut • Sensibilitätsstörungen (pelziges Gefühl) • Nur oberflächliche Epidermis betroffen • Später blaurote Hautverfärbung • Starke Schmerzen • Heilt ohne Residuen ab
II	• Schmerzhafte Frostbeulen (mit Plasma gefüllte Blasen) • Epidermis betroffen • Hautulzerationen • Schmerzempfindlichkeit erhalten • Ausbildung eines Schorfs, der nach 2–3 Wochen abgestoßen wird • Narbenbildung
III	• Tiefgreifende ischämische Schädigung • Gewebstod, z. B. schwarze Nekrosen • Geht mindestens bis unter die Dermis • Nekrotisches Gewebe ist schmerzunempfindlich • Demarkation nach 6–8 Wochen • Defektheilung
IV	• Totalvereisung • Gefahr des Abbrechens von Akren

Ernährung

(Weitere Informationen siehe Ballaststoffe; Diäten; Eiweiß; Energiebedarf; Fett; Kohlenhydrate)

Ernährungspyramide

(Abbildung Ernährungspyramide)

Tab. E.23 Ernährungspyramide

Stufe	Nahrungsempfehlungen
1.	• Ausreichend Flüssigkeit (1,5–2 l/d) • Bevorzugt: Wasser, Mineralwasser, ungesüßter Tee, verdünnte Fruchtsäfte
2.	• 5 x/d Obst und Gemüse
3.	• Stärke- bzw. kohlenhydrathaltige Nahrungsmittel • Bevorzugt: Vollkornprodukte, Kartoffeln, Hülsenfrüchte, Wildreis • Ballaststoffe
4.	• Milchprodukte • 1–3 x/Woche Fleisch • 1–2 x/Woche Fisch
5.	• Zucker sparsam verwenden • Fette und Öle: bevorzugt Pflanzenöle und Omega-3-Fettsäuren; sparsam mit tierischen Fetten (Butter, Sahne)

E

Ernährungszustand: anthropometrische Daten

(Weitere Informationen siehe Body Mass Index; Broca-Index; Waist-to-Hip-Ratio; Mini Nutritional Assessment MNA[TNM] zur Beteilung des Ernährungszustands älterer Menschen)

Tab. E.24 Anthropometrische Daten zum Ernährungszustand

Grad der Mangelernährung	Trizepshautfalte [mm]		Oberarmumfang [cm]	
	Männer	Frauen	Männer	Frauen
Mild	9,5–7	8,5–14	26–25	20–19
Mäßig	3,5–5,5	4,5–7,0	21–19	17–14
Schwer	< 3	< 4,5	< 17	< 13

Frühgeborene, Nahrungsaufbau

Tab. E.25 Nahrungsaufbau für Frühgeborene

GG	Anzahl Mahlzeiten	Steigerungsmenge pro Mahlzeit [g]	Steigerungsmenge pro kg KG pro Tag [g]
< 1000 g	12	0,5–1 g	10–15
1000–1500 g	10–12	1–2 g	10–15
1500–2000 g	8	3–4 g	10–15
2000–2500 g	6–8	5–6 g	10–15

Frühgeborene, Richtlinien

Tab. E.26 Richtlinien für die Ernährung Frühgeborener

Nahrungsbeginn	• Anfangs parenterale Ernährung (bei FG < 1500 g) • Sobald AZ stabil: orale Ernährung; Ausnahmen: Kreislaufinstabilität, schwere Infektion

Tab. E.26 Richtlinien für die Ernährung Frühgeborener (Forts.)

Nahrungsaufbau	• Beginn mit MM oder FG-Nahrung (siehe unten) • Fortführen unter Berücksichtigung von Farbe und Menge der Nahrungsreste sowie Stuhlgang und Beobachtung des Abdomens, in Absprache zwischen Arzt und Pflegefachkraft • Nahrungsreste und geblähtes Abdomen sind nicht sofort Indikation zur Nahrungsreduzierung oder Nahrungskarenz • Hypotrophe FG haben höheren Nahrungsbedarf als eutrophe FG → Nahrungsaufbau oft schwieriger
Nahrungsmenge	• Je niedriger Gestationsalter und Geburtsgewicht, desto geringer Nahrungsmenge; langsam steigern (siehe Ernährung: Frühgeborene, Nahrungsaufbau) • Aufnahmefähigkeit des Magens ist begrenzt → häufige, kleine Mahlzeiten • Gute Nahrungstolerierung → Menge weiter steigern, bis sie etwa ⅙ des Körpergewichts ausmacht • Vermehrtes Spucken, größere Restmengen im Magen (1–2 ml/kg KG sind normal) → Angebot reduzieren
Nahrungsart	• MM beste Nahrung für FG, kann aber Bedarf an Kalorien, Proteinen und Mineralstoffen nicht decken • Nach komplettem Nahrungsaufbau MM mit z. B. FM 85® (2–5 %) anreichern • Spezielle FG-Nahrungen: z. B. Prematil®, Humana-0-HA®, Beba Frühgeborenennahrung®
Sonstiges	• Ernährung über Sonde (siehe Sondenernährung) • Nahrungsreste im Magen, geblähtes Abdomen, AZ ↓, blass-graues Hautkolorit, gehäufte Apnoen und blutig-schleimige Stühle → V. a. NEC (Nekrotisierende Enterokolitis)

Parenterale Ernährung, Stufenschema

(Weitere Informationen siehe Infusionen; Venenverweilkanülen)

Tab. E.27 Stufenschema bei parenteraler Ernährung

Stufe		Erklärung	Indikationen
1	Flüssigkeitszufuhr mit geringer Kaloriengabe	• Über periphervenösen Zugang • Vollelektrolytlösung • Z. T. mit 5%igem Glukosezusatz	• Voraussichtliche Nahrungskarenz < 48 Std. • Kleinere OPs
2	Periphervenöse Basisernährung	• Über periphervenösen Zugang • Zufuhr von Energie und Aminosäuren • Fettzufuhr bei Pat. in schlechtem Ernährungszustand • Oft mittels Kombinationslösungen	• Voraussichtliche Nahrungskarenz 2–3 Tage • Leicht katabole Stoffwechsellage
3	Vollständige parenterale Ernährung	• Über zentralvenösen Zugang • Oft mittels Komplettlösungen • Bei bestimmten Erkrankungen, z. B. Leber- und Nierenfunktionsstörungen: individuelle Zusammensetzung • Bei länger andauernder parenteraler Ernährung: Zusatz von Vitaminen und Spurenelementen • Engmaschige Blutkontrollen erforderlich	• Voraussichtliche Nahrungskarenz > 3 Tage • Schlechter Ernährungszustand

Säuglinge, Flaschenmilchnahrung

(Weitere Informationen siehe Finkelsteinregel; Muttermilch)

Tab. E.28 Übersicht über Flaschenmilchnahrungen für Säuglinge

Nahrungsart	Inhaltsstoffe	Indikation	Anwendung
Pre-Nahrung	• Adaptierte Laktose (MM-ähnlich)	• Wenn Stillen nicht möglich ist, bis Kind Kuhmilch erhält (Ende des 1. LJ) • Wenn gestilltes Kind Hunger hat	• Ad libitum

Tab. E.28 Übersicht über Flaschenmilchnahrungen für Säuglinge (Forts.)

Nahrungsart	Inhaltsstoffe	Indikation	Anwendung
1er-Nahrung	• Laktose (bis zu 20 % echtes Kuhmilcheiweiß) • Weitere Kohlenhydrate, z. B. Stärke	• Nur im Ausnahmefall	• Nach Plan
2er-Nahrung	• Mehr Kalorien, Eiweiß als in MM • Verschiedene Kohlenhydrate	• Für gesunde Säuglinge nicht nötig • Nur mit Beikost anwenden	
3er-Nahrung	• Mehr Kalorien, Eiweiß als in MM • Verschiedene Kohlenhydrate • Oft Geschmacksstoffe	• Für gesunde Säuglinge nicht nötig • Nur mit Beikost anwenden	

Säuglinge, Hungerzeichen und Sättigungszeichen

Tab. E.29 Hunger- und Sättigungszeichen von Säuglingen

Hungerzeichen	Sättigungszeichen
• Suchen • Saugbewegungen • Motorische Aktivität: Hände zum Mund, Beugen der Arme, Beinbewegungen wie beim Fahrrad fahren • Körperhaltung/Gemütszustand: angespannt, Fäuste geballt • Schreien als letztes Hungerzeichen	• Hörbares Schlucken beim Stillen • Beendigung des hörbaren Schluckens; verstärktes nonnutritives Saugen und längere Pausen zwischen den Saugepisoden • Säugling lässt Brust selbst los, statt abgenommen zu werden • Verschwinden der Hungerzeichen • Körperhaltung/Gemütsverfassung: Arme und Beine entspannt, schläfrig • Schlafen

Säuglinge und Kinder im 2. Lebensjahr, Phasen

(Weitere Informationen siehe Stillen)

Tab. E.30 Ernährungsphasen von Säuglingen und Kindern im 2. Lebensjahr

Ernährungsphase	Lebensalter	Anzahl der Mahlzeiten	Art der Mahlzeiten	Menge pro Tag
Still- und Trinkphase	1.–6. Monat	Durchschnittl. 8–12 (manche Kinder brauchen seltenere Mahlzeiten, andere mehr, mit zunehmendem Alter nimmt die Mahlzeitenhäufigkeit i. d. R. ab)	• Muttermilch • Anfangsmilchnahrung/Pre-Nahrung	Ad libitum (sowohl Menge als auch Häufigkeit der Mahlzeiten werden von einem gesunden, gut gedeihenden Kind selbst bestimmt!)
Milch-Breikost-Phase (7.–12. Monat)	7. Monat	Max. 1 Breikostmahlzeit 4–5 Milchmahlzeiten	• Muttermilch/Pre-Nahrung • Gemüsebrei/Gemüse-Kartoffelbrei • Altersgeeignete Nahrungsmittel als Fingerfood als Alternative zu Brei	Stillen nach Bedarf, solange gestillt wird; Beikost ist zunächst nur eine Ergänzung zur Muttermilch, kein Ersatz dafür. Vollständige Breimahlzeiten entsprechen ca. 150 bis 250 g
	8. Monat	Max. 1–2 Breikostmahlzeiten 4 Milchmahlzeiten	• Muttermilch/Pre-Nahrung • Gemüse-Kartoffelbrei/Gemüse-Fleischbrei • Obstbrei • Altersgeeignete Nahrungsmittel als Fingerfood als Alternative zu Brei	

Tab. E.30 Ernährungsphasen von Säuglingen und Kindern im 2. Lebensjahr (Forts.)

Ernährungsphase	Lebensalter	Anzahl der Mahlzeiten	Art der Mahlzeiten	Menge pro Tag
	9. Monat	2–3 Breikostmahlzeiten 3 Milchmahlzeiten	• Muttermilch/Pre-Nahrung • Gemüse-Kartoffelbrei/Gemüse-Fleischbrei • Obstbrei • Altersgeeignete Nahrungsmittel als Fingerfood als Alternative zu Brei	Stillen nach Bedarf, solange gestillt wird; Breikost ist zunächst nur eine Ergänzung zur Muttermilch, kein Ersatz dafür. Vollständige Breimahlzeiten entsprechen ca. 150 bis 250 g
	10. Monat	2–4 Breikostmahlzeiten 2 Milchmahlzeiten	• Muttermilch/Pre-Nahrung • Gemüse-Kartoffelbrei/Gemüse-Fleischbrei • Obstbrei • Obst-Getreidebrei/Zwiebackbrei • Altersgeeignete Nahrungsmittel als Fingerfood als Alternative zu Brei	
	11.–12. Monat	3–5 Breikostmahlzeiten 2 Milchmahlzeiten	• Muttermilch/Pre-Nahrung • Gemüse-Kartoffelbrei/Gemüse-Fleischbrei • Obstbrei • Obst-Getreidebrei/Zwiebackbrei • Getreide-Milchbrei • Altersgeeignete Nahrungsmittel als Fingerfood als Alternative zu Brei	
Familienkost (Übergangsphase)	2. LJ.	5	• Angepasste Familienkost (+ Muttermilch)	Individuell (entsprechend Kalorienbedarf)

Säuglinge, Richtlinien

Tab. E.31 Richtlinien zur Ernährung bei Säuglingen

Alter des Kindes [Monat]	Gewichtszunahme [g]	Flüssigkeitsbedarf [ml/kg KG/Tag]	Tagestrinkmenge
1.–3.	200–400 (mind. 150) pro Woche	140–180	1. Wo: mod. Finkelstein-Regel (Lebenstag × 70 g) 2. Wo. bis 3. Mon.: 1/6 bis 1/5 des KG
4.	110–160 pro Woche	130–150	1/7 bis 1/6 des KG
5.	400–500 pro Monat		
6.	350–500 pro Monat		
7.–9.	350–500 pro Monat	120–145	1/8 bis 1/7 des KG
10.–12.	300–350 pro Monat	120–135	1000 g max.
Quelle: WHO Child Growth Standards WHO Multicentre Growth Reference Study Group, 2006.			

Zehn Regeln der Deutschen Gesellschaft für Ernährung

1. Vielseitig essen.
2. Getreideprodukte mehrmals am Tag und reichlich Kartoffeln.
3. Gemüse und Obst – nimm 5 am Tag.
4. Täglich Milch und Milchprodukte, einmal in der Woche Fisch; Fleisch, Wurstwaren sowie Eier in Maßen.
5. Wenig Fett und fettreiche Lebensmittel.
6. Zucker und Salz in Maßen.
7. Reichlich Flüssigkeit.
8. Schmackhaft und schonend zubereiten.

9. Nehmen Sie sich Zeit und genießen Sie Ihr Essen.
10. Achten Sie auf Ihr Gewicht und bleiben Sie in Bewegung.

Erregerreservoire

(Weitere Informationen siehe Entzündung; Infektionen/Infektionskrankheiten)

Tab. E.32 Übersicht über Erregerreservoire

Erregerreservoir	Beispiele	Hinweise und Bedeutung
Mensch	Patienten, Personal, Angehörige, Besucher, z. B. durch Ausscheidung, Niesen, Husten und Sprechen	• Personal als Keimträger, z. B. von Staphylococcus aureus • Infektiöse und unerkannt infektiöse Pat.
Medizinisch-technische Geräte und Instrumente	Chirurgische Instrumente, Endoskope, Beatmungsgeräte, Inhalationsgeräte, Katheter, Schläuche, Milchpumpen, Inkubatoren, Wärmebetten	• Leitschienenfunktion für Bakterien • Unsachgemäß aufbereitete chirurgische Instrumente • Feuchtigkeit, Wärme, Sauerstoff, Blut und Nahrungsreste an Instrumenten und Geräten dienen als idealer Nährboden für Keime
Pflegeutensilien	Fieberthermometer, Steckbecken, Stethoskop, Blutdruckmessgerät	• Mangelhafte Aufbereitung nach Gebrauch, z. B. zu kurze Einwirkzeit des Desinfektionsmittels
Wasser	Trinkwasser, Wasser aus Warmwasserleitungen, Badewasser	• Keime im Leitungswasser • Legionellen im warmen Wasser • Überlastung von Badewasser durch hohen Schmutzeintrag
Textilien	Bettwäsche, Kleidung	• Durch Sekrete und Ausscheidungen kontaminierte Wäsche • Mikroorganismen von Haut, Schleimhäuten und Wunden
Technische und sanitäre Einrichtungen	Wasserhähne, Waschbecken, Toiletten, Klimaanlagen, Luftbefeuchter, Druckluftanlagen	• Wasserführende Geräte und Anlagen sind deshalb regelmäßig zu warten
Abfälle	Abwasser, Wertstoffe, Restmüll	• Mikroorganismen aus Sekreten, Ausscheidungen und Wunden auf benutzten Materialien • Gefahr durch Verletzungen, z. B. mit infektiösen Gegenständen
Luft	Niesen, Husten, Sprechen, Klimaanlagen, Luftbefeuchter	• Wichtigster Übertragungsweg für Infektionen der Atemwege
Medikamente	Stechampullen, Infusionslösungen	• Kontaminierte Stechampullen; Haltbarkeit von angebrochenen Stechampullen ist begrenzt • Kontamination durch unsachgemäßes Vorgehen beim Auflösen oder Zumischen von Stoffen
Tiere	Vögel, Ratten, Ameisen, Schaben	• Anlocken der Tiere durch Speisereste und Füttern • Übertragung von Mikroorganismen durch Tiere, selten sind die Tiere selbst krank
Pflanzen	Topfpflanzen, Schnittblumen	• Schimmelpilze in der Erde und Pfützenkeime im Blumenwasser

Ethik-Kodex des ICN

Der ICN Ethik-Kodex für Pflegende enthält 4 Grundelemente, die den Standard ethischer Verhaltensweise bestimmen

1. Pflegende und ihre Mitmenschen

Die grundlegende berufliche Verantwortung der Pflegenden gilt dem pflegebedürftigen Menschen.

Bei ihrer beruflichen Tätigkeit fördert die Pflegende ein Umfeld, in dem die Menschenrechte, die Wertvorstellungen, die Sitten und Gewohnheiten sowie der Glaube des Einzelnen, der Familie und der sozialen Gemeinschaft respektiert werden.

Die Pflegende gewährleistet, dass der Pflegebedürftige ausreichende Informationen erhält, auf die er seine Zustimmung zu seiner pflegerischen Versorgung und Behandlung gründen kann. Die Pflegende behandelt jede persönliche Information vertraulich und geht verantwortungsvoll mit der Informationsweitergabe um.

Die Pflegende teilt mit der Gesellschaft die Verantwortung, Maßnahmen zugunsten der gesundheitlichen und sozialen Bedürfnisse der Bevölkerung, besonders der von benachteiligten Gruppen, zu veranlassen und zu unterstützen. Die Pflegende ist auch mitverantwortlich für die Erhaltung und den Schutz der natürlichen Umwelt vor Ausbeutung, Verschmutzung, Abwertung und Zerstörung.

2. Pflegende und die Berufsausübung

Die Pflegende ist persönlich verantwortlich und rechenschaftspflichtig für die Ausübung der Pflege, sowie für die Wahrung ihrer fachlichen Kompetenz durch kontinuierliche Fortbildung.

Die Pflegende achtet auf ihre eigene Gesundheit, um ihre Fähigkeit zur Berufsausübung zu erhalten und sie nicht zu beeinträchtigen.

Die Pflegende beurteilt die individuellen Fachkompetenzen, wenn sie Verantwortung übernimmt oder delegiert.

Die Pflegende soll in ihrem beruflichen Handeln jederzeit auf ein persönliches Verhalten achten, das dem Ansehen der Profession dient und das Vertrauen der Bevölkerung in sie stärkt.

Die Pflegende gewährleistet bei der Ausübung ihrer beruflichen Tätigkeit, dass der Einsatz von Technologie und die Anwendung neuer wissenschaftlicher Erkenntnisse vereinbar sind mit der Sicherheit, der Würde und den Rechten der Menschen.

3. Pflegende und die Profession

Die Pflegende übernimmt die Hauptrolle bei der Festlegung und Umsetzung von Standards für die Pflegepraxis, das Pflegemanagement, die Pflegeforschung und Pflegebildung.

Die Pflegende wirkt aktiv an der Weiterentwicklung der wissenschaftlichen Grundlagen der Profession mit.

Durch ihren Berufsverband setzt sich die Pflegende dafür ein, dass gerechte soziale und wirtschaftliche Arbeitsbedingungen in der Pflege geschaffen und erhalten werden.

4. Pflegende und ihre Kollegen

Die Pflegende sorgt für eine gute Zusammenarbeit mit den Kollegen aus der Pflege und anderen Professionen.

Die Pflegende greift zum Schutz des Patienten ein, wenn sein Wohl durch einen Kollegen oder eine andere Person gefährdet ist.

Quelle: ICN (International Council of Nurses), 2004.

Exit Site Score

(Weitere Informationen siehe Dialyse)

Beurteilung eines liegenden Katheters zur Peritonealdialyse.

Tab. E.33 Exit Site Score

Anzeichen	Ausprägung	Punkte
Schwellung	Keine	0
	Leicht	1
	Stark	2

Tab. E.33 Exit Site Score (Forts.)

Anzeichen	Ausprägung	Punkte
Kruste	Keine	0
	< 0,5 cm	1
	> 0,5 cm	2
Rötung	Keine	0
	< 0,5 cm	1
	> 0,5 cm	2
Druckdolenz	Keine	0
	Leicht	1
	Stark	2
Sekretion	Keine	0
	Serös	1
	Eitrig	2
Gesamtpunktzahl		
Auswertung		
Punkte	**Therapie**	**Pflege**
0	• Keine oder Pflege mit Octenisept®	• 2-tägiger Verbandswechsel (VW)
1–3	• Keine oder Pflege mit Octenisept®	• Täglicher VW • Mikrobiologischer Nasenabstrich und Resistenzbestimmung
4–5	• Mikrobiologischer Abstrich mit Resistenzbestimmung • Pflege mit Octenisept® • Katheterbadewanne • Evtl. Sanierung der Nase mit Turixinsalbe® • ESS ≥ 5: Antibiotikagabe	• Täglicher VW und Kontrolle • Gründliche Körperpflege • Körperliche Schonung • Häufiger duschen als gewohnt
6–7	• Mikrobiologischer Abstrich mit Resistenzbestimmung • Pflege mit Octenisept® • Katheterbadewanne mit 3 min Einwirkzeit • Zwingende Antibiotikatherapie	• Täglicher VW und Kontrolle • Täglich duschen • Dialysatkontrolle • Häufige ambulante Vorstellung • Körperliche Schonung • Genaue Dokumentation, z. B. Fotos
8–10	• Wie bei Score 6–7 • Jedoch stationäre Aufnahme und evtl. Explantation des Katheters	• Wie bei Score 6–7

Expertenstandard Dekubitusprophylaxe

(Weitere Informationen siehe Braden-Skala; Dekubitus; Norton-Skala)

Das deutsche Netzwerk für Qualitätsentwicklung in der Pflege (DNQP) hat erstmals im August 2000 einen **Expertenstandard zur Dekubitusprophylaxe** veröffentlicht. Dieser Standard fußt auf einer umfassenden Literaturanalyse der nationalen und internationalen Fachliteratur und dem Wissen der Experten der Arbeitsgruppe. Er umfasst sieben Aussagen. Ergänzend dazu gibt es ein Buch, in dem die Literaturanalyse auf der diese Aussagen beruhen, nachgelesen werden kann.

Das vorrangige Ziel dieses Standards ist es, einen Dekubitus zu vermeiden. Allerdings wird auch die Aussage getroffen, dass dieses Ziel nicht bei allen Personengruppen erreichbar ist. Während es bisher häufig hieß, die Entstehung eines Dekubitus sei immer ein Pflegefehler, wird eingeräumt, dass es Personengruppen gibt, die trotz konsequent aufrechterhaltener prophylaktischer Maßnahmen gefährdet sind, einen Dekubitus zu entwickeln. Beispielsweise sind hier Menschen zu nennen, die sich in der Endphase ihres Lebens befinden und bei denen andere pflegerische Maßnahmen im Vordergrund stehen sowie Pflegebedürftige mit gravierenden Durchblutungsstörungen. Im Folgenden ist die Präambel samt der dazugehörigen Tabelle im Wortlaut abgedruckt.

Kontakt- und Internetadresse
Deutsches Netzwerk für Qualitätsentwicklung in der Pflege, Caprivistraße 1, 49076 Osnabrück, Tel. 0541/969 20 04, www.dnqp.de, Expertenstandard „Dekubitusprophylaxe in der Pflege":
www.dnqp.de/ExpertenstandardDekubitusprophylaxe.pdf

Präambel
Da druckgefährdete Personen in allen Einrichtungen des Gesundheitswesens anzutreffen sind, richtet sich der vorliegende Expertenstandard an Altenpfleger/innen, Gesundheits- und Krankenpflegerinnen und -pfleger sowie an Gesundheits- und Kinderkrankenpflegerinnen und -pfleger. Im Standard werden die Mitglieder der verschiedenen Pflegeberufe Berufsgruppen übergreifend als „Pflegefachkraft" angesprochen. Für druckgefährdete Personen wurde das Begriffspaar „Patient/Betroffener" gewählt, um den unterschiedlichen Zielgruppen soweit wie möglich gerecht zu werden.

Der Expertenstandard basiert auf einer umfassenden Literaturanalyse der nationalen und internationalen Fachliteratur – vorrangig wurden randomisierte kontrollierte Studien recherchiert – sowie der Praxisexpertise der Mitglieder der Expertenarbeitsgruppe.

In der Standardaussage und in Ergebniskriterium 7 wird die Verhinderung eines Dekubitus als zentrales Ziel formuliert, da der Entstehung eines Dekubitus i. d. R. entgegengewirkt werden kann. Dennoch ist zu konstatieren, dass dieses Ziel nicht bei allen Personengruppen erreichbar ist. Einschränkungen bestehen für Personengruppen, bei denen die gesundheitliche Situation gegen eine konsequente Anwendung der erforderlichen prophylaktischen Maßnahmen spricht (z. B. bei lebensbedrohlichen Zuständen), eine andere Prioritätensetzung erfordert (Menschen in der Terminalphase ihres Lebens) oder eine Wirkung der prophylaktischen Maßnahmen verhindert (z. B. gravierende Störungen der Durchblutung, auch unter Einnahme zentralisierender Medikamente).

Die inhaltliche und formale Gestaltung des vorliegenden Standards (kurze eindeutige Standardaussage, inhaltliche Begründung, messbare Struktur-, Prozess- und Ergebniskriterien) orientiert sich an der international bewährten Struktur, die auch im europäischen Netzwerk angewandt wird. Die Auswahl der Schwerpunkte ist auf zentrale Aspekte ausgerichtet, um den Standard vor einer Überfrachtung mit allgemeinen Aussagen, wie „regelmäßige Fortbildungen veranstalten", „Pflegemaßnahme dokumentieren", „Pflegeprozess anwenden", zu bewahren.

Die impliziten allgemeinen Qualitätsziele und -kriterien, über die dieser Expertenstandard verfügt, sollen im Folgenden skizziert werden, denn ihnen kommt eine richtungweisende Funktion im Rahmen der Implementierung des Standards in die Pflegepraxis zu. Aus den allgemeinen Zielen und Kriterien lassen sich wertvolle Anhaltspunkte für den Aufbau einer geeigneten Infrastruktur für kontinuierliche Qualitätsentwicklung in der Pflege ableiten. Die allgemeine Zielsetzung besteht in einer individuellen Pflege, die sich bei Bedarf auch an Angehörige von Patienten/Betroffenen richtet. Grundlage einer an individuellen Patienten/Betroffenen-Bedürfnissen orientierten Pflege sind vor allem die:

- theoriegeleitete Anwendung der Pflegeprozessmethode einschließlich der Bewertung des Pflegeerfolges
- Orientierung an körperlichen, psychischen, sozialen, seelischen und spirituellen Bedürfnissen der Patienten/Betroffenen
- aussagekräftige Dokumentation des Pflegeprozesses als wichtige Datenquelle für die Qualitätsmessung
- Zusammenarbeit mit den anderen Gesundheitsfachberufen.

Der vorliegende Expertenstandard beschreibt den Beitrag der Pflege zur Dekubitusprophylaxe.

Die Versorgung der Patienten/Betroffenen findet jedoch i. d. R. berufsgruppen- und häufig auch sektorenübergreifend unter Beteiligung von Angehörigen und Hilfskräften statt. Maßnahmen zur Vermeidung eines Dekubitus können daher nur in Zusammenarbeit aller beteiligten Akteure einschließlich des Patienten/Betroffenen selbst erfolgen. Die Delegation von Tätigkeiten der Pflegefachkraft an Pflegehilfskräfte erfolgt im Rahmen ihrer Verantwortlichkeit. Der Einsatz von Technik und Hilfsmitteln bietet eine sinnvolle Unterstützung, ersetzt aber nicht die notwendige Förderung, Anleitung und Unterstützung bei der körpereigenen Bewegung des Patienten/Betroffenen.

Zur Implementierung des Standards bedarf es der gemeinsamen Anstrengung der Gesundheitseinrichtungen (leitende Managementebene: Pflegemanagement und Betriebsleitung) und der Pflegefachkräfte. Die Managementebene trägt Verantwortung für die Bereitstellung von Wissen sowie für die Bereitstellung von Hilfsmitteln und Materialien. Pflegefachkräfte tragen Verantwortung für den Erwerb von Wissen und die Umsetzung des Standards im klinischen Alltag. Die Reduktion der Dekubitusinzidenz ist mit der gemeinsamen Beteiligung aller Akteure erfolgreich zu erreichen.

Der im Folgenden dargestellte Expertenstandard zur Dekubitusprophylaxe ist die endgültige Version, die von der Expertenarbeitsgruppe in Abstimmung mit dem Lenkungsausschuss des DNQP nach der Konsensus-Konferenz erarbeitet wurde. Die vorgenommenen Änderungen beschränkten sich auf Ergänzungen und Konkretisierungen, sie waren nicht substanzieller Natur.

Standardaussage

Jeder dekubitusgefährdete Patient/Betroffene erhält eine Prophylaxe, die die Entstehung eines Dekubitus verhindert.

Begründung

Ein Dekubitus gehört zu den gravierenden Gesundheitsrisiken hilfe- und pflegebedürftiger Patienten/Betroffener. Angesichts des vorhandenen Wissens über die weitgehenden Möglichkeiten der Verhinderung eines Dekubitus ist die Reduzierung auf ein Minimum anzustreben. Von herausragender Bedeutung ist, dass das Pflegefachpersonal systematische Risikoeinschätzung, Schulung von Patienten/Betroffenen, Bewegungsförderung, Druckreduzierung und die Kontinuität prophylaktischer Maßnahmen gewährleistet.

Tab. E.34 Expertenstandard Dekubitusprophylaxe

Struktur	Prozess	Ergebnis
Die Pflegefachkraft **S1:** - verfügt über aktuelles Wissen zur Dekubitusentstehung sowie Einschätzungskompetenz des Dekubitusrisikos.	**Die Pflegefachkraft** **P1:** - beurteilt das Dekubitusrisiko aller Patienten/Betroffenen, bei denen die Gefährdung nicht ausgeschlossen werden kann, unmittelbar zu Beginn des pflegerischen Auftrages und danach in individuell festzulegenden Abständen sowie unverzüglich bei Veränderungen der Mobilität, der Aktivität und des Druckes u. a. mithilfe einer standardisierten Einschätzungsskala, z. B. nach Braden, Waterlow oder Norton.	**E1:** Eine aktuelle, systematische Einschätzung der Dekubitusgefährdung liegt vor.

Tab. E.34 Expertenstandard Dekubitusprophylaxe (Forts.)

Struktur	Prozess	Ergebnis
S2: - beherrscht haut- und gewebeschonende Bewegungs-, Lagerungs- und Transfertechniken.	**P2:** - gewährleistet auf der Basis eines individuellen Bewegungsplanes sofortige Druckentlastung durch die regelmäßige Bewegung des Patienten/Betroffenen, z. B. 30°-Lagerung, Mikrobewegung, reibungs- und scherkräftearmer Transfer und fördert so weit als möglich die Eigenbewegung des Patienten/Betroffenen.	**E2:** Ein individueller Bewegungsplan liegt vor.
S3a: - verfügt über die Kompetenz, geeignete druckreduzierende Hilfsmittel auszuwählen. **S3b:** Druckreduzierende Hilfsmittel (z. B. Weichlagerungskissen und -matratzen) sind sofort zugänglich, Spezialbetten (z. B. Luftkissenbetten) innerhalb von 12 h.	**P3:** - wendet die geeigneten druckreduzierenden Hilfsmittel an, wenn der Zustand des Patienten/Betroffenen eine ausreichende Bewegungsförderung bzw. Druckentlastung nicht zulässt.	**E3:** Der Patient/Betroffene befindet sich unverzüglich auf einer für ihn geeigneten druckreduzierenden Unterlage; druckreduzierende Hilfsmittel werden unverzüglich angewendet.
S4: - kennt neben Bewegungsförderung und Druckreduktion weitere geeignete Interventionen zur Dekubitusprophylaxe, die sich aus der Risikoeinschätzung ergeben.	**P4:** - leitet auf der Grundlage der Risikoeinschätzung für alle identifizierten Risikofaktoren weitere Interventionen ein, die beispielsweise die Erhaltung und Förderung der Gewebetoleranz betreffen.	**E4:** Die durchgeführten Interventionen zu den Risikofaktoren sind dokumentiert.
S5: - verfügt über Fähigkeiten, Informations- und Schulungsmaterial zur Anleitung und Beratung des Patienten/Betroffenen und seiner Angehörigen zur Förderung der Eigenbewegung des Patienten/Betroffenen und zur Druckreduktion.	**P5:** - erläutert die Dekubitusgefährdung und die Notwendigkeit von prophylaktischen Maßnahmen, plant diese individuell mit dem Patienten/Betroffenen und seinen Angehörigen.	**E5:** Der Patient/Betroffene und seine Angehörigen kennen die Ursachen der Dekubitusgefährdung sowie die geplanten Maßnahmen und wirken auf der Basis ihrer Möglichkeiten an deren Umsetzung mit.
S6: Die Einrichtung stellt sicher, dass alle an der Versorgung des Patienten/Betroffenen Beteiligten den Zusammenhang von Kontinuität der Intervention und Erfolg der Dekubitusprophylaxe kennen und gewährleistet die Informationsweitergabe über die Dekubitusgefährdung an externe Beteiligte.	**P6:** - informiert die an der Versorgung des dekubitusgefährdeten Patienten/Betroffenen Beteiligten über die Notwendigkeit der kontinuierlichen Fortführung der Interventionen (z. B. Personal in Arztpraxen, OP- und Röntgenabteilungen oder Transportdiensten).	**E6:** Die Dekubitusgefährdung und die notwendigen Maßnahmen sind allen an der Versorgung des Patienten/Betroffenen Beteiligten bekannt.
S7: - verfügt über die Kompetenz, die Effektivität der prophylaktischen Maßnahmen zu beurteilen.	**P7:** - begutachtet den Hautzustand des gefährdeten Patienten/Betroffenen in individuell zu bestimmenden Zeitabständen.	**E7:** Der Patient/Betroffene hat keinen Dekubitus.

Expertenstandard „Dekubitusprophylaxe in der Pflege" (Autorenteam des „Expertenstandards „Dekubitusprophylaxe in der Pflege": Christel Bienstein, Sibylle Ebert, Christa Gottwald, Karla Kämmer, Bruno Kaltwasser, Esther Klein-Tarolli, Sabine Metzing, Eva-Maria Panfil, Gerhard Schröder, Karl-Hans Schröter, Eva Steinmetz, Franz Wagner und Angelika Zegelin-Abt).

Expertenstandard Entlassungsmanagement

(Überleitungsbogen: 💻)
Um bei einer Klinikentlassung die Kontinuität der Betreuung sicherzustellen, bedarf es eines gut funktionierenden Entlassungsmanagements. Vor diesem Hintergrund veröffentlichte das Deutsche Netzwerk für Qualitätssicherung in der Pflege (DNQP) 2003 den Expertenstandard „Entlassungsmanagement in der Pflege". Ziel dieses Standards ist die Sicherung der Versorgungskontinuität mit Blick auf die Gesamtsituation des Pflegebedürftigen.

Besonders wichtig ist dies bei älteren Patienten, die oft an mehreren, meist chronisch verlaufenden Krankheiten gleichzeitig leiden. So können Versorgungsbrüche bei der Klinikentlassung und unnötige Belastungen von Patienten und Angehörigen vermieden werden. Auch der „Drehtüreffekt", nämlich wiederholte Einweisungen in die Klinik nach jeweils nur kurzem Aufenthalt zu Hause, kann dadurch verhindert werden und mit ihm hohe Folgekosten.

Die Pflegefachkraft nimmt im Entlassungsprozess aufgrund ihrer Nähe zum Patienten und zu den Angehörigen eine entscheidende **Koordinationsfunktion** ein. Dazu gehören ein frühzeitiges und systematisches Assessment, Beratung, Schulung und abschließende Evaluation. Bei der häuslichen Pflege haben die Angehörigen als Bezugspersonen eine wichtige Schlüsselrolle. Zusammen mit dem Patienten benötigen sie deshalb fachmännische Unterstützung, z. B. Information und Beratung über Hilfs-, Pflege- und Unterstützungsangebote, sowie Beratung und Pflegeanleitung vor Ort.

Der Expertenstandard gibt hierbei nicht die einzelnen organisatorischen Schritte vor, sondern versucht, Unterstützung bei der Verbesserung vorhandener Überleitungsprogramme zu bieten. Im Folgenden ist die Präambel samt der dazugehörigen Tabelle im Wortlaut abgedruckt.

E

Kontakt- und Internetadresse
Deutsches Netzwerk für Qualitätsentwicklung in der Pflege, Caprivistraße 1, 49076 Osnabrück, Tel. 0541/969 20 04, www.dnqp.de, Expertenstandard „Entlassungsmanagement in der Pflege":
www.dnqp.de/ExpertenstandardEntlassungsmanagement.pdf

Präambel
Versorgungsbrüche manifestieren sich besonders beim Übergang vom stationären in den nachstationären Bereich. Sie führen zu unnötiger Leidbelastung der Betroffenen und ihrer Angehörigen, aber auch durch die damit oftmals verbundenen „Drehtüreffekte" zur Verschwendung knapper Ressourcen im Gesundheitswesen. Deshalb richtet sich der vorliegende Expertenstandard primär an Pflegefachkräfte in stationären Gesundheitseinrichtungen, d. h. Krankenhäuser, Fach- und Rehabilitationskliniken. Eine Ausrichtung auf alle Bereiche einschließlich der stationären Altenpflegeeinrichtungen und ambulanter Pflegedienste hätte zur Folge gehabt, dass wegen der unterschiedlichen Zielsetzungen und Voraussetzungen die Standardaussagen zu allgemein ausgefallen wären. Der im Standard gewählte Patientenbegriff trägt dem Rechnung und bezieht sich auf Personen mit einem poststationären Pflege- und Versorgungsbedarf. In der Mehrzahl handelt es sich dabei um ältere Menschen sowie multimorbide Patienten mit meist chronischen Erkrankungen.

Die Angehörigen – gemeint sind die primären Bezugspersonen der Patienten, also auch solche, die nicht im gesetzlichen Sinne Verwandte sind – wurden ausdrücklich mit in die Standardformulierung aufgenommen. Damit wird zum einen ihrer Schlüsselrolle bei der Entlassung Rechnung getragen und zum anderen die selbstverantwortliche Rolle von Patienten und Angehörigen aufgezeigt. Voraussetzung für die Beteiligung der Angehörigen an der Entlassungsplanung ist selbstverständlich das Einverständnis der Patienten.

Der vorliegende Expertenstandard setzt einen Anfangspunkt, systematisch aus pflegerischer Perspektive dem Entstehen von Versorgungsbrüchen bei der Patientenentlassung durch eine gezielte Vorbereitung von Patienten und Angehörigen sowie durch einen besseren Informationsaustausch zwischen den am Entlassungsprozess Beteiligten entgegenzuwirken. Allerdings sind vor dem Hintergrund des fragmentierten Versorgungssystems dringend weitere einrichtungsübergreifende Regelungen zu treffen, um die Kooperation zwischen den verschiedenen Gesundheitseinrichtungen und Gesundheitsberufen zu forcieren. Ein Bedarf hierfür besteht insbesondere bei Patienten mit komplexem Versorgungsbedarf.

Der Expertenstandard basiert auf einer umfangreichen Literaturanalyse und der Praxisexpertise der Mitglieder der Expertenarbeitsgruppe. Schwerpunkte der Literaturanalyse waren v. a. die Suche nach inhaltlichen Aussagen in randomisierten Kontrollstudien mit hohem Evidenzgrad. Diese existieren vorwiegend im angloamerikanischen Raum und beziehen sich hauptsächlich auf Einzelaspekte der Entlassung, auf bestimmte Patientengruppen und auf das Qualifikationsniveau des Pflegepersonals. Die in Deutschland durchgeführten Untersuchungen konnten partiell auch berücksichtigt werden. Es handelt sich i. d. R. um Evaluations- oder Begleitstudien.

Grundsätzlich lässt sich der Expertenstandard in allen oben genannten stationären Gesundheitseinrichtungen anwenden. Er setzt jedoch voraus, dass von jeder Einrichtung, je nach Schwerpunktauftrag und behandelter Patientengruppe, organisationsbezogene Ausgestaltungs- und Verfahrensvereinbarungen getroffen werden. Diese beziehen sich v. a. auf die Zuständigkeitsbereiche der jeweiligen Berufsgruppen für einzelne Aufgabenfelder und die Auswahl geeigneter Assessment-Instrumente. Sie beziehen sich außerdem auf angemessene Formen der Dokumentation und Informationsübermittlung zwischen den beteiligten Einrichtungen und Berufsgruppen. Im Rahmen der Informationsweitergabe sind die übermittelten Daten auf ihre professionelle Handlungsrelevanz vor dem Hintergrund des Schutzes von persönlichen Daten zu überprüfen.

Der Expertenstandard regelt nicht das organisatorische Vorgehen des Entlassungsmanagements innerhalb der jeweiligen Einrichtungen (Absprachen in direkter Form zwischen allen Beteiligten oder Einsatz einer koordinierenden Vermittlungsinstanz). Er stellt vielmehr in Rechnung, dass viele Einrichtungen bereits über Ansätze einer systematischen Patientenentlassung verfügen, die sich mithilfe des Expertenstandards weiter optimieren lassen. Gleichwohl geht der Standard mit Bezug auf internationale Studien davon aus, dass im Entlassungsprozess die Pflegefachkraft aufgrund ihrer Nähe zu Patienten und Angehörigen die entscheidende Koordinationsfunktion einnimmt. Das heißt jedoch nicht, dass sie alle Schritte des Entlassungsmanagements selbst durchführt. Ein gelungenes Entlassungsmanagement kann nur in multidisziplinärer Zusammenarbeit erreicht werden, in der auch die anderen Berufsgruppen, wie Medizin, Sozialarbeit, Physiotherapie, Ergotherapie und Psychologie ihren Anteil wahrnehmen.

Zur Implementierung des Standards bedarf es der gemeinsamen Anstrengung der leitenden Managementebene (Pflegemanagement und Betriebsleitung) und der Pflegefachkräfte sowie der Kooperationsbereitschaft der beteiligten Berufsgruppen. Die Managementebene trägt die Verantwortung für die Bereitstellung der erforderlichen Ressourcen (Besprechungszeit, berufliche Qualifikation, Medien zur Dokumentation und Informationsweitergabe), der Festlegung der hausinternen Verfahrensgrundsätze und der Schaffung eines geeigneten Kooperationsklimas im Haus. Die Pflegefachkräfte tragen die Verantwortung für den Wissens- und Kompetenzerwerb zur Umsetzung des Standards. Hier sind besonders Fortbildungsbedarfe der Pflegenden in den Bereichen Assessment, Evaluation, Schulung und Beratung zu erwähnen. Abschließend ist hervorzuheben, dass eine Vermeidung von Versorgungsbrüchen nur im Rahmen einer erfolgreichen Zusammenarbeit aller Beteiligten zu erreichen ist.

Standardaussage

Jeder Patient mit einem poststationären Pflege- und Unterstützungsbedarf erhält ein individuelles Entlassungsmanagement zur Sicherung einer kontinuierlichen bedarfsgerechten Versorgung.

Begründung

Versorgungsbrüche bei der Entlassung bergen gesundheitliche Risiken und führen zu unnötiger Belastung von Patienten und ihren Angehörigen sowie zu hohen Folgekosten. Mit einem frühzeitigen und systematischen Assessment sowie Beratungs-, Schulungs- und Koordinationsleistungen und abschließender Evaluation trägt die Pflegefachkraft dazu bei, Versorgungskontinuität herzustellen.

Tab. E.35 Expertenstandard Entlassungsmanagement

Struktur	Prozess	Ergebnis
Die Einrichtung **S1a:** - verfügt über eine schriftliche Verfahrensregelung für ein multidisziplinäres Entlassungsmanagement. Sie stellt sicher, dass die für ihre Patientengruppen erforderlichen Einschätzungskriterien, Assessment- und Evaluationsinstrumente vorliegen. **Die Pflegefachkraft** **S1b:** - beherrscht die Auswahl und Anwendung von Instrumenten zur Einschätzung des erwartbaren Versorgungs- und Unterstützungsbedarfs nach der Entlassung.	**Die Pflegefachkraft** **P1:** - führt mit allen Patienten und ihren Angehörigen innerhalb von 24 Stunden nach der Aufnahme eine erste kriteriengeleitete Einschätzung des zu erwartenden Unterstützungsbedarfs durch. Diese Einschätzung wird bei Veränderung des Krankheits- und Versorgungsverlaufs aktualisiert. - nimmt bei erwartbarem poststationärem Unterstützungsbedarf ein differenziertes Assessment mit dem Patienten und seinen Angehörigen mittels eines geeigneten Instruments vor.	**E1:** Eine aktuelle, systematische Einschätzung des erwartbaren poststationären Unterstützungs- und Versorgungsbedarfs liegt vor.
S2: - verfügt über Planungs- und Steuerungswissen in Bezug auf das Entlassungsmanagement.	**P2:** - entwickelt in Abstimmung mit dem Patienten und seinen Angehörigen sowie den beteiligten Berufsgruppen unmittelbar im Anschluss an das differenzierte Assessment eine individuelle Entlassungsplanung.	**E2:** Eine individuelle Entlassungsplanung liegt vor, aus der die Handlungserfordernisse zur Sicherstellung einer bedarfsgerechten poststationären Versorgung hervorgehen.
S3: - verfügt über die Fähigkeiten, Patient und Angehörige in Bezug auf den poststationären Pflegebedarf zu beraten und zu schulen sowie die Koordination der weiteren an der Schulung und Beratung beteiligten Berufsgruppen vorzunehmen.	**P3:** - gewährleistet für den Patienten und seine Angehörigen eine bedarfsgerechte Beratung und Schulung.	**E3:** Patient und Angehörigen sind bedarfsgerechte Beratung und Schulung angeboten worden, um veränderte Versorgungs- und Pflegeerfordernisse bewältigen zu können.
S4: - ist zur Koordination des Entlassungsprozesses befähigt und autorisiert.	**P4:** - stimmt in Kooperation mit dem Patienten und seinen Angehörigen sowie den intern und extern beteiligten Berufsgruppen und Einrichtungen rechtzeitig den voraussichtlichen Entlassungstermin und den Unterstützungsbedarf des Patienten ab. - bietet den Mitarbeitern der weiterbetreuenden Einrichtung eine Pflegeübergabe unter Einbeziehung des Patienten und seiner Angehörigen an.	**E4:** Mit dem Patienten und seinen Angehörigen sowie den weiterversorgenden Berufsgruppen und Einrichtungen sind der Entlassungstermin sowie der Unterstützungs- und Versorgungsbedarf abgestimmt.
S5: - verfügt über die Fähigkeiten zu beurteilen, ob die Entlassungsplanung dem individuellen Bedarf von Patient und Angehörigen entspricht.	**P5:** - führt mit dem Patienten und seinen Angehörigen spätestens 24 Stunden vor der Entlassung eine Überprüfung der Entlassungsplanung durch. Bei Bedarf werden Modifikationen eingeleitet.	**E5:** Die Entlassung des Patienten ist bedarfsgerecht vorbereitet.

Tab. E.35 Expertenstandard Entlassungsmanagement (Forts.)

Struktur	Prozess	Ergebnis
S6: - ist befähigt und autorisiert, eine abschließende Evaluation der Entlassung durchzuführen.	**P6:** - nimmt innerhalb von 48 Stunden nach der Entlassung Kontakt mit dem Patienten und seinen Angehörigen oder der weiterbetreuenden Einrichtung auf und überprüft die Umsetzung der Entlassungsplanung.	**E6:** Der Patient und seine Angehörigen haben die geplanten Versorgungsleistungen und bedarfsgerechte Unterstützung zur Bewältigung der Entlassungssituation erhalten.

Expertenstandard „Entlassungsmanagement in der Pflege" (Autorenteam des Expertenstandards „Entlassungsmanagement in der Pflege": Bärbel Dangel, Hedwig François Kettner, Ulrike Höhmann, Kathrin Lautzschmann, Dieter Liedtke, Elke Müller, Udo Ossoba, Christine Reckmann, Doris Schaeffer, Dirk Schmidt, Claudia Schröer-Mollenschott, Gabriele Simon, Bärbel Uhlmann, Barbara Widmann, Klaus Wingenfeld).

Expertenstandard: Kontinenzförderung

(Weitere Informationen siehe Harninkontinenz)

Präambel

Harninkontinenz ist ein weit verbreitetes Problem, das in allen Altersstufen mit steigendem Risiko im Alter auftreten kann und statistisch gesehen überwiegend Frauen und ältere Menschen beiderlei Geschlechts betrifft. Demzufolge befassen sich auch die meisten Studien mit diesen beiden Personengruppen, wobei ältere Männer wissenschaftlich schlechter untersucht sind als ältere Frauen. Konkrete Zahlen zur Prävalenz von Inkontinenz zu nennen ist schwer, da es sich um ein ausgesprochen schambehaftetes, mit Vorurteilen besetztes Thema handelt. Viele von Inkontinenz betroffene Menschen suchen keine professionelle Hilfe, um ihr Leiden zu verheimlichen, oder weil sie glauben, es gehört zum normalen Alterungsprozess dazu.

Der Expertenstandard Kontinenzförderung befasst sich mit der Harninkontinenz bei erwachsenen Patienten/Bewohnern[1], die inkontinent sind oder zu einer Risikogruppe für die Entwicklung einer Inkontinenz gehören. In Anlehnung an die „International Continence Society" ist Harninkontinenz jeglicher, unwillkürlicher Harnverlust (Abrams et al.: The standardisation of terminology of lower urinary tract function: report from the standardisation sub-committe of the International Continence Society. Neurourology and Urodynamics 21 [2]: 167–178)

Unter Kontinenz versteht die Expertengruppe die Fähigkeit, willkürlich und zur passenden Zeit an einem geeigneten Ort die Blase zu entleeren. Kontinenz beinhaltet weiterhin die Fähigkeit, Bedürfnisse zu kommunizieren, um Hilfestellungen zu erhalten, wenn Einschränkungen beim selbstständigen Toilettengang bestehen. Der ebenfalls sehr wichtige Bereich der Stuhlinkontinenz wurde im Standard nicht berücksichtigt, da die einzuleitenden Maßnahmen sehr unterschiedlich sind. Auch die sehr spezielle Pflege von Betroffenen mit einem Urostoma konnte hier nicht einbezogen werden, ohne Gefahr zu laufen, wichtige Aspekte vernachlässigen zu müssen.

Der Expertenstandard Kontinenzförderung richtet sich an Pflegefachkräfte[2] in Einrichtungen der ambulanten Pflege, der Altenhilfe und der stationären Gesundheitsversorgung. Gerade beim Thema der Inkonti-

[1] In diesem Expertenstandard können nicht alle in diesem Kontext zutreffenden Begriffe für die betreuten Menschen berücksichtigt werden wie z. B. Klient, Gast, Betroffener, Mieter usw. Deshalb wurden die aus Expertenstandards bereits bekannten Bezeichnungen Patient/Bewohner beibehalten.

[2] Im Standard werden unter dem Begriff „Pflegefachkraft" die Mitglieder der verschiedenen Pflegeberufe (AltenpflegerInnen, Gesundheits- und KrankenpflegerInnen, Gesundheits- und KinderkrankenpflegerInnen) angesprochen. Angesprochen werden darüber hinaus auch diejenigen Fachkräfte im Pflegedienst, die über eine Hochschulqualifikation in einem pflegebezogenen Studiengang verfügen.

nenz gibt es aber auch zunehmend Beratungsangebote außerhalb dieser Settings, z. B. in Kontinenzberatungsstellen oder Sanitätshäusern, die ebenfalls von Pflegefachkräften durchgeführt werden. Auch in diesen Settings kann der Expertenstandard von Pflegefachkräften berücksichtigt werden, eine erfolgreiche Umsetzung hängt aber von der Kontinuität der pflegerischen Betreuung in diesen Bereichen ab.

Dem Expertenstandard liegt eine ausführliche Recherche der internationalen und nationalen Literatur 1990 bis 2004 zugrunde. Die Literatur zeigte kein einheitliches Bild und nicht jede empirische Untersuchung war methodisch akzeptabel. Deutlich wurde, dass Untersuchungen zur Kontinenzförderung aufgrund der multifaktoriellen Ursachen der Inkontinenz kaum ein vergleichbares Bild zeigen. Dies trifft auf die Stichprobenbildung, das Interventionsdesign und Ergebniskriterien zu. Bestimmte Themengebiete sind zu wenig erforscht, jedoch aus Sicht der professionellen Pflege von Bedeutung. Hier kam den Mitgliedern der Expertengruppe aufgrund ihrer Kompetenzen eine bedeutende Rolle zu, indem sie in diesen Fällen ein Expertenurteil fällten.

Der Expertenstandard fokussiert auf Erkennung und Analyse des Problems, Erhebungsmethoden, die Einschätzung unterschiedlicher Kontinenzprofile und verschiedene Interventionsmöglichkeiten. Dabei haben das Erleben und die subjektive Sicht der Betroffenen eine große Bedeutung. Harninkontinenz ist immer noch gesellschaftlich tabuisiert. Harninkontinenz und Kontinenzförderung betreffen intime Bereiche. Professionelles Handeln zu dieser Problematik erfordert Einfühlungsvermögen und Orientierung am individuellen Fall, und es gilt unter allen Umständen, das Schamempfinden der Betroffenen zu schützen. Hierzu gehört zum einen ein angemessener Sprachgebrauch, der berücksichtigt, dass es sich um Erwachsene handelt und Begriffe aus der Säuglingspflege wie „trockenlegen“, „pampern“ oder „Windel“ vermeidet. Zum anderen bedarf es vor der Einbeziehung der Angehörigen unbedingt der Rücksprache mit dem Patienten/Bewohner, da dieser möglicherweise nicht wünscht, dass seine Angehörigen informiert werden. Auch wenn die Nicht-Einbeziehung der Angehörigen zu großen Problemen bei einer kontinuierlichen Umsetzung führen kann, muss dieser Wunsch berücksichtigt werden. Harninkontinenz kann für (pflegende) Angehörige aus unterschiedlichen Gründen (z. B. durch das Empfinden von Scham und Ekel) belastend sein und zu einer Veränderung der Beziehung zwischen Angehörigen und Betroffenen führen.

Die Einführung und Umsetzung des Expertenstandards erfordert ein interdisziplinäres Vorgehen. Besonders bei der Einschätzung der Harninkontinenz müssen professionell Pflegende und Ärztinnen und Ärzte eng zusammenarbeiten. Bei bestimmten Problemlagen gilt dies auch für die Auswahl bestimmter Interventionen. Der vorliegende Expertenstandard orientiert sich an der Logik professionellen Handelns, er kann jedoch nicht vorschreiben, wie dieses Handeln in jedem Fall und unter spezifischen institutionellen Bedingungen umgesetzt wird. Hier kommt dem jeweiligen Management die Aufgabe zu, für eindeutige und effektive Verfahrensregelungen Sorge zu tragen. Zusätzlich ist es erforderlich, dass einerseits professionell Pflegende die Pflicht haben, sich Wissen zu dem multidimensionalen Themenbereich Harninkontinenz und Kontinenzförderung anzueignen, und dass andererseits das Management hierfür geeignete Bedingungen schafft.

Standardaussage

Bei jedem Patienten/Bewohner mit Kontinenzproblemen wird die Kontinenz erhalten oder so gefördert, dass Harninkontinenz beseitigt oder weitestgehend reduziert wird. Bei potenziellen Kontinenzproblemen wird einer Inkontinenz vorgebeugt.

Begründung

Harninkontinenz ist ein weit verbreitetes pflegerelevantes Problem. Folgen sind häufig sozialer Rückzug, sinkende Lebensqualität und steigender Pflegebedarf. Durch frühzeitige Identifikation von gefährdeten und betroffenen Patienten/Bewohnern und der gemeinsamen Vereinbarung von spezifischen Maßnahmen zum Erhalt oder zur Förderung der Kontinenz kann dieses Problem erheblich positiv beeinflusst werden. Ziel ist es, das individuell höchstmögliche Maß an Kontinenz mit der größtmöglichen Selbstständigkeit zu erlangen.

Tab. E.36 Expertenstandard Kontinenzförderung

Struktur	Prozess	Ergebnis
S1: Die Pflegefachkraft verfügt über aktuelles Wissen zur Identifikation von Risikofaktoren sowie zu Symptomen der Harninkontinenz.	**Die Pflegefachkraft** **P1:** - nimmt im Rahmen der pflegerischen Anamnese eine initiale Einschätzung zu Risikofaktoren und Symptomen einer Harninkontinenz vor. - wiederholt die Einschätzung bei Veränderung der Pflegesituation und in individuell festzulegenden Zeitabständen.	**E1:** Eine aktuelle Einschätzung zur individuellen Kontinenzsituation des Patienten/Bewohners liegt vor.
S2a: Die Einrichtung verfügt über eine interprofessionell geltende Verfahrensregelung zur differenzierten Einschätzung von Harninkontinenzrisiken und -symptomen. **S2b: Die Pflegefachkraft** ist zur Durchführung bzw. Koordination der differenzierten Einschätzung befähigt und autorisiert.	**P2:** - führt bei Vorliegen von Kontinenzproblemen eine differenzierte Einschätzung u. a. auf der Grundlage eines zielgruppenspezifischen Miktionsprotokolls durch bzw. koordiniert erforderliche diagnostische Maßnahmen.	**E2:** Eine differenzierte Einschätzung von Risikofaktoren und Symptomen der Harninkontinenz und ein individuelles Kontinenzprofil liegen vor.
S3: Die Pflegefachkraft verfügt über Beratungskompetenz zur Prävention, Beseitigung oder Reduktion von Harninkontinenz.	**P3:** - informiert den Patienten/Bewohner und seine Angehörigen über das Ergebnis der pflegerischen Einschätzung und bietet in Absprache mit den beteiligten Berufsgruppen eine ausführliche Beratung zur Kontinenzerhaltung oder -förderung an.	**E3:** Der Patient/Bewohner und seine Angehörigen kennen geeignete Maßnahmen zur Vermeidung einer Inkontinenz und zur Kontinenzförderung.
S4: Die Pflegefachkraft - kennt wirksame Maßnahmen zur Inkontinenzvermeidung u. zur Kontinenzförderung. - ist zur Durchführung der Kontinenz erhaltenden und fördernden pflegerischen Maßnahmen befähigt und koordiniert die multidisziplinäre Behandlung (z. B. Ärzte, Hebammen, Physiotherapeuten, Ökotrophologen).	**P4:** - erarbeitet unter Einbeziehung der beteiligten Berufsgruppen mit dem Patienten/Bewohner und seinen Angehörigen individuelle Zielvereinbarungen zum Erhalt oder zur Förderung der Kontinenz.	**E4:** Ein Maßnahmenplan zum Erhalt oder Erreichen des vereinbarten Kontinenzprofils liegt vor.
S5: Die Einrichtung gewährleistet - eine Kontinenz fördernde Umgebung (z. B. Anzahl, Erreichbarkeit und Ausstattung der Toiletten), geschlechtsspezifische Ausscheidungshilfen und Hilfsmittel zur Kompensation von Inkontinenz (z. B. Vorlagen, Kondomurinale) - eine personelle Ausstattung, die eine zeitnahe, kontinuierliche Umsetzung der geplanten Maßnahmen ermöglicht.	**P5:** - sorgt für eine kontinuierliche Umsetzung des Maßnahmenplans unter Berücksichtigung der individuellen Situation des Patienten/Bewohners und kommt insbesondere der Bitte um Hilfe bei der Ausscheidung unverzüglich nach.	**E5:** Interventionen, Hilfsmittel und Umgebung sind dem individuellen Unterstützungsbedarf des Patienten/Bewohners bei der Ausscheidung angepasst. Der Patient/Bewohner und seine Angehörigen wirken im Rahmen ihrer Möglichkeiten an der Umsetzung der Maßnahmen mit.
S6: Die Pflegefachkraft verfügt über die Kompetenz, die Effektivität der Maßnahmen zum Erhalt und zur Förderung der Kontinenz zu beurteilen.	**P6:** - überprüft in individuell festzulegenden Abständen den Erfolg der Maßnahmen und entscheidet gemeinsam mit dem Patienten/Bewohner, seinen Angehörigen und den beteiligten Berufsgruppen über die Fortführung.	**E6:** Das vereinbarte Kontinenzprofil bleibt erhalten oder ist erreicht.

Expertenstandard-Entwurf zur Kontinenzförderung (Autorenteam der Expertengruppe Kontinenzförderung: Thomas Boelker, Katja Boguth, Antje Braumann, Daniela Hayder, Dorothea Kramß, Elke Kuno, Elke Müller, Margit Müller, Susi Saxer, Wilfried Schnepp, Gisele Schön).

Expertenstandard: Schmerzmanagement

(Weitere Informationen siehe Arzneimittel: Analgetika; Krebs; Schmerz)

Mit dem Auftreten von Schmerzen kann eine hohe Einschränkung der Lebensqualität bei Betroffenen und ihren Angehörigen eintreten. Zum anderen können beträchtliche Kosten im Gesundheitswesen durch die Behandlung chronischer Schmerzen sowie schmerzbedingter Komplikationen und damit oft einhergehender Verlängerung der Verweildauer im Krankenhaus entstehen. Deshalb hat das Deutsche Netzwerk für Qualitätssicherung in der Pflege (DNQP) im Jahr 2004 den Expertenstandard Schmerzmanagement in der Pflege veröffentlicht. Ziel dieses Standards ist es, die Schmerzwahrnehmung der Pflegefachkräfte zu verbessern und so die Zeit zwischen dem Auftreten von Schmerzen und deren Linderung deutlich zu verkürzen. Dadurch könnte unnötiges Leiden und eine Chronifizierung von Schmerzen verhindert werden. Betont werden muss allerdings, dass Betroffene mit nicht tumorbedingten chronischen Schmerzen in dem Standard ausdrücklich nicht als Zielgruppe angegeben werden. Die Unterschiede im Schmerzmanagement bei dieser Zielgruppe würden die Standardaussagen zu sehr verallgemeinern und keine konkrete Orientierung für die pflegerische Praxis bieten. Im Folgenden ist die Präambel samt der dazugehörigen Tabelle im Wortlaut abgedruckt.

Kontakt- und Internetadresse

Deutsches Netzwerk für Qualitätsentwicklung in der Pflege, Caprivistraße 1, 49076 Osnabrück, Tel. 0541/969 20 04, www.dnqp.de, Expertenstandard „Schmerzmanagement in der Pflege“: www.dnqp.de/ExpertenstandardSchmerzmanagement.pdf

E

Präambel

Schmerzen beeinflussen das physische, psychische und soziale Befinden und somit die Lebensqualität der Betroffenen und ihrer Angehörigen. Darüber hinaus entstehen dem Gesundheitswesen durch schmerzbedingte Komplikationen und einer daraus oft erforderlichen Verweildauerverlängerung im Krankenhaus sowie durch die Chronifizierung von Schmerzen beträchtliche Kosten, die durch ein frühzeitiges Schmerzmanagement in den meisten Fällen erheblich verringert werden könnten. Der vorliegende Expertenstandard beschreibt den pflegerischen Beitrag zum Schmerzmanagement und hat zum Ziel, die Schmerzwahrnehmung der Pflegefachkräfte zu verbessern und so die Zeit zwischen dem Auftreten von Schmerzen und deren Linderung deutlich zu verkürzen. Er berücksichtigt alle Patienten mit akuten oder tumorbedingten chronischen Schmerzen, schmerzbedingten Problemen oder zu erwartenden Schmerzen in allen Bereichen der pflegerischen Versorgung.

Patienten/Betroffene mit nicht tumorbedingtem chronischem Schmerz werden in diesem Standard explizit nicht als Zielgruppe angesprochen, da aufgrund der Unterschiede im Schmerzmanagement die Standardaussagen zu allgemein würden und keine konkrete Orientierung für die pflegerische Praxis bieten könnten. Die Expertenarbeitsgruppe war sich darüber im Klaren, dass Patienten/Betroffene, die sich nicht, noch nicht oder nicht mehr adäquat äußern können, z. B. Säuglinge, beatmete Patienten, Patienten im Wachkoma oder demente Patienten, über die Reichweite des Standards hinaus besonderer Aufmerksamkeit bedürfen. Aus diesem Grund findet sich in der Literaturanalyse ein Kapitel zur Schmerzeinschätzung bei Kindern, älteren Menschen und Menschen mit kognitiven und schweren kognitiven Einschränkungen, in dem Besonderheiten der Schmerzeinschätzung bei diesen Patientengruppen beschrieben werden. Dieses Kapitel soll die eigenständige Anpassung des Expertenstandards an die jeweiligen Anforderungen dieser Patientengruppen in den verschiedenen Einrichtungen unterstützen.

Angehörige von Schmerzpatienten – gemeint sind damit die primären Bezugspersonen, also auch solche, die nicht im gesetzlichen Sinne Verwandte sind – sind häufig „Mitbetroffene“ und sollten daher sowohl im Rahmen der Schmerzeinschätzung als auch bei der Schulung/Beratung mit einbezogen werden. Voraussetzung dafür ist selbstverständlich die Einwilligung des Patienten/Betroffenen. Besonders bei Kindern, aber auch bei den übrigen vulnerablen Patientengruppen, ist die Einbeziehung der Bezugspersonen als Experten für den Umgang mit Schmerz auf allen Ebenen des Schmerzmanagements unabdingbar.

Dem Expertenstandard liegt eine umfassende Recherche der nationalen und internationalen Literatur zugrunde, die aufgrund der Weiterentwicklung in den letzten zwei Dekaden auf dem Gebiet der Schmerztherapie evidenzbasiert ist. Neben der umfangreichen Literaturanalyse wurden die klinischen und außerklinischen Erfahrungen der Mitglieder der Expertenarbeitsgruppe genutzt, um den aktuellen Stand der Therapie wie auch eine Vielzahl verschiedener moderner Versorgungsmuster und damit verbundene Bedingungen zu erfassen. Die Ergebnisse der Literaturrecherche und des Expertenkonsenses zeugen von einer vielschichtigen schmerztherapiebezogenen Wissensbasis. Jedoch sprechen die Erfahrungen aus den Krankenhäusern, Hospizen und Altenhilfeeinrichtungen sowie aus dem häuslichen Pflegebereich dafür, dass diese Erkenntnisse noch unzureichend umgesetzt werden. Folge ist ein deutliches Versorgungsdefizit bei Patienten/Betroffenen mit Schmerzproblemen. Therapien, die nicht dem aktuellen Stand der Wissenschaft entsprechen, wie die Gabe von zu gering dosierten Schmerzmedikamenten oder die Verabreichung von Placebos, sollten innerhalb der Berufsgruppen kritisch betrachtet werden.

Den Pflegefachkräften kommt im interdisziplinären Team aufgrund ihres häufigen und engen Kontaktes zu den Patienten und Bewohnern eine Schlüsselrolle im Rahmen des Schmerzmanagements zu. Grundvoraussetzung für ein gelungenes pflegerisches Schmerzmanagement ist eine personelle Kontinuität in der pflegerischen Betreuung sowie eine gute Kooperation mit den behandelnden Ärzten. Zentrales Anliegen des Expertenstandards ist, Patienten/Betroffenen mit Schmerzen oder zu erwartenden Schmerzen unnötiges Leid zu ersparen sowie einer Chronifizierung vorzubeugen. Aufgabe der Pflege im Rahmen des Schmerzmanagement ist es, Frühzeichen des erfahrenen Schmerzes zu erkennen und adäquate Therapien zu koordinieren oder durchzuführen. Unabdingbare Voraussetzung dafür ist eine aktuelle wie auch systematische Schmerzeinschätzung und Verlaufskontrolle mithilfe von Einschätzungsinstrumenten oder bei tumorbedingten chronischen Schmerzen mittels komplexer Dokumentationsverfahren wie z. B. Schmerztagebüchern. Zur Stärkung der Selbstkompetenzen der Patienten/Betroffenen und ihrer Angehörigen gehört das Angebot von Schulungen und Beratungen zu einem möglichst frühen Zeitpunkt. Nur so können bestehende Vorurteile gegenüber Schmerzmedikamenten abgebaut und eine aktive Einbindung von Patienten/Betroffenen in das Schmerzmanagement mit dem Ziel eines weitestgehenden Selbstmanagements erreicht werden. Ziel einer gelenkten Schmerztherapie bei akuten Schmerzen ist die Schmerzfreiheit. Bei chronischen Schmerzpatienten steht eine umfassende Schmerzlinderung im Vordergrund.

Für die Umsetzung des Expertenstandards ist es wesentlich, dass die Wissensbasis von professionell Pflegenden in Aus-, Fort- und Weiterbildungen vertieft und verbreitert wird. Darüber hinaus bedarf es interner und externer Verfahrensregelungen zwischen den Berufsgruppen und den verschiedenen Einrichtungen, die die interdisziplinäre Kooperation, insbesondere die Vorgehensweisen und Zuständigkeiten im Rahmen des Schmerzmanagements, beschreiben.

Die Einführung und Umsetzung des Expertenstandards muss als gemeinsame Aufgabe der Betriebsleitung, des Pflegemanagements und der beteiligten Pflegefachkräfte sowie weiterer beteiligter Berufsgruppen in den Versorgungsbereichen der Kliniken, der ambulanten Pflegedienste, der Altenheime wie auch der Hospize erkannt und umgesetzt werden. Nur durch die konsequente Bearbeitung auf der Management- wie auch auf Stationsebene oder im ambulanten Bereich werden Wissensdefizite reduziert, adäquate Maßnahmen geplant und konsequent versorgungsstrukturübergreifend umgesetzt. Das Ergebnis der Umsetzung eines auf dem Stand der Pflegewissenschaft wie auch ihrer Bezugswissenschaften basierenden Schmerzmanagements wird sein, dass die gesundheitsökonomischen und gesellschaftlichen Erfordernisse und nicht zuletzt die Lebensqualität der Betroffenen umfassend interprofessionell Berücksichtigung finden.

Standardaussage

Jeder Patient/Betroffene mit akuten oder tumorbedingten chronischen Schmerzen sowie zu erwartenden Schmerzen erhält ein angemessenes Schmerzmanagement, das dem Entstehen von Schmerzen vorbeugt, sie auf ein erträgliches Maß reduziert oder beseitigt.

E

Begründung

Eine unzureichende Schmerzbehandlung kann für Patienten/Betroffene gravierende Folgen haben, z. B. physische und psychische Beeinträchtigungen, Verzögerungen des Genesungsverlaufs oder Chronifizierung der Schmerzen. Durch eine rechtzeitig eingeleitete, systematische Schmerzeinschätzung, Schmerzbehandlung sowie Schulung und Beratung von Patienten/Betroffenen und ihren Angehörigen tragen Pflegefachkräfte maßgeblich dazu bei, Schmerzen und deren Auswirkungen zu kontrollieren bzw. zu verhindern.

Tab. E.37 Expertenstandard Schmerzmanagement

Struktur	Prozess	Ergebnis
Die Pflegefachkraft **S1a:** - verfügt über das notwendige Wissen zur systematischen Schmerzeinschätzung. **S1b:** Die Einrichtung stellt zielgruppenspezifische Einschätzungs- und Dokumentationsinstrumente zur Verfügung.	**Die Pflegefachkraft** **P1:** - erhebt zu Beginn des pflegerischen Auftrags, ob der Patient/Betroffene Schmerzen oder schmerzbedingte Probleme hat. Ist dies nicht der Fall, wird die Einschätzung in individuell festzulegenden Zeitabständen wiederholt. - führt bei festgestellten Schmerzen oder schmerzbedingten Problemen eine systematische Schmerzersteinschätzung mittels geeigneter Instrumente durch. - wiederholt die Einschätzung der Schmerzintensität sowie der schmerzbedingten Probleme in Ruhe und bei Belastung/Bewegung in individuell festzulegenden Zeitabständen.	**E1:** Eine aktuelle, systematische Schmerzeinschätzung und Verlaufskontrolle liegen vor.
S2a: - verfügt über das erforderliche Wissen zur medikamentösen Schmerzbehandlung. **S2b:** Die Einrichtung verfügt über eine interprofessionell geltende Verfahrensregelung zur medikamentösen Schmerzbehandlung.	**P2:** - setzt spätestens bei einer Schmerzintensität von mehr als 3/10 analog der numerischen Ratingskala (NRS) die geltende Verfahrensregelung um oder holt eine ärztliche Anordnung zur Einleitung oder Anpassung der Schmerzbehandlung ein und setzt diese nach Plan um. - überprüft bei Neueinstellung bzw. Anpassung der Medikation den Behandlungserfolg in den Zeitabständen, die dem eingesetzten Analgesieverfahren entsprechen. - sorgt dafür, dass bei zu erwartenden Schmerzen präventiv ein adäquates Analgesieverfahren erfolgt.	**E2:** Der Patient/Betroffene ist schmerzfrei bzw. hat Schmerzen von nicht mehr als 3/10 analog der Numerischen Ratingskala (NRS).
S3: - kennt schmerzmittelbedingte Nebenwirkungen, deren Prophylaxe und Behandlungsmöglichkeiten.	**P3:** - führt in Absprache mit dem zuständigen Arzt Maßnahmen zur Prophylaxe und Behandlung von schmerzmittelbedingten Nebenwirkungen durch.	**E3:** Schmerzmittelbedingte Nebenwirkungen wurden verhindert bzw. erfolgreich behandelt.
S4: - kennt nicht medikamentöse Maßnahmen zur Schmerzlinderung sowie deren mögliche Kontraindikationen.	**P4:** - bietet in Absprache mit den beteiligten Berufsgruppen dem Patienten/Betroffenen und seinen Angehörigen als Ergänzung zur medikamentösen Schmerztherapie nicht medikamentöse Maßnahmen an und überprüft ihre Wirkung.	**E4:** Die angewandten Maßnahmen haben sich positiv auf die Schmerzsituation und/oder die Eigenaktivität des Patienten/Betroffenen ausgewirkt.

Tab. E.37 Expertenstandard Schmerzmanagement (Forts.)

Struktur	Prozess	Ergebnis
S5a: - verfügt über die notwendigen Beratungs- und Schulungskompetenzen in Bezug auf Schmerz und schmerzbedingte Probleme. **S5b:** Die Einrichtung stellt die erforderlichen Beratungs- und Schulungsunterlagen zur Verfügung.	**P5:** - gewährleistet eine gezielte Schulung und Beratung für den Patienten/Betroffenen und seine Angehörigen.	**E5:** Dem Patienten/Betroffenen sind gezielte Schulung und Beratung angeboten worden, um ihn zu befähigen, Schmerzen einzuschätzen, mitzuteilen und zu beeinflussen.

Expertenstandard „Schmerzmanagement in der Pflege" (Autorenteam des Expertenstandards „Schmerzmanagement in der Pflege": Kristine Böhm, Jutta Busch, George C. M. Evers †, Hedwig François-Kettner, Hubert R. Jocham, Barbara Jung, Gabriele Müller-Mundt, Nadja Nestler, Jürgen Osterbrink, Christa Schulte, Barbara Strohbücker und Monika Thomm).

Expertenstandard: Sturzprophylaxe

(Sturzrisikofaktoren: 💻)
Durch das Auftreten von Stürzen kann es zu einer großen Einschränkung der Lebensqualität bei den Betroffenen und ihren Angehörigen kommen. Zusätzlich können beträchtliche Kosten im Gesundheitswesen durch die Behandlung von Stürzen und deren Komplikationen entstehen. Das Deutsche Netzwerk für Qualitätssicherung in der Pflege (DNQP) hat 2005 den Expertenstandard „Sturzprophylaxe in der Pflege" veröffentlicht. Ziel dieses Expertenstandards ist es, Stürze und Sturzfolgen zu vermeiden, indem ursächliche Risiken und Gefahren erkannt und nach Möglichkeit minimiert werden. Dieses Ziel soll durch die Erhaltung bzw. Wiederherstellung der größtmöglichen sicheren Mobilität der Patienten und Bewohner erreicht werden. Im Folgenden ist die Präambel samt der dazugehörigen Tabelle im Wortlaut abgedruckt.

Kontakt- und Internetadresse
Deutsches Netzwerk für Qualitätsentwicklung in der Pflege, Caprivistraße 1, 49076 Osnabrück, Tel. 0541/969 20 04, www.dnqp.de (Expertenstandard „Sturzprophylaxe in der Pflege":
www.dnqp.de/ExpertenstandardSturz.pdf)

Präambel
Jeder Mensch hat ein Risiko zu stürzen, sei es durch Unachtsamkeit oder bei einer sportlichen Betätigung. Über dieses alltägliche Risiko hinaus gibt es aber Stürze, deren Ursache im Verlust der Fähigkeit zur Vermeidung eines Sturzes liegt und häufig Folge einer Verkettung und Häufung von Risikofaktoren sind. Den betroffenen Patienten oder Bewohnern, überwiegend ältere Menschen oder Menschen mit reduziertem Allgemeinzustand, gelingt es nicht mehr, den Körper in Balance zu halten oder ihn bei Verlust des Gleichgewichts wieder in Balance zu bringen bzw. Sturzfolgen durch intakte Schutzreaktionen zu minimieren. Physische Auswirkungen von Stürzen reichen von schmerzhaften Prellungen über Wunden, Verstauchungen und Frakturen bis hin zum Tod. Psychische Folgen können vom Verlust des Vertrauens in die eigene Mobilität über die Einschränkung des Bewegungsradius bis hin zur sozialen Isolation führen.

Dem Expertenstandard liegt eine ausführliche Recherche der nationalen und internationalen Literatur der letzten 20 Jahre zugrunde. Die Sturzproblematik wurde in diesem Zeitraum intensiv beforscht. Es liegen Aussagen zur Epidemiologie des Sturzgeschehens, seiner Ursachen und Risikofaktoren sowie zu Auswirkungen und Interventionen vor, welche die Vielschichtigkeit der Thematik reflektieren. Trotz der Studienfülle zeigte sich, dass z. B. zur prospektiven Einschätzung des Sturzrisikos nur eingeschränkt brauchbare Resultate vorliegen.

E

Auch die verschiedenen Interventionen zur Sturzprävention sind nicht in allen Bereichen gleichermaßen effektiv anwendbar bzw. es liegen teilweise widersprüchliche Aussagen dazu vor. Ein wesentlicher Grund hierfür ist sicherlich das multifaktorielle Geschehen, das zu einem Sturz führt und entsprechend komplexer Interventionen bedarf.

Im vorliegenden Expertenstandard wird von einem erhöhten Sturzrisiko gesprochen, wenn es sich um eine über das alltägliche Risiko hinausgehende Sturzgefährdung handelt. Dabei wird ein Sturz in Anlehnung an die Kellog International Work Group on the Prevention of Falls by the Elderly (1987) wie folgt definiert: „Ein Sturz ist jedes Ereignis, in dessen Folge eine Person unbeabsichtigt auf dem Boden oder auf einer tieferen Ebene zu liegen kommt."

Die Expertengruppe hat sich in Anlehnung an weitere Autoren darauf geeinigt, mit diesem ersten Teil der international anerkannten Definition zu arbeiten und den zweiten Teil der Definition nicht zu nutzen. Im zweiten Teil wird eingeschränkt, dass Ereignisse, die aufgrund „(...) eines Stoßes, Verlust des Bewusstseins, plötzlich einsetzender Lähmungen oder eines epileptischen Anfalls" eintreten, nicht als Stürze angesehen werden. Die Entscheidung, auf diese Einschränkung zu verzichten, wurde getroffen, da viele Stürze unbeobachtet geschehen und die eigentliche Ursache des Sturzes häufig nicht nachzuvollziehen ist.

Der Expertenstandard hat zum Ziel, Stürze und Sturzfolgen zu vermeiden, indem ursächliche Risiken und Gefahren erkannt und nach Möglichkeit minimiert werden. Die zugrunde gelegte Literatur hat deutlich gemacht, dass dieses Ziel nicht durch eine Einschränkung der Bewegungsfreiheit zu erreichen ist, sondern vielmehr durch die Erhaltung bzw. Wiederherstellung einer größtmöglichen, sicheren Mobilität von Patienten und Bewohnern verbunden mit einer höheren Lebensqualität.

Der Expertenstandard Sturzprophylaxe richtet sich an alle Pflegefachkräfte, die Patienten oder Bewohner entweder in der eigenen häuslichen Umgebung oder in einer Einrichtung der stationären Gesundheitsversorgung oder der Altenhilfe betreuen. Wenn im Expertenstandard von Einrichtung die Rede ist, so ist damit auch die häusliche Pflege gemeint, wohl wissend, dass dort nicht alle Interventionen, vergleichbar mit einem Krankenhaus oder einem Altenheim, durchgeführt werden können.

Interventionen zur Sturzprophylaxe können maßgeblichen Einfluss auf die Lebensführung von Patienten und Bewohnern haben, z. B. durch eine Umgebungsanpassung, die Empfehlung für spezielle Schuhe oder Hilfsmittel, die Aufforderung, nur mit Hilfestellung auf die Toilette zu gehen, oder das Besuchen von Kursen zur Förderung von Kraft und Balance. Aus diesem Grund ist es notwendige Voraussetzung für eine erfolgreiche Sturzprophylaxe, das Selbstbestimmungsrecht von Patienten und Bewohnern zu achten und zu unterstützen. Eine wichtige Grundlage dafür ist die umfassende Information und Beratung von Patienten und Bewohnern und ihren Angehörigen über das vorliegende Sturzrisiko und die möglichen Interventionen im Sinne einer gemeinsamen Entscheidungsfindung. Mit Einverständnis der Patienten und Bewohner sollten die Angehörigen grundsätzlich in die Information, Beratung und die Maßnahmenplanung eingebunden werden.

Voraussetzung für die erfolgreiche Implementierung des Expertenstandards Sturzprophylaxe in den Einrichtungen ist die gemeinsame Verantwortung der leitenden Managementebene und der Pflegefachkräfte. Notwendige strukturelle Voraussetzungen, z. B. im Bereich Fortbildung, Angebot von hauseigenen Interventionen oder in Kooperation mit anderen Anbietern sowie für eine individuelle Umgebungsanpassung (Gestaltung des Bettplatzes, Hilfsmittel, Lichtverhältnisse) sind von der leitenden Managementebene (Betriebsleitung und Pflegemanagement) zu gewährleisten.

Aufgabe der Pflegefachkraft ist der Erwerb aktuellen Wissens, um Patienten mit einem erhöhten Sturzrisiko identifizieren und entsprechende Interventionen einleiten zu können und bei Bedarf zusätzliche notwendige Strukturen einzufordern und fachlich zu begründen.

Die berufsgruppenübergreifende Zusammenarbeit ist maßgeblich für ein effektives Interventionsangebot. Der konsequente Einbezug sowie eine umfassende Information der beteiligten Berufsgruppen ist dafür eine wesentliche Voraussetzung.

Standardaussage

Jeder Patient/Bewohner mit einem erhöhten Sturzrisiko erhält eine Sturzprophylaxe, die Stürze verhindert oder Sturzfolgen minimiert.

Begründung

Stürze stellen insbesondere für ältere und kranke Menschen ein hohes Risiko dar. Sie gehen häufig mit schwerwiegenden Einschnitten in die bisherige Lebensführung einher, die von Wunden und Frakturen über Einschränkung des Bewegungsradius infolge verlorenen Vertrauens in die eigene Mobilität bis hin zum Verlust einer selbständigen Lebensführung reichen. Durch rechtzeitige Einschätzung der individuellen Risikofaktoren, eine systematische Sturzerfassung, Information und Beratung von Patienten/Bewohnern und Angehörigen sowie gemeinsame Maßnahmeplanung und Durchführung kann eine sichere Mobilität gefördert werden.

Tab. E.38 Expertenstandard Sturzprophylaxe

Struktur	Prozess	Ergebnis
Die Pflegefachkraft **S1:** - verfügt über aktuelles Wissen zur Identifikation von Sturzrisikofaktoren.	**Die Pflegefachkraft** **P1:** - identifiziert unmittelbar zu Beginn des pflegerischen Auftrags systematisch die personen- und umgebungsbezogenen Risikofaktoren aller Patienten/Bewohner, bei denen ein Sturzrisiko nicht ausgeschlossen werden kann - wiederholt die Erfassung der Sturzrisikofaktoren bei Veränderungen der Pflegesituation und nach jedem Sturz des Patienten/Bewohners.	**E1:** Eine aktuelle systematische Erfassung der Sturzrisikofaktoren liegt vor.
S2: - verfügt über Beratungskompetenz in Bezug auf Sturzrisikofaktoren und entsprechende Interventionen.	**P2:** - informiert den Patienten/Bewohner und seine Angehörigen über die festgestellten Sturzrisikofaktoren und bietet eine Beratung zu den Interventionen an.	**E2:** Der Patient/Bewohner und seine Angehörigen kennen die individuellen Risikofaktoren sowie geeignete Maßnahmen zur Sturzprophylaxe.
S3: - kennt wirksame Interventionen zur Vermeidung von Stürzen und zur Minimierung sturzbedingter Folgen.	**P3:** - entwickelt gemeinsam mit dem Patienten/Bewohner und seinen Angehörigen sowie den beteiligten Berufsgruppen einen individuellen Maßnahmenplan.	**E3:** Ein individueller Maßnahmenplan zur Sturzprophylaxe liegt vor.
Die Einrichtung **S4a** - ermöglicht zielgruppenspezifische Interventionsangebote. - gewährleistet geeignete räumliche und technische Voraussetzungen sowie Hilfsmittel für eine sichere Mobilität. **Die Pflegefachkraft** **S4b:** -ist zur Koordination der Interventionen autorisiert.	**P4:** - gewährleistet in Absprache mit den beteiligten Berufsgruppen und dem Patienten/Bewohner gezielte Interventionen auf der Grundlage des Maßnahmenplans. - sorgt für eine individuelle Umgebungsanpassung sowie für den Einsatz geeigneter Hilfsmittel zur Sturzprophylaxe.	**E4:** Interventionen, Hilfsmittel und Umgebung sind dem individuellen Sturzrisiko des Patienten/Bewohners angepasst und fördern eine sichere Mobilität.
Die Einrichtung **S5** - stellt sicher, dass alle an der Versorgung des Patienten/Bewohners Beteiligten über das vorliegende Sturzrisiko informiert werden.	**P5:** - informiert die an der Versorgung beteiligten Berufs- und Personengruppen über das Sturzrisiko des Patienten/Bewohners und gibt Hinweise zum situativ angemessenen Umgang mit diesen.	**E5:** Den an der Versorgung beteiligten Berufs- und Personengruppen sind das individuelle Sturzrisiko und die jeweils notwendigen Maßnahmen zur Sturzprophylaxe bekannt.

Tab. E.38 Expertenstandard Sturzprophylaxe (Forts.)

Struktur	Prozess	Ergebnis
Die Pflegefachkraft **S6** - ist zur systematischen Sturzerfassung und -analyse befähigt.	**P6:** - dokumentiert systematisch jeden Sturz, analysiert diesen – ggf. mit anderen an der Versorgung beteiligten Berufsgruppen – und schätzt die Sturzrisikofaktoren neu ein.	**E6:** Jeder Sturz ist dokumentiert und analysiert. In der Einrichtung liegen Zahlen zu Häufigkeit, Umständen und Folgen von Stürzen vor.

Expertenstandard „Sturzprophylaxe in der Pflege" (Expertenarbeitsgruppe des „Expertenstandards Sturzprophylaxe in der Pflege": Astrid Elsbernd, Christine Sowinski, Heiko Fillibeck, Heiko Stehling, Cornelia Heinze, Siegfried Huhn, Gabriele Meyer, Gisela Rehfeld, Ulrich Rissmann, Gabriele Schlömer, Doris Schulten, René Schwendimann, Torsten Weber, Wolfgang Schuldzinski).

Expertenstandard: Pflege von Menschen mit chronischen Wunden

(Weitere Informationen siehe Entzündung; Wunden)

E

Präambel

Nach Schätzungen von Fachexpertinnen leiden in der Bundesrepublik Deutschland ca. drei bis vier Millionen Menschen an chronischen Wunden. In der Fachliteratur besteht weitgehende Einigkeit, Wunden dann als chronisch zu bezeichnen, wenn diese innerhalb von vier bis zwölf Wochen nach Wundentstehung – hier spielen Wundart und Kontextfaktoren eine bedeutende Rolle – unter fachgerechter Therapie keine Heilungstendenzen zeigen. Der Expertenstandard fokussiert konkret und praktikabel die Versorgung von Menschen mit Dekubitus, Diabetischem Fußsyndrom und gefäßbedingtem Ulcus cruris für alle Bereiche der pflegerischen Versorgung. Damit werden die drei häufigsten Wundarten aufgegriffen, mit denen Pflegefachkräfte in ihrer Praxis befasst sind.

Grundsätzlich ist die Wundversorgung eine multiprofessionelle Aufgabe. Der Expertenstandard beschreibt den pflegerischen Beitrag zur Versorgung von Menschen mit chronischen Wunden. Der Pflegebedarf von Menschen mit den oben genannten Wundarten entsteht aus den wund- und therapiebedingten Einschränkungen auf das Alltagsleben der Betroffenen und ihrer Angehörigen. Mit jeder chronischen Wunde sind neben körperlichen Beeinträchtigungen (z. B. Schmerzen) auch Einschränkungen der Selbstständigkeit und des sozialen Lebens verbunden. Hauptsächliche Gründe dafür sind mangelnde Bewegungsfähigkeit und Belastungen, die durch Wundgeruch und -exsudat hervorgerufen werden. Aufgabe der Pflege ist die Förderung und Erhaltung des Selbstmanagements und des Wohlbefindens der Betroffenen. Sie sollten – soweit möglich – Maßnahmen zur Heilung der Wunde, zur Symptom- und Beschwerdenkontrolle und zur Rezidivprophylaxe erlernen und das Erlernte in ihren Alltag integrieren und nachhaltig umsetzen. Nur wenn das Selbstmanagement nicht oder nur bedingt möglich ist, übernehmen und begleiten Pflegefachkräfte primär temporär und sekundär dauerhaft die Durchführung der Wundversorgung.

Wundheilung und Rezidivprophylaxe sind nur in enger Zusammenarbeit mit den Betroffenen, deren Angehörigen und den beteiligten Berufsgruppen zu erreichen. Eine Versorgung nach dem Muster der Akutversorgung ist nicht angebracht, da sie weder mit dem chronischen Charakter der Erkrankung noch den Alltagsbedürfnissen der Patientin/Bewohnerin zu vereinbaren ist. Qualitative Studien zu Erfahrungen mit Verbandwechsel, Kompressionstherapie oder schlecht riechenden Wunden weisen darauf hin, dass sich Betroffene in erster Linie als „Wunde" und nicht als Mensch behandelt fühlen. Für die Zusammenarbeit der Betroffenen mit den professionellen Akteuren, aber auch auf Art und Ausmaß des Selbstmanagements haben diese Erfahrungen erhebliche Auswirkungen. Patientinnen/Bewohnerinnen, die beispielsweise als „noncompliant" hinsichtlich der Kompressionstherapie beschrieben werden, missachten die Verordnungen meist nicht aus Gründen mangelnder Auffassungsgabe oder mangelndem Kooperationswillen, sondern aufgrund abweichender Vorstellungen zur Therapie und deren Relevanz. Studien zum Thema „Chronische Krankheiten" zeigen, dass betroffene Menschen in der Versorgung nicht immer das Ziel eines optimalen Krankheitsmanagements, sondern vorrangig „Normalität" im Alltag anstreben. Eine wertschätzende Kommunikation und eine bedürfnisorientierte Pflegeplanung, Schulung und Anleitung der Betroffenen sind daher als wichtige Voraussetzung für die erfolgreiche Behandlung von Menschen mit chronischen Wunden anzusehen. Der Expertenarbeitsgruppe ist wichtig darauf hinzuweisen, dass bei Patientinnen/Bewohnerinnen mit chronischen Wunden nicht immer die Wunde oder die Wundheilung im Vordergrund stehen. Abhängig von der individuellen Lebenssituation müssen zur Erreichung einer bestmöglichen Lebensqualität bei den Pflegezielen entsprechend andere Prioritäten gesetzt werden.

Die im Expertenstandard thematisierten chronischen Wunden sind überwiegend Komplikationen bestehender unterschiedlicher Grunderkrankungen, wie der chronisch venösen Insuffizienz, der peripheren arteriellen Verschlusskrankheit oder des Diabetes mellitus. Eine Heilung dieser Wunden und eine Rezidivprophylaxe sind nur dann zu erreichen, wenn die Grunderkrankung behandelt wird. Im Expertenstandard werden diese Zusammenhänge nur am Rande berücksichtigt, um eine inhaltliche Überfrachtung des Standards zu vermeiden.

Der Expertenstandard richtet sich an Pflegefachkräfte in Einrichtungen der ambulanten Pflege, der Altenhilfe und der stationären Gesundheitsversorgung, von denen bisher nur wenige über eine Spezialisierung in der Wundversorgung verfügen. Die Thematik ist jedoch so komplex, dass eine allgemeine pflegerische Expertise nicht zu allen notwendigen Aufgaben befähigt. Studien weisen darauf hin, dass für die kompetente Wahrnehmung ausgewählter Aufgaben, wie Wunddokumentation, Klassifizierung eines Dekubitus und Anlegen eines Kompressionsverbandes, spezielle Kompetenzen und Erfahrungen notwendig sind. Die Spezialisierung auf „Wunden" ist bereits seit Jahren etabliert, aber häufig ohne die spezielle pflegerische Ausrichtung zur Hilfestellung für die Betroffenen bei der Bewältigung des Lebens mit der Erkrankung. Um den ausgewählten, spezifischen Anforderungen des Expertenstandards entsprechen zu können, müssen pflegerische Fachexpertinnen über Qualifikationen verfügen, die der komplexen Problemsituation der Betroffenen gerecht werden. Der vorliegende Expertenstandard orientiert sich an der Logik professionellen Handelns, er kann jedoch nicht vorschreiben, wie dieses Handeln in jedem Fall und unter spezifischen institutionellen Bedingungen umgesetzt wird. Hier kommt dem jeweiligen Management die Aufgabe zu, für eindeutige und effektive Verfahrensregelungen Sorge zu tragen.

Zur pflegerischen Versorgung der hier fokussierten Wunden existieren zahlreiche internationale Leitlinien, z. B. aus England (NICE) und Kanada (RNAO). Diese sind jedoch im Kontext anderer Gesundheitssysteme, Ausbildungssysteme und Verantwortungsbereiche von Pflegefachkräften (z. B. Zuständigkeit für Diagnostik und Therapie) entstanden. Ähnliches gilt auch für internationale Studien zu diesem Themenschwerpunkt. Aussagen und Ergebnisse aus internationalen Leitlinien und Studien, vorrangig zu Diagnostik der Wundart und wundbezogenen Therapieentscheidungen, können nicht in allen Fällen und unmittelbar auf die deutsche Situation übertragen werden. Seit geraumer Zeit entwickeln sich allerdings auch in Deutschland unterschiedliche informelle Arbeitsteilungen zwischen den Berufsgruppen. So verlassen sich viele Ärztinnen im niedergelassenen Bereich mittlerweile auf die Fachkompetenz pflegerischer Fachexpertinnen und ordnen die Wundversorgung bereits dem pflegerischen Verantwortungsbereich zu.

In die Literaturanalyse wurden auch Fragestellungen zur direkten Wundtherapie, z. B. Auswahl von Verbandmaterialien, aufgenommen, die juristisch gesehen nicht in den Aufgabenbereich von Pflegefachkräften in Deutschland gehören. Dies geschah deshalb, weil Pflegefachkräfte im Rahmen der Durchführungsverantwortung die sachgerechte Anordnung der Therapie einschätzen können müssen.

Standardaussage

Jede Patientin/Bewohnerin mit einer chronischen Wunde vom Typ Dekubitus, Ulcus cruris venosum/arteriosum/mixtum oder Diabetisches Fußsyndrom erhält eine pflegerische Versorgung, die ihre Lebensqualität fördert, die Wundheilung unterstützt und Rezidivbildung von Wunden vermeidet.

Begründung

Chronische Wunden führen, insbesondere durch Schmerzen, Einschränkungen der Mobilität, Wundexsudat und -geruch, zu erheblichen Beeinträchtigungen der Lebensqualität. Durch Anleitung und Beratung der Patientin/Bewohnerin und ihrer Angehörigen zu alltagsorientierten Maßnahmen im Umgang mit der Wunde und den wund- und therapiebedingten Auswirkungen können die Fähigkeiten zum gesundheitsbezogenen Selbstmanagement so verbessert werden, dass sich positive Effekte für Wundheilung und Lebensqualität ergeben. Des Weiteren verbessern sachgerechte Beurteilung und phasengerechte Versorgung der Wunde sowie regelmäßige Dokumentation des Verlaufs die Heilungschancen.

Tab. E.39 Expertenstandard Pflege von Menschen mit chronischen Wunden

Struktur	Prozess	Ergebnis
Die Pflegefachkraft **S1a** - verfügt über aktuelles Wissen und kommunikative Kompetenz, Menschen mit einer chronischen Wunde zu identifizieren und deren Einschränkungen und Selbstmanagementfähigkeiten sensibel zu erkunden. **Die Einrichtung** **S1b** - verfügt über eine intra- und interprofessionell geltende Verfahrensregelung zur Versorgung von Menschen mit chronischen Wunden. Sie stellt sicher, dass eine pflegerische Fachexpertin zur Verfügung steht und hält erforderliche Materialien für Assessment und Dokumentation bereit.	**Die Pflegefachkraft** **P1a** - erfasst im Rahmen der pflegerischen Anamnese bei allen Patientinnen/Bewohnerinnen wund- und therapiebedingte Einschränkungen sowie Möglichkeiten des gesundheitsbezogenen Selbstmanagements. **P1b** - holt eine medizinische Diagnose ein. Für das wundspezifische Assessment zieht sie, insbesondere zur Ersteinschätzung und Dokumentation der Wunde, eine pflegerische Fachexpertin hinzu und bindet diese nach Bedarf in die weitere Versorgung ein.	**E1** Die Dokumentation enthält differenzierte Aussagen zu den Punkten - Mobilitäts- und andere Einschränkungen, Schmerzen, Wundgeruch, Exsudat, Ernährungsstatus, psychische Verfassung; - Wissen der Patientin/Bewohnerin und ihrer Angehörigen über Ursachen und Heilung der Wunde sowie Selbstmanagementkompetenzen; - Spezifische medizinische Wunddiagnose, Rezidivzahl, Wunddauer, -lokalisation, -größe, - rand, -umgebung, -grund, Entzündungszeichen.
Die Pflegefachkraft **S2** - verfügt über aktuelles Wissen zur Behandlung wundbedingter Einschränkungen, zu krankheitsspezifischen Maßnahmen je nach Wundart (z. B. Bewegungsförderung, Druckentlastung oder Kompression), zur Wundversorgung, zur Grunderkrankung und zur Rezidiv- und Infektionsprophylaxe sowie zum Hautschutz	**P2** - plant unter Einbeziehung der beteiligten Berufsgruppen gemeinsam mit der Patientin/Bewohnerin und ihren Angehörigen Maßnahmen zu folgenden Bereichen: wund- und therapiebedingte Beeinträchtigungen, wundspezifische Erfordernisse, Grunderkrankung und Rezidivprophylaxe, Vermeidung weiterer Schäden, Umsetzung medizinischer Verordnungen.	**E2** Ein individueller, alltagsorientierter Maßnahmenplan, der die gesundheitsbezogenen Selbstmanagementkompetenzen der Patientin/Bewohnerin und ihrer Angehörigen berücksichtigt, liegt vor.
Die Pflegefachkraft **S3a** - verfügt über Steuerungs- und Umsetzungskompetenzen bezogen auf die Pflege von Menschen mit chronischen Wunden. **Die Einrichtung** **S3b** - stellt sicher, dass verordnete Hilfs- und Verbandmittel unverzüglich bereitgestellt werden und Materialien für einen hygienischen Verbandwechsel zur Verfügung stehen. Sie sorgt für eine den komplexen Anforderungen angemessene Personalplanung.	**P3a** - koordiniert die inter- und intraprofessionelle Versorgung (z. B. durch Ärztin, pflegerische Fachexpertin, Physiotherapeutin, Podologie und Diabetesberaterin). **P3b** - gewährleistet eine hygienische und fachgerechte Wundversorgung sowie eine kontinuierliche Umsetzung des Maßnahmenplans unter Einbeziehung der Patientin/Bewohnerin und ihrer Angehörigen.	**E3** Die koordinierten und aufeinander abgestimmten Maßnahmen sind sach- und fachgerecht umgesetzt. Ihre Durchführung und Wirkung sind fortlaufend dokumentiert. Die Patientin/Bewohnerin und ihre Angehörigen erleben die aktive Einbindung in die Versorgung positiv.

Tab. E.39 Expertenstandard Pflege von Menschen mit chronischen Wunden (Forts.)

Struktur	Prozess	Ergebnis
Die Pflegefachkraft **S4a** - verfügt über aktuelles Wissen und Kompetenz zu Beratung, Schulung und Anleitung zum Selbstmanagement **Die Einrichtung** **S4b** - stellt zielgruppenspezifische Materialien für Beratung, Schulung und Anleitung zur Verfügung.	**P4** - schult zu Wundursachen und fördert die Fähigkeiten der Patientin/Bewohnerin und ihrer Angehörigen zur Wundversorgung sowie zum Umgang mit wund- und therapiebedingten Einschränkungen durch Maßnahmen der Patientenedukation. Sie unterstützt die Kontaktaufnahme zu anderen Berufs-, Selbsthilfe- oder weiteren Gesundheitsgruppen (z. B. Raucherentwöhnung).	**E4** Die Patientin/Bewohnerin und ihre Angehörigen kennen die Ursache der Wunde sowie die Bedeutung der vereinbarten Maßnahmen und sind über weitere Unterstützungsmöglichkeiten informiert. Ihr gesundheitsbezogenes Selbstmanagement ist entsprechend ihrer individuellen Möglichkeiten gefördert.
Die Pflegefachkraft **S5** - verfügt über die Kompetenz, den Heilungsverlauf der Wunde und die Wirksamkeit der gesamten Maßnahmen zu beurteilen.	**P5a** - beurteilt unter Beteiligung einer pflegerischen Fachexpertin in individuell festzulegenden Abständen innerhalb eines Zeitraums von ein bis zwei Wochen die lokale Wundsituation (Wiederholung des wundspezifischen Assessments). **P5b** - überprüft spätestens alle vier Wochen die Wirksamkeit der gesamten Maßnahmen und nimmt in Absprache mit allen an der Versorgung Beteiligten gegebenenfalls Änderungen daran vor.	**E5** Anzeichen für eine Verbesserung der Wundsituation oder der durch die Wunde hervorgerufenen Beeinträchtigungen der Lebensqualität liegen vor. Änderungen im Maßnahmenplan sind dokumentiert.

Expertenstandard „Pflege von Menschen mit chronischen Wunden" (Expertenarbeitsgruppe des „Expertenstandards Pflege von Menschen mit chronischen Wunden": Eva-Maria Panfil, Petra Blumenberg, Frank Schümmelfeder, Rolf Dienst, Gonda Bauernfeind, Katherina Berger, Nadine Einbock, Katja Großmann, Carsten Hampel-Kalthoff, Vlastimil Kozon, Thomas Rochus Neubert, Brigitte Osterbrink, Kerstin Protz, Gerhard Schröder, Doris von Siebenthal, Andreas Uschok).

TEIL

F Von Fagerström-Test bis Frakturzeichen

Fagerström-Test

(Weitere Informationen siehe Abhängigkeit)
Zur Einschätzung des Schweregrades bei Nikotinabhängigkeit.

Tab. F.1 Fagerström-Test

Frage	Wahlmöglichkeit	Punkte
Wann nach dem Aufstehen rauchen Sie Ihre erste Zigarette?	Innerhalb von 5 Min.	3
	6–30 Min.	2
	31–60 Min.	1
	Nach 60 Min.	0
Finden Sie es schwierig, an Orten, wo das Rauchen verboten ist, das Rauchen zu unterlassen?	Ja	1
	Nein	0
Auf welche Zigarette würden Sie nicht verzichten?	Die erste am Morgen	1
	Andere	0
Wie viele Zigaretten rauchen Sie im Allgemeinen pro Tag?	Bis 10	0
	11–20	1
	21–30	2
	31 und mehr	3
Rauchen Sie am Morgen im Allgemeinen mehr als während des restlichen Tages?	Ja	1
	Nein	0
Kommt es vor, dass Sie rauchen, wenn Sie krank sind und tagsüber im Bett bleiben müssen?	Ja	1
	Nein	0
Gesamtpunktzahl		

Auswertung	
0–2	Keine bzw. eine nur sehr geringe Nikotinabhängigkeit
3–4	Geringe Nikotinabhängigkeit
5–10	Mittlere bis hohe Nikotinabhängigkeit

Quelle: Arzneimittelkommission der deutschen Ärzteschaft, 2001.

Fett

(Weitere Informationen siehe Ballaststoffe; Diäten; Energiebedarf; Ernährung; Eiweiß; Fett; Kohlenhydrate)

Energiegehalt

1 g Fett liefert 9,3 kcal (38 kJ).

Zufuhr

Tab. F.2 Referenzwerte für die Zufuhr von Fett, D-A-CH* 2000

Lebensalter/-phase	Fette [% der Energie]	Essentielle Fettsäuren [% der Energie]	
		Omega-6	Omega-3
0–4 Monate	45–50	4,0	0,5
4–12 Monate	35–45	3,5	0,5
1–4 Jahre	30–40	3,0	0,5
4–7 Jahre	30–35	2,5	0,5
7–10 Jahre	30–35	2,5	0,5
10–13 Jahre	30–35	2,5	0,5
13–15 Jahre	30–35	2,5	0,5
15–19 Jahre	30	2,5	0,5
19–25 Jahre	30	2,5	0,5
25–51 Jahre	30	2,5	0,5
51–65 Jahre	30	2,5	0,5
> 65 Jahre	30	2,5	0,5
Schwangere	30–35	2,5	0,5
Stillende	30–35	2,5	0,5

* Referenzwerte der Deutschen Gesellschaft für Ernährung e. V. (DGE), der Österreichischen Gesellschaft für Ernährung (ÖGE), der Schweizerischen Gesellschaft für Ernährungsforschung (SGE) und der Schweizerischen Vereinigung für Ernährung (SVE)

F

Fieber

(Weitere Informationen siehe Hypothermie/Hyperthermie: Auswirkungen)

Fieber = Erhöhung der Körperkerntemperatur auf > 38 °C aufgrund einer Sollwerterhöhung des Temperaturzentrums im Zwischenhirn.

Symptome:

- Heiße, gerötete Haut
- Bei hohem Fieber: glasige Augen
- Appetitlosigkeit
- Mattigkeit, Abgeschlagenheit
- Krankheitsgefühl
- Kopf- und Gliederschmerzen
- Wahrnehmungsstörungen
- Überempfindlichkeit gegenüber Licht, Geräuschen
- Bei sehr hohem Fieber: Fieberträume, -delir
- Säuglinge/Kleinkinder:
  - Unruhiges, weinerliches Verhalten
  - Schlechtes Trinkverhalten
  - Fieberkrämpfe

Arten

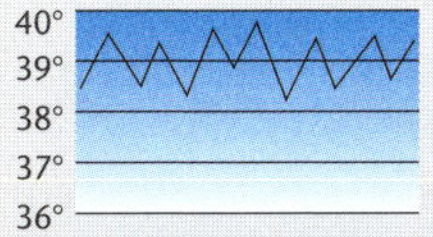

Kontinuierliches Fieber:
Temperatur gleichbleibend hoch bei etwa 38–39 °C, max. Schwankung 1 °C.
Vorkommen: Pneumonie, Typhus abdominalis, Viruspneumonien, Scharlach, Erysipel

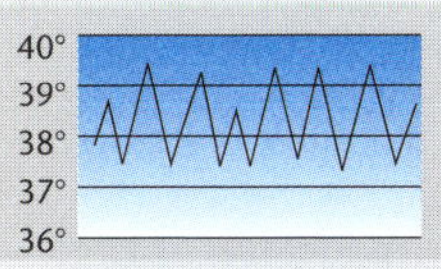

Remittierendes Fieber:
Max. Schwankungen ≤ 1,5 °C., Temp. abends höher als morgens.
Vorkommen: Pyelonephritis, Tbc, akutes rheumatisches Fieber, Sepsis

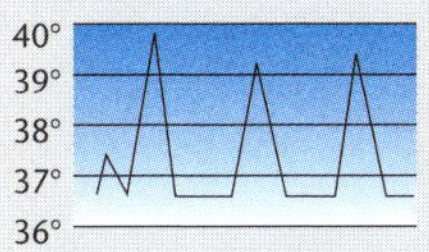

Intermittierendes Fieber:
Im Tagesverlauf wechseln hohe Temp. mit fieberfreien Intervallen, Schwankungen ≥ 1,5 °C .
Bei schnellem Fieberanstieg evtl. Schüttelfrost.
Vorkommen: Sepsis, Pyelitis, Pleuritis

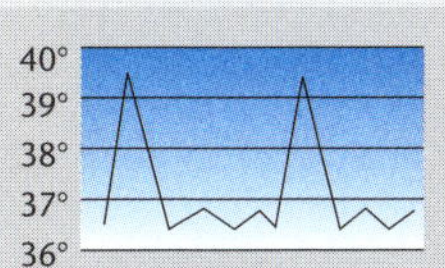

Rekurrierendes Fieber (Rückfallfieber, Periodisches Fieber):
Fieberschübe über mehrere Tage wechseln mit 2- bis 15-tägigen fieberfreien Intervallen.
Vorkommen: Malaria, Cholangitis, Cholezystitis, Borreliosen

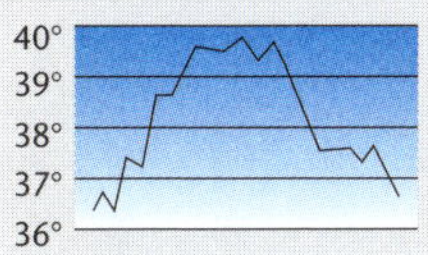

Undulierendes Fieber:
Wellenförmiger Temperaturverlauf mit langsamem Anstieg, hohem Fieber über einige Tage, Fieberabfall und fieberfreiem Intervall über mehrere Tage. Dann Wiederholung.
Vorkommen: Morbus Hodgkin, Tumoren, Brucellosen

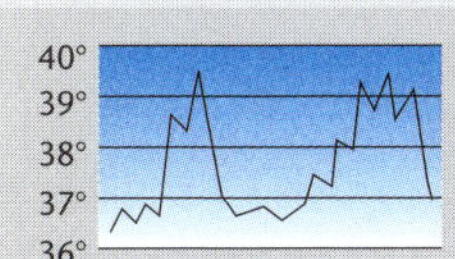

Biphasisches Fieber (Dromedartyp):
Temperaturerhöhung in zwei Phasen. Zweigipflige Fieberkurve mit dem Umriss eines zweihöckrigen Kamels, irrtümlich einmal als Dromedar (einhöckriges Kamel) bezeichnet.
Vorkommen: Virusinfektionen (z.B. Masern, Hepatitis), Meningokokkensepsis

Abb. F.1 Häufige Fieberarten. [A400]

Einteilung

Tab. F.3 Einteilung des Fiebers

Temperaturbezeichnung	Temperaturhöhe (rektal) [°C]
Subfebrile Temperatur	37,5–38,0
Leichtes Fieber	38,1–38,5
Mäßiges Fieber	38,6–39,0
Hohes Fieber	39,1–39,9
Sehr hohes Fieber	≥ 40

F

Fiebersenkende Maßnahmen

Fieber ist eine wichtige natürliche Abwehrreaktion des Körpers auf eine Infektion und sollte nicht sofort gesenkt werden. Bei länger andauerndem Fieber und/oder sehr hohem Fieber (≥ 39 °C) eignen sich folgende Maßnahmen nach Rücksprache mit dem Arzt bzw. nach ärztlicher Anordnung:

- Für kühle Umgebung sorgen
- Leichte Kleidung, leichte Bettdecke
- Lüften, aber Zugluft vermeiden
- Kühle, aber nicht eiskalte Getränke anbieten
- Trinkmenge (Einfuhrmenge) anpassen
- Wadenwickel (bei Säuglingen und Kleinkindern nur einseitig)
- Eispacks in Leiste (nicht länger als 5 Min.)
- Fiebersenkende Waschungen, z. B. mit einigen Tropfen Pfefferminzöl in kühlem Wasser
- Medikamentöse Therapie
- Antibiotika

Fiebersenkung ist immer eine Belastung für den Kreislauf, deshalb

- Fieber nicht zu schnell senken
- Vitalzeichen kontrollieren

Phasen

Tab. F.4 Fieberphasen

Phase	Merkmale	Pflege
1. Phase: Fieberanstieg	• Sollwert im Temp.-zentrum ↑ • → Muskelarbeit ↑ • → Stoffwechselaktivität ↑ • → Wärmebildung • Kältezittern/Schüttelfrost • Kreislauf/Atmung beschleunigt • Bei Säuglingen und Kleinkindern: Fieberkrämpfe möglich	• Wärme von außen zuführen, unnötige Wärmeverluste vermeiden • Z. B. Patienten zudecken, Heizdecke, Wärmflaschen, heiße Getränke Bei Schüttelfrost: • Wärme zuführen • Patienten vor Verletzungen schützen • Beim Patienten bleiben • Keine RR- oder Temp.-Kontrollen, solange Pat. stark zittert • Arzt informieren; eventuell werden Blutkulturen abgenommen
Ende des Fieberanstiegs	Kennzeichen für Erreichen der neuen Solltemperatur: • Patient friert nicht mehr • Pat. hört auf zu zittern • Haut fühlt sich warm an	• Wärmequellen entfernen • Patienten nur noch leicht zudecken
2. Phase: Fieberhöhe	• Wärmebildung und Stoffwechselaktivität bleibt auf erhöhtem Niveau • Puls und Atmung beschleunigt • Kalorienbedarf ↑ • Gefahr des Flüssigkeitsverlusts durch Schwitzen und evtl. zusätzlich durch Erbrechen und Durchfall • Allgemeine Schwäche, Appetitlosigkeit, Krankheitsgefühl • Gefahr von Folgeerkrankungen: Thrombose, Obstipation, Pneumonie, Dekubitus	• Fiebersenkung nur bei hohem Fieber oder bei Risikopatienten • Bei Säuglingen und Kindern: Bewusstseinslage, Trinkverhalten, Hautfarbe, Einblutungen beobachten Bei länger andauerndem Fieber: • Regelmäßige Temperatur- und Kreislaufkontrollen • Auf Zeichen einer Exsikkose/Dehydratation achten • Flüssigkeitshaushalt bilanzieren • Flüssigkeitsverluste ersetzen, Getränke anbieten • Leicht verdauliche, vitaminreiche Kost reichen, z. B. Obst, Joghurt oder Quarkspeisen, Zwischenmahlzeiten • Wegen Obstipationsgefahr: auf regelmäßigen Stuhlgang achten • Zimmer ruhig halten, evtl. abdunkeln • Prophylaxen je nach Gefährdung • Evtl. Maßnahmen zur Fiebersenkung

Tab. F.4 Fieberphasen (Forts.)

Phase	Merkmale	Pflege
3. Phase: Fieberabfall	• Temperatursollwert ↓ • Verstärkte Wärmeabgabe • Temperaturabfall: Lysis = langsamer Temperaturabfall innerhalb mehrerer Tage, wird meistens gut vertragen; Krisis = rascher Temperaturabfall innerhalb weniger Stunden mit Schweißausbrüchen und hoher Kreislaufbelastung (Kollapsgefahr)	• Dekubitusprophylaxe • Intertrigoprophylaxe • Kleidungs- und Bettwäschewechsel • Puls, Blutdruck, Temperatur regelmäßig messen • Für Ruhe sorgen • Vorsicht bei Mobilisierung: Kollapsgefahr
4. Phase: Erschöpfung	• Temperatur wieder auf normalem Niveau • Pat. ist erschöpft	• Für Ruhe sorgen

Bei alten Menschen verläuft Fieber häufig weniger dramatisch, z. B. ohne Schüttelfrost und mit eher subfebrilen Temperaturen auch bei ernsthaften Infektionen. Allerdings ist die Gefahr von Kreislaufkollaps, Ateminsuffizienz und weiteren Komplikationen erhöht.

Ursachen

Tab. F.5 Übersicht über Ursachen von Fieber

Ursache	Merkmale
Infektionskrankheiten	• Durch Toxine der Stoffwechselprodukte von Krankheitserregern • Fieberhöhe bis 40 °C und Schüttelfrost
Resorption (Resorptionsfieber, aseptisches Fieber)	• Entsteht durch Abbau von Gewebetrümmern 2–3 Tage nach größeren Verletzungen, Verbrennungen, Blutergüssen, Operationen • Fieberhöhe selten über 38,5 °C
Störungen des Temperaturzentrums (zentrales Fieber)	• Z. B. infolge von Schädel-Hirn-Verletzungen • Fieberhöhe meist über 40 °C • Fiebersenkende Medikamente oft wirkungslos
Flüssigkeitsmangel (Durstfieber)	• V. a. bei Säuglingen infolge von Flüssigkeitsmangel • Anzeichen: verringerter Hautturgor, eingefallene Fontanelle im 1. Lebensjahr, Bewusstseinstrübung
Allergische Reaktion (allergisches Fieber)	• Z. B. bei Transfusionsunverträglichkeit, Arzneimittelreaktionen
Systemerkrankungen	• Z. B. bei Tumoren, Kollagenosen, Infektionskrankheiten, Bindegewebserkrankungen
Wärmestau	• Z. B. bei Hitzschlag

FIGO-Score

(CTG-Kurve)
Zur Beurteilung des CTG.

Tab. F.6 FIGO-Score

Parameter	Ausprägung	Punkte
Baseline [Schläge/Min.]	< 100 bzw. > 180	0
	100–120 bzw. 150–180	1
	120–150	2
Oszillationsamplitude [Schläge/Min.]	< 5	0
	5–10 bzw. > 25	1
	10–25	2
Nulldurchgänge [Anzahl/Min.]	< 2	0
	2–6	1
	> 6	2
Akzelerationen	Keine	0
	Periodisch	1
	Sporadisch	2
Dezelerationen	Späte, variable mit ungünstigen Zusatzkriterien*	0
	Variable	1
	Keine, sporadische DIP 0	2
Gesamtpunktzahl		
Auswertung		
Punkte	**Beurteilung**	
8–10	Kein Anhalt für fetale Gefährdung	
5–7	Warnsignal	
≤ 4	Bedrohliche fetale Gefährdung	

* Ungünstige CTG-Zusatzkriterien: z. B. flacher Wiederanstieg der Herzfrequenz, Nicht-Erreichen der ursprünglichen Basalfrequenz.

Finkelsteinregel

(Weitere Informationen siehe Ernährung: Säuglinge)
Im Allgemeinen: Fütterung des Säuglings nach Bedarf (Ad-libitum-Fütterung, Kind bestimmt Zeitpunkt und Nahrungsmenge selbst).
Zur Ermittlung der Nahrungsmenge z. B. bei Sondenernährung:
Finkelsteinregel
Trinkmenge in 24 Std. = (Lebenstage − 1) × 70 ml

Fluor genitalis: Beobachtungskriterien

- Farbe
- Geruch
- Konsistenz

Farbe

Tab. F.7 Beobachtungen der Farbe von Fluor genitalis

Beobachtung	Mögliche Ursachen
Bräunlich	• Karzinome • Fremdkörper
Eitrig-trübe bis gelblich-grün	• Gonokokkeninfektion
Farblos	• Ovulation • Schwangerschaft • Ektopie • Zervixpolypen • Psychischer Stress
Farblos bis weißlich	• Gardnerella-vaginalis-Infektion • Mykoplasmeninfektion
Gelblich	• Trichomonadeninfektion • Parasiten • Urogenitaltuberkulose
Weiß-gelblich	• Pilzinfektion, zu 90 % Candida albicans

Geruch

Tab. F.8 Beobachtungen des Geruchs von Fluor genitalis

Beobachtung	Mögliche Ursachen
Faulig	• Karzinome
Fischartig (Amingeruch)	• Gardnerella-vaginalis-Infektion
Geruchlos	• Ovulation • Schwangerschaft • Mykoplasmeninfektion
Übel riechend	• Trichomonadeninfektion • Fremdkörper
Unspezifisch	• Gonokokkeninfektion

Konsistenz

Tab. F.9 Beobachtungen der Konsistenz von Fluor genitalis

Beobachtung	Mögliche Ursachen
Cremig, krümelig	• Pilzinfektion, zu 90 % Candida albicans
Dickflüssig	• Gonokokkeninfektion
Dünnflüssig	• Schwangerschaft • Mykoplasemeninfektion
Schaumig	• Trichomonadeninfektion
Schleimig, fadenziehend	• Ovulation
Wässrig	• Karzinome • Gardnerella-vaginalis-Infektion

Flüssigkeitsbedarf

(Weitere Informationen siehe Dehydratation; Flüssigkeitsbilanzierung)

Tab. F.10 Referenzwerte für die Zufuhr von Wasser, D-A-CH* 2000

Lebensalter/-phase	Gesamtwasseraufnahme [ml/Tag]	Oxidationswasser) [ml/Tag]	Zufuhr durch Getränke) [ml/Tag]	Zufuhr durch feste Nahrung [ml/Tag]	Zufuhr durch Getränke und feste Nahrung [ml/kg KG/Tag]
0–4 Monate	680	60	620	0	130
4–12 Monate	1000	100	400	500	110
1–4 Jahre	1300	130	820	350	95
4–7 Jahre	1600	180	940	480	75
7–10 Jahre	1600	230	970	600	60
10–13 Jahre	1800	270	1170	710	50
13–15 Jahre	2150	310	1330	810	40
15–19 Jahre	2450	350	1530	920	40
19–25 Jahre	2700	340	1470	890	35
26–50 Jahre	2600	330	1410	860	35
51–65 Jahre	2250	280	1230	740	30
≥ 65 Jahre	2250	260	1310	680	30

* Referenzwerte der Deutschen Gesellschaft für Ernährung e. V. (DGE), der Österreichischen Gesellschaft für Ernährung (ÖGE), der Schweizerischen Gesellschaft für Ernährungsforschung (SGE) und der Schweizerischen Vereinigung für Ernährung (SVE).

Flüssigkeitsbilanzierung

(Weitere Informationen siehe Dehydratation; Flüssigkeitsbedarf; Bilanzierungsbogen)

Differenz, Normwerte und Abweichungen

Tab. F.11 Normwerte und Abweichungen bei der Flüssigkeitsbilanz

Differenz/Bilanz	Erklärung	Mögliche Ursachen
Positive (Plus-/+) Bilanz	Einfuhr > Ausfuhr	• Niereninsuffizienz
Ausgeglichene Bilanz	Einfuhr = Ausfuhr; bzw. Einfuhr um 200–400 ml > Ausfuhr (Flüssigkeit wird über Haut und Lunge abgegeben)	-
Negative (Minus-/–) Bilanz	Einfuhr < Ausfuhr	• Diuretikagabe • Starkes Erbrechen • Diarrhö

Gefäße und ihr Fassungsvermögen

Tab. F.12 Gefäße und ihr Fassungsvermögen

Gefäß	Ungefähres Fassungsvermögen [ml]
Teelöffel	4
Esslöffel	8
Tasse	150
Kaffeebecher	200
Schnabelbecher	200
Glas	200
Kaffeekännchen	300

Quellen für Ausfuhr

Dokumentieren:
- Urin
- Abfluss über Sonden und Drainagen
- Punktate, z. B. Aszitespunktion

Berücksichtigt werden müssen auch Flüssigkeitsverluste durch
- Schwitzen
- Erbrechen
- Diarrhö
- Blutungen

Quellen für Einfuhr

Dokumentieren:
- Orale Flüssigkeiten
  - Wasseranteil dünne Suppen: 90 %
  - Wasseranteil Breie: 70–90 %
- Infusionen (Kurzinfusionen nicht vergessen!) und Transfusionen
- Flüssigkeiten über Sonden, z. B. über PEG

Frakturzeichen

(Weitere Informationen siehe Gips; Osteosyntheseverfahren)

Tab. F.13 Unsichere und sichere Frakturzeichen

Unsichere	Sichere
• Schmerzen • Schwellungen • Hämatome • Einschränkungen der Beweglichkeit	• Fehlstellung durch Fragmentverschiebung • Abnorme Beweglichkeit • Fühl- oder hörbare Krepitation (Knochenreiben) bei Bewegung • Sichtbare Fraktur, z. B. bei durch die Haut ragendem Knochenfragment

TEIL

G Von Gelenkersatz bis Guedel-Tubus

Gelenkersatz: endoprothetischer

Tab. G.1 Übersicht über Gelenkersatz

Gelenkersatz	Bestandteile
TEP (Totalendoprothese)	Künstlicher Gelenkkopf und künstliche Gelenkpfanne
HEP (Hemi-Endoprothese, Kopfendoprothese)	Künstlicher Gelenkkopf ohne künstliche Gelenkpfanne
Hybrid-Prothese	Prothese mit zementfreier Pfanne und zementiertem Schaft

Gestationsalter: Bestimmung

(Weitere Informationen siehe Apgar-Schmema; Körperliches Assessment: Neugeborene)

Tab. G.2 Bestimmung des Gestationsalters

Reifezeichen	Ausprägung	Punkte
Hautbeschaffenheit (Prüfung: Bauchhautfalte zwischen Finger und Daumen inspizieren/anheben)	Sehr dünn, gallertartig	0
	Dünn und glatt	1
	Glatt und mitteldick. Reizzustände, evtl. Exantheme und Abschilferungen	2
	Leichte Dickenzunahme, fühlt sich steif an, oberflächliche Risse und Abschilferungen besonders an Händen und Füßen	3
	Dick und pergamentartig, oberflächliche und tiefe Risse	4
Hautfarbe (Prüfung: durch Inspektion beurteilen, wenn das NG ruhig ist, nicht nach Schreien)	Dunkelrot	0
	Überall rosa	1
	Blassrosa, regionale Schwankungen der Farbintensität, d. h., einige Körperpartien können blass sein	2
	Blass, nirgends richtig rosa, außer an Ohren, Lippen, Fußsohlen und Handflächen	3
Hautdurchsichtigkeit am Rumpf (Prüfung: Rumpf inspizieren)	Zahlreiche Venen, Zuflüsse und Venolen sichtbar, besonders am Bauch	0
	Venen und Zuflüsse sichtbar	1
	Wenige große Blutgefäße am Bauch deutlich sichtbar	2
	Wenige große Blutgefäße undeutlich sichtbar	3
	Keine Blutgefäße	4
Lanugo über dem Rücken (Kind zum Licht hochhalten, Rücken inspizieren)	Kein Lanugo, oder sehr wenige kurze Haare	0
	Reichlich lange, dicht stehende Haare am ganzen Rücken	1
	Lanugo fällt aus, besonders über dem unteren Rücken	2
	Wenig Lanugo mit kahlen Stellen	3
	Mind. der halbe Rücken ist frei von Lanugo	4

Tab. G.2 Bestimmung des Gestationsalters (Forts.)

Reifezeichen	Ausprägung	Punkte
Brustdrüsengröße (Drüsenkörper zwischen Daumen und Finger tasten)	Nicht tastbar	0
	Einseitig oder beidseitig tastbar, < 0,5 cm im Durchmesser	1
	Beidseitig tastbar, ein- oder beidseitig 0,5–1,0 cm im Durchmesser	2
	Beidseitig tastbar, ein- oder beidseitig größer als 1 cm im Durchmesser	3
Brustwarze (Prüfung: Inspektion)	Brustwarze kaum sichtbar, keine Areola	0
	Brustwarze gut ausgebildet, Areola	1
	Brustwarze gut ausgebildet. Rand der Areola erhaben gegenüber der umgebenden Haut	2
Ohrform (Prüfung: oberen Teil der Ohrmuschel oberhalb des Gehörganges inspizieren)	Fast flach, ohne Relief mit geringem oder fehlendem Einrollen des Ohrmuschelrandes	0
	Einrollung, auch geringgradig, eines Teils des Ohrmuschelrandes	1
	Teilweise Einrollung des ganzen oberen Ohrmuschelrandes	2
	Abgeschlossene Einrollung des vollständig oberen Ohrmuschelrandes	3
Ohrfestigkeit (Prüfung: oberen Ohrmuschel zwischen Finger und Daumen palpieren und falten)	Ohrmuschel fühlt sich weich an, lässt sich leicht in bizarre Positionen falten, ohne spontan in Ausgangsstellung zurückzuspringen	0
	Ohrmuschel fühlt sich am Rand weich an, lässt sich leicht falten, kehrt langsam in Ausgangsstellung zurück	1
	Knorpel ist tastbar bis an den Rand der Ohrmuschel, ist aber dünn, Ohrmuschel springt nach Faltung in Ausgangsstellung zurück	2
	Feste Ohrmuschel, Knorpel erstreckt sich deutlich bis in die Peripherie. Ohrmuschel springt nach Faltung sofort in Ausgangsstellung zurück	3
Fußsohlenfurchung (Prüfung: Sohlenhaut von den Zehen zur Ferse hin strecken und stehen bleibende Falten beurteilen)	Keine Furche	0
	Blasse, rote Linien im Bereich der vorderen Hälfte der Sohle	1
	Deutliche rote Linien im Bereich von mehr als der vorderen Sohlenhälfte und Furchen nur im Bereich des vorderen Drittels	2
	Wie (2), die Furchung reicht jedoch über das vordere Drittel hinaus	3
	Deutliche tiefe Furchung, die über das vordere Drittel der Sohle hinausreicht	4
Gesamtpunktzahl		

Auswertung

Punktzahl	Geschätztes Gestationsalter [Wochen]	Punktzahl	Geschätztes Gestationsalter [Wochen]	Punktzahl	Geschätztes Gestationsalter [Wochen]
1	28,1	11	33,1	21	38,2
2	28,6	12	33,6	22	38,7
3	29,1	13	34,2	23	39,2
4	29,4	14	34,7	24	39,7
5	30,1	15	35,2	25	40,3
6	30,6	16	35,7	26	40,8
7	31,1	17	36,2	27	41,3
8	31,6	18	36,7	28	41,8
9	32,1	19	37,2	29	42,3
10	32,6	20	37,7	30	42,8

Quelle: Farr et al., modifiziert nach Nicolopulos Am. J. Dis. Child. 130. In: Kühl, P.G. et al.: Klinikleitfaden Kinderkrankenpflege, 2003.

Gips

(Weitere Informationen siehe Frakturzeichen)
Gipsverband = Stützverband hergestellt aus Pulver des Gipsminerals und Wasser v. a. zur Ruhigstellung von Körperteilen (meist Extremitäten) nach Frakturreposition, nach Operationen oder bei Entzündung.

Arten

Tab. G.3 Übersicht über Gipsarten

Gipsart	Erklärung	Indikation
Geschlossener Gips (zirkulärer Gips, Rundgips)	• Umschließt gesamten Umfang der Extremität	• Stellt i. d. R. 2 Gelenke ruhig
Gespaltener Gips (Spaltgips)	• Geschlossener Gips wird nach Härten längs gespalten • 1 cm breiter Gipsstreifen wird entfernt und mit elastischen Binden überwickelt	• Erforderlichsein eines geschlossenen Gipses • Gefahr einer Weichteilschwellung, z. B. bei frischen Frakturen oder unmittelbar postoperativ
Gipsschiene, Gipsschale	• Umfasst nur einen Teil des Extremitätenumfangs	• Gefahr einer Weichteilschwellung • Prellungen • Distorsionen • Ruhigstellung bei Infektionen
Gipstutor (Gipshülse)	• Umgibt Extremität wie eine Hülse	• Ruhigstellung des Knies, z. B. bei Läsionen des Bandapparats, Fraktur der Kniescheibe, Tibiakopffraktur
Rumpfliegeschale (Rückenschale)	• Pat. liegt in Rumpfliegeschale	• Ruhigstellung der Wirbelsäule, z. B. bei entzündlichen Prozessen
Sandwichgips	• Rückenschale und Bauchdeckel	• Ruhigstellung der Wirbelsäule • Drehen des Patienten in Bauchlage möglich
Gipskorsett (Rumpfgips)	• Umfasst den Thorax vom Becken bis zum unteren Thorax oder bis zum Sternum • Kann abnehmbar sein • Pat. kann aufstehen und mit Korsett herumlaufen	• Stabile BWK- und LWK-Frakturen • Spondylodiszitis
Thorax-Arm-Abduktionsverband	• Hält Arm in abduzierter Stellung	• Ruhigstellung des Schultergelenks
Becken-Bein-Gips	• Beine werden in Beugung und Abspreizung gehalten	• Ruhigstellung des Hüftgelenks z. B. bei Hüftdysplasie

Druckgefährdete Stellen

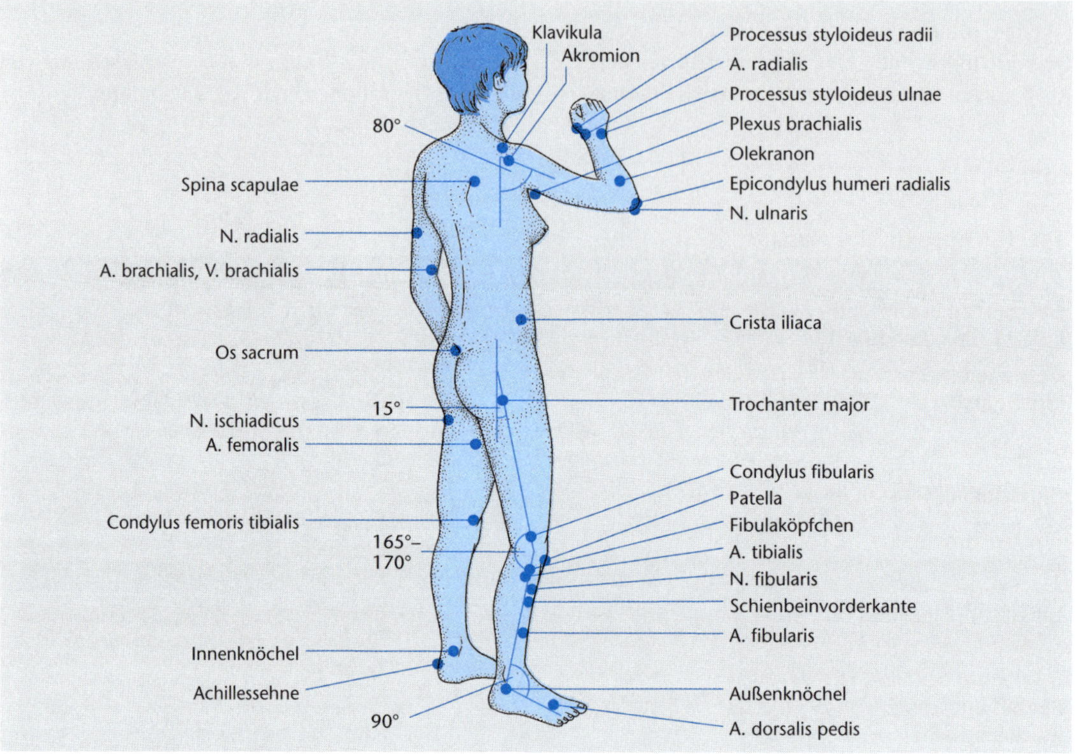

Abb. G.1 Druckgefährdete Stellen des Körpers, wie sie beim Eingipsen zu beachten sind. [A400-157]

Funktionsstellung der Gelenke

Gilt nur dann, wenn Arzt keine anders lautende Lagerung anordnet.

Tab. G.4 Funktionsstellung der Gelenke

Gelenk	Funktionsstellung
Schultergelenk	60–70° Abduktion, 30° Flexion, 0° Rotation
Ellenbogengelenk	90° Flexion
Radioulnargelenk	10° Pronation
Handgelenk	20° Dorsalextension, keine Ulnarabduktion
Fingergelenke **Fingergrundgelenke** **Fingermittelgelenke** **Fingerendgelenke**	Alle Fingerkuppen weisen zum Os naviculare (Kahnbein) 70–90° Flexion 20–40° Flexion 20–40° Flexion
Daumengelenke **Daumenwurzelgelenk** **Daumengrundgelenk** **Daumenendgelenk**	Mittlere Oppositionsstellung („Flaschengriff“) Leichte Beugung
Hüftgelenk	10–15° Flexion, 0° Abduktion

Tab. G.4 Funktionsstellung der Gelenke (Forts.)

Gelenk	Funktionsstellung
Kniegelenk	15 oder 25° Flexion je nach Art des Gipses
Oberes Sprunggelenk	90° Flexion („Trittstellung")
Fußgelenke	Neutralstellung aller Gelenke (wie beim Auftreten)

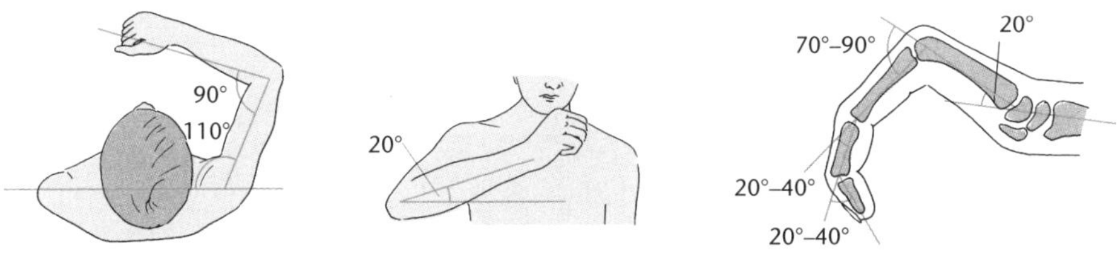

Abb. G.2 Funktionsstellungen wichtiger Gelenke, wie sie beim Eingipsen zu beachten sind. [A400-157]

Gipsanlage: Fehler und Gefahren

Tab. G.5 Fehler und Gefahren bei der Gipsanlage

Fehler	Ursache	Gefahren
Lockerer Gipsverband	• Dicke, lockere Polsterung • Angespannte Muskulatur während der Gipsanlage • Muskelatrophie nach längerer Immobilität	• Mangelnde Ruhigstellung • Dadurch Schmerzen (Krepitation) • Verzögerte Heilung • Pseudarthrose
Zu enger Gipsverband	• Zu dünn gepolstert • Gipsbinden zu straff angewickelt • Schwellung durch Wundödeme, Infektionen, Hämatome	• Schmerzen • Venöse Rückflussstörungen: Schwellung distal vom Gipsverband • Arterielle Durchblutungsstörungen mit Blässe und Zyanose distal vom Gipsverband • Nervenschädigungen: sensorische Störungen, motorische Störungen bis zu irreversiblen Lähmungen • Drucknekrosen
Falsche Gelenkstellung	• Gelenke während der Gipsanlage falsch gehalten • Gelenkstellung bei noch weichem Gipsverband verändert	• Eingeschränkte Beweglichkeit bis zur irreversiblen Gelenkkontraktur
Zu dicker Gipsverband	• Zu viele Gipsbinden oder Longuetten verwendet	• Mobilität vermindert • Überlastung der nicht eingegipsten Gelenke • Materialverschwendung
Zu dünner Gipsverband	• Zu wenige Gipsbinden oder Longuetten verwendet	• Gipsverband verliert seine Haltbarkeit durch mangelnde Ruhigstellung
Trockene Stellen in den Gipsbinden während des Anlegens	• Gipsbinde unter Wasser zusammengedrückt • Gipsbinde nicht schräg oder nicht vollständig eingetaucht • Zu kurze Tauchzeit • Zu langsam gearbeitet	Gips kann keine homogene Verbindung eingehen: • Festigkeit nicht ausreichend • Mangelnde Ruhigstellung
Übermäßige Hitzeentwicklung in der Trocknungsphase	• Zu warmes Tauchwasser • Gipsbinden nicht ausreichend durchtränkt • Zu große Gipsmengen gleichzeitig verarbeitet	• Verbrennungen I. und II. Grades

Tab. G.5 Fehler und Gefahren bei der Gipsanlage (Forts.)

Fehler	Ursache	Gefahren
Faltenbildung im Gipsverband	• Gelenkstellung während der Gipsanlage verändert • Frischen Gips mit einzelnen Fingern, anstatt auf der flachen Hand, gehalten • Unterzugmaterial, z. B. Schlauchverband, Polsterung, Kreppbinden, faltig angelegt • Frischen Gipsverband auf harte Kanten, z. B. von Schienen, gelagert	Druckstellen mit Folgen: • Schmerzen • Ulzerationen • Durchblutungsstörungen • Nervenläsionen
Gips wird nicht trocken	• Zu lange getaucht • Nicht ausreichend ausgedrückt • Verdunstung der Feuchtigkeit unterbunden z. B. durch Decke, Gummi- oder Plastikunterlage	• Immobilität • Verlängerter Krankenhausaufenthalt
Schmerzen	• Ungenügend oder falsch gepolstert • Gips zu eng angelegt • Durch falsches Anfassen und Lagern Falten und Dellen in den Verband gedrückt • Gips zu weit angelegt (Krepitation)	• Unnötige Medikamenteneinnahme (Analgetika) • Patient manipuliert am Gipsverband • Ruhigstellung beeinträchtigt

Komplikationen

- Bewegungseinschränkung bis hin zur Kontraktur des ruhig gestellten Gelenks
- Thrombose (insbesondere bei Gipsen der unteren Extremität) mit evtl. nachfolgender Embolie
- Haut- und Weichteilschäden
- Inaktivitätsbedingte Muskelatrophie
- Evtl. irreversible Druckschädigung von Nerven und Durchblutungsstörungen bis hin zu Gewebsnekrosen bei zu engem oder unzureichend gepolstertem Gips (Kompartmentsyndrom)

Vergleich mit Kunststoffverband

Tab. G.6 Vergleich zwischen Gips und Kunststoffverband (Cast)

	Gips	Kunststoffverband (Cast)
Kosten	Niedrig	Hoch
Modellierzeit	3–7 Min.	1–5 Min.
Modellierbarkeit	Sehr gut	Mäßig bis schlecht
Nachträgliche Bearbeitbarkeit	Gut	Schlecht
Belastbarkeit nach	24–36 (max. 48) Std.	30–45 Min.
Gewicht	Hoch	Niedrig
Röntgendurchlässigkeit	Schlecht (schattengebend)	Gut bis sehr gut
Eignung Rundverband	Sehr gut, aber schwer	Gut, aber teuer
Eignung Schienenverband	Sehr gut	Mäßig und umständlich
Verhalten gegenüber Wasser	Nimmt Wasser auf und löst sich dadurch auf	Wasserfest

Glasgow-Koma-Skala

(Weitere Informationen siehe Bewusstsein; Koma)

Tab. G.7 Glasgow-Koma-Skala

Neurologische Funktion	(Beste) Reaktion des Patienten	Punkte
Augen öffnen	Spontan	4
	Auf Ansprechen	3
	Auf Schmerzreiz	2
	Kein Öffnen	1
Verbale Reaktion	Orientiert	5
	Verwirrt, desorientiert	4
	Unzusammenhängende Worte	3
	Unverständliche Laute	2
	Keine verbale Reaktion	1
Motorische Reaktion/motorische Reaktion auf Schmerzreize	Befolgen von Aufforderungen	6
	Gezielte Schmerzabwehr	5
	Ungezielte Schmerzabwehr (sogenannte Massenbewegungen)	4
	Beugesynergien (Beugehaltung)	3
	Strecksynergien (Streckhaltung)	2
	Keine motorische Reaktion	1
Gesamtpunktzahl		
Auswertung		
Koma-Score	**Grad des Komas**	
9–15	Kein Koma	
6–8	Grad I	
5–6	Grad II	
4	Grad III	
3	Grad IV	

Glukokortikoide: Wirkungen

Tab. G.8 Wirkungen von Glukokortikoiden

Glukokortikoidwirkungen bei Normalkonzentration	Glukokortikoidwirkungen bei erhöhtem Spiegel (in Belastungssituationen)
• Erhöhung des Blutzuckerspiegels und der Glykogenbildung in Verbindung mit verstärktem Eiweißabbau • Retention von Natriumionen, verstärkte Ausscheidung von Kalium- und Kalziumionen • Verminderte Sekretion von Aldosteron • Verstärkte Spaltung von Fetten (lipolytische Wirkung)	• Antiproliferative Wirkung (es wird weniger Binde- und Stützgewebe gebildet) • Antiphlogistische Eigenschaften durch Blockade der Immunabwehr (immunsuppressiv) • Kreislaufstabilisierend in Schocksituationen durch verbessertes Ansprechen der Gefäße auf Noradrenalin/Adrenalin (Katecholamine) • Zunahme der Thrombozyten • Unterdrückung der Gonadenfunktion • Gesteigerte Hirnerregbarkeit mit Erhöhung der Krampfbereitschaft • Psychotrope Eigenschaften von euphorisierend (stimmungsaufhellend) bis deprimierend

G

Glukose: Umrechnung mmol/l zu mg/dl und umgekehrt

(Weitere Informationen siehe Diabetes; Laborwerte: Glukose; Laborwerte: Glukosetoleranztest)

Umrechnung

x [mmol/l] = y [mg/dl] ÷ 18,0182
x [mg/dl] = y [mmol/dl] × 18,0182

Beispiel (1)

Messung von 104 mg/dl
Umrechnung in mmol/l:
x = 104 ÷ 18,0182
x = 5,77 mmol/l

Beispiel (2)

Messung von 4,8 mmol/l
Umrechnung in mg/dl:
x = 4,8 × 18,0182
x = 86,5 mg/dl

Guedel-Tubus: Größen

(Weitere Informationen siehe Intubation; Reanimation)
Bei der Wahl der Größe des Tubus ist v. a. auf die Größe des Pat. zu achten, ebenfalls müssen die verschiedenen Herstellerangaben beachtet werden.

G

Tab. G.9 Größen des Guedel-Tubus

Personengruppe	Größe
Früh- und Neugeborene, Säuglinge	000, 00, 0
Kinder, Jugendliche	1, 2
Erwachsene (klein)	3
Erwachsene (normal)	4
Erwachsene (sehr groß, selten erforderlich)	5

TEIL

H Von Haar bis Hypothermie/ Hyperthermie

Haar: Beobachtungskriterien

- Haarbeschaffenheit
- Haarfarbe
- Haartyp
- Kopfhaut

Haarbeschaffenheit

Tab. H.1 Beobachtungen der Haarbeschaffenheit

Beobachtung	Mögliche Ursachen
Physiologisch: geschmeidiges Haar, das gleichmäßig auf dem Kopf verteilt ist	
Brüchig	• Exzessiver Gebrauch von Shampoo oder Chemikalien
Haarausfall	• Nebenwirkung von Zytostatika • Hormonell bedingt • Kopfhautekzem • Pilzerkrankung
Infektionen	• Läuse • Wanzen • Flöhe • Milben
Spröde	• Eisenmangel • Hypothyreose

Haarfarbe

Tab. H.2 Beobachtungen der Haarfarbe

Beobachtung	Mögliche Ursachen
Physiologisch: individuelle Haarfarbe, im Alter Ergrauen der Haare	
Frühzeitiges Ergrauen	• Genetisch bedingt • Psychische Reaktion • Begleiterscheinung bei endokrinologischen Erkrankungen

Haartyp

Tab. H.3 Beobachtungen des Haartyps

Beobachtung	Mögliche Ursachen
Physiologisch: geschmeidige, nicht zu trockene, nicht zu fettige Haare	
Fettige Haare	• Erhöhte Androgenproduktion
Trockenes, dickes oder farbloses Haar	• Unter- oder Mangelernährung

Kopfhaut

Tab. H.4 Beobachtungen der Kopfhaut

Beobachtung	Mögliche Ursachen
Physiologisch: glatte, straffe Kopfhaut mit gleichmäßiger Hautfarbe, keinerlei Läsionen, ggf. Leberflecken	
Trocken, schuppend	• Genetisch bedingt • Ernährungsbedingt • Hefepilz
Furunkel (umschriebene, eitrige Entzündung eines Haarbalgs und seiner Talgdrüse)	• Geschwächte Abwehrlage, z. B. bei Diabetes mellitus, Infektions- und Stoffwechselkrankheiten und Immundefekten • Andere Hauterkrankungen • Mechanische Reizung der Haut
Karbunkel (Verschmelzung von mehreren Furunkeln)	• Diabetes mellitus

Hämatom: Farbentwicklung und Alter

Tab. H.5 Die Farbentwicklung eines Hämatoms

Farbe	Alter
Rot, rötlich-blau	Bis 24 Stunden
Purpur, dunkel, dunkelblau	1–4 Tage
Grünlich, gelbgrünlich	5–7 Tage
Gelblich, bräunlich	8–10 Tage
Verschwinden der Verfärbung	1–3 Wochen

Harninkontinenz

(Weitere Informationen siehe Expertenstandard: Kontinenzförderung; Urinkatheter)

Formen

Tab. H.6 Übersicht über Harninkontinenzformen

Inkontinenzform	Merkmale	Ursachen
Stressinkontinenz (Belastungsinkontinenz)	• Unfreiwilliger Urinabgang bei erhöhtem intraabdominellen Druck, z. B. beim Lachen, Niesen, Husten	• Schwache Beckenbodenmuskulatur, z. B. durch Schwangerschaft, Östrogenmangel, starkes Übergewicht
Dranginkontinenz (Urgeinkontinenz, ungehemmte/instabile Blase)	• Unfreiwilliger Urinabgang direkt nach Gefühl des Harndrangs	• Motorisch: instabile Blase (z. B. Tumoren), motorisch gehemmte Blase (z. B. Apoplex) • Sensorisch: Blasenwandreizung (z. B. Infektionen)
Reflexinkontinenz (neurogene Inkontinenz, neurogene Blase)	• Unfreiwilliger Urinabgang bei bestimmter Blasenfüllung • Kein Harndrang	• Neurologisch bedingt
Überlaufinkontinenz (Überlaufblase)	• Unfreiwilliger Urinabgang bei großen Restharnmengen und mangelhafter oder fehlender Blasenmotorik	• Starke Harnröhrenverengung bei Prostatahypertrophie • Rückenmarksschädigung in Höhe S2–4 • Neurologische Erkrankungen
Extraurethrale Inkontinenz	• Urin fließt nicht nur über Harnblase und -röhre nach außen, sondern auch über angeborene oder erworbene Harnleiter- oder Harnblasenfistel in Vagina, Darm oder auf die Haut • Symptome abhängig von Lokalisation	• Angeborene Fehlbildung • Erworbene Fistelbildung, z. B. durch OP, Bestrahlung, Verletzung, Geburt

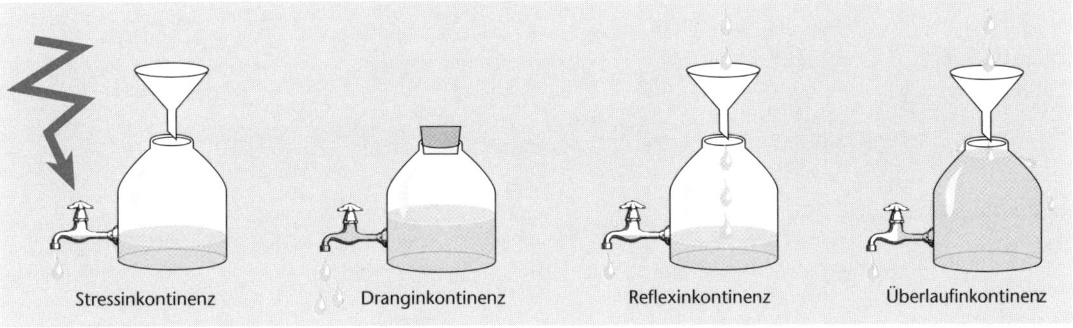

Abb. H.1 Formen der Harninkontinenz.

Schweregrade

Tab. H.7 Schweregrade der Harninkontinenz

Schweregrad		Merkmale
1	Leichte Harninkontinenz	Harntröpfeln oder gelegentlicher Harnverlust
2	Mittelschwere Harninkontinenz	Vermehrte Harninkontinenz beim Aufstehen aus sitzender oder liegender Position
3	Schwere Harninkontinenz	Ständiger Harnverlust, auch im Liegen

Haut

Lichtempfindlichkeit

Tab. H.8 Lichtempfindlichkeiten der verschiedenen Hauttypen

Hauttyp	Sonnenbrand	Bräunung	Prozent der Bevölkerung (nördliches Europa)
I	Immer	Nie	2
II	Immer	Gering	12
III	Selten	Häufig	74
IV	Selten	Immer	10
V	Nie	-	1
VI	Nie	-	1

Pflegemittel

Tab. H.9 Übersicht über Hautpflegemittel

Hautpflegemittel	Wirkweise	Nachteile	Vorteile
Wasser-in-Öl-Emulsionen (W/O)	• Wasseranteil gering (ca. 30 %) → Haut wird mit Fettfilm (luftdurchlässig, Wärmeaustausch möglich) überzogen • Anteil an Ölen hoch → Hautfeuchtigkeit entweicht nicht so schnell	-	• Guter Hautschutz, v. a. bei trockener Haut
Öl-in-Wasser-Emulsionen (O/W)	• Wasseranteil hoch (ca. 60 %) → Aufquellen der oberen Hornschicht und starke Verdunstung der Hautflüssigkeit	• Bei trockener Haut zusätzliche Austrocknung • In Cremes enthaltene Emulgatoren können Haut belasten	• Gut geeignet zur Pflege fettiger Haut
Fettpräparate	• Bilden isolierende Schicht über der Haut • Wasserundurchlässig → verhindern Abdunsten von Sekreten und Abgabe von Wärme	• Gefahr von Wärmestau durch Verstopfen der Hautporen • Melkfett enthält oft Desinfektionsmittel, welche Haut eher schädigen als schützen	• Gutes Gleitmittel, z. B. beim Legen eines Darmrohres oder bei der digitalen Ausräumung • Verhindert vorübergehend, dass hautaggressive Substanzen (auch Harn oder Stuhl) mit Haut in Berührung kommen
Puder	• Entzieht der Haut Wasser • Trocknet jeweilige Hautstellen aus • Leichte Kühlung	• Verbindet sich bei nässenden Hauterkrankungen mit Wundsekret → Bildung von „Krümeln" (können Wundheilung beeinträchtigen)	• Sparsame Anwendung auf intakter Haut (keine nässenden Hauterkrankungen) → Austrocknung, z. B. bei feuchten Hautfalten

Tab. H.9 Übersicht über Hautpflegemittel (Forts.)

Hautpflegemittel	Wirkweise	Nachteile	Vorteile
Alkoholische Mittel	• Austrocknung und Entfettung der Haut • Erfrischender Effekt • Desinfektion	• Bei Neigung zu trockener Haut: zusätzliche Austrocknung • Immer häufiger: Franzbranntwein mit rückfettenden Substanzen • Ansonsten hilft Rückfettung mit W/O-Emulsion oder eine Mischung aus Franzbranntwein und Baby-Öl	• Bei Neigung zu fettiger Haut: rasche Entfettung, z. B. Gesichtswasser • Erfrischende Wirkung wird oft als angenehm empfunden

Phasendreieck Lokaltherapeutika

Tab. H.10 Phasendreieck Lokaltherapeutika

Lokaltherapeutikum	Indikation	Penetration	Wirkprinzip
Puder	Akute Entzündung	Keine	-
Schüttelmixtur (Lotio)	Nicht nässende Hautoberfläche	Keine	-
Feuchter Umschlag, Lösung	Akute, nässende Entzündung	Gering	Trocknend
Paste, Creme	Subkutane Entzündung	Mittel	Abdeckend, mäßig feuchtend
Salbe	Chronische Entzündung	Groß	Fettend, erhöht die Penetration

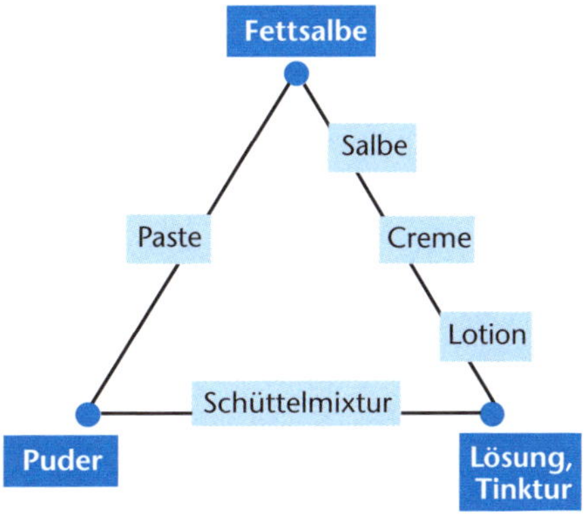

Abb. H.2 Phasendreieck der Grundlagenstoffe. [A400]

Wirkmechanismen Flüssigkeitsgrundstoffe

Tab. H.11 Die Wirkmechanismen der Flüssigkeitsgrundstoffe

Grundstoff	Wirkung	Effekt
Wasser	Langsam verdunstend (Lösung)	Umschläge und Bäder, die ihre Wirkung i. d. R. auch ohne Wirkstoffe entfalten
Alkohol	Schnell verdunstend (Tinktur)	Lösungen, Tinkturen, Lacke, Sprays, bei denen die Lösungsmittel nach der Applikation verdunsten und die Wirkstoffschicht auf der Haut zurückbleibt

Haut: Beobachtungskriterien

- Hautalter
- Hautanhangsgebilde: Haare (siehe Haare), Nägel (siehe Nägel), Zunge (siehe Zunge)
- Hautfarbe
- Hautfeuchtigkeit
- Hautoberfläche
- Hautspannung/Hautturgor
- Hauttemperatur
- Hauttyp
- Mundschleimhaut (siehe Mundschleimhaut)

Hautfarbe

Tab. H.12 Beobachtungen der Hautfarbe

Beobachtung	Mögliche Ursachen
Rötung (Hyperämie)	• Sport • Hitze • Anstrengung • Aufregung • Fieber • Verbrennungen 1. Grades • Sonnenbrand • Entzündung • Hypertonie • Allergie • Direktes Trauma • Alkoholkonsum • Dekubitus Grad I • Diabetes mellitus (Gesichtsrötung) • Cushing-Syndrom
Blässe (Hypoämie)	• Schreck • Angst • Veranlagung • Kälte • Blutung • Hypotonie • Arterielle Durchblutungsstörungen, z. B. pAVK • Anämie • Schock
Gelbfärbung (Ikterus, zuerst in den Skleren später am ganzen Körper sichtbar)	• Bei Neugeborenen • Häufige Karottenmahlzeiten (Karotinablagerung) • Lebererkrankungen, z. B. Leberzirrhose und Hepatitis • Verschluss des Gallengangs • Cholezysitis • Hämolyse (Zerstörung der Erythrozyten)

Tab. H.12 Beobachtungen der Hautfarbe (Forts.)

Beobachtung	Mögliche Ursachen
Blaufärbung (Zyanose, zuerst an Fingernägeln und Nasenspitze sichtbar)	• Bei sehr kälteempfindlichen Menschen, z. B. nach längerem Baden in kaltem Wasser • Herzinsuffizienz • (Angeborene) Herzfehler • Respiratorische Insuffizienz • Vergiftung
Blau-/Rotfärbung (Marmorierung)	• Beim sterbenden Patienten • Durchblutungsstörungen • Schock
Fahl, grau bis graugelb	• Nierenerkrankungen • Fortgeschrittene Tumorerkrankung • Kachexie
Bronzefärbung, v. a. an belichteten Körperstellen	• Morbus Addison • Hämochromatose
Pigmentveränderungen:	
• **Pigmentmangel**	• Albinismus
• **Hyperpigmentierung**	• Morbus Addison
• **Pigmentflecke**	• Muttermal

Hautfarbe: Veränderungen bei verschiedenen Ethnien

Tab. H.13 Veränderungen der Hautfarbe bei verschiedenen Ethnien

Hautfärbung	Veränderung bei heller Haut	Veränderung bei dunkler Haut
Zyanose	Blaustich, besonders am unteren Augenlid, an den Nagelbetten, Ohrläppchen, Lippen, Mundschleimhäuten, Fußsohlen und Handflächen	Aschgraue Lippen und Zunge
Blässe	Verlust der rosigen Hautfarbe, besonders im Gesicht	Aschgraues Aussehen bei schwarzer Haut; eher gelb-bräunliche Färbung bei brauner Haut
Erythem	Rötung an jeder Körperstelle leicht erkennbar	Sehr viel schwieriger festzustellen; nach warmen oder ödematösen Stellen suchen (palpieren)
Ekchymosen	Tiefrote bis gelblich-grüne Bereiche; können an allen Hautstellen auftreten	Nur sehr schwer zu sehen, außer im Mund oder an den Konjunktiven
Petechien	Tiefrote, stecknadelgroße Tupfen, am deutlichsten am Gesäß, Abdomen und an den Innenseiten von Armen oder Beinen zu sehen	Gewöhnlich nicht sichtbar, außer auf der Mundschleimhaut, den Konjunktiven und Innenseite der Augenlider
Ikterus	Gelbe Verfärbung der Skleren, Haut, Fingernägel, Fußsohlen, Handflächen und Mundschleimhaut	Am verlässlichsten in den Skleren, dem harten Gaumen, Handflächen und Fußsohlen einzuschätzen

Hautoberfläche

Tab. H.14 Beobachtungen der Hautoberfläche

Beobachtung	Mögliche Ursachen
Physiologisch: an meisten Körperstellen glatt und wenig behaart	
Blasen	• Dekubitus • Verbrennung • Herpes
Hämatome	• Traumen, nach OP • Gerinnungsstörungen
Läsionen	• Diabetisches Gangrän • Ulcera • Intertrigo zwischen Hautfalten • Dekubitus
Petechien (punktförmige Einblutungen)	• Gerinnungsstörungen
Spider naevi (sternförmige arterielle Gefäßerweiterungen)	• Leberzirrhose
Striae (Streifen)	• Nach Schwangerschaft • Cushing-Syndrom
Verrucae (Warzen)	• Infektion mit Papillomaviren

Hautspannung/Hautturgor

Tab. H.15 Beobachtungen von Hautspannung/Hautturgor

Beobachtung	Mögliche Ursachen
Physiologisch: elastische, feste Haut ohne Ödeme	
Erhöht	• Ödeme • Hauttumoren • Bluterguss • Entzündungen • Test: Mit dem Finger leichten Druck ausüben → Entstehen einer Delle, die sich nur langsam wieder zurückbildet
Vermindert	• Altershaut • Exsikkose • Fehlernährung • Test: Abheben einer Hautfalte → diese bleibt stehen

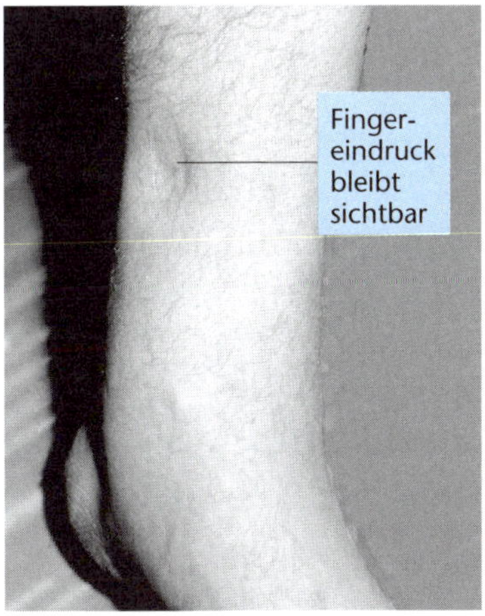

Abb. H.3 Erhöhter Hautturgor: Knöchelödem bei Herzinsuffizienz. [T127]

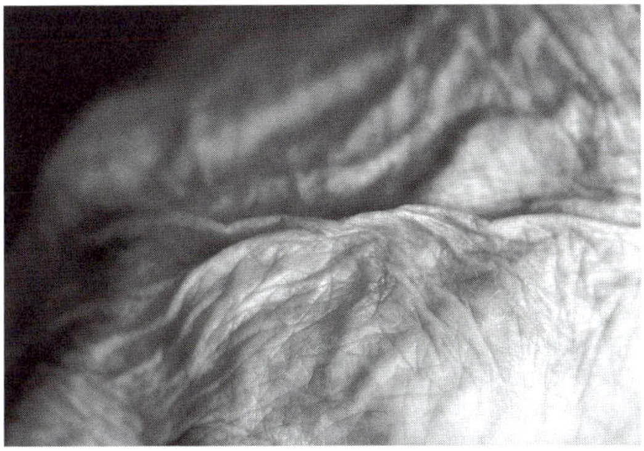

Abb. H.4 Verminderter Hautturgor: Bei ausgeprägtem Flüssigkeitsdefizit. [K157]

Hauttemperatur

Tab. H.16 Beobachtungen der Hauttemperatur

Beobachtung	Mögliche Ursachen
Physiologisch: 28–32 °C abhängig von Hautdurchblutung, Hautfeuchtigkeit und Umgebungstemp.	
Hauttemperatur ↑	• Körperliche Anstrengung • Hohe Umgebungstemp. • Fieber
Hauttemperatur ↓	• Niedrige Außentemp. • Durchblutungsstörungen • Hypotonie • Schock

Hauttypen

Tab. H.17 Übersicht über Hauttypen

Hauttyp	Häufigkeit	Ursache	Kennzeichen	Bestimmung*
Fettige Haut (seborrhoische Haut)	Ca. 50 % der Bevölkerung	Überproduktion der Talgdrüsen	• Hautunreinheiten (Mitesser, Pickel) • Feuchte, dicke, grobporige, glänzende Haut • Häufig: erhöhte Schweißproduktion	Fettfleck
Trockene Haut (sebostatische Haut)	Ca. 30 % der Bevölkerung	Verminderte Talgproduktion	• Spröde, schuppige Haut • Haut reißt leicht ein • Haut fühlt sich rau an	Keine anhaltenden Fettspuren
Mischhaut	Ca. 20 % der Bevölkerung	-	• Gesichtsmitte: fettig • Wangen: trocken • Gelegentlich Pickel und Mitesser	In Gesichtsmitte (Kinn, Nase, Stirn) anhaltende Fettspuren

* Der Hauttyp kann mithilfe eines Gesichtsabdrucks 2 Std. nach der Gesichtsreinigung an einem blank polierten Spiegel bestimmt werden.

Beobachtung beim Frühgeborenen

Tab. H.18 Hautbeobachtungen beim Frühgeborenen

Beobachtung	Hauptsächliche Lokalisation	Mögliche Ursachen
Blässe	• Schleimhäute • Bindehäute • Lippen	• Anämie • Schock • Hirnblutung
Ikterus	• Skleren • Kopf • Ganzer Körper	• Physiologisch • Unreife • Hämolyse • Polyglobulie
Zyanose, periphere	• Finger • Zehen • Ohren	• Sepsis • Hypothermie • Polyglobulie
Zyanose, zentrale	• Lippe • Zunge	• Respiratorische Insuffizienz • Rechts-links-Shunt bei Herzfehlern
Gerötete Haut	• Ganzer Körper	• Fieber • Hyperkapnie • Entzündung
Ödeme	• Lid • Hand- und Fußrücken • Extremitäten	• Herzinsuffizienz • Niereninsuffizienz • Überwässerung • Eiweißmangel
Petechien	• Ganzer Körper • Bei Geburtstrauma: v. a. Gesicht und Halsbereich	• Gerinnungsstörungen • Sepsis • Geburtstrauma

Tab. H.18 Hautbeobachtungen beim Frühgeborenen (Forts.)

Beobachtung	Hauptsächliche Lokalisation	Mögliche Ursachen
Marmorierte Haut	• Extremitäten	• Volumenmangel • Kälte • Anämie • NEC • Zentralisation • Sepsis • Herzfehler
Verletzungen, z. B. Hämatome, Schnittverletzungen	• Kopf • Schulter • Schlüsselbein	• Geburtstrauma
Verbrennungen	• Zehen, Finger • Ganzer Körper	• Transkapnode • Unsachgemäße Handhabung von Wärmematten und Wärmestrahlern
Druckstellen	• Fersen • Steiß • Hinterkopf • Bei Tubus: Nasen-/Mundeingang	• Unzureichender Lagerungswechsel • Hämodynamische Instabilität

Heilpflanzen

Äußere Anwendung

(Weitere Informationen siehe Badezusätze)

Tab. H.19 Überblick über Heilpflanzen zur äußeren Anwendung

Heilpflanze	Indikation	Anwendungsart	Dosis	Besonderheiten
Birkenholz	• Rheumatische Schmerzen	Einreibung, Wickel, Umschlag	• Herstellerhinweise beachten!	• Schwierig zu beschaffen
	• Muskelverspannungen	Einreibung, Massage, Wickel, Umschlag, Bad, Packung	• Verdünnt mit Trägeröl	
	• Sehnenscheiden- und Venenentzündung	Einreibung, Wickel, Umschlag		
	• Psychische Anspannung, Erschöpfungszustände	Raumaromatisierung, Einreibung, Massage, Packung, Wickel		
Eukalyptus	• Atemwegserkrankungen mit Verschleimung • Desinfizierend • Harnverhalt • Blasenentzündung	Wickel, Auflagen, Badezusatz	• Eukalyptusöl 2%ig, einige Tropfen • Herstellerhinweise beachten	• Kann Allergie auslösen
Johanniskraut	• Muskelverspannungen • Nervenschmerzen	Einreibungen, Wickel	• Johanniskraut 2–10%ig	-

Tab. H.19 Überblick über Heilpflanzen zur äußeren Anwendung (Forts.)

Heilpflanze	Indikation	Anwendungsart	Dosis	Besonderheiten
Lavendel	• Depressive Verstimmung • Angstzustände • Schlafstörungen • Unruhezustände	Raumaromatisierung, Voll- oder Teilbad, Brustwickel, Packung, Einreibung	• Herstellerhinweise beachten!	• Desinfizierende Wirkung • Luftdesinfektion durch Raumaromatisierung • Flächendesinfektion durch Zugabe zum Wischwasser Kontraindikationen: • Depression • Akinese
	• Prellungen • Muskel- und Gelenkschmerzen • Asthma bronchiale • Spastische Bronchitis	Quarkauflage, Massage, Einreibung		
Lemon- bzw. Zitronengras	• Depressive Verstimmung • Antriebsschwäche • Erschöpfungszustände • Konzentrationsschwäche • Kopfschmerzen	Vollbad, Fußbad	• Bis zu 4 Tropfen	• Hautreizungen bei empfindlicher Haut
		Einreibung, Massage	• Verdünnt mit Trägeröl	• Bei äußerer Anwendung vorsichtig dosieren
		Raumaromatisierung	• Bis zu 3 Tropfen	• Raumaromatisierung vertreibt Ungeziefer
Melisse	• Unruhe • Nervosität • Schlafstörungen • Meteorismus • Bauchkrämpfe • Magenbeschwerden • Antibakteriell und -viral	Wickel, Baucheinreibung, Voll- oder Teilbad	• Melissenöl 5%ig oder als Bad: 20 g Melissenblätter mit 400 ml überbrühen, 10 Min. ziehen lassen, abseihen und zum Vollbad zugeben	-
Minze	• Gedächtnisstörung	Raumaromatisierung, Wickel, Umschlag, Einreibung	• Generell niedrig dosieren	• Hautreizend • Unverdünnt für Kinder nicht geeignet
	• Fieber	Wickel, Umschlag, Waschung		
	• Verdauungsstörungen, Meteorismus	Wickel, Umschlag, Bauchmassage	• Verdünnt mit Trägeröl	
	• Kopfschmerzen	Einreibung Schläfen und Stirn	• Generell niedrig dosieren	• Nicht in die Augen reiben • Nicht bei Kindern
Orange	• Depressive Verstimmung, Antriebsschwäche • Angstzustände • Nervosität, innere Unruhe	Raumaromatisierung, Massage, Einreibung	• Herstellerhinweise beachten!	• Kontraindikation bei allergischer Diathese • Behandelte Haut nicht intensiver Lichteinwirkung aussetzen
	• Fieber	Wickel, Umschlag, Waschung, Raumaromatisierung		

Tab. H.19 Überblick über Heilpflanzen zur äußeren Anwendung (Forts.)

Heilpflanze	Indikation	Anwendungsart	Dosis	Besonderheiten
Rosmarin	• Gedächtnisstörung	Raumaromatisierung, Wickel, Umschlag, Einreibung	• Generell nur wenige Tropfen verwenden	Kontraindikationen: • Epilepsie • Hypertonie
	• Orthostatische Kreislaufbeschwerden	Waschung, Voll- und Fußbad, Massage		
	• Rheumatische Schmerzen	Einreibung, Wickel, Umschlag	• Verdünnt mit Trägeröl	
	• Depressive Verstimmung, Antriebsschwäche • Angstzustände	Raumaromatisierung, Massage, Einreibung, Voll- und Teilbad	• Generell nur wenige Tropfen verwenden	
Teebaum	• Entzündliche Haut- und Schleimhauterkrankungen	Spülung, Umschlag, Voll- und Teilbad, Einreibung	• Herstellerhinweise beachten!	• Nicht bei Babys, Kleinkindern und Patienten mit allergischer Disposition
	• Atemwegserkrankungen	Raumaromatisierung	• Verdünnt mit Trägeröl	
Thymian	• Erkältungskrankheiten • Reizhusten	Wickel, Umschlag, Raumaromatisierung	• Bis zu 2 Tropfen	• Stark haut- und schleimhautreizend • Bei äußerlicher Anwendung vorsichtig dosieren Kontraindikationen: • Hyperthyreose • Hypertonie • Epilepsie • Schwangerschaft • Allergische Disposition
	• Depressive Verstimmung • Angstzustände • Antriebsschwäche	Raumaromatisierung, Voll- und Teilbad, Brustwickel, Packung, Einreibung	• Bis zu 2 Tropfen	
	• Hypotonie • Orthostase	Einreibung, Massage, Raumaromatisierung	• Bis zu 3 Tropfen	
	• Schlechte Luft	Raumaromatisierung	• Verdünnt mit Trägeröl	
Zitrone	• Erkältungskrankheiten • Fieber	Wickel, Umschlag, Waschung, Raumaromatisierung	• Herstellerhinweise beachten!	• Zitronensaft hat gleiche Wirkung wie ätherisches Öl • Flächendesinfektion durch Zugabe zum Wischwasser
	• Mundschleimhautentzündungen	Spülung		
	• Infizierte Wunden	Spülung, Umschlag		
	• Müdigkeit, Abgeschlagenheit • Depressive Verstimmung, Antriebsschwäche	Raumaromatisierung, Massage, Einreibung, Waschung		

Innere Anwendung

Tab. H.20 Überblick über Heilpflanzen zur inneren Anwendung

Heilpflanze	Indikation	Anwendungsart	Dosis*	Besonderheit
Anis	• Infektionen der oberen Atemwege • Blähungen • Krampfartige Beschwerden des Magen-Darm-Traktes	Tee	• Morgens und/oder abends vor dem Schlafengehen 1 Tasse Tee aus 1–2 TL gequetschtem Anis • Bei Magen-Darm-Beschwerden mehrmals 1 EL Tee	• Fördert das Abhusten von Sekret/Schleim • Schwach krampflösend • Antibakteriell
	• Infektionen der oberen Atemwege	Kapseln (Bronchoforton®)	• 2× tgl. 1 Kps. unzerkaut mind. ½ Std. vor Mahlzeit	• Fördert das Abhusten von Sekret/Schleim • Kann zu Überempfindlichkeitsreaktionen der Haut und Atemwege führen
Baldrianwurzel	• Nervöse Erregungszustände • Einschlafstörungen • Krampfartige Magen-Darm-Schmerzen	Tee	• 1TL (3–5 g) Baldrianwurzel pro Tasse • 2–3 × tgl. und vor dem Schlafengehen	• Beruhigend • Schlafbereitschaft fördernd
	• Schlafstörungen • Unruhezustände	Dragees (Valdispert®)	• ½ Std. vor Schlafen 3 Dragees • Bei Unruhezuständen: 1–3 × tgl. 3 Dragees	• Kann das Reaktionsvermögen beeinträchtigen
Bärentraubenblätter	• Harnwegsinfekte	Tee	• 3–4 × tgl. 1 Tasse Tee aus 1 knappem TL (ca. 2 g) Bärentraubenblätterpulver	• Antibakteriell • Cave: bei längerer Anwendung evtl. Leberschäden
		Tropfen (Cefanephrin® N)	• 3× tgl. 20 Tropfen	• Nicht bei Ödemen • Kann zu Überempfindlichkeitsreaktionen führen
Brennnesselwurzel	• Prostatahyperplasie	Kapseln (Bazoton®)	• Anfänglich 2 × tgl. 2 Kps. • Langzeitanwendung: 3 × tgl. 1 Kps.	• Hemmt Prostatawachstum
Efeublätter	• Infektionen der oberen Atemwege	Saft/Tropfen/Kapseln/Inhalation (Bronchoforton®) Nicht zur Teezubereitung geeignet!	• Packungsbeilage beachten	• Fördert das Abhusten von Sekret/Schleim • Krampflösend • Haut-/schleimhautreizend

H

Tab. H.20 Überblick über Heilpflanzen zur inneren Anwendung (Forts.)

Heilpflanze	Indikation	Anwendungsart	Dosis*	Besonderheit
Eibisch	• Schleimhautentzündungen im Mund-Rachen-Raum, der oberen Luftwege und des Magen-Darm-Traktes	Tee	• Kaltauszug: 1 EL (15 g) mit 150 ml kaltem Wasser ansetzen, unter häufigem Umrühren 1½ Std. ziehen lassen und durch ein Teesieb geben. Mehrmals tgl. 1 Tasse davon trinken (bei Bedarf vor dem Trinken erwärmen)	• Reizlindernd • Steigert die Phagozytose • Hemmt die Aktivität der Schleimhaut beim Schleimtransport
		Tropfen/Tabletten (Bronchitussin® N)	• Packungsbeilage beachten	
Eukalyptusblätter	• Bronchitis	Tee	• 3× tgl. 1 Tasse Tee aus ½ TL (ca. 2–3 g) Eukalyptusblättern	• Fördert den Sekrettransport und das Abhusten von Schleim • Schwach krampflösend
		Saft/Tropfen/Kapseln (Bronchoforton®)	• Packungsbeilage beachten	
Fenchel	• Blähungen • Krampfartige Beschwerden im Magen-Darm-Bereich • Verschleimte Atemwege	Tee	• 2–4 × tgl. 1 Tasse Tee aus 1–3 TL gequetschten Fenchelsamen zwischen den Mahlzeiten trinken • Hustentee Stada® N	• Fördert den Sekrettransport • Antiseptisch • Entblähend (karminativ)
		Tropfen (Carminativum®)	• 3× tgl. 30–40 Tropfen zu den Mahlzeiten	• Entblähend
Holunderblüten	• Fieberhafte Erkältungskrankheiten	Tee	• Mehrmals tgl. (v. a. in der 2. Tageshälfte) 1–2 Tassen Tee aus 2 TL (3–4 g) Holunderblüten so heiß wie möglich trinken • Fugacid-Grippetee®	• Schweißtreibend • Vermehrt die Bronchialsekretion
Hopfen	• Schlafstörungen • Unruhe, Angstzustände	Tee	• 2–3 × tgl. und vor dem Schlafengehen 1 Tasse Tee aus 2 TL Hopfen trinken	• Beruhigend • Schlaffördernd
		Tabletten (Euvegal®)	• Bei Unruhe: 2 × tgl. 1 Tablette • Zur Schlafförderung: 1 Tablette ½–1 Std. vor Schlafengehen	

Tab. H.20 Überblick über Heilpflanzen zur inneren Anwendung (Forts.)

Heilpflanze	Indikation	Anwendungsart	Dosis*	Besonderheit
Isländisch Moos	• Atemwegsinfekte • Reizhusten	Tee	• Mehrmals tgl. 1 Tasse Tee aus 1–2 TL (2–4 g) Isländisch Moos trinken	• Reizlindernd
		Isla-Moos®-Pastillen	• Bei Bedarf mehrmals tgl. 1–2 Pastillen lutschen	
Johanniskraut	• Psychovegetative Störungen • Depressive Verstimmungszustände • Angst • Nervosität und Unruhe	Tee	• Regelmäßig morgens und abends 1–2 Tassen Tee aus 1–2 TL Johanniskraut • Für nachhaltige Wirkung über mehrere Wochen oder Monate anwenden (2–3 × täglich, gehäufte TL auf ¼ l Wasser)	• Mild antidepressiv
		Kapseln/Dragees	• Packungshinweise beachten	• Bei leichten bis mittelstarken Depressionen
Kamillenblüten	• Entzündungen und Krämpfe im Magen-Darm-Bereich • Schleimhautentzündungen in der Mundhöhle (z. B. Aphthen der Mundschleimhaut) einschließlich des Zahnfleisches	Tee	• Bei Erkrankungen im Magen-Darm-Bereich 3–4 × tgl. 1 Tasse Tee aus 1 EL Kamillenblüten warm zwischen den Mahlzeiten trinken • Bei Entzündungen im Mund- und Rachenraum mit dem Tee mehrmals tgl. spülen oder gurgeln • Magen-Tee Stada®	• Entzündungshemmend • Krampflösend • Wundheilungsfördernd
Koriander	• Völlegefühl • Blähungen • Leichte krampfartige Magen-Darm-Störungen	Tee	• Mehrmals tgl. 1 Tasse Tee aus 2 TL Koriander warm zwischen den Mahlzeiten trinken	• Krampflösend • Entblähend
Kümmel	• Völlegefühl, Blähungen • Leichte, krampfartige Magen-Darm-Störung • Verdauungsbeschwerden bei Säuglingen	Tee	• 2–4 × tgl. 1 Tasse Tee aus 1–2 TL gequetschter Kümmel warm zwischen den Mahlzeiten trinken	• Krampflösend
		Tropfen (Carminativum Hetterich® N)	• 3× tgl. 30–40 Tropfen	

Tab. H.20 Überblick über Heilpflanzen zur inneren Anwendung (Forts.)

Heilpflanze	Indikation	Anwendungsart	Dosis*	Besonderheit
Kürbissamen	• Dysurie • Prostatahyperplasie (Anwendung erfolgt über Monate)	Zerhackte Kürbissamen mit Flüssigkeit (Teezubereitung nicht möglich)	• 1–2 EL (15–30 g) gemahlene oder zerhackte Kürbissamen (harte Schale vorher entfernen) mit Flüssigkeit	• Verbessert die Miktion trotz vergrößerter Prostata (genaue Wirkungsweise bisher ungeklärt)
		Granulat (Granufink®)	• Packungsbeilage beachten	
Lindenblüten	• Erkältungen	Tee	• Mehrmals tgl. (v. a. in der 2. Tageshälfte) 1–2 Tassen Tee aus 1–2 TL (2–4 g) Lindenblüten pro Tasse so heiß wie möglich trinken • Grippe-Tee Stada® N	• Schweißtreibend
Mariendistelfrüchte	• Leichte Verdauungsbeschwerden bei Leberschädigung • Chronisch-entzündliche Lebererkrankungen • Leberzirrhose	Tee	• 3–4 × tgl. 1 Tasse Tee aus 1 TL (3–5 g) zerstoßenen Mariendistelfrüchten ½ Stunde vor den Mahlzeiten trinken (so lange, bis Beschwerden abgeklungen sind)	• Regt die Regeneration der Leber an • Stimuliert die Neubildung von Leberzellen
		Kapseln (Legalon®, Hepa Merz® Sil)	• Packungsbeilage beachten	
Pfefferminzblätter	• Krampfartige Beschwerden im Magen-Darm-Bereich und der Gallenblase und -wege	Tee	• 3–4 × tgl. 1 Tasse Tee aus 1 EL Pfefferminzblättern warm zwischen den Mahlzeiten trinken	• Krampflösend • Regt die Sekretion von Gallensäuren an (choleretisch) • Entblähend
		Öl (Japanisches Heilpflanzenöl)	• 1–3 × tgl. 1–2 Tropfen	
Rosskastaniensamen	• Chronisch-venöse Insuffizienz • Varikosis • Weichteilschwellungen nach OP/Trauma	Kapseln (Venostasin®) Nicht zur Teezubereitung geeignet!	• Packungsbeilage beachten	• Stärkt die Venen und Venenwände • Hemmt den Austritt von Flüssigkeit und Zellen aus den Blut- und Lymphgefäßen (antiexsudativ)
Sägepalmenfrüchte	• Miktionsbeschwerden bei benigner Prostatahyperplasie	Tropfen (Prostagutt® mono)	• Packungsbeilage beachten	• Hemmt die Wirkung der Androgene an der Prostata

H

Tab. H.20 Überblick über Heilpflanzen zur inneren Anwendung (Forts.)

Heilpflanze	Indikation	Anwendungsart	Dosis*	Besonderheit
Sennesblätter/ -früchte	• Obstipation • Zur leichten Darmentleerung, z. B. bei Analfissuren, Hämorrhoiden, nach OP • Zur Darmreinigung z. B. vor OP	Tee	• Morgens und/oder abends vor dem Schlafengehen 1 Tasse Tee aus ½–1 TL einnehmen • Früchte wirken milder als Blätter • Tee nur einige Tage einnehmen	• Abführend (Wirkung tritt erst nach 6–10 Stunden ein, da der „abführende" Bestandteil erst im Dickdarm wirksam wird)
		Pulver, Lösung (X-Prep®)	• Packungsbeilage beachten	
		Granulat (Agiolax®)		
Spitzwegerichkraut	• Infekte der oberen Atemwege	Tee	• Mehrmals tgl. 1 Tasse Tee aus 2 TL (ca. 3 g) Spitzwegerichkraut langsam trinken	• Reizlindernd • Antibakteriell
		Saft (Spitzwegerich Hustensaft®, Broncholind® Hustensaft)	• Packungsbeilage beachten	
Weißdornblätter mit Blüten	• Leichte Herzinsuffizienz • Druck- und Beklemmungsgefühl in der Herzgegend	Tee	• 2–3 × tgl. 1 Tasse Tee aus 2 TL Weißdornblättern trinken	• Stärkt Leistung des Herzmuskels • Bewirkt eine Zunahme der Koronar- und Myokarddurchblutung
		Tabletten/Tropfen (Crataegutt®)	• Packungsbeilage beachten	

* Angabe der Dosierung bezieht sich auf Erwachsene.

Helfersyndrom: Kennzeichen

(Weitere Informationen siehe Burnout)
- Starre Werthaltung
- Störungen im Erleben von Aggressionen
- Unersättliches Verlangen nach Bestätigung
- Vermeidung von Gegenseitigkeit
- Anderes Verhalten sich selbst gegenüber als zu anderen Personen

Tab. H.21 Verhaltensdifferenzen beim Helfersyndrom

Verhalten sich selbst gegenüber	Verhalten anderen Personen gegenüber
• Große Strenge • Eigene Schwächen werden kaum akzeptiert • Eigene Bedürfnisse werden nicht/kaum geäußert bzw. erlebt	• Viel Verständnis • Hilfsbereitschaft • Bedürfnisse werden aufmerksam wahrgenommen und erfüllt

Hellin-Regel

Tab. H.22 Hellin-Regel

	Häufigkeit spontaner Mehrlingsschwangerschaften
Zwillinge (Gemini)	1:85
Drillinge (Triplet)	$1:85^2$
Vierlinge (Quadruplet)	$1:85^3$

Herzfrequenz

(Weitere Informationen siehe EKG-Ableitungen; Pulsfrequenz)

Abweichungen und mögliche Ursachen

(EKG-Bilder zu einzelnen Erkrankungen)

Tab. H.23 Überblick über Herzrhythmusstörungen

Erkrankung	**Definition**	**Wichtige Ursachen (U) und Symptome (S)**	**Therapie**
Extrasystolen			
Supraventrikuläre Extrasystolen (SVES)	Außerhalb des regulären Grundrhythmus auftretender Herzschlag; Erregungszentrum oberhalb des His-Bündels (Sinusknoten, AV-Knoten oder Vorhofmyokard)	**U:** Reizbildungsstörungen, körperliche oder emotionale Belastung, Genussmittelabusus **S:** Häufig symptomlos, Herzklopfen, Herzstolpern	• Auslösende Genussmittel meiden • Behandlung der Grunderkrankung • Betablocker
Ventrikuläre Extrasystolen (VES)	Außerhalb des regulären Grundrhythmus auftretender Herzschlag; Ausgangspunkt: Teile des Kammermyokards oder His-Bündel	**U:** Herzerkrankungen, Elektrolytstörungen, Infektionserkrankungen, Hyperthyreose **S:** Häufig symptomlos, Palpitationen, verminderte Leistungsfähigkeit bei eingeschränkter Herzfunktion	• Behandlung der Grunderkrankung • Unterdrückung der VES durch Antiarrhythmika • Ggf. Implantation eines automatischen Defibrillators
Tachykarde Herzrhythmusstörungen			
Sinus(knoten)-tachykardie	Vom Sinusknoten ausgehende Erregungen, f = 100–160/Min. (bei Kindern altersentsprechend mehr)	**U:** Körperliche/psychische Belastungen, Fieber, Hyperthyreose, Blutverlust, Anämie, Schock, Herzinsuffizienz, Koffein, Arzneimittel **S:** Beschleunigter Herzschlag	• Beseitigung der Ursache • Selten medikamentöse Therapie (z. B. Betablocker)
Paroxysmale supraventrikuläre Tachykardie	Von den Vorhöfen ausgehende Erregungen, die alle auf die Kammern übergeleitet werden, f = 160–200/Min., bei Kindern 180–300/Min.	**U:** Z. B. WPW-Syndrom **S:** plötzliche Anfälle von Herzrasen, evtl. mit Schwindel und Bewusstlosigkeit	• Beruhigung • Steigerung des Vagotonus (Trinken von kaltem Wasser, Karotissinus-Druckversuch durch den Arzt) • Adenosin (Adrekar®), Verapamil (z.B. Isoptin®), Ajmalin (z.B. Gilurytmal®) oder Betablocker

Tab. H.23 Überblick über Herzrhythmusstörungen (Forts.)

Erkrankung	Definition	Wichtige Ursachen (U) und Symptome (S)	Therapie
Tachykarde Herzrhythmusstörungen			
Vorhofflattern	250–350 Vorhofkontraktionen/Min., i. d. R. Überleitung nur jeder 2. oder 3. Erregung zu den Kammern (2:1- bzw. 3:1-Überleitung), f = 125–150/Min.	**U:** Meist vorbestehende Herzerkrankungen **S:** Herzrasen, Schwäche, bei Überleitung aller Vorhofaktionen akute Herzdekompensation mit Luftnot	• Digitalis • Verapamil (z. B. Isoptin®) • Hochfrequenz-Überstimulation der Vorhöfe über einen Schrittmacher oder Elektrokardioversion
Vorhofflimmern	350–600 Vorhofkontraktionen/Min. mit unregelmäßiger Überleitung auf die Kammern	**U:** Überlastung des Vorhofs bei Klappenfehler, Elektrolytstörungen, Intoxikationen, Hyperthyreose, COPD **S:** Völlig unregelmäßiger Herzschlag (absolute Arrhythmie). Evtl. Bildung von Vorhofthromben mit Emboliegefahr im Körperkreislauf, verminderte Leistungsfähigkeit, Palpitationen, Müdigkeit, Schlafstörungen, Herzrasen, Schwindel, Thoraxschmerzen, Dyspnoe	Versuch der Rhythmisierung (unter Antikoagulation): • Medikamentöse Kardioversion durch verschiedene Antiarrhythmika • Elektrokardioversion: EKG-getriggerter Gleichstromstoß in Kurznarkose Ansonsten medikamentöse frequenzkontrollierende Behandlung, Antikoagulation
Kammerflattern	Kammerfrequenz 250–350/Min.	**U:** z. B. KHK, Herzinfarkt, Kardiomyopathie, Myokarditis **S:** (Funktioneller) Herz-Kreislauf-Stillstand mit akuter Lebensgefahr!	• Reanimation und Defibrillation • Behandlung der Grunderkrankung • Antiarrhythmika • Evtl. Implantation eines AICD
Kammerflimmern	Kammerfrequenz > 350/Min.	Siehe Kammerflattern	Siehe Kammerflattern
Reizleitungsstörungen			
Präexzitationssyndrome, z. B. Wolff-Parkinson-White-Syndrome (WPW-Syndrom)	Verfrühte Kammererregung durch akzessorisches Bündel	**U:** Zwischen Vorhöfen und Kammern zusätzlicher, schnellerer Leitungsweg **S:** Herzrasen mit der Gefahr der „kreisenden Erregung" (Reentry-Tachykardien), Schwindel, Synkopen, verminderte Leistungsfähigkeit, Palpitationen, Harndrang nach Beendigung der Tachykardie, plötzlicher Herztod	• Reflektorische Steigerung des Vagotonus, z. B. durch Karotissinus-Druckversuch • Antiarrhythmika • Ggf. Durchtrennung des zusätzlichen Leitungswegs
Sinuatrialer (SA)-Block	Ausfall des Sinusknotens oder verzögerte bzw. unterbrochene Erregungsleitung vom Sinusknoten zur Vorhofmuskulatur	**U:** Myokardischämie, Aortenstenose, Arteriosklerose, Vagusreiz, Medikamente, Hypothyreose, erhöhter Hirndruck **S:** Bradykardie mit Gefahr der Synkope, Schwindel, Müdigkeit, Leistungsminderung, Angina pectoris, Dyspnoe, Zeichen der Herzinsuffizienz	• Behandlung der Grunderkrankung • Ggf. Medikamente, z. B. Atropin • Ggf. Herzschrittmacher

Tab. H.23 Überblick über Herzrhythmusstörungen (Forts.)

Erkrankung	Definition	Wichtige Ursachen (U) und Symptome (S)	Therapie
Reizleitungsstörungen			
Atrioventrikulärer (AV)-Block I. Grades	Verzögerte Erregungsleitung von den Vorhöfen zu den Kammern	**U:** Schädigung des AV-Knotens durch Durchblutungsstörungen, KHK, Arzneimittelüberdosierung **S:** Verlängerte PQ-Zeit im EKG	• Meist nicht erforderlich
Atrioventrikulärer (AV)-Block II. Grades Typ I (Mobitz I, Wenckebach-Periodik)	AV-Überleitungszeit nimmt von Aktion zu Aktion zu, bis Vorhoferregung vollständig blockiert ist und QRS-Komplex ausfällt, Ursprung der Leitungsverzögerung: AV-Knoten	**U:** Ermüdungsphänomen des AV-Knotens, Arzneimittelüberdosierungen, z. B. Digitalis **S:** Oft symptomlos, unregelmäßiger Puls, Synkopen, Belastungsdyspnoe, Müdigkeit, verringerte Leistungsfähigkeit	• Ggf. Herzschrittmacher
Atrioventrikulärer (AV)-Block II. Grades Typ II (Mobitz II)	Plötzliche Blockierung einer Vorhoferregung ohne vorherige PQ-Verlängerung, Ursprung des Leitungsausfalls: His-Bündel oder Tawara-Schenkel	**U:** Herzerkrankung, Nebenwirkung von Medikamenten, z. B. Antiarrhythmika **S:** Schwindel, verringerte Leistungsfähigkeit, Belastungsdyspnoe, Synkopen, Adam-Stokes-Anfälle	• Behandlung der Grunderkrankung • Herzschrittmacher
Atrioventrikulärer (AV)-Block III. Grades	Überleitung zwischen Vorhöfen und Kammern ist komplett aufgehoben, Vorhöfe und Kammern schlagen unabhängig voneinander (AV-Dissoziation)	**U:** Medikamente, z. B. Antiarrhythmika, Myokardinfarkt, infektiöse oder rheumatische Erkrankungen mit Herzbeteiligung, Elektrolytstörungen, Hypoxie **S:** Bradykardie (Frequenz < 40, bei Säuglingen < 80 Schläge/Min.), Zeichen der Herzinsuffizienz mit Gefahr einer zerebralen Durchblutungsminderung und Synkopen (Adam-Stokes-Anfälle), Schwindel, verminderte Leistungsfähigkeit, plötzlicher Herztod	• Medikamentös, z. B. mit Atropin oder Orciprenalin • Herzschrittmacher
Schenkelblockierungen	Verzögerte oder unterbrochene Reizleitung im rechten (Rechtsschenkelblock, RSB) und/oder linken Kammerschenkel (Linksschenkelblock, LSB)	**U:** Herzklappenfehler, Kardiomyopathien, Myokardinfarkt, Myokarditis, Cor pulmonale, akute Lungenembolie, Hypertonie **S:** Bei Blockierung eines Schenkels meistens symptomlos, bei Blockade beider Schenkel: Kammermyokard muss selbst Erregung bilden, Symptome siehe AV-Block III. Grades	• Behandlung der Grunderkrankung • Bei Blockierung beider Schenkel: Schrittmacher

H

Tab. H.23 Überblick über Herzrhythmusstörungen (Forts.)

Erkrankung	Definition	Wichtige Ursachen (U) und Symptome (S)	Therapie
Bradykarde Herzrhythmusstörungen			
Sinus(knoten)-bradykardie	Zu langsame Erregung vom Sinusknoten	**U:** Physiologisch im Schlaf und bei Sportlern; akuter Hinterwandinfarkt, Hypoxie, erhöhter Hirndruck, Hypothyreose, Vagotonie, Medikamente **S:** Leistungsminderung, Synkopen	• Meist nicht erforderlich • Behandlung der Grunderkrankung • Bei ausgeprägter Bradykardie: Herzschrittmacher
Sinusknoten-syndrom (Sick-Sinus-Syndrom, SSS)	Supraventrikuläre Arrhythmien aufgrund Sinusknotenfunktionsstörung	**U:** KHK, Kardiomyopathie, entzündliche, rheumatische oder infektiöse Erkrankung mit Herzbeteiligung, Arteriosklerose, Ischämie, Hypertonie **S:** Anhaltende Bradykardie oder Wechsel von bradykarden und tachykarden Herzrhythmusstörungen (Bradykardie-Tachykardie-Syndrom), Schwindel, verminderte Leistungsfähigkeit, Synkopen, Angina pectoris, Zeichen der Herzinsuffizienz unter Belastung, Palpitationen	• Herzschrittmacher • Medikamentöse Therapie der tachykarden Phasen
Karotissinus-syndrom	Durch Druck auf Sinus caroticus wird reflektorisch eine Bradykardie bis hin zum Herzstillstand und eine Gefäßweitstellung ausgelöst	**U:** Arteriosklerose, Tumoren **S:** Schwindel oder Bewusstlosigkeit bei bestimmten Kopfbewegungen	• Herzschrittmacher

Normwerte

Tab. H.24 Normwerte der Herzfrequenz

Lebensalter/-phase	Hf [Schläge/Min.] im Schlaf	Hf [Schläge/Min.] im Wachzustand	Hf [Schläge/Min.] bei Belastung
Frühgeborene	100–150	100–200	< 220
Neugeborene	80–160	100–200	≤ 220
1. Woche–3. Monat	80–200	100–220	≤ 220
3. Monat–2. Lebensjahr	70–120	80–150	< 200
2.–10. Lebensjahr	60–90	70–110	< 200
Ab 10. Lebensjahr	50–90	55–90	< 200
Erwachsene	45–70	60–80	Maximalfrequenz: • Männer: 220 – Lebensalter • Frauen: 226 – Lebensalter

Die angegebenen Werte bieten nur eine Orientierung, da die Herzfrequenz individuell unterschiedlich und von zahlreichen physischen, z. B. Trainingszustand, und psychischen Parametern, z. B. Aufregung, abhängig ist.

Herzgeräusche

Gradeinteilung

Tab. H.25 Gradeinteilung von Herzgeräuschen

Grad	Intensität der Lautstärke
1/6	Kaum hörbar
2/6	Leises Geräusch, das aber sicher zu hören ist
3/6	Deutlich hörbares Geräusch
4/6	Lautes Geräusch
5/6	Sehr lautes Geräusch, das auch außerhalb der präkordialen Region hörbar ist
6/6	Distanzgeräusch, auch ohne Stethoskop neben dem Patienten stehend hörbar

Übersicht

Tab. H.26 Übersicht über Herzgeräusche

Herzgeräusche	Vorkommen
Systolische Herzgeräusche	
Organische Herzgeräusche	• Angeborene Herzfehler
Funktionelle Herzgeräusche	• Vermehrtes Schlagvolumen, z. B. bei Fieber oder sportlicher Aktivität
Akzidentelle Herzgeräusche	• Beim Gesunden, ohne Krankheitswert
Diastolische Herzgeräusche	• Schlussunfähigkeit einer Semilunarklappe (Aorteninsuffizienz) • Verengung einer Atrioventrikularklappe (Mitralstenose)

Herz-Kreislauf-Stillstand: mögliche Ursachen (HITS)

(Weitere Informationen siehe Notfall; Reanimation)

Tab. H.27 Mögliche Ursachen eines Herz-Kreislauf-Stillstandes (HITS)

Ursachen	Therapie
Hypoxie **H**yper-/**H**ypokaliämie **H**ypovolämie **H**erzbeuteltamponade **H**ypothermie	Atemwegsmanagement, Beatmung Elektrolytausgleich Volumensubstitution Punktion Wiedererwärmung
Intoxikation	Evtl. Antidot, Eliminierungsverfahren
Thromboembolisches Ereignis, z. B. Lungenembolie, Herzinfarkt	Evtl. Thrombolyse, interventionelles Verfahren
Störung des Säure-Basen-Haushaltes, z. B. vorbestehende Azidose **S**pannungspneumothorax	Pufferung Thoraxdrainage

Herzminutenvolumen

HMV [ml/min] = Hf [1/min] × SV [ml]
HMV … Herzminutenvolumen
Hf … Herzfrequenz
SV … Schlagvolumen

Beispiel
HMV = 70 Schläge/min × 70 ml = 4900 ml/min
Um das Herzminutenvolumen eines Kindes zu errechnen, werden die altersentsprechende Herzfrequenz und das jeweilige Schlagvolumen zugrunde gelegt.

Herztöne

Tab. H.28 Übersicht über Herztöne

Herzton	Entsteht bei	Besonderheiten
Physiologisch		
1.	• Schluss der Atrioventrikularklappen (Mitral- und Trikuspidalklappen)	• Dumpfer als der 2. Herzton • Kann pathologisch verändert sein
2.	• Schluss der Semilunarklappen (Aorten- und Pulmonalklappe) am Ende der Ventrikelsystole	• Heller als der 1. Herzton • Kann pathologisch verändert sein • Zeitlicher Abstand 1.–2. Herzton (Systole) < Abstand 2. zum nächsten 1. Herzton (Diastole)
Pathologisch		
3.	• Herzinsuffizienz • Myokardinfarkt • Mitralinsuffizienz	• Bei Kindern und Jugendlichen ohne Krankheitswert
4.	• Aortenstenose • Linksherzhypertrophie	• Immer pathologisch

Hirnnerven: Überblick und Schädigungsmuster

(Weitere Informationen siehe Pupillenreaktion)

Tab. H.29 Übersicht über Hirnnerven

Hirnnerv		Fasertyp	Funktion	Untersuchungsmethode	Symptome bei Schädigung	Ursachen für Schädigung (Bsp.)
I	**N. olfactorius**	Sensibel	Geruchssinn	• Nicht reizende Aromen wie Kaffee oder Vanille riechen lassen	• Riechstörung • Anosmie (Verlust des Geruchsinns)	• Erkrankung der Nasenschleimhaut • Schädel-Hirn-Trauma • Frontobasaler Tumor
II	**N. opticus**	Sensibel	Sehschärfe	• Mit Brille Zeitung lesen lassen	• Sehstörung • Stauungspapille	• Ischämie • Kompression • Infektionen • Multiple Sklerose • Keilbeinflügel- oder orbitaler Tumor

Tab. H.29 Übersicht über Hirnnerven (Forts.)

Hirnnerv		Fasertyp	Funktion	Untersuchungsmethode	Symptome bei Schädigung	Ursachen für Schädigung (Bsp.)
III	**N. oculomotorius**	Motorisch	Extraokuläre Augenbewegung	• Blickrichtung bestimmen	• Pupillenstörung • Doppelbilder • Ptosis (Herabhängen des Oberlides) • Meist kombiniert mit Schädigung von IV und VI	• Kompression z. B. durch Aneurysma, Subarachnoidalblutung, Schädelbasisfrakturen, Sinus-cavernosus-Tumor, ophthalmoplegische Migräne
IV	**N. trochlearis**	Sensibel	Pupillenreaktion (Verengung, Weitstellung)	• Pupillenreaktion auf Licht und Akkommodation messen	• Doppelbilder • Meist kombiniert mit Schädigung von III und VI	• Schädel-Hirn-Trauma • Sinus-cavernosus-Tumor • Diabetes mellitus • Infektion • Myasthenie • Ophthalmoplegische Migräne
		Motorisch	Bulbusbewegung (auf- und abwärts)	• Blickrichtung bestimmen		
V	**N. trigeminus**	Sensibel	Gesichtshautnerv	• Kornea mit Wattebausch berühren (Kornealreflex testen) • Schmerz- und Berührungsempfindlichkeit der Gesichtshaut untersuchen	• Hypästhesie (herabgesetztes Empfindungsvermögen) einer Gesichtshälfte • Hypalgesie (herabgesetztes Schmerzempfinden) einer Gesichtshälfte	• Trauma • Kompression z. B. durch Sinus-cavernosus-Tumor • Multiple Sklerose • Trigeminusneuralgie
		Motorisch	Kaumuskelnerv	• Zähne zusammenbeißen lassen und Schläfen tasten		
VI	**N. abducens**	Motorisch	Seitliche Bulbusbewegung	• Blickrichtung bestimmen	• Doppelbilder • Meist kombiniert mit Schädigung von III und IV	• Schädelbasisfrakturen • Sinus-cavernosus-Tumor • Präinfektiös • Multiple Sklerose • Erhöhter Hirndruck

Tab. H.29 Übersicht über Hirnnerven (Forts.)

Hirnnerv		Fasertyp	Funktion	Untersuchungsmethode	Symptome bei Schädigung	Ursachen für Schädigung (Bsp.)
VII	**N. facialis**	Motorisch	Gesichtsausdruck	• Beim Lachen, Stirnrunzeln, Wangenaufblasen, Heben/Senken der Augenbrauen auf Symmetrie achten	• Fazialislähmung (halbseitige Gesichtslähmung) mit herabhängendem Mundwinkel, unvollständigem Lidschluss (Lagophthalmus), Bell-Zeichen (Drehung des Auges wird nach oben sichtbar), bei peripherer Fazialislähmung: Stirnrunzeln nur noch einseitig möglich • Geschmacksstörungen • Hyperakusis (gesteigertes Hörempfinden) • Störungen der Tränen- und Speichelsekretion	• Infektiös • Parainfektiös • Ursache oft nicht klärbar
		Sensibel	Geschmack	• Süß/sauer auf Zungenspitze schmecken lassen		
VIII	**N. vestibulocochlearis (N. acusticus)**	Sensibel	Hören	• Hörvermögen testen	• Hypakusis (Schwerhörigkeit) • Schwindel	• Kleinhirnbrückenwinkeltumor • Otitis media • Zoster oticus • Nebenwirkung von Aminoglykosiden • Trauma
IX	**N. glossopharyngeus**	Sensibel-motorisch	Geschmack	• Süß/sauer auf dem Zungenrücken schmecken lassen	• Pharyngeale Hypästhesie • Störungen des Würgereflexes • Dysphagie (Schluckstörung) • Geschmacksqualität „bitter" wird nicht wahrgenommen	• Tumor des Foramen jugulare • Trauma

H

Tab. H.29 Übersicht über Hirnnerven (Forts.)

Hirnnerv		Fasertyp	Funktion	Untersuchungsmethode	Symptome bei Schädigung	Ursachen für Schädigung (Bsp.)
X	**N. vagus**	Sensibel-motorisch	Empfindlichkeit des Pharynx, Bewegung der Stimmbänder	• „Ah" sagen lassen • Bewegung von Gaumen und Pharynx beurteilen • Auf Heiserkeit achten	• Bei einseitiger Störung Heiserkeit • Bei beidseitiger Störung Aphonie • Schluckstörungen • Gaumensegel hängt auf der gesunden Seite herab • Störungen des Würgreflexes	• Tumor des Foramen jugulare, am Kehlkopf oder im Mediastinum • Perioperative Läsion
XI	**N. accessorius**	Motorisch	Kopf- und Schulterbewegung	• Schultern zucken und Kopf gegen passiven Widerstand drehen lassen	• Parese des M. trapezius und M. sternocleidomastoideus	• Tumor des Foramen jugulare
XII	**N. hypoglossus**	Motorisch	Zungenstellung	• Zunge herausstrecken und seitlich hin und her bewegen lassen	• Zungenparese (weicht zur betroffenen Seite ab)	• Tumor des Foramen magnum • Trauma

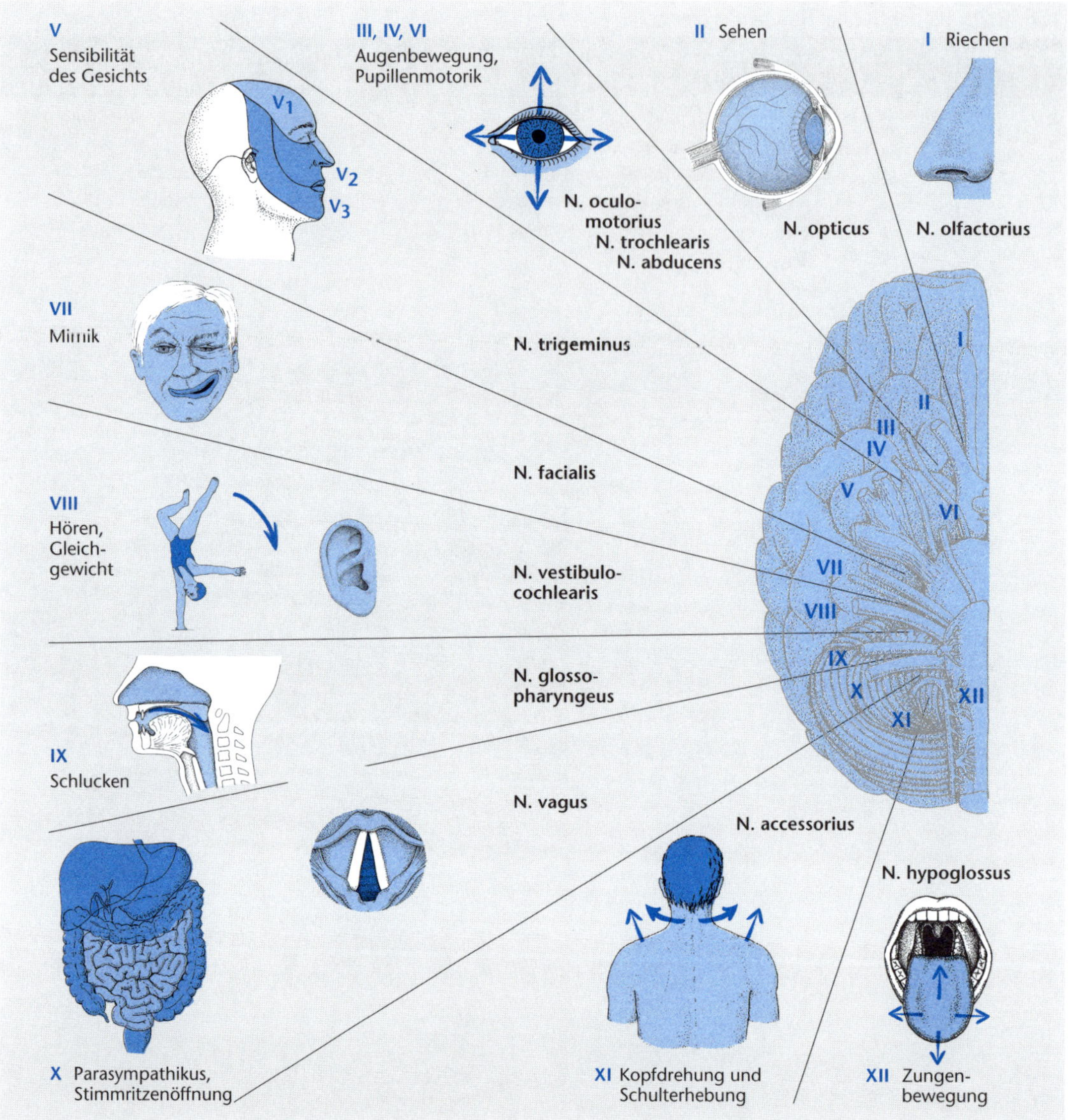

Abb. H.5 Die zwölf Hirnnerven im Überblick. [A400]

H

Hirntod: Diagnostik

(Weitere Informationen siehe Todesbescheinigung; Todeszeichen)

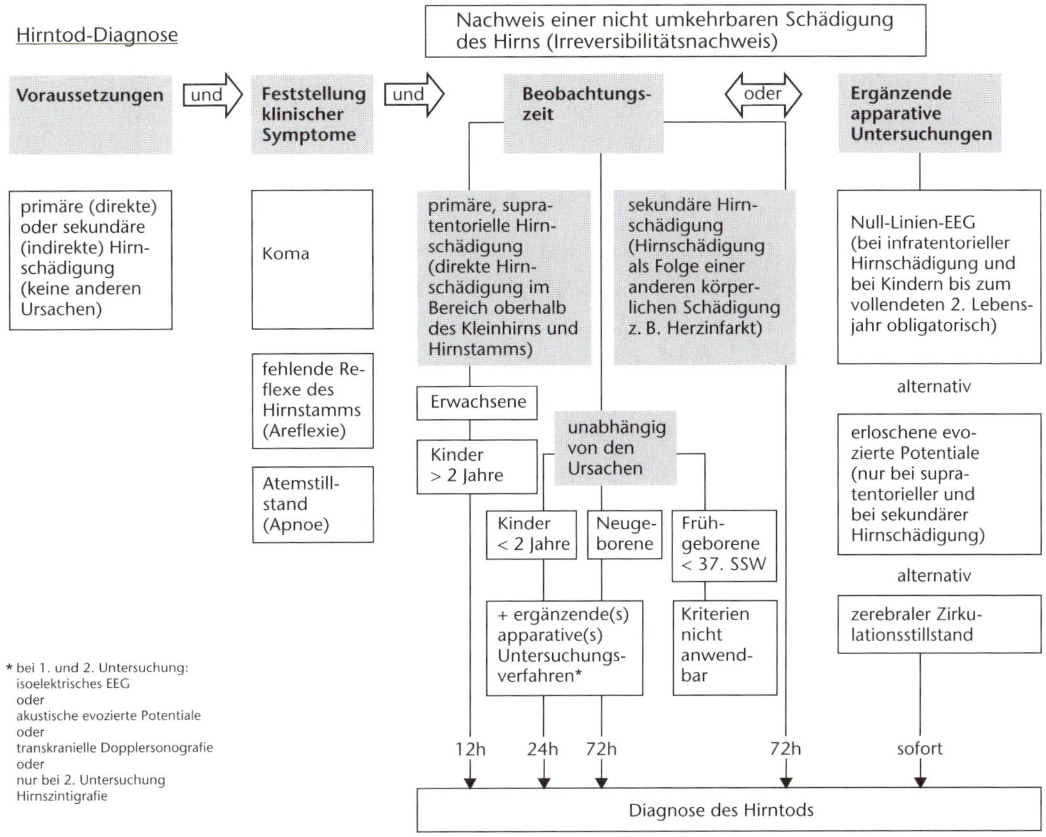

Abb. H.6 Die Diagnostik des Hirntodes.

Husten: Beobachtungskriterien

- Auftreten
- Geräusche
- Sputum
- Trocken/feucht

Auftreten

Tab. H.30 Beobachtungen beim Auftreten des Hustens

Beobachtung	Mögliche Ursachen
Akuter Husten	• Akute Bronchitis • Pneumonie
Chronischer Husten	• Langjähriges Rauchen • Bronchialkarzinom • Tuberkulose
Rezidivierender Husten	• Asthma bronchiale • COPD

Geräusche

Tab. H.31 Beobachtungen der Hustengeräusche

Beobachtung	Mögliche Ursachen
Abgeschnitten, kupiert (Hustenstoß wird abgebrochen, um weitere Schmerzen zu vermeiden)	• Pleuritis • Schmerzen im Brust- oder Bauchraum oder an der Wirbelsäule
Bellend, heiser	• Pseudokrupp • Kehlkopfentzündung • Kehlkopfenge, z. B. bei Diphtherie
Evozierter Husten	• Pleuraprozesse • Pneumonie
Heiser, klanglos, aphonisch	• Stimmbandschwellung
Stakkatoartig ohne Aufziehen	• Mukoviszidose
Stakkatoartig mit lautem Aufziehen	• Keuchhusten
Zweitönig, bitonal (pfeifende, metallische oder krächzende Beitöne)	• Aspiration von Fremdkörpern • Zusammendrücken der Bronchien von außen

H

Sputum

Tab. H.32 Beobachtungen des Sputums

Beobachtung	Mögliche Ursachen
Physiologisch: kein Sputum	
Dünnflüssig, schaumig, evtl. leicht blutig	• Akutes Lungenödem
Eitrig, grün-gelb, oft leicht süßlich riechend	• Bakterielle Infektion der Atemwege, z. B. eitrige Bronchitis, Lungenentzündung, Lungenabszess
Reichlich, zäh	• Mukoviszidose
Rotbraune Verfärbungen	• Geringe Blutmengen bei Lungenentzündung, Bronchialkarzinom, Tuberkulose, Lungenembolie
Übel bzw. faulig riechend	• Gewebezerfall der Lunge bei Bronchialkarzinom
Weißlicher Schleim, vor allem morgens abgehustet	• Chronische Bronchitis, sog. „Raucherhusten"
Zäh, fadenziehend, glasig	• Asthma bronchiale

Trocken/feucht

Tab. H.33 Beobachtungen des Hustens auf trocken/feucht

Beobachtung	Mögliche Ursachen
Feuchter Husten mit Sekretförderung (produktiver Husten)	• Bronchitis • Langjähriges Rauchen
Trockener Reizhusten (unproduktiver Husten)	• Laryngotracheitis • Atemwegsreizungen • Bronchialkarzinom • Keuchhusten • Pleuritis • Allergie • Beginnende entzündliche Prozesse • Chemische Reizung • Beginnende Linksherzinsuffizienz • Medikamentennebenwirkung, z. B. bei ACE-Hemmern • V. a. nächtliches Auftreten: Reflux

Hygiene

(Weitere Informationen siehe Desinfektion; Infektionen/Infektionskrankheiten: nosokomiale Infektionen; Reinigung)

Kleidung und Schutzausrüstung

Tab. H.34 Hygiene bei Arbeitskleidung und Schutzausrüstung

Bekleidung	Eigenschaften	Wechsel	Aufbereitung/ Entsorgung	Besonderheiten
Arbeitskleidung (Dienstkleidung, Berufskleidung): Kurzarmkleid, Kurzarmkasak + Hose	• Baumwolle oder Baumwollmischgewebe • Bei 90 °C waschbar	• I. d. R. jeden 2. Tag • In Bereichen mit besonderem Infektionsrisiko, z. B. Intensivstation, Frühgeboreneneinheit, tgl. • Bei Kontamination sofort	• Arbeitskleidung muss in Einrichtung gewaschen werden • Waschen mit nachgewiesen wirksamen Waschverfahren	• Sollte vom Arbeitgeber gestellt werden • Nur innerhalb der Einrichtung tragen
Private Arbeitskleidung	• Baumwolle oder Baumwollmischgewebe	• I. d. R. jeden 2. Tag • Bei Kontamination sofort	• Waschen in Waschmaschine bei mind. 60 °C	• Nur in Bereichen mit geringen Hygieneanforderungen, z. B. Psychiatrie, Seniorenwohneinrichtungen • Nur innerhalb der Einrichtung tragen • Bei Gefahr von Kontamination muss Arbeitgeber Schutzkleidung zur Verfügung stellen

Tab. H.34 Hygiene bei Arbeitskleidung und Schutzausrüstung (Forts.)

Bekleidung	Eigenschaften	Wechsel	Aufbereitung/ Entsorgung	Besonderheiten
Bereichskleidung	• Baumwollmischgewebe oder Mikrofaser	• Tgl. • Bei Kontamination sofort	• Arbeitskleidung muss in Einrichtung gewaschen werden • Waschen mit nachgewiesen wirksamen Waschverfahren	• Wird in definierten Bereichen, z. B. OP, Funktionsbereichen, getragen
Dienstschuhe	• Vorn geschlossen • Mit Fersenriemen • Rutschfeste Sohle • Oberfläche muss problemlos gereinigt und desinfiziert werden können	• Bei Bedarf	• Bei sichtbarer Verschmutzung Wischdesinfektion • 1×/Woche reinigen	• Nur innerhalb der Einrichtung tragen
Schutzkittel	• Einwegartikel oder aufbereitbar	• Nach Gebrauch	• Einwegartikel: direkte Entsorgung gemäß Abfallplan • Aufbereitbare Schutzkittel waschen mit nachgewiesen wirksamen Waschverfahren	• Wird über der Arbeits-/ Bereichskleidung getragen, wenn Kontamination erwartet wird
Kopfhaarschutz (Kopfhaube)	• Einwegartikel • Flüssigkeitsabweisend	• Nach Kontamination • Beim Verlassen des Bereichs • Mind. 1 x/Tag	• Entsorgung gemäß Abfallplan • Anschließend hygienische Händedesinfektion	• Bart und Kopfhaar müssen vollständig bedeckt sein • Personalschutz bei Gefahr von Kontamination mit organischem Material • Patientenschutz, z. B. bei Versorgung großflächiger Wunden, in Transplantationseinheiten, Einheiten für Schwerverbrannte
Augenschutz, z. B. Schutzbrille, Augenschild	• Einwegartikel oder wiederaufbereitbares Material, Letzteres muss desinfizierbar sein • Flüssigkeitsdicht • Mit seitlichem Schutz • Ggf. beschlags-/ spiegelarm	• Nach Gebrauch	• Einwegmaterial entsorgen • Wiederaufbereitbares Material reinigen und desinfizieren	• Personenschutz vor Kontamination mit organischem Material oder chemischen Gefahrstoffen, z. B. Reinigungs- und Desinfektionsmittel

H

Tab. H.34 Hygiene bei Arbeitskleidung und Schutzausrüstung (Forts.)

Bekleidung	Eigenschaften	Wechsel	Aufbereitung/ Entsorgung	Besonderheiten
Mund-Nasen-Schutz (Maske)	• Einwegartikel • Flüssigkeitsundurchlässig • Gute Passform, individuell anpassbar	• Jedes Mal nach Gebrauch (nicht absetzen und wieder aufsetzen) • Nach Kontamination • Wenn durch Atemluft des Benutzers durchfeuchtet	• Entsorgung gemäß Abfallplan • Anschließend hygienische Händedesinfektion	• Muss Nase, Mund, ggf. Bart vollständig bedecken • Bei Gefahr des Verspritzens oder Versprühens von infektiösem Material • Wenn Ansteckungsgefahr für Pat. besteht, z. B. bei Erkältung der Pflegenden
Atemschutz	• Einwegartikel • Dicht sitzend • Flüssigkeitsdicht • Ggf. mit Exspirationsventil	• Jedes Mal nach Gebrauch (nicht absetzen und wieder aufsetzen) • Nach Kontamination • Wenn durch Atemluft des Benutzers durchfeuchtet	• Entsorgung gemäß Abfallplan • Anschließend hygienische Händedesinfektion	• Bei aerosol übertragbaren, hochinfektiösen Krankheiten, z. B. Tbc, hämorrhagischem Fieber
Handschuhe	• Dicht • Stabil • Möglichst reißfest • Elastisch • Mit gutem Tastvermögen • Ggf. lange Stulpen • Möglichst puderfrei • Latexhandschuhe müssen puderfrei sein • Je nach Einsatz steril oder unsteril • Je nach Einsatzzweck besondere Anforderungen/ Eigenschaften beachten	• Unmittelbar nach Kontamination/Verschmutzung • Nach jedem Pat.	• Entsorgung gemäß Abfallplan • Anschließend hygienische Händedesinfektion	• Unsterile Handschuhe zum eigenen Schutz bei Umgang mit potenziell infektiösem Material oder zum Schutz des Pat., z. B. bei immungeschwächten Pat. • Sterile Handschuhe: Wenn Schutzbarrieren des Körpers (Haut, Schleimhäute) verletzt oder irritiert werden • Bei Isolierungsmaßnahmen (siehe Isolierungsmaßnahmen) besondere Bestimmungen beachten
Schutzschuhe	• Flüssigkeitsdicht • Rutschfeste Sohle • Chemisch bzw. thermisch desinfizierbar	• Beim Verlassen des Bereichs bzw. nach Gebrauch	• Verschmutzungen sofort entfernen • Bevorzugt maschinelle Aufbereitung bei 60 °C	• Mitarbeiterbezogen verwenden oder nach jedem Gebrauch desinfizieren

H

Persönliche Hygiene

Tab. H.35 Persönliche Hygiene

Bereich	Zu beachten
Hände	Kurze, unlackierte Fingernägel Händewaschen bei: • Sichtbarer Verschmutzung • Beginn und Ende der Arbeitsschicht • Vor Essenszubereitung und -verteilung • Nach Toilettenbenutzung • Nach Naseputzen • Nach Kontakt mit Haustieren Händedesinfektion
Haare	• Langes Haar eng am Kopf anliegend feststecken
Schmuck	• Keine Ringe, Armbänder, Ketten, lange Ohrringe, Armbanduhren tragen

Reinigungs- und Desinfektionsplan

Tab. H.36 Reinigungs- und Desinfektionsplan

Was?	Wie oft?	Wie?/Wann?	Womit?	Wer?
Hände waschen	• Nach Bedarf • Bei makroskopisch sichtbarer Verschmutzung	• Waschen, gut abspülen, mit Einmalhandtuch abtrocknen	Waschlotion	Personal
Händedesinfektion	• Vor und nach Patientenkontakt • Vor Injektionen und Punktionen • Nach Kontamination mit Körpersekreten, Exkreten und nach Ablegen der Einmalhandschuhe • Nach „unreinen Tätigkeiten" (z. B. Leeren von Mülleimern)	• Konzentrat 30 Sek. in die trockenen Hände einreiben (Gebrauchsanweisung beachten)	Händedesinfektionsmittel, z. B. Sterillium® (EWZ: 30 Sek.)	Medizinisches und pflegerisches Personal
Hautdesinfektion	• Vor Injektionen und Punktionen	• Einsprühen, mit sterilem Tupfer verreiben	Hautdesinfektionsmittel, z. B. Cutasept F® (EWZ vor Injektionen: 15 Sek.; EWZ vor Punktionen: 60 Sek.)	Personal
Flächen/Türen	• Arbeitstäglich	• Wischdesinfektion	Flächendesinfektionsmittel, z. B. Mikrobac forte®	Hauswirtschaftliches Personal
Arbeitsflächen	• Arbeitstäglich • Vor Zubereitung von Infusionen, Verbandwechsel u. Ä.	• Wischdesinfektion mit gebrauchsfertigen Desinfektionstüchern (Wipes)	Alkoholisches Flächendesinfektionsmittel, z. B. Bacillol® Tissues	Personal

Tab. H.36 Reinigungs- und Desinfektionsplan (Forts.)

Was?	Wie oft?	Wie?/Wann?	Womit?	Wer?
Kritische Medizinprodukte und -geräte (z. B. Instrumente)	• Nach Gebrauch	• In Sammelbox bzw. benutzte Setbox; innerhalb von 12 Std. der ZSVA zuführen	Maschinelle Aufbereitung und Sterilisation innerhalb der ZSVA	Medizinisch-pflegerisches Personal und Personal der ZSVA
Unkritische Medizinprodukte und -geräte (z. B. Lagerungsschienen, Perfusoren)	• Nach Gebrauch	• Wischdesinfektion mit gebrauchsfertigen Desinfektionstüchern (Wipes) bzw. gemäß Herstellerangaben	Alkoholisches Flächendesinfektionsmittel, z. B. Bacillol®Tissues	Pflegerisches Personal
Waschschüsseln	• Nach Gebrauch	• Ausspülen und anschließende Wischdesinfektion mit Flächendesinfektionsmittel • 1 Std. einwirken lassen • Ausspülen und zum Trocknen in Ständer stellen	Flächendesinfektionsmittel, z. B. Mikrobac forte® 0,5% (EWZ: 1 Std.)	Pflegerisches Personal
Steckbecken/Urinflaschen	• Nach Gebrauch	• Im Desinfektionsautomaten thermisch desinfizieren	Steckbeckenspülgerät	Pflegerisches Personal
Betten	• Nach Verlegung • Nach Entlassung • Nach Tod des Pat. • Nach Kontamination	• Bettwäsche komplett abziehen und als Schmutzwäsche entsorgen • Rahmen und Matratzenschutz wischdesinfizieren • Nach Antrocknen der Desinfektionslösung Bett neu beziehen	Flächendesinfektionsmittel, z. B. Mikrobac forte® 0,5%	Personal
Fußboden, mobiles und festes Inventar	• Täglich reinigen • Nach Kontamination desinfizieren	• Reinigung gemäß Leistungsbeschreibung des Dienstleisters • Desinfektion als Wischdesinfektion durchführen. Nach Antrocknung kann desinfizierte Fläche genutzt werden	Flächendesinfektionsmittel, z. B. Mikrobac forte® 0,5%	Reinigungspersonal und pflegerisches Personal
Gemeinschaftliche verwendete Sanitäreinrichtungen (z. B. Duschen, Wannen)	• Nach Gebrauch	• Ausspülen und anschließende Wischdesinfektion mit Flächendesinfektionsmittel • Nach 5 Min. EWZ ausspülen	Flächendesinfektionsmittel, z. B. Mikrobac forte® 2% (EWZ: 5 Min.)	Pflegerisches Personal

Hypothermie

(Weitere Informationen siehe Erfrierungen, Hypothermie/Hyperthermie)
Hypothermie = Unterkühlung

Stadien

Tab. H.37 Stadien der Hypothermie

Grad	Stadium	Körpertemperatur	Symptome
I	Abwehr, Erregung	36–34 °C	• Patient bewusstseinsklar • Gänsehaut • Muskelzittern • Blasse, kalte Haut • Leicht zyanotische Lippen und Akren • O_2-Verbrauch ↑ • Puls ↑ • RR ↑ • Beschleunigte, vertiefte Atmung • Schmerzen
II	Erschöpfung	34–30 °C	• Somnolenz, ggf. Koma • Evtl. Halluzinationen • Kein Muskelzittern • Muskelstarre • Stoffwechsel reduziert • Puls ↓, arrhythmisch • RR normal oder ↓ • Atmung flach und unregelmäßig (Atemdepression) • BZ ↓ • Abgeschwächte Reflexe • Nach einem Tag Hautödem und -blasen • Keine Schmerzen
III	Lähmung	30–27 °C	• Koma (Scheintod) • Puls kaum tastbar, extrem bradykard • Arrhythmie bis hin zum Kammerflimmern • RR ↓ • Evtl. Herz-Kreislauf-Stillstand • Minimale Atmung • Keine Reflexe • Pupillenerweiterung • Nach einer Woche Hautnekrosen
IV	Scheintod/Tod	< 27 °C	• Puls nicht tastbar • Keine Atmung sichtbar • Herz-Kreislauf-Stillstand • Keine Pupillenreflexe

Ursachen

Tab. H.38 Mögliche Ursachen einer Hypothermie

Mögliche Ursache	Beispiele
Unterkühlung durch unangemessene Kleidung/witterungsbedingt	• Längerer Aufenthalt in kalter oder nasser Umgebung, z. B. nach Ertrinkungsunfall • Verwirrtheit • Sturz • Gestörtes Temperaturempfinden, z. B. bei Morbus Parkinson, Apoplexie, Diabetes mellitus
Mangelhafte Anpassung der Körpertemperatur an die Außentemperatur	• Eingeschränkte Wärmeproduktion, v. a. bei alten Menschen • Hohe Wärmeverluste über die Haut, z. B. bei einem Patienten mit Verbrühung • Mangelhaft ausgebildetes Unterhautfettgewebe • Schwerer Blutverlust • Schock • Zentral bedingte Temperaturregulationsstörungen, z. B. bei einem Hirntumor • Dysfunktion/Unreife des Temperaturregulationszentrum, z. B. bei Frühgeborenen • Alkohol (Wärmeabgabe durch weitgestellte Gefäße)
Stoffwechselverlangsamung	• Hypothyreose • Kachexie • Anämie • Medikamente, z. B. Tranquilizer • Bewusstlosigkeit • Sterbeprozess
Durchblutungsstörungen	• Gefäßerkrankungen • Medikamente, die die Gefäße eng stellen
Perioperativ	• Kalter Operationssaal oder -tisch, klimatisierter Operationssaal mit kalter Luftströmung • Großflächige Anwendung von Desinfektionsmitteln • Kalte Infusionslösungen, kalte Transfusionen, kalte Spülflüssigkeiten, extrakorporale Zirkulation bei herzchirurgischen Eingriffen • Künstlich hergestellte, therapeutische Hypothermie bei Herzoperationen • Lange Operationsdauer • Wärmeverlust durch Verdunstung von Flüssigkeiten, z. B. bei Laparotomien, da über das Peritoneum viel Flüssigkeit verdunstet und es so zu Wärmeverlusten kommt • Zentrale Temperaturregulationsstörungen durch Anästhetika

Hypothermie/Hyperthermie: Auswirkungen

(Weitere Informationen siehe Erfrierungen; Fieber; Hypothermie)

Tab. H.39 Auswirkungen von Hypothermie und Hyperthermie

	Herz-Kreislauf-System	Atmung	Hirnfunktion	Sonstiges	Besonderheiten bei Früh-/Neugeborenen
Hypothermie	• Herz-Kreislaufbelastung ↑ • Herzrhythmusstörungen bis zum Kammerflimmern bei KT ≤ 28 °C • Asystolie bei KT ≤ 22 °C	• Atemstillstand bei KT ≤ 24°C • p_aO_2 ↓	• Zerebrale Hypoperfusion • Hirnschädigung durch hypothermes Hirnödem bei Kreislaufinsuffizienz	• Elektrolytverschiebung • Blutzucker ↓	• Atemstörungen durch Surfactantinaktivierung • Postnataler Gewichtsverlust ↑ durch gesteigerten Sauerstoff- und Energieverbrauch
Hyperthermie	• Herz-Kreislaufbelastung durch Tachykardie, Tachyarrhythmie • Hypovolämie • Kreislaufzentralisation • Schockgefahr	• Sauerstoffverbrauch ↑ (gesamt, myokardial und zerebral) • Tachypnoe	• Zerebrale Hyperperfusion • Bewusstseinsstörung, Desorientiertheit, Halluzinationen • Bei Temperaturen ≥ 41 °C zerebrale Schädigung	-	• Beim Frühgeborenen Auswirkungen noch schwerwiegender: Flüssigkeitsverlust, Gewichtsverlust, Hypernatriämie durch hypertone Dehydratation (Wasserverlust ohne entsprechenden Verlust von Na^+), Hyperbilirubinämie, Apnoe, Mortalität ↑

H

Hyperthermie

Hyperthermie = Erhöhung der Körpertemperatur unabhängig von einer Veränderung der Solltemperatur im Wärmezentrum des Hypothalamus; der Sollwert ist normal, der Körper hat keine ausreichende Möglichkeit, überschüssige Wärme abzugeben

Ursachen

- Vermehrte Wärmezufuhr
- Vermehrte Wärmebildung
- Verminderte Wärmeabgabe

Folgen

- Überwärmung des Körpers durch Hitzestau
- Sonnenstich
- Hitzeschlag
- Hitzesynkope

TEIL

I Von Illness Constellation Model bis Isolierungsmaßnahmen

Illness Constellation Model

- Von Janice M. Morse und Joy L. Johnson 1991 entwickelt
- Theoretischer Erklärungsansatz des individuellen Krankheitserlebens von Patienten und ihren Angehörigen
- Beschreibung von vier Phasen des Krankheitserlebens aufgrund von Ergebnissen qualitativer pflegewissenschaftlicher Forschung

Tab. I.1 Illness Constellation Model

Selbst (self)	Andere (others)
Phase 1: Phase der Unsicherheit	
• Verdacht, Ahnung • Seinen Körper „lesen" • Überwältigt sein	• Verdacht, Ahnung • Beobachten • Überwältigt sein
Phase 2: Phase des Zusammenbruchs	
• Kontrollverlust • Abstand von sich selbst nehmen	• Verantwortung akzeptieren • Wachsam sein
Phase 3: Wiederaufnahme des Selbst	
• Sinn geben • Erhalten des Selbst • Rollen neu aushandeln • Ziele setzen • Bestätigung suchen	• Sich zum „Kampf" verpflichten • „Puffern" • Rollen neu aushandeln • Aktivitäten beobachten • Unterstützen
Phase 4: Wiedererlangen des Wohlbefindens	
• Verantwortung übernehmen • Die Situation „meistern" • Einen Anschluss suchen	• Kontrolle abgeben • Es durchstehen • Einen Abschluss suchen

Impfungen

(Weitere Informationen siehe Infektionen/Infektionskrankheiten; Injektionsstellen; Nadelstichverletzung/Blutkontakt; STORCH-Komplex; Tetanus; Wunden)

Arten

Tab. I.2 Übersicht über Impfungen

Impfung	Erläuterungen	Beispiele
Aktive Immunisierung	• Impfstoffe mit abgeschwächten lebenden oder abgetöteten Erregern • Spezifische Antikörperbildung • Dauert länger • Langfristiger Schutz	Polioimpfung
Passive Immunisierung	• Impfstoffe enthalten Immunglobuline/Antikörper • Direkter Schutz • Kürzere Wirkdauer	Verdacht auf FSME-Infektion
Simultanimpfung	• Gleichzeitige aktive und passive Immunisierung • Sofort einsetzend • Lang anhaltend	Tetanusimpfung bei Verletzung und nicht bestehendem Impfschutz
Grundimmunisierung	• Aktive Immunisierung/Regelimpfungen von Säuglingen (ab 3. Monat)/Kleinkindern/Jugendlichen • Aufgeführt in Impfkalendern	Masern-, Mumps-, Röteln-, Diphtherie-, Tetanus-, Pertussisimpfung
Indikationsimpfung	• Aktive Immunisierung für Risikogruppen	Grippe-, Hep.-A-Impfung

Impfkalender

Tab. I.3 Impfkalender nach den Empfehlungen der Ständigen Impfkommission am Robert-Koch-Institut (STIKO, Stand 2007)

Erkrankung	Alter in vollendeten Monaten					Alter in vollendeten Jahren				Besonderheiten
	2	3	4	11–14	15–23 a)	5–6 a)	9–17 a)	≥ 18	≥ 60	
T (Tetanus)*	1.	2.	3.	4.	-	A	A	A******		-
D/d (Diphtherie)* b)	1.	2.	3.	4.	-	A	A	A******		-
aP/ap (Pertussis)*	1.	2.	3.	4.	-	A	A	-	-	-
Hib (Haemophilus influenzae Typ b)*	1.	2. c)	3.	4.	-	-	-	-	-	Antigenkombinationen mit Pertussiskomponente werden nach dem DTaP (Diphtherie/Tetanus/Pertussis)-Schema benutzt
IPV (Polio)*	1.	2. c)	3.	4.	-	-	A	-	-	-
HB (Hepatitis B)*	1.	2. a)	3.	4.	-	-	G	-	-	Exponierte Neugeborene: Geburt, 1, 6 Monate
Pneumokokken**	1.	2.	3.	4.	-	-	-	-	S	-
Meningokokken	-	-	-	1. e) ab 12 Monate	-	-	-	-	-	-

Tab. I.3 Impfkalender nach den Empfehlungen der Ständigen Impfkommission am Robert-Koch-Institut (STIKO, Stand 2007) (Forts.)

Erkrankung	Alter in vollendeten Monaten					Alter in vollendeten Jahren				Besonderheiten
	2	3	4	11–14	15–23 a)	5–6 a)	9–17 a)	≥ 18	≥ 60	
MMR (Masern, Mumps, Röteln)* **	-	-	-	1.	2.	-	-	-	-	Zweite MMR-Impfung kann bereits 4 Wochen nach der ersten erfolgen
Varizellen (Windpocken)	-	-	-	1.	f)	-	-	-	-	-
Influenza******	-	-	-	-	-	-	-	-	S	Jährlich
HPV*********	-	-	-	-	-	-	SM	-	-	-

Um die Zahl der Injektionen möglichst gering zu halten, sollten vorzugsweise Kombinationsimpfstoffe verwendet werden. Impfstoffe mit unterschiedlichen Antigenkombinationen von D/d, aP/ap, HB, Hib, IPV sind verfügbar. Bei Verwendung von Kombinationsimpfstoffen sind die Angaben des Herstellers zu den Impfabständen zu beachten. Zur gleichzeitigen Gabe von Impfstoffen sind die Angaben des Herstellers zu beachten. Der Zeitpunkt der empfohlenen Impfung wird in Monaten und Jahren angegeben. Die Impfungen sollten zum frühestmöglichen Zeitpunkt erfolgen. Die untere Grenze bezeichnet vollendete Lebensjahre bzw. Lebensmonate. Die obere Grenze ist definiert durch den letzten Tag des aufgeführten Alters in Jahren/Monaten. Beispiel: 12–17 Jahre: Vom vollendeten 12. Lebensjahr (12. Geburtstag) bis zum Ende des 18. Lebensjahrs (letzter Tag vor dem 18. Geburtstag).

A: Auffrischungsimpfung, möglichst nicht früher als 5 Jahre nach der vorherigen letzten Dosis

G: Grundimmunisierung für alle Kinder und Jugendliche, die bisher nicht geimpft wurden, bzw. Komplettierung eines unvollständigen Impfschutzes

S: Standardimpfung mit allgemeiner Anwendung = Regelimpfung

SM: Standardimpfung für Mädchen

a) Zu diesem Zeitpunkt soll der Impfschutz unbedingt überprüft und ggf. vervollständigt werden.

b) Ab einem Alter von 5 bzw. 6 Jahren wird zur Auffrischungsimpfung ein Impfstoff mit reduziertem Diphtherietoxoid-Gehalt (d) verwendet.

c) Bei monovalenter Anwendung bzw. bei Kombinationsimpfstoffen ohne Pertussiskomponente kann diese Dosis entfallen.

e) Zur Möglichkeit der Koadministration von Impfstoffen sind die Fachinformationen zu beachten.

f) Bei Anwendung des Kombinationsimpfstoffes MMRV sind die Angaben des Herstellers zu beachten. Entsprechend den Fachinformationen ist die Gabe einer 2. Dosis gegen Varizellen erforderlich. Zwischen beiden Dosen sollten 4–6 Wochen liegen.

* Abstände zwischen den Impfungen der Grundimmunisierung mindestens 4 Wochen; Abstand zwischen vorletzter und letzter Impfung der Grundimmunisierung mindestens 6 Monate.

** Generelle Impfung gegen Pneumokokken für Säuglinge und Kleinkinder bis zum vollendeten 2. Lebensjahr mit einem Pneumokokken-Konjugatimpfstoff; Standardimpfung für Personen ≥ 60 Jahre mit Polysaccharid-Impfstoff und Wiederimpfung im Abstand von 6 Jahren.

*** Mindestabstand zwischen den Impfungen 4 Wochen.

**** Jährlich mit dem von der WHO empfohlenen Impfstoff.

***** Grundimmunisierung mit 3 Dosen für alle Mädchen im Alter von 12 bis 17 Jahren.

****** Jeweils 10 Jahre nach der letzten vorangegangenen Dosis.

Tab. I.4 Auffrisch- und Nachimpfungen für Erwachsene und Indikationsimpfungen für alle Altersgruppen nach den Impfempfehlungen der Ständigen Impfkommission am Robert-Koch-Institiut (STIKO, Stand 2003). Alle genannten Impfungen sind Aktivimpfungen

Erkrankung	Kategorie*	Auswahl Indikationen, z. B. Reiseziel oder Personengruppe
Cholera	R	Auf Verlangen des Ziel- oder Transitlandes
Diphtherie	S, A, P	Inkomplette Grundimmunisierung, Auffrischung, regionale Ausbrüche, Reisen in Endemiegebiete
FSME	I, B, R	Aufenthalt in Gefährdungsgebieten, berufliche Gefährdung (z. B. Forstarbeiter, Jäger)
Gelbfieber	R, B	Aufenthalt in Gelbfieber-Infektionsgebieten

I

Tab. I.4 Auffrisch- und Nachimpfungen für Erwachsene und Indikationsimpfungen für alle Altersgruppen nach den Impfempfehlungen der Ständigen Impfkommission am Robert-Koch-Institiut (STIKO, Stand 2003). Alle genannten Impfungen sind Aktivimpfungen (Forts.)

Erkrankung	Kategorie*	Auswahl Indikationen, z. B. Reiseziel oder Personengruppe
Hib (Haemophilus influenzae Typ b)	I, P	Zustand nach Milzentfernung, nach Kontakt mit Hib-Erkrankten
Hepatitis A, Hepatitis B	I, B, P, R	Gefährdete Personen (z. B. medizinisches Personal, Personen mit Hämophilie, chronischen Lebererkrankungen, homosexuell aktive Männer), ggf. Aufenthalt in Gebieten mit hoher Durchseuchung, regionale Krankheitsausbrüche (Hepatitis A) oder Zustand nach Exposition (Hepatitis B), Hepatitis B für Kinder allgemein empfohlen
Influenza	S, I, B, R	Ältere oder durch Vorerkrankungen oder Beruf besonders gefährdete Personen, bei (drohenden) Epidemien
Masern	B, P	Beruflich Gefährdete (z. B. medizinisches Personal, Personal in Kindergärten), für Kinder allgemein empfohlen
Meningokokken-Infektion	I, B, R, P	Patienten mit Immundefekten, besonders Gefährdete, z. B. Entwicklungshelfer, bei Krankheitsausbrüchen
Mumps	B, P	Siehe Masern
Pertussis	I, B, P	Frauen mit Kinderwunsch präkonzeptionell oder in den ersten Tagen nach Geburt, Haushaltskontaktpersonen, siehe Masern
Pneumokokken-Infektion	S, I	Ältere oder durch Vorerkrankungen besonders gefährdete Menschen, z. B. Patienten nach Milzentfernung, Frühgeborene
Poliomyelitis (Kinderlähmung)	S, I, B, P	Inkomplette Grundimmunisierung; bei besonderer beruflicher Gefährdung, Reisen oder regionalen Ausbrüchen. Eine Auffrischimpfung für Erwachsene mit ≥ 4 dokumentierten Impfungen wird nicht mehr empfohlen
Röteln	I, B, P	Gefährdete Personen (z. B. Personal in Kindergärten), nicht immune Frauen mit Kinderwunsch, für Kinder allgemein empfohlen
Tetanus	S, A, P	Inkomplette Immunisierung, Auffrischung; bei Verletzungen
Tollwut	B, R, P	Kontakt mit tollwutverdächtigen Tieren, besondere Gefährdung durch Beruf (z. B. Tierärzte, Jäger) oder Reise
Typhus	R	Reisen in Endemiegebiete
Varizellen (Windpocken)	S, I, B, P	Besonders gefährdete Personen (z. B. Immundefekt), nicht immune Jugendliche oder Frauen mit Kinderwunsch, erhöhte berufliche Gefährdung

*
S … Standardimpfung mit allgemeiner Anwendung = Regelimpfung
A … Auffrischimpfung
B … Impfung aufgrund einer erhöhten beruflichen Gefährdung
I … Indikationsimpfung bei erhöhter Gefährdung (nicht beruflich), auch zum Schutz Dritter
R … Reiseimpfung (die Impfindikation ergibt sich aus dem Reiseziel)
P … Postexpositionelle Prophylaxe oder andere Maßnahmen der spezifischen Prophylaxe (Immunglobulingabe oder Chemoprophylaxe)

Infektionen/Infektionskrankheiten

(**Weitere Informationen** siehe Entzündung; Erregerreservoir; Impfungen; Isolierungsmaßnahmen; Mikroorganismen; Nadelstichverletzung/Blutkontakt; Stillen; STORCH-Komplex; Tetanus; Wunden; MRSA-Sanierungsprotokoll: 💻)

Erreger

Tab. I.5 Überblick über Erreger von Infektionen

Erreger der Infektion	Beschreibung des Erregers	Beispiele
Bakterien	• Einzellige Lebewesen ohne festen Zellkern • Erbmaterial: DNA, RNA oder/und Plasmide • Relativ schnelle Vermehrung	• Streptokokken • Staphylokokken • Proteus • Escherichia coli • Klebsiellen • Salmonellen • Meningokokken • Enterobakterien
Viren	• Bestehen nur aus einer Erbinformation (DNA oder RNA), die in einer Hülle verpackt ist • Sehr kleine Krankheitserreger; sind zur Vermehrung auf andere Lebewesen angewiesen	• Grippevirus • Hepatitisvirus • Masernvirus • Mumpsvirus • Herpesvirus • HIV
Pilze	• Pflanzenähnliche Mikroorganismen mit echtem Zellkern • Keine Möglichkeit zur Photosynthese • Energiegewinnung aus organischem Material (heterotroph)	• Hefepilze wie Candida albicans • Schimmelpilze wie Aspergillus fumigatus und andere Aspergillus-Arten • Cryptococcus neoformans • Histoplasma • Blastomyces • Dermatophyten
Protozoen	• Einzellige tierische Krankheitserreger • Parasitische Lebensweise	• Plasmodien (Malariaerreger) • Trypanosomen (Erreger der Schlafkrankheit) • Amöben • Trichomonaden
Würmer	• Vielzellige tierische Krankheitserreger • Parasitische Lebensweise	• Taenia saginata (Rinderbandwurm) • Taenia solium (Schweinebandwurm) • Egel • Spulwürmer
Insekten		• Pediculus capitis (Kopflaus) • Sarcoptes scabiei (Krätzmilbe) • Flöhe

Meldepflicht

Tab. I.6 Meldepflicht von Infektionskrankheiten

Krankheit/Erreger	Verdacht	Erkrankung	Todesfall	Erregernachweis
Adenovirus[1, 7]	-	-	-	+
Borrelia recurrentis[1]	-	-	-	+
Botulismus[1]	+	+	+	+
Brucella sp.[1]	-	-	-	+
Campylobacter sp., darmpathogen[1]	-	-	-	+
Chlamydia psittaci (Ornithose)[1]	-	-	-	+
Cholera[1]	+[4, 5, 11]	+[4, 5, 11]	+[4, 5, 11]	+
Corynebact. diph. (Diphtherie)[1]	+	+	+	+

Tab. I.6 Meldepflicht von Infektionskrankheiten (Forts.)

Krankheit/Erreger	Verdacht	Erkrankung	Todesfall	Erregernachweis
Coxiella burnetii (Q-Fieber)[1]	-	-	-	+
Cryptosporidium parvum[1]	-	-	-	+
Ebolavirus[1]	-	-	-	+
Echinococcus sp.	-	-	-	+
Escherichia coli, darmpathogen[1]	-	-	-	+
Francisella tularensis (Tularämie)[1]	-	-	-	+
FSME-Virus[1]	-	-	-	+
Gardia lamblia[1]	-	-	-	+
Gelbfiebervirus[1]	-	-	-	+
Hämolytisch-urämisches Syndrom (HUS, EHEC)[1, 5]	+	+	+	+
Hämophilus influenza [1, 8]	-	-	-	+
Hantavirus[1]	-	-	-	+
Hepatitis A [1, 4]	+	+	-	+
Hepatitis B, C, D[1]	-	-	-	+
Hepatitis E[1, 4]	+	+	-	+
HIV (AIDS)	-	-	-	+
Humane spongiforme Enzephalopathie (außer familiäre hereditäre Formen)[1]	+	+	+	-
Influenzavirus[1]	-	-	-	+
Lassavirus[1]	-	-	-	+
Lebensmittelvergiftung, mikrobiell/akute infektiöse Gastroenteritis[1]	+[4]	+[4]	-	-
Legionella sp.[1]	-	-	-	+
Leptospira interrogans[1]	-	-	-	+
Listeria monocytogenes[1, 8] (+ Neugeborenen-Abstriche)	-	-	-	+
Marburgvirus[1]	-	-	-	+
Masern[1]	+	+	+	+
Meningokokkenmeningitis oder -sepsis (Neisseria meningitidis)[1]	+	+	+	+
Milzbrand (Bacillus anthracis)[1]	+	+	+	+
Mycobact. leprae (Lepra)[1]	-	-	-	+
Norwalk-ähnliches Virus (Norovirus)[1, 10]	-	-	-	+
Nosokomiale Infektionen[6]	-	+	-	-
Pest (Yersinia pest.)[1]	+	+	+	+
Plasmodien sp. (Malaria)	-	-	-	+
Poliomyelitis[1, 2]	+	+	+	+
Rickettsia prowazekii[1]	-	-	-	+
Röteln (Rubella), konnatale	-	-	-	+
Rotavirus[1]	-	-	-	+
Salmonellose[1]	+[4, 5]	+[4, 5]	-	+

Tab. I.6 Meldepflicht von Infektionskrankheiten (Forts.)

Krankheit/Erreger	Verdacht	Erkrankung	Todesfall	Erregernachweis
Shigellenruhr[1]	+[4, 5]	+[4, 5]	-	+
Tollwut (Rabiesvirus)[1]	+	+	+	+
Toxoplamose, konnatale	-	-	-	+
Treponema pall. (Lues)	-	-	-	+
Trichinella spiralis[1]	-	-	-	+
Tuberkulose[1, 3, 9]	-	+	+	+
Typhus abdominalis und Paratyphus[1]	+[4, 11]	+[4, 11]	+[4, 11]	+
Virales hämorrhagisches Fieber[1]	+	+	+	-
Virushepatitis, akute[1]	+	+	+	-
Yersinia enterocolitica, darmpathogen	-	-	-	+

1 Namentliche Meldung.
2 Als Verdacht gilt jede akute schlaffe Lähmung, außer wenn traumatisch bedingt.
3 Behandlungsbedürftige Formen, auch wenn ein bakteriologischer Nachweis nicht vorliegt.
4 Bei Tätigkeit im Lebensmittelgewerbe/Einrichtungen mit oder zur Gemeinschaftsverpflegung sowie bei zwei oder mehr zusammenhängenden Erkrankungsfällen.
5 Ausscheider, diese dürfen ebenso nicht in den unter 4 genannten Einrichtungen beschäftigt werden.
6 Bei gehäuftem Auftreten und vermutetem epidemischen Zusammenhang.
7 Direkter Nachweis im Konjunktivalabstrich.
8 Nur direkter Nachweis aus Liquor und Blut.
9 M. tuberculosis/africanum/bovis inkl. Resistenzbestimmungen; auch Nachweis säurefester Stäbchen im Sputum; Behandlungsverweigerung ist zu melden.
10 Direkter Nachweis aus dem Stuhl.
11 Auch bei Personen, die nicht unter 4 erfasst werden.

Nosokomiale Infektionen: Ursachen

(Weitere Informationen siehe Hygiene)

Tab. I.7 Mögliche Ursachen nosokomialer Infektionen

Quelle nosokomialer Infektionen	Mögliche Ursachen
Erreger	• Verbreitung von Erregern mit hoher Kontagiosität, z. B. Noro-Viren • Resistenzentwicklung der Erreger, z. B. MRSA
Patient	• Infektionsgefährdete Patienten durch herabgesetzte Immunabwehr, z. B. multimorbide Menschen, alte Menschen, Frühgeborene • Therapeutisch bedingte Abwehrschwäche, z. B. bei einem Patienten nach Chemotherapie
Personal	• Mangelnde Compliance bei der Händehygiene
Medizinische Eingriffe	• Häufige Durchführung invasiver Eingriffe mit hoher Infektionsgefährdung, z. B. Beatmung, Harnblasenkatheterisierung, Operationen, Infusionstherapie • Aufbereitungsmängel bei hygienerelevanten Medizinprodukten, z. B. Endoskope, chirurgische Instrumente

Prävention

Tab. I.8 Überblick über Präventionsmöglichkeiten gegenüber Infektionen

Art der Prävention	Definition
Expositionsprophylaxe	Vorbeugung von Infektionen durch Vermeidung des Kontakts zu den Infektionserregern
Dispositionsprophylaxe	Vorbeugung von Infektionen durch Verringerung der Empfänglichkeit eines Individuums für eine Infektion
Impfprophylaxe	Künstliche Immunisierung gegen bestimmte Erkrankungen, ohne dass der Betroffene zuvor die Erkrankung durchmachen muss

Übertragungswege

Tab. I.9 Übertragungswege von Infektionserregern

Übertragungsweg	Beispiele
Direkte Kontaktübertragung	Wundberührung mit unbehandschuhter Hand
Indirekte Kontaktübertragung	Wundinfektion durch Wundberührung mit kontaminierten Instrumenten
Fäkal-orale Übertragung (Schmierinfektion)	Verschleppung und orale Aufnahme von Fäkalspuren, z. B. Typhus
Aerogene Übertragung (Tröpfcheninfektion)	Tuberkulose durch beim Husten verbreitete Tuberkelbakterien
Alimentäre Übertragung (über Nahrungsmittel und Wasser)	Gastroenteritis infolge einer Salmonellenübertragung
Hämatogene Übertragung (über Blut)	Hepatitis B infolge einer Verletzung mit gebrauchter Kanüle
Transmissive Übertragung (über Zwischenwirte)	Malaria durch die in der Anophelesmücke entwickelten Parasitenformen

Verlauf

Tab. I.10 Verlauf einer Infektion

Phase	Merkmale
Invasionsphase (Infektion, Ansteckung)	• Erreger dringt in Organismus ein • Vermehrt sich zunächst nicht
Inkubationsphase (Ansteckungszeit)	• Zeitlicher Ablauf zwischen Ansteckung und Krankheitsausbruch • Unterschiedliche Zeitdauer: Std. oder auch Jahrzehnte • Nach „Eingewöhnungszeit" (Std.–Tage): Vermehrung des Erregers • Noch keine Krankheitssymptome • Kurz vor Auftreten der 1. Krankheitszeichen: „explosionsartige" Vermehrung des Erregers → v. a. bei viraler Infektion, jetzt hohe Ansteckungsgefahr
Krankheitsausbruch und Phase des Krankseins	Unterschiedliche Verlaufsarten: • Fulminant (sehr schneller Beginn mit schwerstem Krankheitsbild) • Akut (rascher Beginn) • Subakut (allmählicher, schwer abgrenzbarer Beginn) • Chronisch (langsamer Krankheitsverlauf) • Rezidivierend (wiederkehrend) • Mehrphasig/mehrgipflig (symptomfreie bzw. -arme Intervalle zwischen Krankheitsphasen)
Überwindungsphase	• Erreger wird aus Körper entfernt • Gelingt dies nicht: Tod des Erkrankten oder Überdauern des Erregers z. B. in Kapsel oder in einem Organ (erneute Erregervermehrung in Phasen der Abwehrschwäche) • Dauerausscheider = Ausscheidung des Erregers > 10 Wochen nach Krankheitsausbruch

I

Tab. I.10 Verlauf einer Infektion (Forts.)

Phase	Merkmale
Immunität	• Nach Überwindung bestimmter systemischer Infektionskrankheiten: lang andauernde Immunität, z. B. Windpocken

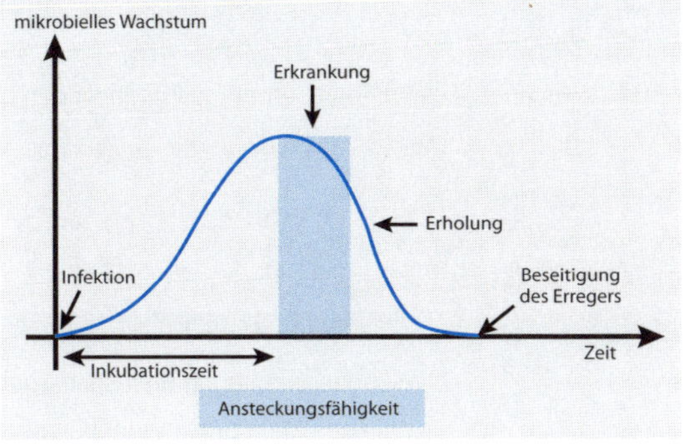

Abb. I.1 Beispiel für den Verlauf einer akuten Infektion (Schemazeichnung).

Infusionen

(Weitere Informationen siehe Ernährung: parenterale; Venenverweilkanülen)

Dauer berechnen

Grundlage

- 1 ml ≙ 20 Tropfen
- 1 Tropfen/min = 3 ml/h

Gegeben

- Tropfenzahl/min
- Gesamtinfusionsmenge

Gesucht

- Infusionsdauer

Lösung

$$\text{Einlaufzeit}[\text{h}] = \frac{\text{Infusionsmenge}[\text{ml}] \times 20\ \text{Tropfen/ml}}{\text{Tropfenzahl/min} \times 60\,\text{min/h}}$$

$$\text{Einlaufzeit}[\text{min}] = \frac{\text{Infusionsmenge}[\text{ml}] \times 20\ \text{Tropfen/ml}}{\text{Tropfcnanzahl/min}}$$

I

Einstellbeispiele

Tab. I.11 Einstellbeispiele für Infusionen

Infusionsmenge [ml]	Infusionszeit [Std.]	Infusionsgeschwindigkeit [ml/Std.]	Infusionsgeschwindigkeit [Tropfen/Min.]
50	0,5	100	33
100	0,5	200	67
250	0,5	500	167
250	1	250	83
500	1	500	167
500	2	250	83
500	3	166	55
500	6	84	28
500	9	55	19
500	12	42	14
500	18	28	9
500	24	21	7
1000	3	333	111
1000	6	166	56
1000	12	84	28
1000	18	55	19
1000	24	42	14
1500	12	126	42
1500	24	64	21
2000	12	166	56
2000	24	84	28

Elektrolytkonzentration und Osmolarität

Tab. I.12 Elektrolytkonzentration und Osmolarität verschiedener Infusionslösungen

Lösung	Natrium [mmol/l]	Kalium [mmol/l]	Glukose [g/100 ml]	Osmolarität im Verhältnis zu Blutplasma
Lävulose 5 %	-	-	-	hypoton
NaCl 0,9 %	154	-	-	isoton
Ringer	147	4	-	isoton
Ringer-Lactat	130	4	-	isoton
HG5	70	2,5	5,5	hypoton
Tuto OPG	100	18	5,5	hypoton

Geschwindigkeit berechnen

Grundlage

- 1 ml ≙ 20 Tropfen
- 1 Tropfen/min = 3 ml/h

Gegeben

- Gesamtinfusionsmenge
- Infusionsdauer

Gesucht

- Tropfenzahl/min
- Infusionsgeschwindigkeit [ml/h]

Lösung

$$\frac{\text{Tropfen}}{\text{min}} = \frac{\text{Infusionsmenge}[\text{ml}] \times 20\ \text{Tropfen/ml}}{\text{Infusionsdauer}[\text{h}] \times 60\,\text{min/h}} = \frac{\text{Gesamttropfenzahl}}{\text{Infusionsdauer}[\text{min}]}$$

Infusionsgeschwindigkeit [ml/h] = Tropfen/min × 3

Infusionslösungen

Tab. I.13 Überblick über Infusionslösungen

Infusionslösung	Kurzcharakterisierung, Besonderheiten, Handelsnamen (Bsp.)
Lösungen zur Elektrolytzufuhr (Ziel: Korrektur des Wasser- und Elektrolythaushaltes)	
Vollelektrolytlösungen	• Na^+-Konzentration ≥ 120 mmol/l • Mit und ohne Kohlenhydratzusatz • z. B. Ringer-Lösung®, Jonosteril®, Sterofundin®
Zweidrittel-, Halb- und Eindrittelelektrolytlösungen	• Na^+-Konzentration absteigend von 120–61 mmol/l
Spezielle Elektrolytlösungen	• Kaliumfreie Elektrolytlösungen, z. B. isotone Kochsalzlösung • Korrigierende Elektrolytlösungen bei Azidose oder Alkalose (z. B. Natriumhydrogenkarbonat 4,2 %/8,4 % Braun®) • Lösungen zum Ersatz bestimmter Elektrolyte (z. B. Kalium, etwa Inzolen®-HK) • Elektrolytkonzentrate zum Zumischen zu anderen Infusionslösungen, z. B. Calciumchlorid 5,5 % pfrimmer®
Lösungen zur Energie- und Nährstoffzufuhr	
Kohlenhydratlösungen	• Am häufigsten Glukose- = Dextroselösungen (5–70 %), z. B. Glucose 5 Braun® • Selten Xylitol, ein insulinunabhängig verwertbarer Zuckeralkohol, z.B. Xylitol-Infusionslösung 5® • Einzeln oder in Kombination, mit oder ohne Elektrolyte • Niedrigkonzentrierte Lösung (z. B. Glucose 5 %) entspricht der Zufuhr freien Wassers • Bei hoher Konzentration ZVK erforderlich
Fettlösungen	• 10- bis 30%ige Fettemulsionen auf Soja-, Fisch- oder Olivenölbasis (z. B. Intralipid®, Lipofundin ,®, SMOFLipid®) • Kontinuierlich periphervenös oder im Bypass eines ZVK (Fette sind osmotisch unwirksam und reizen die Venen nicht) • Gleichzeitig zu KH- und/oder AS-Lösung geben, nicht mit anderen Substanzen wie Elektrolytlösungen mischen • Zu Beginn langsam infundieren, dann steigern • Unverträglichkeitsreaktionen möglich, z. B. Fieber, Schüttelfrost

Tab. I.13 Überblick über Infusionslösungen (Forts.)

Infusionslösung	Kurzcharakterisierung, Besonderheiten, Handelsnamen (Bsp.)
Lösungen zur Energie- und Nährstoffzufuhr	
Aminosäurelösungen	• Mit und Kohlenhydrate bzw. Elektrolyte (z. B. Aminoplasmal®, Intrafusin®) • Spezielle Aminosäurelösungen für Leber- und Nierenkranke (z. B. Aminofusin® 5 % Hepar, Nephrotect®) und für Kinder (Aminoven infant 10 %) • Gleichzeitige Kohlenhydratzufuhr, da der Körper die Aminosäuren sonst zur Energiegewinnung abbaut
Kombinationslösungen zur parenteralen Ernährung	• Mit Aminosäuren, Kohlenhydraten und Elektrolyten zur Erleichterung der Infusionsplanung (z. B. AKE® 4 GX, Aminomix® 1, 2, 5) • Bei Mehrkammerbeuteln (z. B. Nutriflex Lipid®) Herstellerangaben beachten
Lösungen zur Osmotherapie	
Mannitol-Lösung 10–20 %	• Hypertone, stark wasserbindende Lösungen (z. B. Osmofundin® 15 %, Osmosteril® 20 %), die zuerst im Blutkreislauf und dann in der Niere wirken • Bei Ödemen (einschl. Hirnödem) und zur Steigerung der Diurese bei bestimmten Vergiftungen oder beginnendem akuten Nierenversagen
Lösungen zum Volumenersatz und bei Mikrozirkulationsstörungen	
Gelatinelösungen	• V. a. bei (drohendem) Volumenmangelschock
Hydroxyethylstärke (HAES)	• Hochverzweigte Stärkemoleküle, mittleres Molekulargewicht ca. 40 000, 200 000 und 450 000 (z. B. HAES-steril® 6 %, 10 %, Plasmasteril®, Haemofusin®) • V. a. zur Durchblutungsverbesserung

Konzentration berechnen

Gegeben

- Gesamtdosis des Medikaments
- Dosierung des Medikaments [mg/h]

Gesucht

- Konzentration [ml/h]

Lösung

$$\text{Konzentration}\,[\text{ml/h}] = \frac{\text{Gesamtinhalt in Spritze}\,[\text{ml}] \times \text{Dosis des Med.}\,[\text{mg/h}]}{\text{Gesamtdosis des aufgezogenen Medikaments}\,[\text{mg}]}$$

Inhalate: Typen und Anwendung

(Weitere Informationen siehe Atemnot; Atmung)

Tab. I.14 Überblick über Tröpfchengröße, Wirkungsort und Anwendung von Inhalaten

Inhalat	Tröpfchengröße [μm]	Wirkungsort	Anwendung
Dampf	> 30	Mund-Nasen-Rachen-Raum bis Kehlkopf	Infekte im Nasen-Rachen-Bereich
Druckluftaerosol	3–10	Trachea, Bronchien	Bronchitis, Asthma bronchiale
Treibgasaerosol	1–5	Bronchien, Alveolen	Arzneimittelapplikation in die Lunge, z. B. bei Asthma bronchiale
Ultraschallaerosol	1–6	Bis zu den Alveolen	Bei Patienten, die durch den offenen Mund atmen, zur Anfeuchtung der Atemluft

Injektionsstellen

(Weitere Informationen siehe Blutabnahme; Einmalkanülen; Impfungen; Tetanus)

Intramuskuläre

Tab. I.15 Mögliche Injektionsstellen für die intramuskuläre Injektion

Muskel	Auffinden der Injektionsstelle
M. gluteus medius (ventroglutäale Injektion)	• Nach von Hochstetter (➤ Abb. I.2 – ➤ Abb. I.3) • Nach der Crista-Methode (➤ Abb. I.4–➤ Abb. I.6)
M. vastus lateralis	• Nach von Hochstetter (➤ Abb. I.7)
M. deltoideus	• Ca. 5 cm unterhalb des Akromions (der Schulterhöhe)

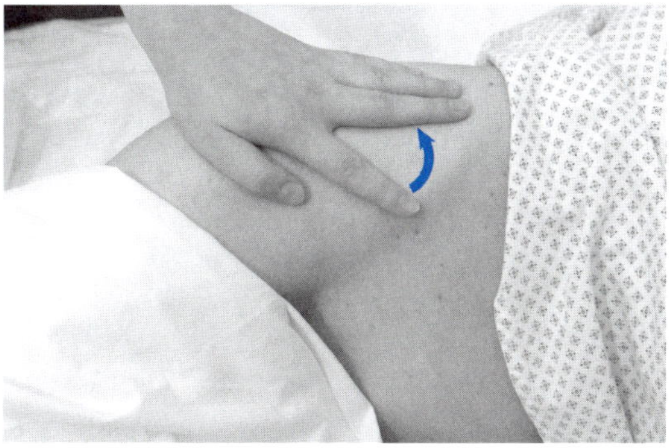

Abb. I.2 Ventroglutäale Injektion nach Hochstetter: Ertasten der knöcheren Anhaltspunkte (Spina iliaca anterior superior = vorderer oberer Darmbeinstachel, Crista iliaca = Darmbeinkamm und Trochanter major = großer Rollhügel, Knochenvorsprung am Oberschenkelknochen) und Drehung der Hand um ca. 2 cm. [K115]

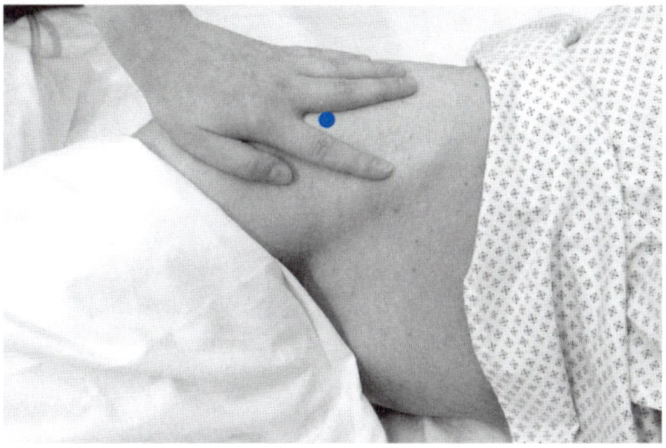

Abb. I.3 Ventroglutäale Injektion nach Hochstetter: Ermittelte Injektionsstelle (hier blau gekennzeichnet). [K115]

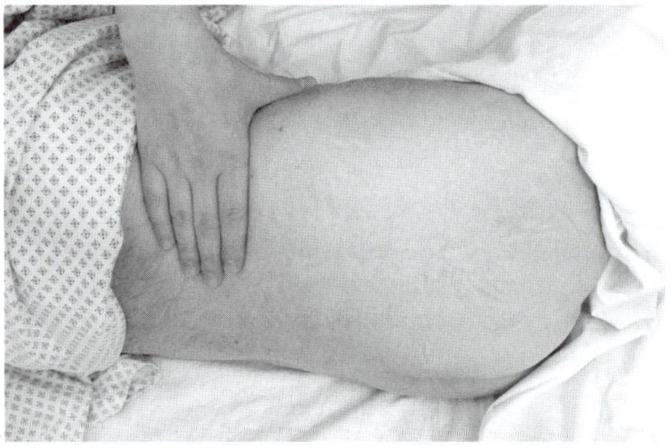

Abb. I.4 Auffinden der Injektionsstelle nach der Crista-Methode:
Der Pat. liegt mit leicht angewinkelten Beinen auf der Seite. Die Pflegekraft steht vor ihm. Ihre rechte Hand liegt so in der Flanke, dass der Zeigefinger am Darmbeinkamm anliegt. [K115]

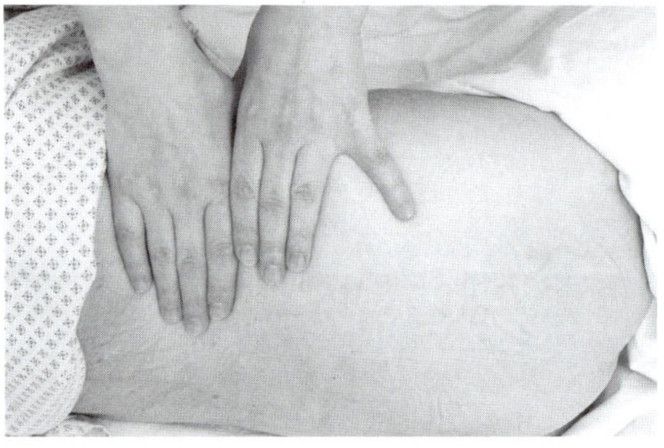

Abb. I.5 Auffinden der Injektionsstelle nach der Crista-Methode:
Die Einstichstelle befindet sich bei Erwachsenen und Kindern > 12 Jahre (Körpergröße > 150 cm) 3 Querfinger (hier zu sehen), beim 3–12 jährigen Kind (Körpergröße 100–150 cm) 2 Querfinger, beim Säugling und Kleinkind (Körpergröße ≤ 100 cm) 1 Querfinger unterhalb des Zeigefingers in Richtung Trochanter major. Steht die Pflegekraft vor dem Pat., liegt der Injektionsort unterhalb des proximalen Drittels ihres Zeigefingers, steht sie hinter ihm unterhalb des distalen Drittels ihres Zeigefingers. [K115]

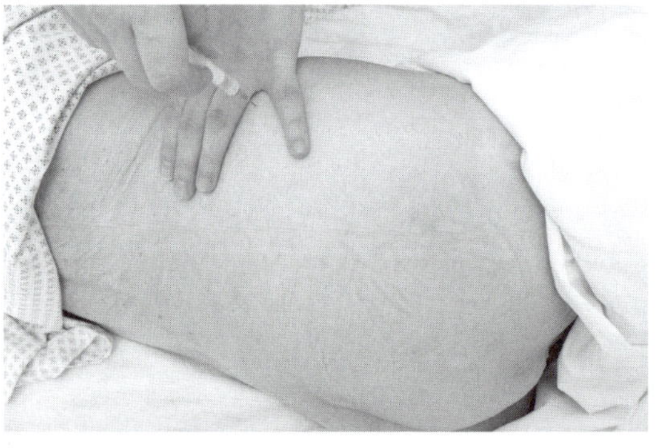

Abb. I.6 Auffinden der Injektionsstelle nach der Crista-Methode:
Die Injektion erfolgt in Richtung Bauchnabel. [K115]

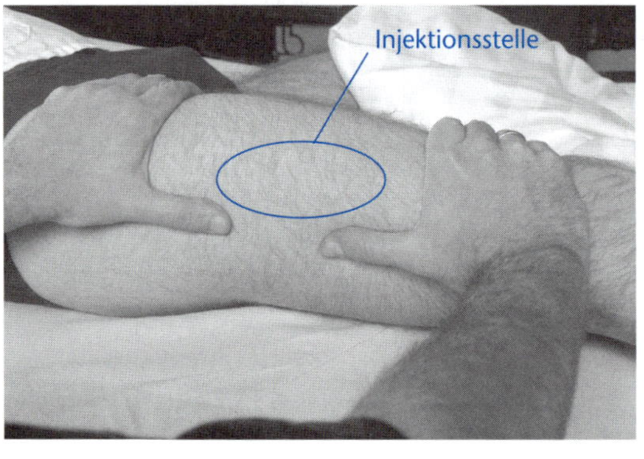

Abb. I.7 Auffinden der Injektionsstelle am Oberschenkel nach von Hochstetter:
Die Injektionsstelle liegt im mittleren Drittel einer gedachten Linie zwischen Trochanter major und Patella. [K183]

Intravenöse

- Ellenbeuge
- Innenseite Unterarm
- Handrücken
- Fußrücken
- Bei Säuglingen: Kopfvenen

Subkutane

Alle Körperregionen mit ausgeprägtem Unterhaut(fett)gewebe.

Tab. I.16 Mögliche Injektionsstellen für die subkutane Injektion

Injektionsorte 1. Wahl (bevorzugt)	Injektionsorte 2. Wahl (möglich)
• Bauchdecke unterhalb des Bauchnabels (um den Nabel 2 cm frei lassen) • Seitliche und vordere Flächen beider Oberschenkel	• Oberarm außen • Ober- und unterhalb der Schulterblätter • Bauchdecke oberhalb des Bauchnabels (um den Nabel 2 cm frei lassen) • Seitlicher Taillenbereich

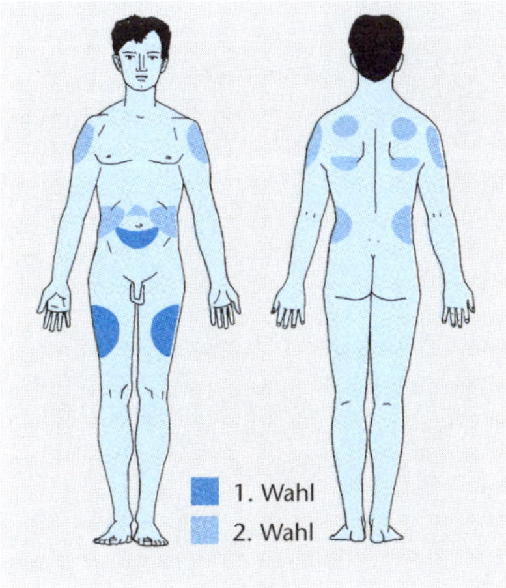

Abb. I.8 Injektionsorte der 1. und 2. Wahl für subkutane Injektionen. [A400-215]

Inkubator: Störeinflüsse

Tab. I.17 Mögliche Störeinflüsse auf einen Inkubator

Temperatur steigt durch:	Temperatur sinkt durch:
• Extreme Erwärmung der Umgebungsluft • Direkte Sonneneinstrahlung auf den Inkubator • Zusätzliche Wärmequellen, z. B. Heizmatten, Wärmelampen • Einsatz von Phototherapielampen	• Extreme Abkühlung der Umgebungsluft • Langes Offenhalten der Türen • Hohe Sauerstoffzufuhr

Intensivplatz: Grundausstattung

- Intensivplatz
  - Druckluft
  - Sauerstoff
  - Strom
- Monitoring
  - EKG (Elektroden)
  - RR nicht invasiv/invasiv
  - S_aO_2-Druckmessung
  - Atemfrequenzmessung
  - Rektale und zentrale Temperaturüberwachung (Temperatursonden)
  - Kapnometer $ETCO_2$-Messung (Zubehör)
  - $tcpO_2$/$tcpCO_2$-Messung
  - Beatmung
  - Beatmungsgerät
- Altersentsprechende Beatmungsschläuche
  - O_2-Anschluss mit Befeuchtung
  - O_2-Schlauch
  - Beatmungsbeutel
  - Entsprechende Beatmungsmasken
- Absaugvorrichtung
  - Absauganlage
  - Absaugschlauch
  - Verschiedene Absaugkatheter
- Infusionstherapie Zu- und Ableitungen
  - Perfusoren
  - Infusomaten
  - Spritzen verschiedener Größen
  - Pflaster
  - Hautdesinfektionsmittel
  - Mini-Spike
  - Vorbereitete Drainagesysteme
  - Ableitungsbeutel
- Pflegeartikel
  - Sterile Handschuhe
  - Unsterile Handschuhe
  - pH-Indikatorstäbchen
  - (Un-)sterile Tupfer
  - Watteträger
  - Verbandsmaterial
  - Mund- und Hautpflegemittel
- Sonstiges
  - Ärztliches und pflegerisches Dokumentationssystem
  - Abfallsäcke für Müll und Schmutzwäsche
  - Notfallwagen

Intubation

(Weitere Informationen siehe Beatmung, maschinelle; Guedel-Tubus; Laryngoskopspatel; Larynxmasken; Reanimation; Trachealkanülen)

Arzneimittel

Tab. I.18 Arzneimittel bei der Intubation

Wirkstoff	Handelsnamen (Bsp.)	Dosierung
Hypnotika		
Thiopental	Trapanal®	2–5 mg/kg KG
Methohexital	Brevimytal®	1–1,5 mg/kg KG
Etomidat	Hypnomidate®	0,15–0,3 mg/kg KG
Midazolam	Dormicum®	0,03–0,2 mg/kg KG
Propofol	Disoprivan®	1,5–2,5 mg/kg KG
Opioide		
Fentanyl	Fentanyl® Janssen	2–50 µg/kg KG
Alfentanil	Rapifen®	5–10 µg/kg KG
Sufentanil	Sufenta®	0,7–2 µg/kg KG
Remifentanil	Ultiva®	0,5–1,0 µg/kg KG
Muskelrelaxanzien		
Atracurium	Tracrium®	0,3–0,4 mg/kg KG
Cis-Atracurium	Nimbex®	0,15 mg/kg KG
Pancuronium	Pancuronium®	0,08–0,1 mg/kg KG
Alcuronium	Alloferin®	150 µg/kg KG
Vecuronium	Norcuron®	0,08–0,1 mg/kg KG
Mivacurium	Mivacron®	0,2 mg/kg KG
Succinylcholin	Pantholax®	1,0–1,5 mg/kg KG

Gemeinsame Nebenwirkungen von Hypnotika und Opioiden sind die dosisabhängige Atemdepression und ein mehr oder weniger stark ausgeprägter Blutdruckabfall. Ausnahme: Etomidat hat nur geringe hämodynamisch bedeutsame Nebenwirkungen.

Lage und Fehlintubation

Zeichen für korrekte Lage (> Abb. I.9)

- Nach Anschluss an Kapnometrie (CO_2-Messung in der Atemluft) Anstieg des exspiratorischen CO_2-Wertes
- Intubierender sah das Verschwinden des Cuffs hinter Stimmritze
- Beschlagen des Tubus mit exspiratorischem Wasserdampf
- Auskultation seitengleicher Atemgeräusche über Lunge
- Sichtbares Heben und Senken des Thorax oberhalb der Mamillarlinie ist für den erfahrenen Anästhesisten ein fast sicheres Zeichen für korrekte Tubuslage

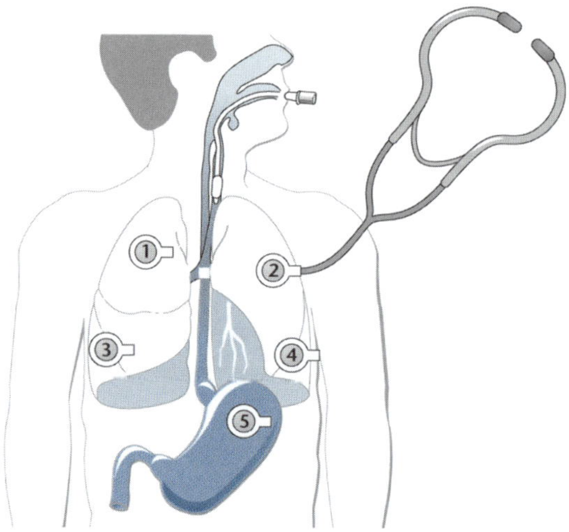

Abb. I.9 Lagekontrolle des Tubus. Bei Auskultation mit dem Stethoskop soll an fünf Punkten ein gleichmäßiges Atemgeräusch hörbar sein: Magengegend (5), rechte und linke Thoraxseite am Rippenrand (3 + 4), rechte und linke Lungenspitze (1 + 2). [L106]

Tab. I.19 Zeichen für Fehlintubation und Vorgehen

Zeichen für Fehllage	Vorgehen
Bei einseitiger Intubation des rechten Hauptbronchus	
• Immer seitenvergleichend auskultieren: über linker Lunge fehlende Atemgeräusche • Hypoxie • Erhöhter Beatmungsdruck	• Tubus entblocken • Tubus zurückziehen • Erneut auskultieren
Bei Fehlintubation in die Speiseröhre	
• Über der Lunge sind keine Atemgeräusche auskultierbar • Bei der Auskultation des Epigastriums sind blubbernde Geräusche zu hören	• Tubus sofort entfernen • Zwischenbeatmung mit Maske • Erneuter Intubationsversuch oder Pat. zunächst mit 100 % O_2 über Maske beatmen • Bei mehreren Fehlintubationen Magen mit Sonde entlasten

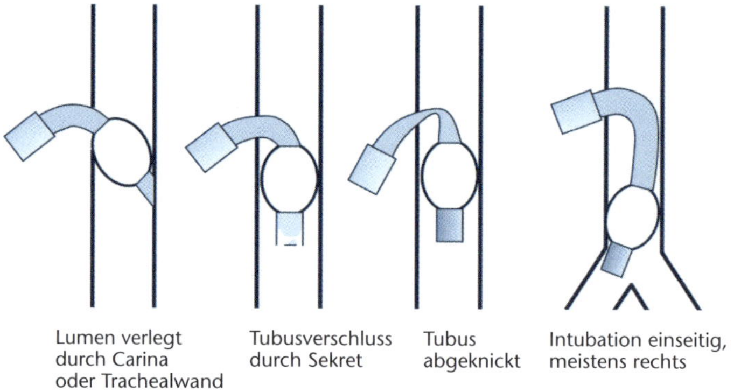

Abb. I.10 Fehllagen des Trachealtubus. [L157]

I

Tubusarten und Tubusformen

(Abbildungen zu den einzelnen Tubusarten:)

Tab. I.20 Übersicht über Tubusarten

Tubusart	Merkmale	Indikationen
Trachealtuben		
Magill-Tubus	• Genormter Krümmungsradius • Einmalmaterial • 45° angeschrägte Spitze • Thermolabiles PVC mit oder ohne Silikon- und Latexbeimischung • Verschiedene Cuffarten (Niederdruck-, Hochdruckcuff) • Auch mit Aussparung an der Spitze (sog. Murphy-Auge) verfügbar	• Standardtubus für orale und nasale Intubation
Spiral-Tubus (Woodbridge-Tubus)	• Metallspirale in Wand • Enorm flexibel, kann nicht abknicken • Bei Intubation Führungsstab erforderlich • Immer Guedeltubus verwenden	• Orale Intubation • Einsatz im HNO-Bereich und bei OPs mit speziellen Lagerungen, z. B. Bauchlage • Neurochirurgische OPs
Oxford-non-Kinking-Tubus	• Rechtwinklig gekrümmt • Verhältnismäßig starr • Kann nicht abknicken • Durch Krümmung kann Tubus nicht zu tief eingeführt werden → einseitige Intubation praktisch ausgeschlossen • Hoher Cuffdruck erforderlich	• Nur zur oralen Intubation • Einsatz selten
Fome-Cuff-Tubus	• Cuff besteht aus schwammartigem, sehr weichem, gewebefreundlichem Material → Druck auf Tracheaschleimhaut ↓	• Schockpatienten mit Hypotonie
Hi-Lo®-Trachealtubus mit Lanz®-Ventil	• Spezielles Cuffsystem → gewährleistet konstant niedrigen Cuffdruck → Druck auf Tracheaschleimhaut ↓ • Regelventil sorgt für Druckausgleich zwischen Cuff und Kontrollballon	• Schutz der Trachea vor Druckschäden durch niedrigen Cuffdruck
RAE-Tubus	• Vorgegebene Krümmung liegt bei korrekter Größe an Unterlippe auf • Ableitung des Tubus nach unten und Fixation am Kinn	• Kieferchirurgie
Lasertubus	• Besteht aus Vollmetall oder aluminiumbeschichtetem Kunststoff • Zwei Cuffs → werden mit NaCl 0,9 % gefüllt	• Bei Anwendung eines Lasergeräts im Kehlkopf- und unteren Mundbereich • Tuben sind entflammbar! • Keine Verwendung von Lachgas oder reinem Sauerstoff
Bronchialtuben		
Doppellumentuben (z. B. Carlens-Tubus, Robertshaw-Tubus)	• Kunststoff • Zwei Niederdruckcuffs • Mit oder ohne Karinasporn • Links- oder rechtsseitige Blockung	• Tuben zur einseitigen oder seitengetrennten Beatmung • Thoraxchirurgie

Tubusgröße

Innerer Durchmesser (ID) in mm bestimmt den Atemwiderstand bei Atmung und Beatmung.
Äußerer Durchmesser in Charrière (Ch) oder French (Fr) ist für Durchtritt durch die Stimmritze und Trachea entscheidend.

1 Ch ≙ ⅓ mm

Äußerer Durchmesser [Ch] = 4 × ID + 2

Bei Kindern Orientierung an der Größe des kleinen Fingers. Bei Kindern < 8 Jahre werden i. d. R. Tuben ohne Cuff verwendet oder nicht geblockt.

Tab. I.21 Tubusgrößen bei verschiedenen Personengruppen

Personengruppe	Innendurchmesser (ID) [mm]	Äußerer Durchmesser [Ch]
Kinder		
Frühgeborene	2,5	12
Neugeborene	3,0	14–16
7–18 Monate	3,5–4,0	16–18
2–5 Jahre (12–17 kg)	4,5–5,0	20–22
6–9 Jahre (17–22 kg)	5,0–6,0	22–24
10–11 Jahre	6,5	24–28
Erwachsene		
Frauen (kleine Erwachsene)	7,0–7,5	30–34
Männer (große Erwachsene)	7,5–8,5	34–36

Vergleich mit Tracheotomie

Tab. I.22 Vergleich Intubation/Tracheotomie

Intubationsart	Indikation	Vorteile	Nachteile
Orale Intubation	• Zugangsweg der Wahl bei Intubation im Notfall • Kurzdauernde Intubation (7–10 Tage)	• Technisch relativ einfach und rasch durchführbar • Im Vergleich zur nasalen Intubation können kürzere und großlumigere Tuben verwendet werden (geringerer Strömungswiderstand)	• Wird vom wachen Patienten schlechter toleriert als nasaler Tubus oder Trachealkanüle • Mundpflege schlechter durchführbar • Tubusfixierung schwieriger • Gefahr von Larynxschäden

I

Tab. I.22 Vergleich Intubation/Tracheotomie (Forts.)

Intubationsart	Indikation	Vorteile	Nachteile
Nasale Intubation	• Verletzungen, Erkrankungen und OPs von Mund, Kiefer und Zähnen	• Mundpflege einfach durchführbar • Sichere Tubusfixierung möglich • Wird vom wachen Patienten besser toleriert als oraler Tubus	• Technisch schwieriger und zeitaufwendiger als orale Intubation • Im Vergleich zur oralen Intubation sind längere Tuben mit geringerem Tubuslumen erforderlich (höherer Strömungswiderstand) • Gefahren: Verletzungen der Nasenschleimhaut, Larynxschäden, Sinusitis (Entzündung der Nasennebenhöhlen)
Tracheotomie	• Langzeitbeatmung • Notfalltracheotomie (Koniotomie) bei Verlegungen der oberen Luftwege z. B. durch Ödem infolge Verletzungen • Bei Z. n. Laryngektomie	• Mundpflege einfach durchführbar • Sichere Fixierung der Trachealkanüle möglich • Keine Larynxschäden • Wird vom wachen Patienten besser toleriert als Endotrachealtubus • Bei erhaltenen Schutzreflexen ist Essen und Trinken möglich, mit speziellen Kanülen oder Kanülenaufsätzen ist Sprechen möglich • Kleinerer Totraum • Großlumige Trachealkanülen möglich (geringer Strömungswiderstand)	• Invasiver Eingriff • Gefahren: Blutung, Infektion, Schleimhautläsion durch schlecht sitzende Trachealkanülen, evtl. mit nachfolgender Ausbildung narbiger Stenosen • Tracheomalazie (Erweichung der Knorpelspangen der Luftröhre als Folge einer Kompression)

Isolierungsmaßnahmen

(Weitere Informationen siehe Infektionen/Infektionskrankheiten; MRSA-Sanierungsprotokoll: 💻)

I

Tab. I.23 Isolierungsmaßnahmen bei verschiedenen Infektionskrankheiten

Erkrankung	Erreger	Inkubationszeit	Übertragungsmöglichkeiten	Räumliche Isolierung	Dauer der Isolierung	Hygienemaßnahmen	Meldepflicht von Einzelfällen gemäß IfSG § 6*
AIDS	HIV	Monate–Jahre	Übertragung durch Sexualkontakte oder hämatogen	• Keine • Protektive Isolierung ist dann notwendig, wenn Pat. durch Umgebung, insbesondere durch Pflegepersonal, lebensbedrohlich gefährdet wird (Schnupfen, Angina)	-	• Maßnahmen der Basishygiene sind ausreichend • Besonders auf sachgerechte Entsorgung von Sharps** achten	Keine
CDAD (Clostridium difficile assoziierte Diarrhö)	Clostridium difficile	2–3 Tage	Endogen, durch Kontakte, fäkal-oral	• Einzelzimmer und separate Toilette oder Nachtstuhl bzw. Kohortenisolierung	Für Dauer der Durchfälle	• Schutzhandschuhe und Schutzkittel bei patientennahen Tätigkeiten • Fortlaufende sporizide Desinfektion der Patientenumgebung und des Sanitärbereichs, z. B. mit Dismozon® pur 1,5 % • Händewaschen vor Händedesinfektion • Sporizide Schlussdesinfektion • Kontaminierte Abfälle (Gruppe B) und Schmutzwäsche (infektiös) nur in geschlossenen Säcken aus Zimmer gelangen lassen	Keine
Enteritis infectiosa, bakteriell	Z. B. Staphylococcus aureus, Campylobacter, Salmonellen	Std.–Tage	Fäkal-orale oder alimentäre Übertragung durch kontaminierte Lebensmittel, Wasser	• Separate Toilette oder Nachtstuhl	Für Dauer der Erkrankung	• Schutzhandschuhe bei patientennahen Tätigkeiten • Desinfektion der benutzten Sanitäreinrichtungen nach Gebrauch, z. B. mit Microbac® forte 2 %, EWZ: 5 Min. • Pat. soll sich nach Toilettengang Hände desinfizieren • Schlussdesinfektion gemäß VAH • Weitere Maßnahmen gemäß Standardhygiene	Meldepflicht gemäß § 6 Abs. 1 Punkt 2

Tab. I.23 Isolierungsmaßnahmen bei verschiedenen Infektionskrankheiten (Forts.)

Erkrankung	Erreger	Inkubationszeit	Übertragungsmöglichkeiten	Räumliche Isolierung	Dauer der Isolierung	Hygienemaßnahmen	Meldepflicht von Einzelfällen gemäß IfSG § 6*
Enteritis infectiosa, viral	Norovirus (häufigster viraler Erreger bei Erwachsenen), Rota-Virus (bei Kindern)	Std.–Tage	Kontaktübertragung, fäkal-orale oder alimentäre Übertragung durch kontaminierte Lebensmittel, z. T. auch aerogen (Norovirus)	• Einzelzimmer und separate Toilette oder Nachtstuhl; ggf. Kohortenisolierung	Bis mind. 48 Std. nach Ausbleiben der Symptome	• Schutzhandschuhe, Schutzkittel und Mund-Nasenschutz bei patientennahen Tätigkeiten • Fortlaufende viruzide Desinfektion der Patientenumgebung und des Sanitärbereichs, z. B. mit Dismozon® pur 1 % • Verwendung viruzider Händedesinfektionsmittel, z. B. Softa-Man® acute; EWZ: 1 Min. • Viruzide Schlussdesinfektion • Kontaminierte Abfälle (Gruppe B) und Schmutzwäsche (infektiös) nur in geschlossenen Säcken aus Zimmer gelangen lassen	Meldepflicht gemäß § 6 Abs. 1 Punkt 2
Erysipel (Wundrose)	Streptokokken der Gruppe A	Std.–Tage	Kontaktübertragung	• Keine	-	• Schutzkittel und Handschuhe bei patientennahen Tätigkeiten • Fortlaufende Desinfektion patientennaher Flächen gemäß VAH • Weitere Maßnahmen gemäß Standardhygiene	Keine
ESBL (Kolonisation bzw. Infektion mit ESBL-bildenden Keimen)	Verschiedene gramnegative Bakterien, z. B. E. coli, Pseudomonas aeruginosa	Std.–Tage	Übertragung durch Kontakte, fäkal-oral oder (selten) durch Tröpfchen	• Einzelzimmer und separate Toilette oder Nachtstuhl; ggf. Kohortenisolierung	Bis betreffender Keim nicht mehr vorhanden (3 × negativer Abstrich in Folge)	• Schutzkittel, Handschuhe und Mund-Nasenschutz bei patientennahen Tätigkeiten • Fortlaufende Desinfektion patientennaher Flächen gemäß VAH • Kontaminierte Abfälle (Gruppe B) und Schmutzwäsche (infektiös) nur in geschlossenen Säcken aus Zimmer gelangen lassen • Schlussdesinfektion gemäß VAH	Keine

Tab. I.23 Isolierungsmaßnahmen bei verschiedenen Infektionskrankheiten (Forts.)

Erkrankung	Erreger	Inkubationszeit	Übertragungsmöglichkeiten	Räumliche Isolierung	Dauer der Isolierung	Hygienemaßnahmen	Meldepflicht von Einzelfällen gemäß IfSG § 6*
Furunkulose	Meist Staphylokokken	≤ 48 Std.	Kontaktübertragung von Sekreten infizierter Körperregionen	• Keine	-	• Maßnahmen der Basishygiene ausreichend	Keine
Gonorrhö	Neisseria gonorrhoeae	2–4 Wochen	Übertragung durch Geschlechtsverkehr, über Geburtsweg	• Keine	-	• Maßnahmen der Basishygiene ausreichend	Keine
Harnwegsinfektion (Abweichendes Vorgehen bei MRSA beachten!)	Streptokokken, E. coli, Pseudomonias aeruginosa	Std.–Tage	Endogene Ursache oder Kontaktübertragung	• Keine	-	• Maßnahmen der Basishygiene ausreichend	Keine
Hepatitis A und E	Hepatitisvirus Typ A oder E	2–6 Wochen	Fäkal-orale Kontaktübertragung	• Separate Toilette oder Nachtstuhl	Bis zur 3. Krankheitswoche	• Schutzhandschuhe und -kittel bei patientennahen Tätigkeiten • Fortlaufende viruzide Desinfektion der Patientenumgebung und des Sanitärbereichs, z. B. Dismozon® pur 1 % • Verwendung viruzider Händedesinfektionsmittel, z. B. Softa-Man® acute; EWZ: 1 Min. • Viruzide Schlussdesinfektion • Kontaminierte Abfälle (Gruppe B) und Schmutzwäsche (infektiös) nur in geschlossenen Säcken aus Zimmer gelangen lassen	Meldepflicht bei akuter Virushepatitis

Tab. I.23 Isolierungsmaßnahmen bei verschiedenen Infektionskrankheiten (Forts.)

Erkrankung	Erreger	Inkubationszeit	Übertragungsmöglichkeiten	Räumliche Isolierung	Dauer der Isolierung	Hygienemaßnahmen	Meldepflicht von Einzelfällen gemäß IfSG § 6*
Hepatitis B und C	Hepatitisvirus Typ B oder C	60–90 Tage	Übertragung durch Sexualkontakte oder hämatogen	• Keine	-	• Maßnahmen der Basishygiene sind ausreichend • Besonders auf sachgerechte Entsorgung von Sharps** achten	Meldepflicht bei akuter Virushepatitis
Meningitis	Meningokokken, Pneumokokken und andere bakterielle Erreger, verschiedene virale Erreger	2–5 Tage	Übertragung durch Tröpfchen oder aerogen, häufig auch endogen	• Einzelzimmer oder Kohortenisolierung bei Meningokokkenmeningitis oder Meningitis unklarer Genese • Bei anderen Erregern ist meist keine räumliche Isolierung notwendig	Bis 24 Std. nach Therapiebeginn (Meningokokken) oder für Dauer der Erkrankung (andere Erreger)	• Schutzkittel, Handschuhe und Mund-Nasenschutz bei patientennahen Tätigkeiten • Fortlaufende Desinfektion patientennaher Flächen gemäß VAH • Kontaminierte Abfälle (Gruppe B) und Schmutzwäsche (infektiös) nur in geschlossenen Säcken aus Zimmer gelangen lassen • Schlussdesinfektion gemäß VAH • Evtl. Antibiotikaprophylaxe für Personal und andere Konktaktpersonen	Verdacht, Erkrankung und Tod bei Meningokokken-Meningitis
MRSA-Kolonisation bzw. -Infektion	Multiresistenter (Methicillinresistenter) Staphylococcus aureus	Std.–Tage	Übertragung durch Kontakte oder Tröpfchen, häufig auch endogen	• Einzelzimmer oder Kohortenisolierung	Bis MRSA nicht mehr vorhanden (3 × negative Abstriche in Folge)	• Schutzkittel, Handschuhe und Mund-Nasenschutz bei patientennahen Tätigkeiten • Fortlaufende Desinfektion patientennaher Flächen gemäß VAH • Kontaminierte Abfälle (Gruppe B) und Schmutzwäsche (infektiös) nur in geschlossenen Säcken aus Zimmer gelangen lassen • Schlussdesinfektion gemäß VAH • Evtl. MRSA-Eradikation (Sanierung)	Keine

I

Tab. I.23 Isolierungsmaßnahmen bei verschiedenen Infektionskrankheiten (Forts.)

Erkrankung	Erreger	Inkubationszeit	Übertragungsmöglichkeiten	Räumliche Isolierung	Dauer der Isolierung	Hygienemaßnahmen	Meldepflicht von Einzelfällen gemäß IfSG § 6*
Scharlach	Streptokokken der Gruppe A	2–8 Tage	Übertragung durch Tröpfchen oder aerogen, auch alimentäre Übertragung, z. B. durch Lebensmittel möglich	• Einzelzimmer oder Kohortenisolierung	Bis 48 Std. nach Therapiebeginn	• Schutzkittel, Handschuhe und Mund-Nasenschutz bei patientennahen Tätigkeiten • Fortlaufende Desinfektion patientennaher Flächen gemäß VAH • Kontaminierte Abfälle (Gruppe B) und Schmutzwäsche (infektiös) nur in geschlossenen Säcken aus Zimmer gelangen lassen • Schlussdesinfektion gemäß VAH	Keine
Offene Lungentuberkulose	Mycobacterium tuberculosis (Tuberkel)	4–6 Wochen	Übertragung durch Tröpfchen oder aerogen	• Einzelzimmer oder Kohortenisolierung	Bis 3 Wochen nach Therapiebeginn	• Schutzkittel, Handschuhe und FFP2-Maske bei Betreten des Zimmers • Fortlaufende tuberkulozide Desinfektion patientennaher Flächen, z. B. mit Dismozon® pur 0,5 % • Kontaminierte Abfälle (Gruppe C) und Schmutzwäsche (infektiös) nur in geschlossenen Säcken aus Zimmer gelangen lassen • Tuberkulozide Schlussdesinfektion gemäß VAH oder Raumdesinfektion • Evtl. Untersuchungen von Kontaktpersonen notwendig	Erkrankung und Tod an einer behandlungsbedürftigen Tuberkulose

* Bei gehäuftem Auftreten besteht praktisch immer eine Meldepflicht

** Sharps: spitze, scharfe Gegenstände, z. B. Spritzen, Kanülen

Formen

Tab. I.24 Formen der Isolierung

Isolierungsform	Erläuterung
Quellenisolierung	• Infektiöser Patient wird zum Schutz anderer isoliert • **Kohortenisolierung:** Patienten mit denselben Keimen können in einem Zimmer untergebracht werden • **Strikte Isolierung:** Bei übertragbaren Erkrankungen, auch im Verdachtsfall, Einzelzimmer, Schutzkleidung
Schutz- oder Umkehrisolierung	• Abwehrgeschwächter Patient wird zum eigenen Schutz isoliert • Zimmer mit Schleuse oder Sterileinheit (Life-Island)

Quellenisolierung

- Unterbringung im Einzelzimmer, ggf. bei Kohortenisolierung auch Mehrbettzimmer
- Zimmer von außen als „infektiös" kennzeichnen
- Besucher müssen sich vor Betreten des Zimmers beim Pflegepersonal melden
- Tür geschlossen halten, Pat. darf das Zimmer nicht verlassen
- Betreten des Zimmers nur mit Schutzkleidung und Mundschutz, Hände desinfizieren
- Bei allen Pflegetätigkeiten Handschuhe tragen
- Vor Verlassen des Zimmers Hände desinfizieren
- Pflegeutensilien patientenbezogen einsetzen und im Zimmer belassen
- Schmutzwäsche und Abfälle im Zimmer entsorgen
  - Infektiöse Wäsche (Wäsche, die direkt mit erregerhaltigem Material in Berührung gekommen ist) in speziell gekennzeichneten Textilsäcken verpacken
  - Kontaminierte Abfälle je nach Erkrankung als „kontaminierten Abfall" (normale Sammelbehältnisse und Entsorgung) oder als „infektiösen Abfall" (spezielle Sammelbehältnisse, separate Entsorgung) behandeln
  - Entweder Einmalgeschirr oder thermisch-desinifizierende Aufbereitung des Geschirrs in spezieller Spülmaschine
- Untersuchungsmaterial und Begleitschein als infektiös kennzeichnen und infektionssicher transportieren.

Umkehrisolierung

Reduktion der Keime in der Umgebung des Patienten

- Isolierzimmer mit eigener Nasszelle und Schleuse
- Patient darf Zimmer nicht verlassen
- Fenster und Türen geschlossen halten
- Kontakt mit der Außenwelt auf das Nötigste beschränken
- Nur gesunde Besucher dürfen Zimmer betreten
- Betreten des Zimmers nur mit Schutzkleidung und Mundschutz, Hände desinfizieren
- Regelmäßige Zimmerdesinfektion
- Keine Blumen und Topfpflanzen
- Wäsche des Patienten bei Kochtemperatur waschen
- Desinfizierbare Hausschuhe für Patienten
- Keimarme Nahrung

- Kein frischer Salat
- Kein rohes oder nur teilgegartes Fleisch, Fisch oder Eier
- Kein Schimmelkäse und keine Milchprodukte aus unpasteurisierter Milch
- Kein nicht erhitztes Getreide
- Erlaubt: Salate aus dem Glas, Obstkonserven, schälbares Obst
- Angebrochene Getränkeverpackungen nach 24 Std. wegwerfen

- Nur sterile Instrumente und Verbandmaterialien verwenden.

Verminderung der körpereigenen Keime

- Leib- und Bettwäsche und Handtücher täglich wechseln
- Täglich ganzen Körper mit geeigneter Desinfektionslösung waschen
- Auch Haare mit entsprechenden Präparaten waschen
- Gutes Abtrocknen der Haut, besonders der Hautfalten
- Intimpflege nach Stuhlgang durch Pat. mit Handschuhen
- Nach jedem Toilettenbesuch muss Pat. Hände desinfizieren
- Mehrmals täglich Mundspülungen mit antimykotischen Lösungen
- Mehrmals täglich Desinfektion aller Körperöffnungen und -falten mit Antiseptika- oder Antibiotikapräparaten
- Regelmäßige bakteriologische Abstriche

Früherkennung von Infektionen

- Haut und Mundschleimhaut täglich auf Risse, Rötungen, Druckstellen und Blutungen kontrollieren
- Zweimal täglich Temperatur messen, nicht rektal
- Auf Erkrankungssymptome, z. B. Husten, Auswurf, Übelkeit, Durchfälle, Veränderungen beim Wasserlassen, achten
- Vor Verletzungen schützen

TEIL

K Von Karnofsky-Index bis Krebs

Karnofsky-Index

(Weitere Informationen siehe Krebs; Tumoren; WHO-Aktivitätsindex)

Karnofsky-Index und WHO-Aktivitätsindex erlauben es, den körperlichen Zustand und die Autonomie (Unabhängigkeit) von Tumorkranken einzuschätzen.

Tab. K.1 Karnofsky-Index

Karnofsky-Index [%]	Mögliche Aktivitäten/Einschränkungen/Pflegebedarf
100	• Normal • Keine Beschwerden • Keine Krankheitszeichen
90	• Patient ist zu normaler Aktivität fähig • Zeigt kleinere Krankheitssymptome
80	• Normale Aktivitäten, allerdings mit Anstrengung • Einige Krankheitssymptome
70	• Patient versorgt sich selbst • Ist jedoch weder zu normalen Aktivitäten noch zu normaler Arbeit fähig
60	• Gelegentliche Unterstützung erforderlich • Patient versorgt sich jedoch weitgehend selbst
50	• Erhebliche Unterstützung sowie häufige medizinische Versorgung erforderlich
40	• Patient ist behindert • Benötigt besondere Versorgung und Unterstützung
30	• Schwerbehindert • Krankenhauseinlieferung angezeigt • Patient ist jedoch nicht moribund (sterbend)
20	• Patient ist schwerstkrank • Krankenhauseinlieferung unerlässlich • Intensivbehandlung
10	• Patient ist moribund • Tödlicher Krankheitsverlauf schreitet rasch voran
0	• Tod

Kohlenhydrate

(Weitere Informationen siehe Ballaststoffe; Diabetes; Diäten; Eiweiß; Energiebedarf; Ernährung; Fett)

Energiegehalt

1 g verwertbare Kohlenhydrate liefern 4,1 kcal (17 kJ).

Hypoglykämien: Behandlung

Tab. K.2 Kohlenhydrat-Tabelle zur Behandlung von Hypoglykämien (1 BE = 10 g Kohlenhydrat)

Nahrungsmittel	1 BE entspricht
Traubenzucker	10 g = 2 Täfelchen
Würfelzucker	10 g = 5 einzelne Würfel
Coca-Cola (nicht „light")	100 ml
Orangensaft	110 ml
Apfelsaft	90 ml
Rosinen	20 g = ca. 2 Esslöffel
Banane	55 g
Weintrauben	75 g = ca. 10 Stück
Feigen	20 g = ca. 3 Stück

Koma: Grade

(Weitere Informationen siehe Bewusstsein; Glasgow-Koma-Skala; Pupillenreaktion)

Tab. K.3 Komagrade

Grad		Erklärung	Glasgow Koma Score
Leichtes Koma	**I**	• Bewusstlosigkeit • Gezielte Reaktion auf Schmerzreize • Intakte Pupillenreaktion • Positiver okulozephaler Reflex (Puppenaugenphänomen), d. h., bei passiver Drehung des Kopfes bleiben die Augäpfel zurück • Leichte vegetative Störungen (Atmung, Puls, Temperatur)	6–8
Mittelschweres Koma	**II**	• Bewusstlosigkeit • Ungezielte Abwehrreaktionen auf Schmerzreize • Massenbewegungen • Auseinander-weichende (divergente) Augäpfel • Zunehmende vegetative Störungen (Puls-, Temperaturanstieg), Paresen	5–6
Schweres Koma	**III**	• Bewusstlosigkeit • Keine Abwehr auf Schmerzreize • Streck- und Beugesynergismen • Erhöhter Muskeltonus • Negativer okulozephaler Reflex • Abgeschwächte Pupillenreaktion	4
	IV	• Bewusstlosigkeit • Keine Abwehr auf Schmerzreize • Erniedrigter Muskeltonus • Zunehmender Ausfall der Hirnstammreflexe • Pupillen weit und reaktionslos	3

Kommunikation

Frühgeborene: Signale

Tab. K.4 Signale und ihre mögliche Bedeutung im Verhalten von Frühgeborenen

Signale	Mögliche Interpretation
Herzfrequenz	
Plötzliche Veränderung der Herzfrequenz	Kind kommt mit seiner Umgebung nicht zurecht
Tachykardie	Stress
Bradykardie	Müdigkeit oder sehr tiefer Schlaf
Blutdruck	
Plötzliche Veränderung des Blutdrucks (innerhalb festgelegter Grenzen)	Kind reagiert ungünstig auf seine Umgebung
Atmung	
Tachypnoe	Aufregung oder Stress
Bradypnoe	Tiefer Schlaf, Entspannung und Zufriedenheit
Haut	
Veränderung der Hautfarbe von rosig zu marmoriert bis blass-bläulich	Überforderung
Verhalten	
Faust mit weißen Fingerknöcheln	Anspannung
Gespreizte Finger	Unwohlsein und Anspannung
Leicht geöffnete Hände	Wohlbefinden
Angewinkelte Arme und stark angezogene Beine	Abwehr
Gebeugte, entspannte Körperhaltung	Wohlbefinden
Stirnfalten zwischen den Augenbrauen	Unruhe, Angst oder Stress
Glatte Augenbrauenpartie	Entspannung
Schlaffe Wangen und schlaffes Kinn	Müdigkeit
Blick abwenden, Kopf wegdrehen	Unbehagen und Stress
Gähnen und Schluckauf	Müdigkeit oder Stress
Eigene Berührung	Rückzug aus der Umgebung
Grimassieren	Schmerz
Lächeln mit geschlossenen Augen	Wohlbefinden
Schreien	Unmutsäußerung oder Hunger

Nichtbedrohliche Worte und Äußerungen zu Kindern

Tab. K.5 Nichtbedrohliche Worte und Äußerungen in der Kommunikation mit Kindern

Sagen Sie nicht:	Sagen Sie stattdessen:
Spritze, stechen, Bienenstich	Medizin unter die Haut bringen
Organ	Besonderer Platz im Körper
Untersuchung, Test	Nachsehen, wie dein *(Name des Körperteils)* arbeitet
Schnitt, aufschneiden	Spezielle Öffnung
Ödem	Dick werden, anschwellen

Tab. K.5 Nichtbedrohliche Worte und Äußerungen in der Kommunikation mit Kindern (Forts.)

Sagen Sie nicht:	Sagen Sie stattdessen:
Krankentrage	Rollendes Bett
Stuhlgang	*(Das Wort, das vom Kind verwendet wird)*
Färbemittel	Spezielle Medizin
Schmerzen	Wehtun, „Aua", „Wehweh"
Betäuben	Schmerzfrei machen, schläfrig machen
Aufschneiden, behandeln	Besser machen
Messen, prüfen	Nachsehen, wie warm du bist; nach dem Blutdruck sehen, deinen Arm knuddeln
Schlafen legen, Anästhesie	Spezieller Schlaf
Katheter	Röhrchen, Strohhalm
Monitor	Fernsehschirm
Elektroden	Aufkleber, Kitzelplättchen
Blutprobe abnehmen	Blut holen
Venenkatheter legen	Ein Röhrchen in die blaue Linie schieben

Säugling: Schreien, mögliche Ursachen

Tab. K.6 Mögliche Ursachen für das Schreien von Säuglingen

Ursache	Qualitäten des Schreiens	Zusätzliche Merkmale
Hunger	• Drängend • Rhythmisch • Lang gezogen • Manchmal zornig	• Hört er auf, sobald er hochgenommen wird, ist er (noch) nicht hungrig
Schmerz (z. B. Blähungen)	• Kurzatmig • Laut, schrill • Oft panisch • Wechsel von Rhythmus und Tonlage	• Oft lang anhaltendes Schreien/Quengeln • Ist mitunter schwer zu beruhigen
Langeweile	• Quengelnd • Fragend	• Bei Beschäftigung/Ablenkung endet das Schreien
Müdigkeit	• Rhythmisch • Nicht drängend • Klagend	• Reiben der Augen
Plötzliches Erschrecken	• Aufziehend • „Stotternd"	• Ist „außer sich", aber leicht zu trösten
Überreiztheit, Krankheit	• Gereizt	• Schwer tröstbar
Unbequeme Körperlage oder Umgebung	• Quengelnd • Klagend	• Hört auf, sobald er hochgenommen wird • Positionsänderung beendet ggf. das Schreien

Kommunikation: Beobachtungskriterien

- Körperhaltung (siehe Bewegung: Beobachtungskriterien) und Gangbild (siehe Bewegung: Beobachtungskriterien)
- Hörvermögen

- Mimik und Gestik
- Sehfähigkeit
- Stimme und Sprache

Hörvermögen

Tab. K.7 Beobachtungen des Hörvermögens

Beobachtung	Mögliche Ursachen
Physiologisch: keine Einschränkungen	
Schwerhörigkeit	• Mittelohrentzündung • Hörsturz • Verlegung des Gehörgangs, z. B. durch Zeruminalpfropf
Gehörlosigkeit	• Angeboren • Erworben durch Innenohrschaden
Rauschende, klingende oder pfeifende Ohrgeräusche (Tinnitus)	• Lärmbelastung • Hörsturz • Morbus Menière • Otosklerose • HWS-Erkrankungen • Stress

Mimik und Gestik

Tab. K.8 Beobachtungen von Mimik und Gestik

Beobachtung	Mögliche Ursachen
Physiologisch: situations- und stimmungsabhängige Veränderung der Mimik, Gestik unterstreicht eigene Aussagen	
Beeinträchtigung der Armbewegungen	• Amputation • Hemiplegie
Greisengesicht bei Kindern	• Pylorusstenose
Reduzierte Mimik	• Morbus Parkinson • Depression
Schlaffer Gesichtsausdruck mit herabhängenden Mundwinkeln	• Fazialisparese
Starre Gesichtsmuskulatur, Krampf der Kaumuskeln	• Tetanus
Verzerrter Gesichtsausdruck	• Schmerzen

Sehfähigkeit

(Weitere Informationen siehe Sehschärfe)

Tab. K.9 Beobachtungen der Sehfähigkeit

Beobachtung	Mögliche Ursachen
Physiologisch: keine Einschränkung der Sehfähigkeit	
Farbensehen	• Digitalisüberdosierung
Gesichtsfeldeinschränkungen	• Netzhautablösung • Neuritis nervi optici • Zentralarterienverschluss • Zentralvenenverschluss

Tab. K.9 Beobachtungen der Sehfähigkeit (Forts.)

Beobachtung	Mögliche Ursachen
Nebel-, Schleiersehen	Einseitig: • Glaukomanfall • Glaskörperblutung • Netzhautablösung • Zentralvenenverschluss Beidseitig: • Physiologisch beim Blicken auf weißen Grund • Vergiftung • Durchblutungsstörungen der Aa. cerebri posterior
Plötzliche Sehverschlechterung/Blindheit	• Glaukomanfall • Amaurosis fugax • Arteriitis temporalis • Chorioretinitis • Glaskörperblutung • Zentralarterienverschluss
Sehen von Doppelbildern	• Arteriitis temporalis
Verschwommensehen	• Chorioretinitis

Stimme, Sprechen und Sprache

Tab. K.10 Beobachtungen von Stimme, Sprechen und Sprache

Beobachtung	Mögliche Ursachen
Physiologisch: klare, gut zu hörende Stimme, verständliche Sprechinhalte	
Flüstern	• Erkältung • Z. n. Kehlkopf-OP • Unsicherheit, Angst
Heiserkeit	• Erkältung • Überanstrengung der Stimme • Kehlkopf-Ca
Ösophagus-Ersatzsprache (Ruktus-Stimme)	• Z. n. Kehlkopf-OP • Tracheostoma
Sinnlose, zusammenhanglose Sprechinhalte	• Schädigung des Wernicke-Sprachzentrums • Demenz • Psychiatrische Erkrankung
Stottern	• Ursache nicht geklärt
Telegrammstilartiges Sprechen, um Worte ringen	• Schädigung des Broca-Sprachzentrums im Gehirn • Dysarthrie
Wiederholungen einzelner Worte oder Laute ohne Sinnzusammenhang	• Diffuse, kombinierte Störung
Wortfindungsstörungen	• Schädigung im Schläfen- und Scheitellappen

Komplementäre Behandlungsansätze

Tab. K.11 Komplementäre Behandlungsansätze

Therapie	Behandlungsansatz	Behandlung
Phytotherapie (Pflanzenheilkunde)	• Heilkraft von Pflanzen nutzen	• Pflanzen(-anteile, -inhaltsstoffe)
Homöopathie	• „Gleiches mit Gleichem heilen" (Ähnlichkeitsprinzip) • Mittel, das bei einem Gesunden Beschwerden verursacht, ist bei einem Kranken geeignet, diese Beschwerden zu mindern → Testung der Wirkung am Gesunden (Arzneimittelprüfung) • Bei Auswahl des richtigen Arzneimittels wird Wesen des individuellen Menschen berücksichtigt (Personotropie)	• Ursubstanzen/Urtinkturen in stufenweiser Verdünnung (Potenzen) • Beschwerdenauslösende Substanzen in geringster Konzentration
Bachblütentherapie	• Jede körperl. Krankheit beruht auf seel. Ungleichgewicht • Harmonisierung durch Blüten und Pflanzenteile	• Blütenessenzen wild wachsender Pflanzen und Bäume → „Bachblütenmischungen"
Anthroposophische Medizin	• 4 Wesensglieder des Menschen (physischer, ätherischer, astraler Leib und das Ich) • Bei Krankheit ist Wechselwirkung zwischen diesen gestört • Therapie beeinflusst die Wechselwirkung	• Mineralische, pflanzliche und tierische Substanzen • Heil-Eurythmie • Rhythmische Massage • Kunsttherapie
Neuraltherapie	• Gezielte Beeinflussung des vegetativen Nervensystems durch Lokalanästhetika	• Lokalanästhetika
Traditionelle chinesische Medizin (TCM)	• Krankheit ist Störung des Qi-(Energie)-Flusses • Therapie fördert Fließen des Qi	• Akupunktur • Chinesische Arzneimittel • Qi-Gong • Massage • Diätetik
Ayurveda	• Unterschiedliche Temperamente und Lebensenergien kommen in jedem Organismus vor und sollten sich im Gleichgewicht befinden	• Reinigungs- und Entschlackungsverfahren • Ernährungslehre

Kompressionsbinden: Eigenschaften

Tab. K.12 Übersicht über Kompressionsbinden

Binde	Dehnbarkeit	Druckverhalten (Ruhe- und Arbeitsdruck)*	Indikation
Kurzzug	30–70%	• Hoher Arbeitsdruck • Geringer Ruhedruck	• Immobilität • Austreibung von Ödemen • Nach Varizen-OP
Mittelzug	70–140%	• Mittlerer Arbeitsdruck • Mittlerer Ruhedruck	• Immobilität • Varikosis ohne Ödeme
Langzug	> 140%	• Niedriger Arbeitsdruck • Hoher Ruhedruck	• Nur nach spezieller Verordnung (z. B. Lymphödem)

* Unter **Arbeitsdruck** wird die Druckwirkung der Kompression während der Bewegung (im Gehen, bei Gymnastik) verstanden. **Ruhedruck** bezieht sich auf die Druckwirkung im Liegen. Zur Thromboseprophylaxe eignen sich wegen des geringen Ruhedrucks vor allem Kurzzugbinden.

Kompressionsstrümpfe

(Weitere Informationen siehe Beinumfang: Messpunkte)

Größe bestimmen

Bei knielangen Strümpfen

- Mittels speziellem Maßband abmessen
  - Länge Ferse–Knie
  - Dickste Stelle der Wade
  - Ggf. Fessel
- Je nach Hersteller ist Maßband evtl. bereits in Farben der Strümpfe unterteilt
- Jeden 2. Tag neu messen

Bei oberschenkellangen Strümpfen (➤ Abb. K.1)

- Mittels speziellem Maßband abmessen von
  - Beinlänge
  - Dickste Stelle des Oberschenkels
  - Dickste Stelle der Wade
  - Ggf. Fessel
- Je nach Hersteller ist Maßband evtl. bereits in Farben der Strümpfe unterteilt
- Jeden 2. Tag neu messen

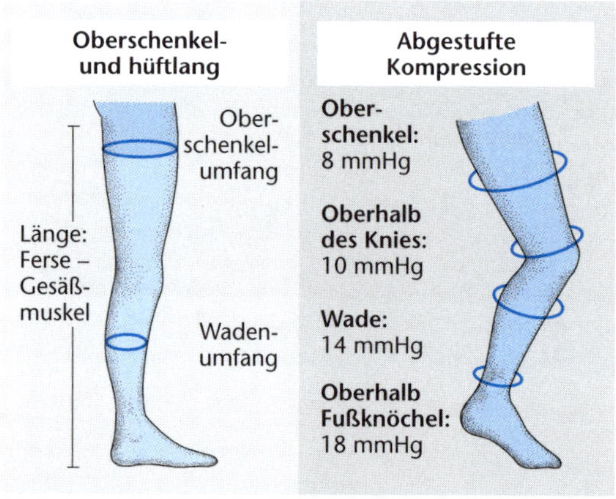

Abb. K.1 Mögliche Messpunkte zur Anpassung von Antithrombosestrümpfen. Die Messpunkte können je nach Strumpfhersteller variieren. [A300]

Klassen

Tab. K.13 Kompressionsklassen

Kompressionsklasse	Druck im Fesselbereich [mmHg]	Indikationen
I	18,4–21,2	• Thromboseprophylaxe • Beginnende Schwangerschaftsvarikosis • Schwere- und Müdigkeitsgefühl in den Beinen • Leichte Varikosis ohne Ödeme • CVI Grad I nach Widmer
II	25,1–32,1	• Postoperativ • Ausgeprägte Schwangerschaftsvarikosis • Nach Verödung, Varizen-OP, Sklerosierung • Schwellungszustände nach Abheilung geringfügiger Ulzera • Oberflächliche Thrombophlebitis • Varikosis mit Schwellneigung • CVI Grad II nach Widmer

Tab. K.13 Kompressionsklassen (Forts.)

Kompressionsklasse	Druck im Fesselbereich [mmHg]	Indikationen
III	36,4–46,5	• Nach Thrombose • Folgezustände postthrombotisch-venöser Insuffizienz bei ausgeprägter Ödemneigung • Dermatoliposklerose • Atrophie blanche • Abheilung rezidivierender Ulzera • Leichtes Lymphödem • Sekundäre Varikosis • Schwere Varikosis • CVI Grad III nach Widmer
IV	> 49	• Lymphödem • Elephantiasis

Körpergröße: Bestimmung bei bettlägerigen Pat

Bezugmaß: Kniehöhe (Fuß/Knieabstand)
Keine genaue Bestimmung, sondern Angabe einer Tendenz, in der die Körpergröße wahrscheinlich liegt.

Tab. K.14 Bestimmung der Körpergröße bei bettlägerigen Patienten

Personengruppe	Berechnung
Männer	Körpergröße [cm] = (2,02 × Kniehöhe [cm]) – (0,04 × Alter [Jahre]) + 64,19 **Beispiel:** 69-jähriger Mann mit einer Kniehöhe von 57 cm: (2,02 × 57) – (0,04 × 69) = 176,6 cm
Frauen	Körpergröße [cm] = (1,83 × Kniehöhe [cm]) – (0,24 × Alter [Jahre]) + 84,88 **Beispiel:** 83-jährige Frau mit einer Kniehöhe von 52 cm: (1,83 × 52) – (0,24 × 83) + 84,88 = 160,1 cm

Körperliches Assessment: Neugeborenes

(Weitere Informationen siehe Apgar-Schema; Gestationsalter: Bestimmung)

Tab. K.15 Körperliches Assessment bei Neugeborenen

	Normalwerte	Häufige Abweichungen/kleinere Anomalien	Anzeichen für potenzielle Probleme/schwere Anomalien
Allgemeine Körpermaße			
Kopfumfang	33–35 cm, etwa 2–3 cm mehr als Brustumfang	• Verformung des Kopfes nach der Geburt kann Umfang verringern • Am 1. und 2. Tag postnatal: Kopfumfang = Brustumfang möglich	< 10. oder > 90. Perzentile
Gesamtkörperlänge	48–53 cm	• Bei SGA-Kindern: häufig Aufholwachstum in ersten 2 Lebensjahren	< 10. oder > 90. Perzentile
Geburtsgewicht	2700–4000 g	• Verlust von 10 % des Geburtsgewichts in der 1. Woche, Geburtsgewicht wird in 10–14 Tagen wieder erreicht • Mangelnde Gewichtszunahme im Verlauf • Abweichen von der ursprünglichen Perzentile	< 10. oder > 90. Perzentile

Tab. K.15 Körperliches Assessment bei Neugeborenen (Forts.)

	Normalwerte	Häufige Abweichungen/kleinere Anomalien	Anzeichen für potenzielle Probleme/schwere Anomalien
Vitalzeichen			
Temperatur	36,5–37,0 °C (axillar)	• Weinen → Temp. ↑ • Wärmestrahler führen zu falsch erhöhten Temp.	• Hypothermie • Hyperthermie
Herzfrequenz	100–200 Schläge/min	• Weinen → Hf ↑ • Schlafen → Hf ↓ • 6–8 Std. nach Geburt: bis zu 180 Schläge/min	• Bradykardie: Ruhefrequenz < 80 Schläge/min; beim Frühgeborenen < 100 Schläge/min • Tachykardie: Hf > 180 Schläge/min • Unregelmäßiger Rhythmus
Atemfrequenz	30–60 Atemzüge/min	• Weinen → Af ↑ • Schlafen → Af ↓ • 6–8 Std. nach Geburt: bis zu 80 Atemzüge/min	• Tachypnoe: Af > 60 Atemzüge/min • Apnoe: Dauer von Atemaussetzern > 20 Sek.
Blutdruck	50/35 mmHg; MAD ca. 40 mmHg (an Arm/Unterschenkel gemessen)	• Weinen/Aktivität → RR ↑ • Anlegen der Manschette am Oberschenkel kann Kind unruhig machen • Am Oberschenkel gemessener Wert kann 4–8 mmHg über dem am Arm oder Unterschenkel gemessenen liegen	• An Wade gemessener Druck < als an Arm gemessener Wert (Hinweis auf Aortenisthmusstenose)
Allgemeinzustand			
Haltung	• Flexion von Kopf und Extremitäten • Extremitäten liegen auf Brust oder Bauch	Nach Steißlage: • Gestreckte Beine • Abduzierte und voll rotierte Hüftgelenke • Abgeflachtes Hinterhaupt • Extendierter Hals	• Schlaffe Körperhaltung • Extension der Extremitäten
Haut	• Bei Geburt: kräftig rosa, mitteldick, glatt • 2.–3. Tag postnatal: rosa, trocken, schuppig • Käseschmiere • Lanugo • Ödeme um Augen, im Gesicht, an Beinen, Handrücken, Füßen, Skrotum, Labien • Akrozyanose (Hände, Füße zyanotisch) • Marmorhaut (vorübergehende Fleckenbildung bei Stress, niedriger Temp. oder Überstimulierung)	• Neonataler Ikterus 24 Std. nach Geburt • Ekchymosen/Petechien durch Geburtstrauma • Milien (verdickte Talgdrüsen als weiße Knötchen sichtbar auf Wange, Kinn und Nase) • Milarien/Sudamina (erweiterte Schweißdrüsen als hirsekorngroße Bläschen sichtbar im Gesicht) • Erythema toxicum (Ausschlag mit rosaroten Papeln/Bläschen am Thorax, Rücken, Gesäß, Abdomen) 24–48 Std. nach Geburt, verschwindet meist nach einigen Tagen • Harlekinfarbwechsel (deutlich begrenzte rosa/dunkelrote Verfärbung der Haut der aufliegenden Körperflächen in Seitenlage) • Mongolenfleck (unregelmäßige bläuliche Pigmentierung der Haut v. a. der Kreuzbein- und Gesäßregion) • Naevus unna („Storchenbiss", flache, tiefrote Hautfärbung v. a. in Nacken/Rücken)	• Progressiver Ikterus, besonders in ersten 24 Std. • Rissige Haut/Hautabschilferungen • Generalisierte Zyanose • Blässe • Fleckige Haut • Graue Hautfarbe • Plethora (Hypervolämie mit stark gerötetem Gesicht und blauroten Schleimhäuten) • Hämorrhagie/Ekchymosen/persistierende Petechien • Sklerema (harte, steife Haut) • Schlechter Hautturgor • Ausschlag/Pusteln/Bläschen • Café-au-Lait-Flecken (hellbraune Flecken) • Naevus flammeus (Feuermale, Weinflecke)

Tab. K.15 Körperliches Assessment bei Neugeborenen (Forts.)

	Normalwerte	Häufige Abweichungen/kleinere Anomalien	Anzeichen für potenzielle Probleme/schwere Anomalien
Allgemeinzustand			
Kopf	• Große Fontanelle: dreieckig; 2,5–4 cm • Kleine Fontanelle: dreieckig; 0,5–1 cm • Fontanellen: flach, weich	• Verformung nach vaginaler Geburt • Dritte Fontanelle („Mongolenlücke") • Hervorgewölbte Fontanelle beim Weinen • Caput succedaneum (Geburtsgeschwulst, weiches Ödem an Kopfhaut) • Kephalhämatom (Hämatom zwischen Periost und Schädelknochen)	• Verstrichene Knochennähte • Hervorgewölbte oder eingesunkene Fontanellen im Ruhezustand • Kraniotabes (Eindrückbarkeit des Schädels, schnappendes Geräusch im Bereich der Lambdanaht)
Augen	• Lider meist ödematös • Augenfarbe: schiefergrau • Keine Tränen • Rotreflex vorhanden • Kornealreflex als Berührungsreaktion • Pupillenreflex als Lichtreaktion • Blinzelreflex als Licht- oder Berührungsreaktion • Ansatzweise Fixierung von Objekten • Fähigkeit, Blickrichtung zu halten	• Epikanthus (sichelförmige Hautfalte am inneren Randwinkel des Auges bei Kindern asiatischer Herkunft) • Suchnystagmus oder Strabismus • Subkonjunktivale (sklerale) Hämorrhagien: gerissene Kapillaren, meist am Limbus	• Rosa gefärbte Iris • Eitrige Absonderung • Augenfalte bei Kindern nicht asiatischer Herkunft • Hypertelorismus (3 cm oder mehr) • Hypotelorismus (verkleinerter Augenabstand) • Angeborene Linsentrübung (Star) • Verengte oder erweiterte, fixierte Pupille • Fehlender Rotreflex • Fehlender Pupillen- oder Kornealreflex • Blaue Skleren • Gelbe Skleren
Ohren	• Lage: oberer Ohrmuschelrand in einer Linie mit äußerem Augenwinkel • Lautes, plötzliches Geräusch → Schreckreaktion • Ohrmuschel flexibel, Knorpel vorhanden	• Trommelfell nicht zu sehen, wegen Füllung des Gehörgangs • Ohrmuschel flach am Kopf anliegend • Ohrmuschel unregelmäßig geformt oder ungewöhnliche Größe • Vertiefungen oder Ohranhänge	• Tiefer Ohrenansatz • Fehlende Schreckreaktion bei lautem, plötzlichem Geräusch • Kleinere Anormalitäten können auf verschiedene Syndrome hinweisen, insbesondere auf ein renales Problem
Nase	• Nase frei • Nasenabsonderung: dünner, weißer Schleim • Niesen	• Eingedrückte und aufgeschürfte Nase	• Nasenkanäle nicht durchgängig • Dicke, blutige Nasenabsonderung • Nasenflügeln • Starke Nasensekretionen oder verstopfte Nase (auch leichte Verstopfung)

Tab. K.15 Körperliches Assessment bei Neugeborenen (Forts.)

	Normalwerte	Häufige Abweichungen/kleinere Anomalien	Anzeichen für potenzielle Probleme/schwere Anomalien
Allgemeinzustand			
Mund/ Rachen	• Intakt, hoch gewölbter Gaumen • Gaumenzäpfchen in der Rachenmitte • Zungenbändchen • Oberlippenbändchen • Saugreflex: stark und koordiniert • Suchreflex • Würgreflex • Speichelfluss normal oder minimal verstärkt • Kräftiges Weinen	• Neugeborenenzähne (Zähne bereits bei Geburt vorhanden, harmlos, manchmal mit kongenitalen Störungen verbunden) • Epstein-Perlen (kleine, weiße Epithelzysten in der Mittellinie des harten Gaumens)	• Lippenspalte • Gaumenspalte • Große, hervorstehende Zunge oder posteriore Zungenfehlstellung • Starker Speichelfluss oder Sabbern • Candidose der Mundschleimhaut (weiße, fest haftende Flecken auf Zunge, im Gaumen, auf Mundschleimhäuten) • Keine Möglichkeit, Nasogastralsonde zu legen • Raues, schrilles, schwaches, fehlendes oder sonst wie unnormales Weinen
Hals	• Kurz, dick, meist von Hautfalten umgeben • Tonischer Halsreflex	• Torticollis (Schiefhals: Kopf wird seitlich schief gehalten, Kinn zeigt zur gegenüber liegenden Seite) • Schlüsselbeinbruch	• Exzessive Hautfalten • Flexionsresistenz • Fehlender tonischer Halsreflex
Brust	• Anteroposteriore und laterale Durchmesser gleich • Leichte Sternalretraktionen bei Inspiration • Anlage des Schwertfortsatzes am Sternum • Vergrößerte Brustdrüsen	• Trichterbrust (pectus excavatum) • Hühnerbrust (pectus carinatum) • Überzählige Brustknospen • Sekretion einer milchähnlichen Flüssigkeit aus Brustdrüsen („Hexenmilch")	• Eingefallenes Sternum • Deutliche Retraktionen der Brust und der Interkostalräume bei Atmung • Asymmetrische Ausdehnung des Brustkorbs • Rötung und Verhärtung rund um Brustknospen • Weit auseinanderliegende Brustknospen
Lungen	• Bauchatmung überwiegt • Hustenreflex bei Geburt nicht vorhanden, tritt nach 1–2 Tagen auf • Bilaterale, gleichmäßige, bronchiale Atemgeräusche	• Atemfrequenz und -tiefe unregelmäßig • Knistergeräusch kurz nach Geburt	• Inspiratorischer Stridor • Exspiratorisches Stöhnen • Retraktionen • Persistierendes, unregelmäßiges Atmen • Paradoxe Atmung (Schaukelatmung) • Ungleichmäßige Atemgeräusche • Anhaltendes, leichtes Knistergeräusch • Keuchen • Verminderte Atemgeräusche • Peristaltische Geräusche an einer Seite mit verminderten Atemgeräuschen an der gleichen Seite

Tab. K.15 Körperliches Assessment bei Neugeborenen (Forts.)

	Normalwerte	Häufige Abweichungen/kleinere Anomalien	Anzeichen für potenzielle Probleme/schwere Anomalien
Allgemeinzustand			
Herz	• Apex: 4.–5. Interkostalraum, lateraler bis linker Sternumrand	• Sinusarrhythmie (Herzfrequenz steigt bei Inspiration an, sinkt bei Exspiration ab) • Beim Weinen oder bei Anstrengung vorübergehend auftretende Zyanose	• Dextrokardie (Herz auf rechter Seite) • Apex verlagert, verdeckt • Kardiomegalie • Abdominale Shunts • Herzgeräusche • Schwirren • Anhaltende Zyanose • Hyperaktiver Präkordialbereich
Abdomen	• Zylinderförmig • Leber: 2–3 cm unter rechtem Rippenbogen tastbar • Milz: Spitze am Ende der 1. Lebenswoche tastbar • Nabelschnur: bei Geburt bläulich weiß, mit 2 Arterien und 1 Vene • Femoralispulse: beidseitig gleich	• Nabelhernie • Rektusdiastase (Auseinanderweichen der geraden Bauchmuskulatur) • Wharton-Sulze (ungewöhnlich dicke Nabelschnur)	• Abdominale Ausdehnung • Lokalisierte Auswölbung • Erweiterte Venen • Fehlende Darmgeräusche • Vergrößerte Leber und Milz • Aszites • Sichtbare peristaltische Wellen • Eingesunkenes oder konkaves Abdomen • Grüne Nabelschnur • Nur 1 Arterie in der Nabelschnur vorhanden • Absonderung von Urin oder Stuhl aus Nabelschnur • Tastbare Blasenerweiterung nach spärlicher Harnentleerung • Fehlende Femoralispulse • Nabelschnurbluten oder -hämatom
Weibliche Genitalien	• Labien und Klitoris meist ödematös • Uretheröffnung hinter der Klitoris • Käseschmiere zwischen Labien • Urinabgang innerhalb der ersten 24 Std.	• Pseudomenstruation (blutige oder schleimige Absonderung) • Hymenanhang	• Vergrößerte Klitoris mit Uretheröffnung an Klitorisspitze • Fehlende Vaginalöffnung • Mekonium aus Vaginalöffnung • Kein Urinabgang in ersten 24 Std. • Verdickungen in Labien • Genitalien nicht deutlich weiblich ausgeprägt

Tab. K.15 Körperliches Assessment bei Neugeborenen (Forts.)

	Normalwerte	Häufige Abweichungen/kleinere Anomalien	Anzeichen für potenzielle Probleme/schwere Anomalien
Allgemeine Körpermaße			
Männliche Genitalien	• Uretheröffnung an Penisspitze • Testes in jedem Skrotum tastbar • Skrotum meist groß, ödematös, frei hängend, runzliq, bei dunkelhäutigen Ethnien meist stark pigmentiert • Smegma (weiße bis hellgelbe Substanz zwischen Eichel und Vorhaut) • Urinabgang innerhalb der ersten 24 Std.	• Uretheröffnung mit Vorhaut verschlossen • Vorhaut nicht verschiebbar • Epithelialperlen (kleine, feste, weiße Läsionen auf Vorhaut) • Erektion oder Priapismus • Testes im Leistenkanal tastbar • Kleines Skrotum	• Hypospadien (Uretheröffnung an ventraler Penisoberfläche) • Epispadien (Uretheröffnung an dorsaler Penisoberfläche) • Gryposis penis (ventrale Peniskrümmung) • Testes weder im Skrotum noch in Leistenkanälen tastbar • Kein Urinabgang in den ersten 24 Std. • Leistenhernie • Skrotumhypoplasie • Hydrozele (Flüssigkeitsansammlung im Skrotum) • Verdickungen im Skrotum • Mekonium aus Skrotum • Verfärbung der Hoden • Genitalien nicht deutlich männlich ausgeprägt
Rücken/ Rektum	• Wirbelsäule intakt, keine Öffnungen, Verdickungen, prominente Biegungen • Rückgradreflex • Analreflex • Anusöffnung durchgängig • Mekoniumabgang innerhalb der ersten 48 Std.	• Grüner, flüssiger Stuhl bei Kind unter Phototherapie • Verzögerter Mekoniumabgang bei Neugeborenen mit sehr geringem Geburtsgewicht	• Analfissuren oder -fisteln • Verschlossener Anus • Kein Mekoniumabgang innerhalb der ersten 36 Std. • Pilonidalzyste oder -sinus • Haarbüschel an der Wirbelsäule • Spina bifida (jeden Grades)

Tab. K.15 Körperliches Assessment bei Neugeborenen (Forts.)

	Normalwerte	Häufige Abweichungen/kleinere Anomalien	Anzeichen für potenzielle Probleme/schwere Anomalien
Allgemeine Körpermaße			
Extremitäten	• 10 Finger und 10 Zehen • Volle Beweglichkeit • Nagelbetten rosig, vorübergehende Zyanose unmittelbar nach Geburt • Furchen an anterioren ⅔ der Fußsohlen • Fußsohle meist platt • Symmetrische Extremitäten • Muskeltonus beidseitig gleich, besonders Widerstand gegen Auswärtsflexion • Brachiale Pulse beidseitig gleich	• Partielle Syndaktylie zwischen 2. und 3. Zehen • 2. Zeh überdeckt 3. Zeh • Weiter Zwischenraum zwischen 1. und 2. Zeh • Tiefe Fußsohlenfurche zwischen 1. und 2. Zehen • Asymmetrische Zehenlänge • Dorsalflexion des Hallux und kurzer Hallux	• Polydaktylie (überzählige Finger oder Zehen) • Syndaktylie (verschmolzene oder verbundene Finger oder Zehen) • Phokomelie (Hände setzen unmittelbar an Schultern an, Füße setzen unmittelbar an Hüften an) • Hemimelie (Fehlen des distalen Teils einer Extremität) • Hyperflexibilität der Gelenke • Anhaltende Zyanose der Nagelbetten • Fußsohle von Furchen durchzogen • Vierfingerfurche • Frakturen • Verringerte oder fehlende Beweglichkeit • Disloziertes oder subluxiertes Hüftgelenk (Einschränkung der Hüftabduktion) • Asymmetrie der Gluteal- oder Beinfalten • Asymmetrie der Kniehöhe (Allis- oder Galeazzi-Zeichen) • Asymmetrie der Extremitäten • Ungleicher Muskeltonus oder ungleiche Beweglichkeit
Neuromuskuläres System	• Extremitäten meist leicht flektiert • Extension einer Extremität nach vorhergehender Flexionsstellung • Kopf hängt beim Sitzen herunter, kann jedoch kurzzeitig hochgehalten werden • In Bauchlage kann Kopf von einer Seite zur anderen gedreht werden • Kopf kann mit Rücken in einer horizontalen Linie gehalten werden, wenn Kind schwebend in Bauchlage gehalten wird	• Zittern oder flüchtiger Tremor	• Hypotonie der Muskulatur (herabgesetzter Muskeltonus: schlaff hängender Kopf, schlechte Kontrolle des Kopfs, schlaffe Extremitäten) • Hypertonie der Muskulatur (gesteigerter Muskeltonus, zittrige Anspannung, Arme und Hände stark flektiert, Beine steif extendiert, Schreckhaftigkeit) • Asymmetrische Haltung (außer tonischem Halsreflex) • Opisthotonus (Überstreckung von Rumpf und Extremitäten) • Lähmungszeichen • Tremor/Zuckungen/Myoklonien • Auffallend hängender Kopf in allen Positionen

Körperoberfläche: Berechnung

$$\text{Körperoberfläche}\left[m^2\right] = \frac{\text{Körpergröße}^{0,725}\,[\text{cm}] \times \text{Körpergewicht}^{0,425}\,[\text{kg}] \times 71{,}84\left[\,m^2/\text{kg} \times \text{cm}\,\right]}{10\,000}$$

Beispiel

Erwachsener mit einer Größe von 1,75 m und einem Gewicht von 65 kg

$$\text{Körperoberfläche} = \frac{175^{0,725} \times 65^{0,425} \times 71{,}84}{10\,000} = 1{,}79\,m^2$$

Schulkind mit einer Größe von 1,45 m und einem Gewicht von 36 kg

$$\text{Körperoberfläche} = \frac{145^{0,725} \times 36^{0,425} \times 71{,}84}{10\,000} = 1{,}21\,m^2$$

Körperpflege: Hygienerichtlinien

- Hände desinfizieren:
  - Zu Beginn
  - Zum Abschluss
  - Nach Kontakt mit Ausscheidungen
  - Vor und nach der Intimpflege
  - Vor Entnahme von frischer Wäsche oder Pflegeutensilien
- Einmalschürze tragen
- Wechsel von Waschwasser, Waschlappen und Handtuch vor der Intimpflege
- Tragen von Handschuhen nur bei
  - Intimpflege
  - infektiösen Hauterkrankungen, z. B. Fußpilz
- Körperteil mit infektiösen Hauterkrankungen
  - Zum Schluss waschen
  - Getrennte Utensilien verwenden, möglichst Einmalartikel
- Keine Seifenstücke verwenden wegen Gefahr der Keimbesiedlung
- Waschschüssel nach Gebrauch reinigen und desinfizieren
- Bei abwehrgeschwächten und infektiösen Patienten: Handtücher nach Gebrauch wechseln
- Inkubator:
  - „Reine" Utensilien durch seitliche Klappen in Inkubator legen
  - Benutzte Utensilien an Fußende legen, von dort über Klappe entsorgen

Körpertemperatur: Messorte

Tab. K.16 Messorte zur Ermittlung der Körpertemperatur

Messort	Vorgehen	Normalwert	Dauer	Beachten
Axillar (in der Achselhöhle)	• Thermometer in trockene Achselhöhle legen • Thermometer muss ganz von Haut umgeben sein • Oberarm des Pat. liegt seitlich am Rumpf, Unterarm ruht auf Brustkorb	Normalwerte 0,5 °C < rektal	• Elektronisch: bis Signalton • Maximalthermometer: 8–10 min	• Achsel muss frei von Cremes, Feuchtigkeit und Kleidung sein • Ungeeignet bei verwirrten, kachektischen, unruhigen, unkooperativen Patienten
Rektal (im Enddarm)	• Patient liegt auf Seite • Thermometer in Schutzhülle stecken • Unter leichtem Drehen in After einführen • Evtl. Thermometer während Messung festhalten	36,5 °C–37,4 °C	• Elektronisch: bis Signalton • Maximalthermometer: 3–5 min	• Bei Verletzungen, Entzündungen oder Operationen im Darm- und Analbereich keine rektale Messung! • Bei Hämorrhoiden besonders vorsichtig einführen • Bei Frühgeborenen: Gefahr der Schleimhautläsionen • Bei Säuglingen: in Rückenlage mit angezogenen Beinen • Häufige Rektalmessung bei Kindern kann zu Einschränkungen der selbstständigen Defäkation führen
Ohr	• Messhülle auf Thermometer stecken • Kopf zur gegenüberliegenden Seite neigen und stabilisieren • Vor dem Einführen leicht am Ohr ziehen • Sensor vorsichtig ins Ohr einführen • Wichtig: nach Lagerung auf Ohr vor Messung einige Minuten warten, immer das gleiche Ohr verwenden	35,9 °C–37,6 °C	• Einige Sekunden	• Nicht bei Schmerzen, Verletzungen, Krankheiten des Ohrs verwenden • Nicht vor Vollendung des 1. LJ
Sublingual (unter der Zunge)	• Thermometer in Schutzhülle stecken • In der Mitte unter Zunge legen • Mund fest schließen lassen	36,1 °C–37,1 °C (0,3–0,5 °C unter rektalem Wert)	• Elektronisch: bis Signalton • Maximalthermometer: 5–8 min	• Wichtig: 15 min. vorher keine heißen oder eisgekühlten Getränke zu sich nehmen • Für Säuglinge und Kleinkinder nicht geeignet • Ungeeignet bei Hustenreiz, Fazialisparese, Dyspnoe, unruhigen, verwirrten, unkooperativen Patienten
Inguinal (in der Leiste)	• Thermometer in Schutzhülle stecken • In trockene Leiste legen • Oberschenkel anwinkeln lassen	Normalwerte 0,5 °C < rektal	• Elektronisch: bis Signalton • Maximalthermometer: 8–10 min	• Leiste muss frei von Cremes, Feuchtigkeit und Kleidung sein • Ungeeignet bei verwirrten, kachektischen, unruhigen, unkooperativen Menschen

Kraftgrade: nach Janda

(Weitere Informationen siehe Lähmungen)
Neurologische Einteilung zur Beurteilung von Parese

Tab. K.17 Kraftgrade nach Janda

Kraftgrad	Erklärung
0	Keine Muskelaktivität
1	Sichtbare Muskelkontraktion ohne Bewegung
2	Bewegung bei Ausschaltung der Schwerkraft möglich
3	Bewegung gegen die Schwerkraft möglich
4	Bewegung gegen Widerstand möglich
5	Normale Muskelkraft

Krebs

(Weitere Informationen siehe Arzneimittel: Zytostatika; Expertenstandard: Schmerzmanagement; Karnofsky-Index; Prävention; Schmerz; Strahlentherapie; TNM-Schema; Tumoren; Tumormarker; Urostomiearten; Vorsorgeuntersuchungen; WHO-Aktivitätsindex)

Europäischer Kodex gegen Krebs

1. Rauchen Sie nicht! Falls Sie rauchen, versuchen Sie, damit aufzuhören. Gelingt Ihnen dies nicht, rauchen Sie nicht in der Gegenwart von Nichtrauchern.
2. Vermeiden Sie Übergewicht!
3. Bewegen Sie sich jeden Tag einmal so, dass Sie sich richtig anstrengen!
4. Essen Sie jeden Tag mindestens fünf Portionen verschiedener Sorten Obst und Gemüse! Beschränken Sie den Anteil an tierischem Fett in Ihrer Nahrung.
5. Falls Sie Alkohol trinken, begrenzen Sie Ihren Konsum als Frau auf 10 g pro Tag, als Mann auf 20 g täglich, entsprechend etwa ein bzw. zwei Gläsern („Drinks").
6. Schützen Sie sich vor intensiver Sonneneinstrahlung; falls Sie zu Sonnenbränden neigen, seien Sie lebenslang vorsichtig!
7. Vermeiden Sie Exposition gegenüber bekanntermaßen Krebs erregenden Stoffen und halten Sie die entsprechenden Schutzvorschriften ein.
8. Frauen sollten die Früherkennungsuntersuchungen auf Gebärmutterhalskrebs in Anspruch nehmen.
9. Frauen ab 50 Jahren sollten an Programmen zur Früherkennung von Brustkrebs teilnehmen, diese sollten ein Mammografiescreening beinhalten.
10. Alle Menschen über 50 Jahren sollten die angebotenen Screening-Untersuchungen auf Dickdarmkrebs wahrnehmen.
11. Nehmen Sie an Impfprogrammen gegen Hepatitis B teil!

Quelle: http://ec.europa.eu/health-eu/doc/cancercode_de.pdf.

Warnsignale

Tab. K.18 Signale, die auf eine Krebserkrankung hinweisen

Krebsart	Warnsignale
Brustkrebs	• Größen- oder Umrissveränderungen der Brust • Einziehung der Brustwarze • Runzelung der Brusthaut • Absonderungen aus der Brustwarze • Fühlbar feste Knoten • Anschwellung der Lymphknoten in der Achselhöhle
Gebärmutterkrebs	• Blutungen außerhalb der Monatsblutung • Blutiger Ausfluss
Hodenkrebs	• Bleibende Schwellung des Hodens, die keine Schmerzen verursacht
Darmkrebs	• Blutbeimengungen im Stuhl • Schleimbeimengungen im Stuhl • Durchfälle mit Schleim- und Blutbeimengungen
Magenkrebs	• Druck und Schmerzen im Oberbauch • Gewichtsabnahme • Erbrechen und Übelkeit • Tiefschwarz gefärbter Stuhl, der auf eine Magenblutung hinweist • Abneigung gegen früher gut verträgliche Speisen
Hautkrebs	• Braune Hautflecken, die allmählich dick werden und verhornen • Rötliche, centgroße Flecken mit rauer Oberfläche • Leberflecken, die neu auftreten oder sich verändern • Bildung eines roten Hofes um das Muttermal • Wachstum und Dunklerwerden des Muttermals • Auftreten von Juckreiz • Knotenbildung • Wucherungen und Blutungen an Leberflecken
Lungenkrebs	• Reizhusten • Abhusten von Schleim • Dauerheiserkeit • Appetitlosigkeit und Gewichtsabnahme • Schmerzen im Brustkorb

TEIL

L Von Laborproben bis Liquor

Laborproben

(Weitere Informationen siehe Blutabnahme; Laborwerte; Liquor; Sammelurin; Stuhluntersuchungen; Urinuntersuchungen)

Blutuntersuchung: Einflussgrößen

Tab. L.1 Mögliche Einflussfaktoren auf Blutuntersuchungen

Einflussfaktor	... beeinflusst
Nahrungsaufnahme	• Blutzucker • Bluteiweiße • Blutfette (v. a. Triglyzeride) • Harnsäure • Phosphor • Kalium • Kalzium • Einige Leberwerte
Stehbelastung (Hämokonzentration)	• Blutzellen • Bluteiweiße • Blutfette • Kalzium • Noradrenalin • Aldosteron • Renin
Körperliche Anstrengung	• Siehe Stehbelastung • Zusätzlich nach mehreren Stunden Muskelenzyme (CK, LDH, AST)
Tageszeit	Maximum morgens: • Kortisol • Adrenalin • Noradrenalin
	Maximum nachmittags: • Eisen
	Maximum nachts: • Aldosteron • Parathormon • Renin • Wachstumshormon
Langes Stauen (Hämolyse)	• Siehe Stehbelastung • Zusätzlich Kalium, AST, ALT, LDH

Durchführung, Transport und Lagerung

Tab. L.2 Durchführung, Transport und Lagerung von Laborproben

Probengefäß	Bestimmung	Transport ins Labor	Lagerung	Durchführungshinweis
Serumröhrchen	• Klinisch-chemische Untersuchungen • Elektrolyte • Antikörper-Test • Blutgruppenbestimmung	Sofort bei Raumtemperatur, ggf. abzentrifugieren	Kühlschrank, langfristige Lagerung: Einfrieren bei –20 °C	• Plastikkügelchen als Zusatz • Blut muss vor Zentrifugation gerinnen
Citratröhrchen	• Gerinnungsuntersuchungen	Sofort bei Raumtemperatur	-	• Citrat als Zusatz zur Verhinderung der Gerinnung • Zusatz gut mit Probe vermischen
EDTA-Röhrchen	• Hämatologische Untersuchungen • Renin • ADH • Katecholamine • Molekulargenetische Untersuchungen	Sofort bei Raumtemperatur	Raumtemperatur bis zum nächsten Tag	• EDTA als Zusatz zur Verhinderung der Gerinnung • Zusatz gut mit Probe vermischen
	• Ammoniak	Sofort eisgekühlt	-	
Blutkulturflasche	• Blutkultur (bakteriologische Untersuchung)	Sofort bei Raumtemperatur	-	• 2 verschiedene Flaschen (1 zum Nachweis für anaerobe, 1 für aerobe Bakterien) • Immer beide verwenden
Heparinatröhrchen	• Blutgase	Sofort bei Raumtemperatur	Bis zu 10 Min. luftdichtverschlossen ohne Kühlung, bei 0–4 °C für max. 30 Min.; Probe nicht einfrieren	• Heparinat als Zusatz zur Verhinderung der Gerinnung • Probe muss sofort entlüftet werden und durchmischt werden • Vor Messung erneutes Durchmischen und Verwerfen von etwas Blut
SCi-Monovette	• Homocystein im Blut	Sofort bei Raumtemperatur, muss sofort zentrifugiert werden	-	• Saures Citrat als Zusatz • Alternativ auch EDTA-Blut oder Serum möglich
Glukoseröhrchen	• Laktat im Blut • Glukose im Blut • Galaktose im Blut	Sofort bei Raumtemperatur	Max. 12 Std. bei Raumtemperatur	• Natriumfluorid (NaF) als Zusatz • Zusatz gut mit Probe vermischen
Sputumröhrchen	• Sputum	Sofort bei Raumtemperatur	Max. 4 Std. bei Raumtemperatur, bei längerer Lagerung (max. 24 Std.): Kühlschrank	• Sputum wenn möglich direkt in Röhrchen abhusten lassen

Tab. L.2 Durchführung, Transport und Lagerung von Laborproben (Forts.)

Probengefäß	Bestimmung	Transport ins Labor	Lagerung	Durchführungshinweis
Steriles Gefäß	• Gewebeprobe	Sofort bei Raumtemperatur	Kühlschrank	• Mit steriler Pinzette, Schere oder Skalpell entnehmen • Steril ablegen
	• ZVD-Katheterspitze	Sofort bei Raumtemperatur	Raumtemperatur	• Nach Hautdesinfektion warten, bis Alkohol verdunstet ist • Katheter unter sterilen Bedingungen entfernen • Mit steriler Schere abgeschnittene Spitze direkt in steriles Röhrchen geben
	• Liquor	Sofort bei Raumtemperatur	Max. 2 Std. bei Raumtemperatur	• Nach Hautdesinfektion und Punktion Liquor in sterilem Röhrchen auffangen
	• Punktate	Sofort bei Raumtemperatur	Raumtemperatur	• Direkt in Transportgefäß geben
	• Sekrete, z. B. Wundsekret	Sofort bei Raumtemperatur	Kühlschrank	• Wenig Sekret mittels sterilem Abstrichtupfer • Viel Sekret mittels Spritze
	• Urin	Sofort bei Raumtemperatur	Max. 12 Std. Im Kühlschrank (2–8 °C)	• Siehe Urin: Untersuchungen
Stuhlröhrchen	• Stuhl	Sofort bei Raumtemperatur	Max. 2 Std. bei Raumtemperatur, bei längerer Lagerung (max. 24 Std.): Kühlschrank	• Erbsengroße Portion entnehmen • Bei flüssigem Stuhl ca. 2 ml mit Spritze aufziehen
Tupferapplikator	• Nasenabstrich, z. B. MRSA • Schleimhautsekret	Sofort bei Raumtemperatur	Kühlschrank	• Röhrchen aufschrauben • Tupferapplikator entnehmen und Abstrich vornehmen • Keine Kontamination mit nicht zu untersuchenden Stellen • Tupferapplikator zurück in Röhrchen, zuschrauben
	• Wundabstriche	Sofort bei Raumtemperatur	Max. 24 Std. bei Raumtemperatur	
Urikult	• Urinkultur	Sofort bei Raumtemperatur, im Labor: Brutschrank (37 °C) 16–24 h	Max. 4 Std. bei Raumtemperatur	• Keimfrei Urin gewinnen, z. B. Mittelstrahlurin • Eintauchmedium hineintauchen bzw. ca. 10 ml des frischen Urins steril aufziehen und über Eintauchmedium träufeln

Regeln

Vorbereitung	• Patienten: z. B. nüchtern lassen • Probengewinnung: z. B. korrekte Desinfektion
Transport	• (Spezielle) Transportbedingungen beachten
Identifikation	• Probengefäße vor Probenentnahme mit Patientendaten versehen

Laborwerte

(Weitere Informationen siehe Blutabnahme; Laborproben; Liquor; Sammelurin; Stuhluntersuchungen; Urinuntersuchungen)

Hinweise
Die angegebenen Normwerte können je nach Labor schwanken, deshalb auch die laborspezifischen Angaben zu Normwerten beachten. Auch bei den Probenmengen müssen die Laborangaben beachtet werden, da diese ebenfalls von Labor zu Labor unterschiedlich sein können und außerdem oft abhängig vom genutzten Probengefäß sind. „Nicht nüchtern" bedeutet, dass die Untersuchung auch ohne Nahrungskarenz des Pat. durchgeführt werden kann – es bedeutet nicht, dass der Pat. gegessen haben muss. Die angegebenen Ursachen für Abweichungen vom Normwert sind Beispiele.

Übersicht

Tab. L.3 Labowerte

Laborgröße	Normwerte bei Erwachsenen und Kindern nach dem 1. Lebensjahr	Bestimmung vor allem bei Verdacht auf/als
ACTH (adrenocorticotropes Hormon)	Labor- und tageszeitabhängig, z. B. 7–10 Uhr 9–52 ng/l 20–22 Uhr < 30 ng/l	• Störungen von Hypothalamus, Hypophysenvorderlappen und Nebennierenrinde • Paraneoplastische ACTH-Produktion
AFP (Alpha-Fetoprotein, α-Fetoprotein)	< 10 µg/l (7 U/ml) Schwangere je nach SSW bis 500 µg/l (420 U/ml)	• Tumormarker für primäres Leberzellkarzinom und Keimzelltumoren
ALT (ALAT, Alanin-Amino-Transferase; Glutamat-Pyruvat-Transaminase, GPT)	25 °C: F < 19 U/l, M < 23 U/l 37 °C: F < 35 U/l, M < 50 U/l Kinder < 21 U/l (25 °C) bzw. 40 U/l (37 °C)	• Lebererkrankungen
Albumin	Serum: 60,6–68,6 % des Serumeiweißes (36–50 g/l) Liquor: < 0,7 % des Serumalbumins Sammelurin: < 20 mg/l	• Siehe Gesamteiweiß
Aldosteron	Serum, 8–9 Uhr liegend 30–145 ng/l, stehend 65–285 ng/l Urin: gesamt 3–19 µg/24h Kinder altersabhängig höher	• Nebennierenrindenerkrankungen • Abklärung einer Hypertonie • Abklärung von Elektrolytstörungen

L

Tab. L.3 Labowerte (Forts.)

Laborgröße	Normwerte bei Erwachsenen und Kindern nach dem 1. Lebensjahr	Bestimmung vor allem bei Verdacht auf/als
Alkalische Phosphatase (AP, ALP)	25 °C: F < 150 U/l, M < 180 U/l 37 °C: F < 105 U/l, M < 130 U/l Kinder bis 700 U/l (25 °C) bzw. 400 U/l (37 °C)	• Lebererkrankungen • Cholestase (Gallenstau) • Knochenerkrankungen
AMA (antimitochondriale Antikörper)	Negativ	• Autoimmunerkrankungen, v. a. der Leber, Lupus erythematodes
Ammoniak	27–90 µg/dl (16–53 µmol/l)	• V. a. Lebererkrankungen
α-**Amylase** (Alpha-Amylase)	Laborabhängig, z. B.: 25 °C < 120 U/l, 37 °C < 100 U/l	• Pankreaserkrankungen • Parotitis
ANA (antinukleäre Antikörper, antinukleäre Faktoren, ANF)	Laborabhängig, negativ oder Titer ≤ 1:80	• Autoimmunerkrankungen
Anti-CCP (Antikörper gegen zyklisch zitrullinierte Peptide)	Laborabhängig, negativ oder < 25 U/ml	• Rheumatoide Arthritis
Antithrombin III siehe AT III		
α_1-**Antitrypsin**	Laborabhängig, 0,9–1,8 g/l	• V. a. auf α_1-Antitrypsinmangel bei Neugeborenenikterus • Hepatitis • Lungenemphysem
AST (ASAT, Aspartat-Amino-Transferase, Glutamat-Oxalazetat-Transaminase, GOT)	25 °C: F < 15 U/l, M < 19 U/l 37 °C: F < 35 U/l, M < 50 U/l Kinder < 22 U/l (25 °C) bzw. 40 U/l (37 °C)	• Herz-, Leber-, Skelettmuskelerkrankungen
AT III (Antithrombin III)	70–120 % (0,14–0,39 g/l)	• Verbrauchskoagulopathie • Erhöhte Thrombosegefährdung
Basophile Granulozyten siehe Differenzialblutbild		
Bence-Jones-Proteine	Negativ	• Plasmozytom
Bilirubin im Blut Direktes Bilirubin Indirektes Bilirubin = Gesamt-Bilirubin − direktes Bilirubin Gesamt-Bilirubin	Nach dem Neugeborenenalter: < 0,3 mg/dl (5,1 µmol/l) < 0,8 mg/dl (13,7 µmol/l) < 1,1 mg/dl (18,8 µmol/l)	• Lebererkrankungen • Hämolyse
Bilirubin im Urin (immer direktes Bilirubin, da indirektes nicht nierengängig ist)	Negativ	• Erkrankungen mit erhöhtem (direktem) Serum-Bilirubin
Blutgasanalyse (BGA) pH p_aO_2 Sauerstoffsättigung p_aCO_2 Bikarbonat (HCO_3) BE (Base Excess, Basenüberschuss)	 7,36–7,44 Altersabhängig 70–100 mmHg (9,5–13,9 kPa) 90–96 % 32–45 mmHg (4,2–6,1 kPa) 22–26 mmol/l −2–+2 mmol/l	• Lungenerkrankungen • Zur Kontrolle bei allen maschinell beatmeten Patienten
Blutgruppe	AB0-Bestimmung, Rh-Bestimmung, AK-Suchtest: neg.	• Vor Transfusion

Tab. L.3 Labowerte (Forts.)

Laborgröße	Normwerte bei Erwachsenen und Kindern nach dem 1. Lebensjahr	Bestimmung vor allem bei Verdacht auf/als
Blutkörperchensenkungsgeschwindigkeit (BSG, BKS, BSR)	F < 50 J. ≤ 20 mm/1. h, ≥ 50 J. ≤ 30 mm/1. h M < 50 J. ≤ 15 mm/1. h, ≥ 50 J. ≤ 20 mm/1. h	• Entzündungen • Infektionen • Tumoren
Blutzucker (BZ) siehe Glukose		
Calcitonin siehe Kalzitonin		
Calcium siehe Kalzium		
CDT (Carbohydrate Deficient Transferrine)	Stark methodenabhängig, z. B. F < 26 U/l, M < 20 U/l bzw. F < 0,6 %, M < 1 % des Transferrins	• Alkoholabusus (mind. 50–80 g täglich über mind. 1 Woche)
Chlorid (Cl)	Serum: 95–105 mmol/l Kinder 96–109 mmol/l Urin: je nach Serumelektrolyten und Säure-Basen-Haushalt	• Störungen des Wasser- und Elektrolythaushaltes
Cholesterin	Normgrenze strittig, von < 200 mg/dl (5,2 mmol/l) bis < 250 mg/dl (6,5 mmol/l) Kinder ca. 175 mg/dl (4,6 mmol/l)	• Fettstoffwechselstörungen
CK siehe Kreatinphosphokinase		
C-reaktives Protein (CRP)	Laborabhängig, z. B. < 5 mg/l (0,5 mg/dl)	• Entzündungen • Infektionen
Differenzialblutbild	Zellen/nl; % der Leukos (Erw.); % der Leukos (Kinder)	• Veränderungen der Leukozytenzahl • Infektionen • Bösartige hämatologische Erkrankungen
Segmentkernige Granulozyten	1,7–6,8; 45–75; 30–75	
Lymphozyten	0,9–2,6; 16–45; 13–55	
Eosinophile Granulozyten	< 0,4; 0,4–6,6; 0–5	
Basophile Granulozyten	< 0,08; 0,3–1,5; 0–1	
Monozyten	0,2–0,5; 2,6–8,2; 4–13	
Eisen (Fe^{2+})	F 23–165 µg/dl (4,1–29,6 µmol/l) M 35–168 µg/dl (6,3–30,1 µmol/l) Kinder 22–155 µg/dl (4–28 µmol/l)	• DD der Anämien
Eosinophile Granulozyten siehe Differenzialblutbild		
Entzündungswerte (Screening): Blutkörperchensenkungsgeschwindigkeit, C-reaktives Protein, Differenzialblutbild, Leukozyten		
Erythrozyten (Erys)	F 3,5–5,0/pl, M 4,3–5,9/pl Kinder altersabhängig 3,9–5,1/pl	• Anämie • Polyglobulie
Erythrozyten-Indizes		• DD der Anämien
MCV = Mean Corpuscular Volume (mittleres Volumen des einzelnen Erythrozyten)	80–96 fl (80–96 µm³)	
MCH = Mean Corpuscular Hemoglobin (Hämoglobingehalt des einzelnen Erythrozyten; Färbekoeffizient)	27–33 pg (1,7–2,1 fmol) Kinder etwas weniger	
MCHC = Mean Corpuscular Hemoglobin Concentration (Hämoglobingehalt aller zellulären Bestandteile im Blut)	33–36 g/dl Erys (20,5–22,3 mmol/l)	

Tab. L.3 Labowerte (Forts.)

Laborgröße	Normwerte bei Erwachsenen und Kindern nach dem 1. Lebensjahr	Bestimmung vor allem bei Verdacht auf/als
Ferritin	Laborabhängig, z. B.: F 10–140 μg/l, M 20–360 μg/l im mittleren Erwachsenenalter Kinder 20–360 μg/l	• Eisenmangel (DD der Anämien) • Eisenüberladung
α-Fetoprotein siehe AFP		
Fibrinogen	Laborabhängig, z. B. 1,5–3,5 g/l (4,4–10,3 μmol/l),	• Gerinnungsstörung • Erhöhte Thrombosegefährdung
Fibrin(ogen)spaltprodukte (FSP), **D-Dimer**	Laborabhängig, z. B.: Fibrin(ogen)spaltprodukte ≤ 1 mg/l D-Dimer ≤ 0,2 mg/l	• Lungenembolie • Tiefe Beinvenenthrombose
Folsäure	≥ 4 μg/l (Normgrenze strittig)	• DD der Anämien
fT_3 siehe Trijodthyronin		
fT_4 siehe Thyroxin		
Gerinnung (Screening): Quick, partielle Thromboplastinzeit, Thrombozyten		
Gesamteiweiß	Serum: 66–83 g/l, Kinder 57–80 g/l Liquor: 0,2–0,4 g/l Urin: laborabhängig, meist ≤ 150 mg/24 Std.	• Eiweißmangel bei verschiedenen Erkrankungen • Produktion abnormer Eiweiße (z. B. Plasmozytom) • Chronische Entzündungen
α-, β-, γ-Globuline siehe Serumelektrophorese		
Glukose im Blut	Plasma, nüchtern: 70–110 mg/dl (3,8–6,1 mmol/l) Kinder 60–100 mg/dl (3,5–5,6 mmol/l) Kapillar- oder venöses Vollblut 10 % weniger	• Diabetes mellitus • Insulinom
Glukose im Urin	< 150 mg/l (0,84 mmol/l), Teststreifen negativ	• Diabetes mellitus • Nierenerkrankungen
Glukosetoleranztest (GTT, oGTT)	Nach 2 Std. < 140 mg/dl (7,8 mmol/l)	• V. a. Diabetes mellitus
Glutamatdehydrogenase (GLDH)	25 °C: F < 3 U/l, M < 4 U/l 37 °C: F < 5 U/l, M < 7 U/l Kinder < 5 U/l	• (Schwere, mit Zelluntergang einhergehende) Lebererkrankungen
Glutamat-Oxalazetat-Transaminase (GOT) siehe ASAT		
Glutamat-Pyruvat-Transaminase (GPT) siehe ALAT		
γ-Glutamyltransferase (γ-GT, GGT)	25 °C: F < 18 U/l, M < 28 U/l 37 °C: F < 38 U/l, M < 55 U/l Kinder < 17 U/l (25 °C) bzw. altersabhängig 20–30 U/l (37 °C)	• Lebererkrankungen • Cholestase (Gallenstau)
Glykosyliertes Hämoglobin (glykiertes Hämoglobin, Glykohämoglobin, $HbA_{1a–c}$)	Laborabhängig, z. B. HbA_1 5–8 %, HbA_{1c} 3–6 % (des Gesamt-Hb)	• Diabetes mellitus (Blutzuckerkontrolle über die letzten Wochen)
Hämatokrit (Hk, Hkt)	F 35–47 %, M 40–52 % Kinder altersabhängig 32–44 %	• Anämie • Polyglobulie • Störungen des Wasserhaushalts

L

Tab. L.3 Labowerte (Forts.)

Laborgröße	Normwerte bei Erwachsenen und Kindern nach dem 1. Lebensjahr	Bestimmung vor allem bei Verdacht auf/als
Hämoglobin (Hb)	F 12–16 g/dl (7,4–9,9 mmol/l) M 13,5–17,5 g/dl (8,4–10,9 mmol/l) Kinder altersabhängig 11–15 g/dl (6,8–9,3 mmol/l)	• Anämie • Polyglobulie • Störungen des Wasserhaushalts
Harnsäure	Serum: F 2,3–6,1 mg/dl (137–363 µmol/l), M 3,6–7,0 mg/dl (214–420 µmol/l) Urin: < 800 mg/24 Std. (4,8 mmol/24 Std.), kostabhängig, Beurteilung im Zusammenhang mit Serumwert	• Gicht • Nierensteine
Harnstoff (Urea)	10–45 mg/dl (1,7–7,5 mmol/l) Kinder 10–40 mg/dl (1,7–6,7 mmol/l)	• Niereninsuffizienz
HbA_1, HbA_{1c} siehe Glykosyliertes Hämoglobin		
HBDH (α-Hydroxybutyratdehydrogenase, LDH1)	37 °C < 50 U/l bzw. bis ca. 30 % der Gesamt-LDH	• Herzinfarkt • Lebererkrankungen • Hämolyse • Lungenembolie
HDL-Cholesterin	≥ 40 mg/dl (1,0 mmol/l)	• Fettstoffwechselstörungen
INR (International Normalized Ratio)	0,9–1,1	• Kontrolle einer Marcumar®-Therapie
Kalium (K^+)	3,6–4,8 mmol/l Kinder 3,3–4,6 mmol/l	• Störungen des Elektrolythaushaltes, z. B. bei Niereninsuffizienz, Azidose
Kalzitonin (Calcitonin, HCT)	Laborabhängig, z. B. F < 10 ng/l (2,8 pmol/l), M < 48 ng/l (13,4 pmol/l)	• Schilddrüsen-(C-Zell)-Karzinom
Kalzium (Ca^{2+})	Serum: 2,2–2,6 mmol/l (8,8–10,2 mg/dl) Urin: < 300 mg/24 Std. (7,5 mmol/24 Std.), auch kostabhängig	• Störungen des Elektrolythaushalts • Nebenschilddrüsenerkrankungen
Kortisol	8.00 Uhr 5–25 µg/dl, 16.00 Uhr ca. 50 %, 20.00 Uhr < 5 µg/dl Kinder 8.00 Uhr 5–15 µg/dl	• Nebennierenrindenerkrankungen
Kreatinin (Krea)	F < 0,9 mg/dl (80 µmol/l), M < 1,1 mg/dl (97 µmol/l) Kinder < 0,7 mg/dl (62 µmol/l)	• Niereninsuffizienz
Kreatinin-Clearance	F 50–130 ml/(min × 1,73 m^2 Körperoberfläche), M 70–160 ml/(min × 1,73 m^2 Körperoberfläche), mit dem Alter abnehmend (75 Jahre 40–80 ml/min × 1,73 m^2 Körperoberfläche)	• Beginnende Nierenfunktionsstörungen • Bei Serumkreatinin ≥ 3 mg/dl (265 µmol/l) wenig aussagekräftig
Kreatinphosphokinase (Kreatinkinase, CK)	25 °C: F < 70 U/l, M < 80 U/l 37 °C: F < 145 U/l, M < 170 U/l CK-MB < 10 U/l (25 °C) bzw. 24 U/l (37 °C) Kinder < 230 U/l (37 °C)	• Herzerkrankungen (v. a. Herzinfarkt) • Skelettmuskelerkrankungen
Laktat (Milchsäure)	0,5–2,2 mmol/l (4,5–20 mg/dl)	• Hypoxie • Azidose

L

Tab. L.3 Labowerte (Forts.)

Laborgröße	Normwerte bei Erwachsenen und Kindern nach dem 1. Lebensjahr	Bestimmung vor allem bei Verdacht auf/als
LAP (Leucinaminopeptidase)	25 °C: F < 32 U/l, M < 35 U/l 37 °C: < 80 U/l	• Gallenwegserkrankungen • Cholestase • Lebererkrankungen • Normal bei AP-Erhöhung durch Knochenerkrankungen
LDH (Laktatdehydrogenase)	25 °C < 240 U/l, 37 °C < 250 U/l Kinder < 280 U/l (37 °C)	• Herz-, Leber- und Skelettmuskelerkrankungen • DD der Anämien
LDL-Cholesterin	< 160 mg/dl (4,2 mmol/l), Kinder weniger, Normgrenze strittig	• Fettstoffwechselstörungen
Leberwerte (Screening): ALAT, Alkalische Phosphatase, ASAT, Bilirubin, γ-Glutamyltransferase, LDH, Quick		
Leukozyten (Leukos)	4–10/nl (4000–10 000/µl) Kinder bis etwa 12/nl (12 000/µl)	• Entzündungen • Infektionen • Bösartige hämatologische Erkrankungen • Knochenmarkschädigung
Lipase	Laborabhängig, z. B. 25 °C < 200 U/l 37 °C: < 60 U/l Kinder < 315 U/l (25 °C) bzw. 40 U/l (37 °C)	• Pankreaserkrankungen
Liquordiagnostik siehe Liquor		
Lymphozyten siehe Differenzialblutbild		
Magnesium (Mg^{2+})	0,74–1,1 mmol/l (1,8–2,7 mg/dl) Kinder 0,6–1 mmol/l (1,5–2,3 mg/dl)	• Störungen des Elektrolythaushalts
MCH, MCHC, MCV siehe Erythrozytenindizes		
Monozyten siehe Differenzialblutbild		
Natrium (Na^+)	135–145 mmol/l, Kinder 134–143 mmol/l	• Störungen des Wasser- und Elektrolythaushalts
Neutrophile Granulozyten siehe Differenzialblutbild		
Nierenwerte (Screening): Harnstoff, Kalium, Kalzium, Kreatinin, Natrium		
Parathormon	15–65 ng/l (1,5–6,5 pmol/l)	• V. a. Hyper- bzw. Hypoparathyreoidismus
(Aktivierte) Partielle Thromboplastinzeit (PTT, aPTT)	Bis 40 s	• Gerinnungsstörungen • Kontrolle einer Heparintherapie
Phosphat (anorganisch)	0,84–1,45 mmol/l (2,6–4,5 mg/dl) Kinder 0,95–1,95 mmol/l (3–6 mg/dl)	• Nieren-, Knochen-, Nebenschilddrüsenerkrankungen
p_aO_2, p_aCO_2 siehe Blutgasanalyse		
Protein im Serum siehe Gesamteiweiß		
Protein im Urin	< 150 mg/24 Std., Teststreifen negativ	• Nierenerkrankungen
PSA (prostataspezifisches Antigen)	< 4 µg/l, Grauzone 4–10 µl/l	• Tumormarker des Prostatakarzinoms
PTT siehe Partielle Thromboplastinzeit		
Quick (Prothrombinzeit, Thromboplastinzeit, TPZ)	70–120 %	• Gerinnungsstörungen • Kontrolle einer Marcumar®-Therapie

Tab. L.3 Labowerte (Forts.)

Laborgröße	Normwerte bei Erwachsenen und Kindern nach dem 1. Lebensjahr	Bestimmung vor allem bei Verdacht auf/als
Retikulozyten (Retis)	0,5–2 % der Erys Kinder etwas mehr	• DD der Anämien • Knochenmarkschädigung
Rheumafaktoren	Laborabhängig, meist nicht nachweisbar	• Rheumatoide Arthritis • Kollagenosen
Sauerstoffpartialdruck und Sauerstoffsättigung (S_aO_2) siehe Blutgasanalyse		
Schilddrüsenwerte (Screening): freies Thyroxin, Thyreoidea stimulierendes Hormon		
Serumelektrophorese Albumin α_1-Globulin α_2-Globulin β-Globulin γ-Globulin	Methodenabhängig, z. B. 60,6–68,6 % 1,4–3,4 % 4,2–7,6 % 7,0–10,4 % 12,1–17,7 %	• Veränderungen des Gesamteiweißes • Entzündung • Verdacht auf Plasmozytom
T_3, fT_3 siehe Trijodthyronin		
T_4, fT_4 siehe Thyroxin		
Thrombinzeit (TZ Plasmathrombinzeit, PTZ)	17–24 s	• Gerinnungsstörungen • Kontrolle einer Fibrinolyse- oder Heparintherapie
Thrombozyten (Thrombos, Blutplättchen)	140–360/nl (140 000–360 000/µl)	• Blutungsneigung • Bösartige hämatologische Erkrankungen • Knochenmarkschädigung
(Gesamt-)Thyroxin (T_4) **Freies Thyroxin** (fT_4)	55–110 µg/l (77–142 nmol/l) 8–18 ng/l (10–23 pmol/l) Kinder etwas mehr	• Erkrankungen von Hypothalamus, Hypophysenvorderlappen und Schilddrüse
Thyreoidea-stimulierendes Hormon (TSH)	Basal 0,4–4 mU/l	• Erkrankungen von Hypothalamus, Hypophysenvorderlappen und Schilddrüse
Transferrinsättigung (TfS)	Erwachsene 15–45 % Kinder 6–44 %	• DD der Anämien
(Gesamt-)Trijodthyronin (T_3) **Freies Trijodthyronin** (fT_3)	0,9–1,8 µg/l (1,4–2,8 nmol/l) 3,5–8 ng/l (5,4–12,3 pmol/l) Kinder etwas mehr	• Erkrankungen von Hypothalamus, Hypophysenvorderlappen und Schilddrüse
Triglyzeride (Neutralfette)	< 200 mg/dl (2,3 mmol/l), Normgrenze strittig, manchmal < 150 mg/dl (1,7 mmol/l)	• Fettstoffwechselstörungen
(Kardiales) Troponin I (cTnI) **Kardiales Troponin T (cTnT)**	Laborabhängig, < 0,04 µg/l	• Akutes Koronarsyndrom • Herzinfarkt • Kontrolle einer Lysetherapie
Tumormarker siehe Tumormarker		
Vanillinmandelsäure (VMS) **im Urin**	< 7 mg/24 Std. (35 µmol/24 Std.) Kinder altersabhängig weniger, z. B. Kindergartenkinder ca. 50 %	• Hypertoniediagnostik • Phäochromozytom • Tumoren des Sympathikus (z. B. Neuroblastom)
Vitamin B_{12}	≥ 220 ng/l	• DD der Anämien • Neurologische Störungen
Quelle: N. Menche in Pflege heute, 4. A.		

Adrenocorticotropes Hormon (ACTH, Adrenocorticotropin)

Bildungsort	Hypophysenvorderlappen
Funktion	• Stimulierung der Nebennierenrinde • Regulation des Wasser- und Elektrolythaushalts
Probenmaterial	3 ml EDTA-Plasma
Vorbereitung	• Nicht nüchtern • Vor Blutabnahme kein Stress • Zirkadianer Rhythmus mit morgendlichen Höchstwerten: um 8 Uhr morgens abnehmen
Normalwert	7–10 Uhr: 9–52 pg/ml 20–22 Uhr: < 30 pg/ml
ACTH ↑ bei	• Primäre Nebennierenrindeninsuffizienz • M. Cushing • Tumorbedingte „ektopische" ACTH-Produktion
ACTH ↓ bei	• Sekundäre Nebennierenrindeninsuffizienz (z. B. bei kompletter Hypophyseninsuffizienz

Aldosteron

Bildungsort	Nebennierenrinde
Funktion	• Rückresorption von Natrium aus Harnkanälchen der Niere ins Blut • Ausscheidung von Kalium aus Blut in Harnkanälchen

	Serum	**Urin**
Probenmaterial	• 1 ml Serum (tiefgefroren)	• 5 ml Sammelurin
Vorbereitung	• Nicht nüchtern • Bettruhe mind. 2 Std. vor Blutabnahme • Wenn nicht kontraindiziert, 8 Tage vor Test Absetzen von Antihypertensiva, Diuretika, Betablockern, Laxanzien, Kortikosteroiden, Antidepressiva, 3 Wochen vor Test Absetzen von Aldosteronantagonisten	• Wenn nicht kontraindiziert, 1 Woche vor Sammelperiode keine Diuretika • Keine Abführmittel, keine Schlafmittel 3 Tage vor dem Sammeln • Urin ansäuern (Eisessig 1 ml oder Borsäure: 1 g/100 ml)
Normalwert	Liegend: 30–145 ng/l Stehend: 65–285 ng/l	3–19 µg/24 Std.
Aldosteron ↑ bei	• Hyperaldosteronismus • Conn-Syndrom • Renale Hypertonie	• Hyperaldosteronismus • Conn-Syndrom • Renale Hypertonie
Aldosteron ↓ bei	• Nebennierenrindeninsuffizienz	• Nebennierenrindeninsuffizienz

Alanin-Aminotransferase (ALT bzw. ALAT)

Synonym: Glutamat-Pyruvat-Transaminase (GPT)

Vorkommen	• Leber • Herz- und Skelettmuskulatur
Funktion	Aminosäurestoffwechsel
Probenmaterial	1 ml Serum (Heparin-, EDTA-Plasma)
Vorbereitung	• Nicht nüchtern • Nur kurz venös stauen • Vorher keine starke Muskelarbeit
Normalwert	
• **25 °C**	Frauen: < 19 U/l Männer: < 23 U/l Kinder: < 21 U/l
• **37 °C**	Frauen: < 35 U/l Männer: < 50 U/l Kinder: < 40 U/l
ALT ↑ bei	• Hepatitis • Leberschäden • Pankreatitis • Cholangitis • Cholestase • Herzinfarkt
ALT ↓ bei	-

Albumin

Vorkommen	• Leber • Blut • Liquor • Lymphe • Muttermilch (als Laktalbumin)
Funktion	• Bindungs- und Transportprotein (bindet Bilirubin, freie Fettsäuren, Aminosäuren, Ionen, Metaboliten, Medikamente) • Aufrechterhaltung des kolloidosmotischen Drucks

L

	Serum	Urin	Liquor
Probenmaterial	1 ml Serum	Spontanurin oder 10 ml 24-Std.-Sammelurin	1 ml Liquor (parallel Serumbestimmung notwendig)
Vorbereitung	• Nicht nüchtern • Pat. 15 Min. vor Blutabnahme liegen oder sitzen lassen	• Vorher keine starke körperliche Belastung • Beim Sammelurin keine Zusätze	-
Normalwert	36–50 g/l (60,6–68,6 % des Serumeiweißes)	Sammelurin: < 20 mg/l	0,1–0,35 g/l < 0,7 % des Serumalbumins
Albumin ↑ bei	• Exsikkose (Pseudohyperalbuminämie)	• Diabetische Nephropathie	• Störungen der Blut-Liquor-Schranke
Albumin ↓ bei	• Proteinverlust (enteral oder renal) • Verbrennungen • Malabsorption • Infektion • Maligne Erkrankung • Leberzirrhose • Hyperhydratation • Eiweißmangelernährung • Schwangerschaft	• Proteinverlust (enteral oder renal) • Verbrennungen • Malabsorption • Infektion • Maligne Erkrankung • Leberzirrhose • Hyperhydratation • Schwangerschaft	-

Alkalische Phosphatase (AP)

Vorkommen	• Leber • Gallengänge • Knochen • Dünndarm • Niere • Plazenta
Funktion	• Dephosphorylierung • An zahlreichen biochemischen Prozessen beteiligt
Probenmaterial	1 ml Serum (oder Heparinplasma)
Vorbereitung	Nach Möglichkeit 12 Std. Nahrungskarenz
Normalwert	
• **25 °C**	Frauen: < 150 U/l Männer: < 180 U/l Kinder: < 700 U/l
• **37 °C**	Frauen: < 105 U/l Männer: < 130 U/l Kinder: < 400 U/l

AP ↑ bei	• Leberschäden • Cholestase • Knochenerkrankungen • Maligne Tumoren • Schwangerschaft
AP ↓ bei	• Hypothyreodismus • Kretinismus • Schwere Anämie • Zinkmangel

α-Hydroxybutyratdehydrogenase (HBDH bzw. LDH1)

Vorkommen	• Myokard • Erythrozyten • Niere
Funktion	• Isoenzym der LDH (siehe Laborwerte: LDH)
Probenmaterial	1 ml Serum
Vorbereitung	• Nicht nüchtern • Keine körperliche Belastung vor Blutabnahme
Normalwert	30 % des Gesamt-LDH < 50 U/l (bei 37 °C)
HBDH ↑ bei	• Myokardinfarkt • Myokarditis, Perikarditis, Endokarditis • Hämolyse • Muskeldystrophie
HBDH ↓ bei	-

Ammoniak

Vorkommen	• Darm • Muskulatur • Niere • Leber
Funktion	• Zellgift, welches beim Proteinabbau entsteht • Wird durch Koppelung an CO als Harnstoff ausgeschieden
Probenmaterial	3 ml EDTA-Plasma
Vorbereitung	• Nicht nüchtern • Vorher keine starke Muskelarbeit • Probe muss sofort gekühlt (Eis!) ins Labor
Normalwert	27–90 µg/dl (16–53 µmol/l)

Ammoniak ↑ bei	• Leberzirrhose • Hepatitis • Enzephalopathie • Hohe Proteinzufuhr
Ammoniak ↓ bei	-

Amylase

Vorkommen	• Speicheldrüsen • Pankreas • Gastrointestinaltrakt • Blutbahn (geringer Teil)
Funktion	Spaltet Poly- und Oligosaccharide unter Bildung von Maltose

	Serum	**Urin**
Probenmaterial	1 ml Serum (Heparinplasma)	12-Std.-Sammelurin Evtl. Spontanurin
Vorbereitung	Nicht nüchtern	Beim Sammelurin keine Zusätze
Normalwert		
• **25 °C**	< 120 U/l	< 600 U/l
• **37 °C**	< 100 U/l	< 550 U/l
Amylase ↑ bei	• Pankreatitis • Pankreastumoren (v. a. im Spätstadium) • Nach ERCP • Parotitis	• Pankreatitis • Parotitis
Amylase ↓ bei	-	• Makroamylasämie • Niereninsuffzienz

Aspartat-Aminotransferase (AST bzw. ASAT)

Synonym: Glutamat-Oxalazetat-Transaminase (GOT)

Vorkommen	• Leber • Herz- und Skelettmuskulatur • Blut
Funktion	Aminosäurestoffwechsel
Probenmaterial	1 ml Serum (Heparin-, EDTA-Plasma)
Vorbereitung	Nicht nüchtern

Normalwert	
• **25 °C**	Frauen: < 15 U/l Männer: < 19 U/l Kinder: < 22 U/l
• **37 °C**	Frauen: < 35 U/l Männer: < 50 U/l Kinder: < 40 U/l
AST ↑ bei	• Hepatitis • Leberschädigung • Herzinfarkt • Muskelschädigungen • Pankreatitis • Lungenembolie • Hirninfarkt
AST ↓ bei	-

Bilirubin

Vorkommen	• Leber • Darm • Blut • Niere
Funktion	Abbauprodukt des Häm (im Hämoglobin)
Probenmaterial	1 ml Serum (oder Plasma)
Vorbereitung	Nicht nüchtern
Normalwert	
• **Direktes Bilirubin**	< 0,3 mg/dl (5,1 µmol/l)*
• **Indirektes Bilirubin (Gesamtbilirubin – direktes Bilirubin)**	< 0,8 mg/dl (13,7 µmol/l)*
• **Gesamtbilirubin**	< 1,1 mg/dl (18,8 µmol/l)*
(Vorwiegend direktes) Bilirubin ↑ bei	• Verschlussikterus • Leberschaden
(Vorwiegend indirektes) Bilirubin ↑ bei	• Hämolytische Anämie • Resorption großer Hämatome • Leberschaden
Bilirubin ↓ bei	-
* Nach dem Neugeborenenalter	

Blutbild

Inhalt	• Erythrozyten (siehe Laborwerte: Erythrozyten) • Hämatokrit (siehe Laborwerte: Hämatokrit) • Hämoglobin (siehe Laborwerte: Hämoglobin) • Leukozyten (siehe Laborwerte: Leukozyten) • Retikulozyten • Thrombozyten (siehe Laborwerte: Thrombozyten)
Probenmaterial	1 ml EDTA-Blut oder 50 µl Kapillarblut
Vorbereitung	Nicht nüchtern

Normalwerte	**Frauen**	**Männer**	**Kinder**
• **Erythrozyten**	3,5–5,0/pl	4,3–5,9/pl	3,9–5,1/pl
• **Hämatokrit**	35–47 %	40–52 %	32–44 % (altersabhängig)
• **Hämoglobin**	12–16 g/dl (7,4–9,9 mmol/l)	13,5–17,5 g/dl (8,4–10,9 mmol/l)	11–15 g/dl (6,8–9,3 mmol/l) (altersabhängig)
• **Leukozyten**	4–10/nl (4000–10 000/µl)		≥ 12/nl (≥ 12 000/µl)
• **Retikulozyten**	0,5–2 % der Erythrozyten		0,6–6 % der Erythrozyten (bei Neugeborenen und Säuglingen)
• **Thrombozyten**	140–360/nl (140 000–360 000/µl)		

Blutkörperchensenkungsgeschwindigkeit (BSG, BKS)

Funktion	Senkung wird von verschiedenen Faktoren beeinflusst → Krankheiten beschleunigen Senkung (Frühindikator für entzündliche und maligne Prozesse)
Probenmaterial	2 ml Citratblut (0,4 ml Citrat + 1,6 ml Blut)
Vorbereitung	Nicht nüchtern
Normalwert	Frauen < 50 Jahre: ≤ 20 mm/1. Std. Frauen ≥ 50 Jahre: ≤ 30 mm/1. Std. Männer < 50 Jahre: ≤ 15 mm/1. Std. Männer ≥ 50 Jahre: ≤ 20 mm/1. Std.
BSG ↑ bei	• Infektionen • Entzündungen • Leukämie • Tumoren • Nekrotisierenden Prozessen • Autoimmunerkrankungen • Anämie • Menstruation • Schwangerschaft
BSG ↓ bei	• Polyglobulie • Polycythaemia vera • Sichelzellanämie

Chlorid

Vorkommen	• Extrazellulär (56 %) • Knochensubstanz (32 %) • Intrazellulär (12 %)
Funktion	• Reguliert Wasserhaushalt

Probenmaterial	**1 ml Serum**	**5 ml Sammelurin**
Vorbereitung	• Nicht nüchtern	• Keine Zusätze • Urin darf nicht angesäuert sein
Normalwert	Erwachsene: 95–105 mmol/l Kinder: 96–109 mmol/l	110–250 mmol/24 Std.
Chlorid ↑ bei	• Renal-tubuläre Azidose • Enteraler Bikarbonatverlust • Nach Ureterosigmoidostomie	• Postmenstruelle Diurese • Massive Diurese
Chlorid ↓ bei	• Erbrechen • Hyperaldosteronismus • Hyperkortisolismus • Exzessiver Lakritzgenuss • Diuretische Therapie • Falsch niedrige Werte bei stark lipämischem Serum	• Prämenstruelle Salz- und Wasserretention • Überfunktion der NNR • Postoperatives Stresssyndrom

Cholesterin

Vorkommen	• Resorption aus Nahrung • Endogene Synthese in Darmwand und Leber
Funktion	• Aufbau von Zellmembranen • Baustein der Steroidhormonsynthese
Probenmaterial	1 ml Serum (oder Plasma)
Vorbereitung	• 12 Std. Nahrungskarenz • Zur Verlaufskontrolle konstante Ernährungsbedingungen notwendig • 24 Std. vor Blutabnahme keine schwere körperliche Arbeit • Blutabnahme am sitzenden oder liegenden Pat.
Normalwert	
• **Serumcholesterin**	< 200 mg/dl (5,2 mmol/l)
• **HDL-Cholesterin**	> 40 mg/dl (1,0 mmol/l)
• **LDL-Cholesterin**	< 160 mg/dl (4,2 mmol/l)

Cholesterin ↑ bei	• Hypercholesterinämie • Hyperlipidämie • Hypothyreose • Cholestase • Nephrotisches Syndrom
Cholesterin ↓ bei	• Hyperthyreose • Malassimilation • Malnutrition • Leberinsuffizienz

C-reaktives Protein (CRP)

Vorkommen	• Leber • Blut
Funktion	• Akute-Phase-Protein • Beteiligt an Elimination von nekrotischen Zellen und körpereigenen toxischen Substanzen • Bindet körperfremde Strukturen von Bakterien, Pilzen und Parasiten
Probenmaterial	1 ml Serum
Vorbereitung	Nicht nüchtern
Normalwert	• Kinder, Erwachsene: ≤ 5 mg/l (0,5 mg/dl) • Neugeborene: < 1 mg/l (0,1 mg/dl)
CRP ↑ bei	• Entzündlichen Prozesse, die den gesamten Organismus betreffen • V. a. bakterielle Infektionen • Untergang von Gewebe, z. B. Nekrosen, schwere Pankreatitis • Fortgeschrittenen Tumoren • Postoperativ • Resorption größerer Hämatome • Rheumatischen Erkrankungen • Autoimmunprozessen
CRP ↓ bei	-

Differenzialblutbild

Inhalt	• Leukozyten (siehe Laborwerte: Leukozyten) • Segmentkernige Granulozyten • Lymphozyten • Eosinophile Granulozyten • Basophile Granulozyten • Monozyten • Blasten • Plasmodien in Erythrozyten
Probenmaterial	2 ml EDTA-Blut oder 50 µl Kapillarblut
Vorbereitung	Nicht nüchtern

Normalwerte	Zellen/nl	% der Leukos (Erwachsene)	% der Leukos (Kinder)
Segmentkernige Granulozyten	1,7–6,8	45–75	30–75
Lymphozyten	0,9–2,6	16–45	13–55
Eosinophile Granulozyten	< 0,4	0,4–6,6	0–5
Basophile Granulozyten	< 0,08	0,3–1,5	0–1
Monozyten	0,2–0,5	2,6–8,2	4–13

Eisen

Vorkommen	• Leber • Milz • Knochenmark • Blut
Funktion	• Sauerstofftransport im Blut (Hämoglobin) • Bestandteil von Myoglobin, Enzymen und anderen Proteinen
Probenmaterial	1 ml Serum oder Heparinplasma (kein EDTA-Blut!)
Vorbereitung	Immer unter gleichen Bedingungen abnehmen (morgens, nüchtern)
• **Normalwert**	Frauen: 23–165 µg/dl (4,1–29,6 µmol/l) Männer: 35–168 µg/dl (6,3–30,1 µmol/l) Kinder: 22–155 µg/dl (4–28 µmol/l)
Eisen ↑ bei	• Eisenverwertungsstörungen • Hämolyse • Eisenüberladung • Akute Hepatitis • Eisentherapie • Falsch hohe Werte: Hämolyse
Eisen ↓ bei	• Eisenmangelanämie • Eisenverteilungsstörungen • Infektionen • Chronische Entzündungen • Tumoren • Urämie • Leberparenchymschäden

Elektrolyte

Inhalt	• Natrium (siehe Laborwerte: Natrium) • Kalium (siehe Laborwerte: Kalium) • Kalzium (siehe Laborwerte: Kalzium) • Chlorid (siehe Laborwerte: Chlorid)
Probenmaterial	1 ml Serum
Vorbereitung	Nicht nüchtern

Erythrozyten (Erys)

Synonym: Rote Blutkörperchen

Vorkommen	• Knochenmark • Blut
Funktion	• Sauerstoff- und Kohlendioxidtransport (über Hämoglobin als Bestandteil der Erys) • Pufferfunktion

Probenmaterial	1 ml EDTA-Blut oder 50 µl Kapillarblut	10 ml Urin
Vorbereitung	Nicht nüchtern	-
Normalwert	Frauen: 3,5–5,0/pl Männer: 4,3–5,9/pl	Negativ
Erys ↑ bei	• Exsikkose • Polyurie • Höhenaufenthalt • Doping • Polycythaemia vera • Polyglobulie	• Tumoren der Niere oder der ableitenden Harnwege • Antikoagulantientherapie • Glomerulonephritis • Harnwegsinfektion • Urolithiasis
Erys ↓ bei	• Anämie • Hyperhydratation	-

Ferritin

Vorkommen	• Leber • Milz • Darm • Knochenmark • Blut
Funktion	Speichert Eisen
Probenmaterial	1 ml Serum (Plasma)
Vorbereitung	Nicht nüchtern
Normalwert	Frauen: 10–140 µg/l Männer: 20–360 µg/l Kinder: 20–360 µg/l
Ferritin ↑ bei	• Hämochromatose • Lebererkrankungen • Plasmozytom • Chronische Entzündungen
Ferritin ↓ bei	• Eisenmangel • Blutverlust • Proteinverlust • Schwangerschaft

γ-Glutamyltransferase (γ-GT bzw. GGT)

Vorkommen	• Leber • Niere • Pankreas • Dünndarm • Lunge • Milz
Funktion	Biokatalysator im Aminosäurestoffwechsel
Probenmaterial	1 ml Serum (Plasma)
Vorbereitung	• Nicht nüchtern • Mind. 12 Std. Alkoholkarenz
Normalwert	
• **25 °C**	Frauen: < 18 U/l Männer: < 28 U/l Kinder: < 17 U/l (altersabhängig)
• **37 °C**	Frauen: < 38 U/l Männer: < 55 U/l Kinder: 20–30 U/l (altersabhängig)
γ-GT ↑ bei	• Verschlussikterus • Hepatitis • Leberschaden • Pankreatitis
γ-GT ↓ bei	-

Gastrin

Bildungsort	Magen
Funktion	Regt Bildung von Magensaft an
Probenmaterial	1 ml Serum (tiefgefroren)
Vorbereitung	• Nüchtern • Wenn nicht kontraindiziert, 24 Std. vor Test Absetzen von H_2-Blockern, Antazida, Anticholinergika, 3–4 Tage vor Test Absetzen von Protonenpumpenhemmern
Normalwert	≤ 115 pg/ml
Gastrin ↑ bei	• Zollinger-Ellison-Syndrom • Gastrinom • Hochdosierte Protonenpumpentherapie • Hyperthyreose
Gastrin ↓ bei	-

Gerinnung

Inhalt	• Quickwert (siehe Laborwerte: Quickwert) • PTT (siehe Laborwerte: PTT)
Probenmaterial	5 ml Citrat-Blut (Probengefäß muss bis zur Markierung gefüllt sein)
Vorbereitung	Nicht nüchtern

Glukose

(Weitere Informationen siehe Diabetes; Laborwerte: Glukosetoleranztest; Umrechnung mmol/l zu mg/dl und umgekehrt siehe Glukose: Umrechnung …)

Vorkommen	• Blut • In allen Körperzellen
Funktion	Energiegewinnung

	Blutzucker (Serum/Kapillarblut)	**Urin**	**Liquor**
Probenmaterial	1 ml Serum oder 0,01–0,1 ml Kapillarblut	5 ml Spontanurin oder 5 ml 24-Std.-Urin	0,5 ml
Vorbereitung	Je nach Intention nüchtern oder postprandial*	Keine Zusätze beim Sammelurin	-
Normalwert		< 15 mg/dl (0,84 mmol/l)	50–75 mg/dl (2,78–4,16 mmol/l)
• **Nüchtern**	Erwachsene: 3,9–6,1 mmol/l (70–110 mg/dl)**Kinder: 3,5–5,6 mmol/l (60–100 mg/dl)**		
• **Postprandial***	< 7,8 mmol/l (< 140 mg/dl)**		
Glukose ↑ bei	• Diabetes mellitus • Exokriner Pankreasinsuffizienz • Leberschaden • Cushing-Syndrom • Glukokortikoidtherapie	• Diabetes mellitus • Schwangerschaftsglukosurie	• Enzephalitis • Hirnabszess • Intrakranieller Blutung
Glukose ↓ bei	• Antidiabetikaüberdosierung • Nebennierenrindeninsuffizienz • Insulinom • Leberschaden	-	• Erhöhtem Glukoseverbrauch • Meningitis
* Nach den Mahlzeiten ** Bei Messung mit Kapillar- oder venösem Vollblut 10 % weniger			

Glukosetoleranztest

(Weitere Informationen siehe Diabetes; Laborwerte: Glukose; Umrechnung mmol/l zu mg/dl und umgekehrt siehe Glukose: Umrechnung …)

L

Tab. L.4 Auswertung des Glukosetoleranztests

Bewertung*	Normal	Pathologische Glukosetoleranz	Diabetes mellitus
Nüchtern	< 110 mg/dl (6,1 mmol/l)	110–125 mg/dl (6,1–7,0 mmol/l)	≥ 126 mg/dl (≥ 7,0 mmol/l)
2-Std.-Wert	< 140 mg/dl (7,8 mmol/l)	140–199 mg/dl (7,8–11,1 mmol/l)	≥ 200 mg/dl (≥ 11,1 mmol/l)

* Plasmaglukose
Glukosekonzentration in mmol/l × 18 = Glukosekonzentration in mg/dl
Glukosekonzentration in mg/dl : 18 = Glukosekonzentration in mmol/l

Glykosyliertes Hämoglobin (HbA_{1C})

Vorkommen	Blut
Funktion	Anteil des Hämoglobins, an dem Glukose gebunden ist
Probenmaterial	2 ml EDTA-Blut (oder Heparin-Blut)
Vorbereitung	Nüchtern
Normalwert	3–6 % des Gesamt-Hämoglobins (siehe Laborwerte: Hämoglobin)
HbA_{1C} ↑ bei	• In den letzten 4–8 Wochen schlecht eingestellter Diabetes mellitus
HbA_{1C} ↓ bei	-

Hämatokrit (Hk bzw. Hkt)

Funktion	Prozentualer Volumenanteil der zellulären Blutbestandteile
Probenmaterial	1 ml EDTA-Blut oder 50 µl Kapillarblut
Vorbereitung	Nicht nüchtern
Normalwert	Frauen: 35–47 % Männer: 40–52 % Kinder: 32–44 % (altersabhängig)
Hk ↑ bei	• Polyglobulie • Exsikkose • Polycythaemia vera
Hk ↓ bei	• Anämie

Hämoglobin (Hb)

Vorkommen	Erythrozyten
Funktion	• Sauerstoff- und Kohlendioxidtransport • Pufferfunktion
Probenmaterial	1 ml EDTA-Blut oder 50 µl Kapillarblut
Vorbereitung	Nicht nüchtern
Normalwert	Frauen: 12–16 g/dl (7,4–9,9 mmol/l) Männer: 13,5–17,5 g/dl (8,4–10,9 mmol/l) Kinder: 11–15 g/dl (6,8–9,3 mmol/l) (altersabhängig)

L

Hb ↑ bei	• Polyglobulie • Exsikkose • Polyurie • Höhenaufenthalt • Polycythaemia vera
Hb ↓ bei	• Anämie • Hyperhydratation

Harnsäure (Hsr)

Vorkommen	• In allen Geweben • Blut • Urin
Funktion	Endprodukt des Purinabbaus

Probenmaterial	**1 ml Serum (Plasma)**	**5 ml 24-Std.-Sammelurin**
Vorbereitung	• Nicht nüchtern • 3 Tage vor Blutabnahme Verzicht auf purinreiche Kost und Alkohol	• Keine Zusätze • Urin darf nicht angesäuert sein
Normalwert	Frauen: 2,3–6,1 mg/dl (137–363 µmol/l); Männer: 3,6–7,0 mg/dl (214–420 µmol/l)	< 800 mg/24 Std. (< 4,8 mmol/24 Std.)
Hsr ↑ bei	• Hyperurikämie • Purinreiche Kost • Niereninsuffizenz • Alkoholabusus	• Gicht • Zytostatika-/Strahlentherapie
Hsr ↓ bei	• Allopurinolüberdosierung • Leberinsuffizienz	• Gicht • Niereninsuffizienz • Exsikkose

Harnstoff (Hst)

Synonym: Urea

Vorkommen	• Leber • Niere • Blut
Funktion	Endprodukt des Aminosäurestoffwechsels
Probenmaterial	1 ml Serum (Plasma)
Vorbereitung	Nicht nüchtern
Normalwert	Erwachsene: 10–45 mg/dl (1,7–7,5 mmol/l) Kinder: 10–40 mg/dl (1,7–6,7 mmol/l)

Hst ↑ bei	• Niereninsuffizienz • Proteinreicher Kost • Kataboler Stoffwechsllage • Resorption von Blut aus Gastrointestinaltrakt
Hst ↓ bei	• Lebererkrankung • Metabolische Azidose

Herzenzyme

Inhalt	• CK (siehe Laborwerte: Kreatinphosphokinase) • CK-MB (siehe Laborwerte: Kreatinphosphokinase) • AST (siehe Laborwerte: Aspartat-Aminotransferase) • LDH (siehe Laborwerte: Laktatdehydrogenase) • HBDH (siehe Laborwerte: α-Hydroxybutyratdehydrogenase) Extra-Tests: • Myoglobin • Troponin
Probenmaterial	1 ml Serum Myoglobin: 1 ml Serum Troponin: Troponinschnelltest
Vorbereitung	Nicht nüchtern

Kalium

Vorkommen	• Intrazellulär (98 %) • Extrazellulär (2 %)
Funktion	Elektrophysiologische Prozesse und Transporte

	Serum	**Urin**
Probenmaterial	1 ml	20 ml 24-Std.-Urin
Vorbereitung	Nicht nüchtern	• Keine Zusätze • Urin darf nicht angesäuert sein
Normalwert	Erwachsener: 3,6–4,8 mmol/l Kinder 3,3–4,6 mmol/l	2–4 g (25–100 mmol)/24 Std.
Kalium ↑ bei (Bsp.)	• Azidose • Diabetes mellitus • Myelose • Verbrennungen • Niereninsuffizienz • Kaliumsparende Diuretika • Aldosteronantagonisten • Falsch hohe Werte bei zu langer Stauung, Hämolyse	• Azidose • Hyperaldosteronismus • Diabetes mellitus • Diuretika

Kalium ↓ bei (Bsp.)	• Alkalose • Insulin, Katecholamine, Aldosteron, Vit.-B-Therapie • Hyperaldosteronismus • Cushing-Syndrom • Diuretika • Diarrhö • Erbrechen • Laxanzienabusus • Falsch niedrige Werte bei sehr hoher Leukozytenzahl	• Erbrechen • Diarrhö • Laxanzienabusus • Gastrointestinale Drainagen, Sonden, Fisteln • Glomerulonephritis • Pyelonephritis

Kalzitonin

Bildungsort	Schilddrüse
Funktion	• Hemmt zu starken Kalkabbau aus den Knochen • Reguliert Blutkalziumspiegel (Gegenspieler zum Parathormon)
Probenmaterial	1 ml Serum (Plasma)
Vorbereitung	Nicht nüchtern
Normalwert	Frauen: < 10 ng/l (2,8 pmol/l) Männer: < 48 ng/l (13,4 pmol/l)
Kalzitonin ↑ bei	• Bestimmte Schilddrüsenkarzinome • Tumoren anderer Organe • Terminale Niereninsuffizienz • Hypergastrinämie
Kalzitonin ↓ bei	-

Kalzium

Vorkommen	• Knochen, Zähne (99 %) • Blut, extrazelluläre Flüssigkeiten (1 %)
Funktion	• Knochenstabilität • Nervenleitung • Muskelkontraktion • Hormonsekretion

Probenmaterial	**1 ml Serum**	**5 ml 24-Std.-Urin**
Vorbereitung	Nicht nüchtern	Keine Zusätze
• **Normalwert**	2,2–2,6 mmol/l (8,8–10,2 mg/dl)	< 300 mg (7,5 mmol)/24 Std.

Kalzium ↑ bei (Bsp.)	• Hyperparathyreoidismus • Immobilität • Sarkoidose • Morbus Paget • Therapie mit Thiaziden, Tamoxifen, Lithium, Kationenaustauscher • Vit. D ↑, Vit. A ↑	• Knochenfiliae • Immobilität • Nephrolithiasis • Hyperparathyreoidismus • Hyperthyreose • Cushing-Syndrom
Kalzium ↓ bei (Bsp.)	• Vit.-D-Stoffwechselstörungen • Hypoproteinämie • Hypoparathyreoidismus • Hyperphosphatämie • Akute nekrotisierende Pankreatitis • Therapie mit Furosemid, Antiepileptika, Steroiden, Lithium, Propranolol	• Hypoparathyreoidismus • Niereninsuffzienz

Kortisol und freies Kortisol

Bildungsort	Nebennierenrinde
Funktion	• Förderung der Glukoneogenese (Umwandlung von Eiweiß in Glukose) • Entzündungshemmung

Probenmaterial	1 ml Serum (Plasma)	10 ml Sammelurin
Vorbereitung	• Nüchtern • Abnahme in Ruhe, vorher kein Stress • Wenn nicht kontraindiziert: 3 Tage vor Test Absetzen von Glukokortikoiden	10 ml Salzsäure 25%ig
Normalwert	8 Uhr: 5–25 µg/dl 16 Uhr: ca. 50 % 20 Uhr: < 5 µg/dl Kinder 8 Uhr: 5–15 µg/dl	10–89 µg/24 Std.
Kortisol ↑ bei	• Cushing-Syndrom • Orale Kontrazeptiva • Schwangerschaft • Nikotinabusus • Psychosen • Ausgeprägter Adipositas	• Cushing-Syndrom
Kortisol ↓ bei	• Nebennierenrindeninsuffizienz • Leberzirrhose	-

Kreatinin (Krea)

Vorkommen	• Muskelzellen • Nervenzellen • Blut
Funktion	Stoffwechselendprodukt des Kreatinabbaus (Muskel)

Probenmaterial	**1 ml Serum**	**10 ml 24-Std.-Sammelurin**
Vorbereitung	Nicht nüchtern	Keine Zusätze
Normalwert	Frauen: < 0,9 mg/dl (80 µmol/l) Männer: < 1,1 mg/dl (97 µmol/l) Kinder: < 0,7 mg/dl (62 µmol/l)	155–250 mg/dl (8,8–14 mmol/l)
Krea ↑ bei	• Chronischer Niereninsuffizienz • Akutem Nierenversagen • Akutem Muskelzerfall • Exsikkose	• Erhöhter Muskelmasse • Myopathie
Krea ↓ bei	• Verminderter Muskelmasse • Schwangerschaft	• Verminderter Muskelmasse • Niereninsuffizienz

Kreatinphosphokinase (CK)

Vorkommen	• Skelettmuskulatur, Herzmuskel, Gehirn (hohe Aktivität) • Plazenta, Uterus, Gastrointestinaltrakt, Urogenitalsystem (niedrige Aktivität) • Blut (beim Gesunden fast ausschließlich aus Skelettmuskulatur)	
Funktion	Energieübertragung von Kreatinphosphat auf ADP	
Probenmaterial	2 ml Serum	
Vorbereitung	• Nicht nüchtern • Bei Untersuchungen auf Muskelerkrankungen: keine körperliche Anstrengung 24 Std. vor Blutabnahme • Abnahme beim stehenden Pat. ergibt 10 % höhere Werte als beim liegenden	
Normalwert		
• **25 °C**	Frauen: < 70 U/l Männer: < 80 U/l	
• **37 °C**	Frauen: < 145 U/l Männer: < 170 U/l	
• **Anteil Isoenzyme**	CK-BB (Gehirn) CK-MB (Herzmuskel) CK-MM (Skelettmuskel)	≤ 0,1 % ≤ 5 % > 95 %

CK ↑ bei	• Traumen • Muskelnekrosen • Myositis • Krampfanfall • Schwere körperliche Anstrengung • Myokardinfarkt • Entzündliche Herzerkrankungen • Muskeldystrophien • Hypothyreose • Maligne Tumoren • Ausgedehnter, nicht muskulärer Gewebsuntergang
CK ↓ bei	-

Laktatdehydrogenase (LDH)

Vorkommen	In allen Geweben
Funktion	Enzym im Laktat-Pyruvat-Stoffwechsel
Probenmaterial	1 ml Serum (Plasma)
Vorbereitung	• Nicht nüchtern • Vor Blutabnahme keine körperliche Belastung
Normalwert	
• **25 °C**	< 240 U/l
• **37 °C**	Erwachsene: < 250 U/l Kinder: < 280 U/l
LDH ↑ bei	• Myokardinfarkt • Myokarditis • Myopathie • Hepatitis • Mononukleose • Leberschaden • Gallenwegserkrankung • Malignom • Lungeninfarkt • Anämie
LDH ↓ bei	-

Leberwerte

Inhalt	• ALT (siehe Laborwerte: Alanin-Aminotransferase) • AP (siehe Laborwerte: Alkalische Phosphatase) • AST (siehe Laborwerte: Aspartat-Aminotransferase) • Bilirubin (siehe Laborwerte: Bilirubin) • γ-GT (siehe Laborwerte: γ-Glytamyltransferase) • LDH (siehe Laborwerte: Laktatdehydrogenase)

Probenmaterial	1 ml Serum
Vorbereitung	Nicht nüchtern

Leukozyten (Leukos)

Arten	• Eosinophile Granulozyten • Basophile Granulozyten • Neutrophile Granulozyten (segmentkernige und stabkernige Granulozyten) • Lymphozyten • Monozyten
Vorkommen	• Knochenmark • Gewebe • Blut • Lymphe
Funktion	• Phagozytose • Reaktion auf Antigene • Spezifische Abwehr
Probenmaterial	1 ml EDTA-Blut
Vorbereitung	Nicht nüchtern
Normalwert	Erwachsene: 4–10/nl (4000–10 000/µl) • Eosinophile: 0,02–0,04 (50–250/µl) • Basophile: 0,0–0,01 (15–50/µl) • Neutrophile: 0,55–0,75 (3200–6200/µl) • Lymphozyten: 0,25–0,45 (1500–3000/µl) • Monozyten: 0,02–0,08 (285–500/µl) Kinder: ≥ 12/nl (≥ 12 000/µl)
Leukos ↑ bei	• Entzündungen • Hämatologischen Erkrankungen
Leukos ↓ bei	• Knochenmarkschädigung • Viraler Infektion • Immunopathien

Lipase

Vorkommen	• Pankreas • Gastrointestinaltrakt • Blutbahn (geringer Teil)
Funktion	Spaltet Triglyzeride zu Fettsäuren
Probenmaterial	1 ml Serum/Heparinplasma
Vorbereitung	Nicht nüchtern

Normalwert	
• 25 °C	Erwachsene: < 200 U/l Kinder: < 315 U/l
• 37 °C	Erwachsene: < 60 U/l Kinder: < 40 U/l
Lipase ↑ bei	• Pankreatitis • Pankreastumoren (v. a. Spätstadium) • Niereninsuffizienz • Nach ERCP
Lipase ↓ bei	–

Magnesium

Vorkommen	• Intrazellulärraum (98 %) • Extrazellulärraum (2 %) • Knochen (60 %) • Skelettmuskulatur (35 %) • Plasma (1 %)
Funktion	• Aktiviert Enzyme • Beteiligt an Stoffwechselvorgängen • Antagonist des Kalziums in der Muskelzelle

Probenmaterial	1 ml Serum	10 ml 24-Std.-Urin
Vorbereitung	Nicht nüchtern	Keine Zusätze
• **Normalwert**	Erwachsene: 0,74–1,1 mmol/l (1,8–2,7 mg/dl) Kinder: 0,6–1,0 mmol/l (1,5–2,3 mg/dl)	50–150 mg/24 Std.
Magnesium ↑ bei	• Nierenversagen • Falsch hohe Werte im Serum: Hämolyse	
Magnesium ↓ bei	• Fasten • Alkoholismus • Parenterale Ernährung • Colitis ulcerosa • Morbus Crohn • Zöliakie • Pankreasinsuffizienz • Laxanzienabusus • Z. n. Dünndarmteilresektion • Diuretikagabe • Nephrotisches Syndrom • Hyperparathyreoidismus • Hyperaldosteronismus	

Natrium

Vorkommen	• Extrazellulär (98 %) • Intrazellulär (2 %)
Funktion	Elektrophysiologische Prozesse und Transporte

	Serum	**Urin**
Probenmaterial	• 1 ml Serum • Plasma • Kapillarblut (bei Kindern)	• 10 ml 24-Std.-Urin
Vorbereitung	Nicht nüchtern	• Keine Zusätze • Urin darf nicht angesäuert sein
Normalwert	Erwachsene: 135–145 mmol/l Kinder: 134–143 mmol/l	3–6 g (100–260 mol)/24 Std.
Natrium ↑ bei	• Dehydratation durch verminderte Flüssigkeitszufuhr oder renale Flüssigkeitsverluste • Übermäßige Natriumzufuhr • Primärer Hyperaldosteronismus	• Nierenversagen • Hypoaldosteronismus • Wasserintoxikation • Alkalose • Ketoazidose
Natrium ↓ bei	• Niereninsuffizienz • Herzinsuffizienz • Akuter Myokardinfarkt • Nephrotisches Syndrom • ADH-Sekretion ↑, z. B. bei Hirntumor • Hirnblutungen • Meningitis, Enzephalitits • Karzinome • Tuberkulose • Pneumonie • Hypothyreose • Erbrechen • Diarrhö • Ileus • Verbrennungen • Addison-Krankheit	• Erbrechen • Diarrhö • Pankreatitis • Nephrotisches Syndrom • Dekompensierte Herzinsuffzienz • Cushing-Syndrom • Stress • Hepatorenales Syndrom • Fasten

Nierenwerte

Inhalt	• Harnstoff (siehe Laborwerte: Harnstoff) • Harnsäure (siehe Laborwerte: Harnsäure) • Kreatinin (siehe Laborwerte: Kreatinin)
Probenmaterial	1 ml Serum
Vorbereitung	Nicht nüchtern

Parathormon

Bildungsort	Nebenschilddrüse
Funktion	• Erhöht Kalkabbau aus Knochen • Fördert Kalziumresorption aus Darm • Stimuliert Vit.-D-Synthese • Erhöht Blutkalziumspiegel (Gegenspieler zum Kalzitonin)
Probenmaterial	1 ml Serum (tiefgefroren)
Vorbereitung	• Zirkadianer Rhythmus → Blutabnahme morgens • Nüchtern
Normalwert	15–65 ng/l (1,5–6,5 pmol/l)
Parathormon ↑ bei	• Hyperparathyreoidismus
Parathormon ↓ bei	• Hypoparathyreoidismus

(Aktivierte) Partielle Thromboplastinzeit (PTT bzw. aPTT)

Funktion	Zeigt Funktion der Gerinnungsfaktoren I, II, V, VIII, IX, X, XI, XII, XIV, XV (endogene Gerinnung und gemeinsame Endstrecke der Gerinnung) an
Probenmaterial	5 ml Citrat-Blut
Vorbereitung	Nicht nüchtern
Normalwert	≤ 40 Sek.
PTT ↑ bei	• Leberschaden • Verbrauchskoagulopathie • Hämophilie
PTT ↓ bei	• Hyperkoagulabilität

Phosphat

Vorkommen	• Knochen • Zähne • Körperzellen • Extrazellulärraum
Funktion	• Energielieferant, z. B. im ATP • Baustein von Zellmembranen und Knochenmineralen • Puffersubstanz

Probenmaterial	**1 ml Serum (oder Heparinplasma)**	**10 ml 24-Std.-Urin**
Vorbereitung	• Nüchtern • Ggf. Therapiepause bei Diuretikagabe	• Keine Zusätze
Normalwert	Erwachsene: 0,84–1,45 mmol/l (2,6–4,5 mg/dl) Kinder: 0,95–1,95 mmol/l (3–6 mg/dl)	300–1000 mg/24 Std. (95–320 mmol/24 Std.)

Phosphat ↑ bei	• Niereninsuffizienz • Hypoparathyreoidismus • Katabole Stoffwechsellage	• Hyperparathyreoidismus • Knochentumoren • Knochenmetastasen
Phosphat ↓ bei	• Hyperparathyreoidismus • Sepsis • Alkoholismus • Vit.-D-Mangel • Malabsorption • Erbrechen • Diarrhö • Anorexia nervosa	• Niereninsuffizienz • Hypoparathyreoidismus • Vit.-D-Mangel • Hypothyreose

Prolaktin

Bildungsort	Hypophysenvorderlappen
Funktion/Wirkung	• Pubertät: Ausbildung der Milchdrüsen beim Mädchen • Während Stillzeit: Milchproduktion, Hemmung des Eisprungs
Probenmaterial	1 ml Serum
Vorbereitung	• Blutabnahme morgens beim nicht gestressten Pat. • Nüchtern • Vorher keine Brustpalpation
Normalwert	Frauen: 0,62–15,6 ng/ml (20–500 µU/ml) Postmenopausal: < 9,7 ng/ml (310 µU/ml) Schwangerschaft: < 200 ng/ml (6500 µU/ml) Männer: 0,62–12,5 ng/ml (20–400 µU/ml)
Prolaktin ↑ bei	• Prolaktinom • Amenorrhö • Einige Karzinome • Hypothyreose
Prolaktin ↓ bei	• Menopause • Hypophyseninsuffizienz

Quickwert

Synonym: Thromboplastinzeit (TPZ), Prothrombinzeit

Funktion	Zeigt Funktion der Gerinnungsfaktoren I, II, V, VII und X und des Fibrinogens (exogene Gerinnung) an
Probenmaterial	5 ml Citratblut (Probegefäß muss bis zur Markierung gefüllt sein)
Vorbereitung	Nicht nüchtern
Normalwert	70–120 %
Quick ↑ bei	-

Quick ↓ bei	• Lebererkrankungen • Verbrauchskoagulopathie • Marcumar®-Therapie

(Gesamt-)Trijodthyronin (T_3)/freies Trijodthyronin (fT_3)

Vorkommen	• Schilddrüse • Blut
Funktion	• Erhöht Grundumsatz • Fördert Wachstum und Gehirnreifung • Führt zur Aktivitätszunahme des Nervensystems
Probenmaterial	1 ml Serum
Vorbereitung	• Nicht nüchtern • Bei Therapie mit Schilddrüsenhormonen 24 Std. nach letzter Medikamenteneinnahme
Normalwert	
• **T_3**	0,9–1,8 µg/l (1,4–2,8 nmol/l)
• **fT_3**	3,5–8 ng/l (5,4–12,3 pmol/l)
T_3/fT_3 ↑ bei	• Hyperthyreose
T_3/fT_3 ↓ bei	• Hypothyreose

Thrombozyten (Thrombos)

Synonym: Blutplättchen

Vorkommen	• Blut • Knochenmark • Milz • Leber
Funktion	Thrombozytenaggregation (Zusammenballung) bei Gefäßverletzung → Blutstillung
Probenmaterial	1 ml EDTA-Blut oder 50 µl Kapillarblut
Vorbereitung	• Nicht nüchtern • Vor Blutabnahme keine körperliche Anstrengung
Normalwert	140–360/nl (140 000–360 000/µl)
Thrombos ↑ bei	• Starke Blutungen • Infektionen • Entzündungen • Tumoren • Hämolyse • Splenektomie

Thrombos ↓ bei	• Autoimmunerkrankungen • Verbrauchskoagulopathie • Vit.-B_{12}-Mangel • Knochenmarkschädigung

Thyreoidea-stimulierendes Hormon (TSH)

Synonym: Thyreotropin

Vorkommen	• Hypophyse • Blut
Funktion	• Reguliert Jodaufnahme in die Schilddrüse • Reguliert Schilddrüsenhormonsynthese und -sekretion
Probenmaterial	1 ml Serum
Vorbereitung	Nicht nüchtern
Normalwert	0,4–4 mU/l (basal)
TSH ↑ bei	• Primäre Hypothyreose • Jodmangelstruma
TSH ↓ bei	• Hyperthyreose • Sekundäre Hypothyreose

(Gesamt-)Thyroxin (T_4)/Freies Thyroxin (fT_4)

Vorkommen	• Schilddrüse • Blut
Funktion	• Erhöht den Grundumsatz • Fördert Wachstum und Gehirnreifung • Führt zur Aktivitätszunahme des Nervensystems • Vorstufe für T_3 (siehe Laborwerte: (Gesamt-)Trijodthyronin (T_3)/freies Trijodthyronin (fT_3))
Probenmaterial	1 ml Serum
Vorbereitung	Nicht nüchtern
Normalwert	
• **T_4**	55–110 µg/l (77–142 nmol/l)
• **fT_4**	8–18 ng/l (10–23 pmol/l)
T_4/fT_4 ↑ bei	• Hyperthyreose
T_4/fT_4 ↓ bei	• Hypothyreose

L

Triglyzeride

Vorkommen	• Leber • Darm • Blut
Funktion	Energiereserve
Probenmaterial	1 ml Serum
Vorbereitung	• 12 Std. vor Blutabnahme nüchtern • 24 Std. vor Blutabnahme keine schwere körperliche Arbeit, keine übermäßige Aufnahme von Kalorien oder Alkohol
Normalwert	< 200 mg/dl (2,3 mmol/l)
Triglyzeride ↑ bei	• Hyperlipoproteinämie • Herzinfarkt • Diabetes mellitus • Adipositas • Lebererkrankung • Schwangerschaft
Triglyzeride ↓ bei	• Schwerer Anämie • Hyperthyreose • Verbrennung

Lagerung

Richtlinien

(Bewegungsplan 💻)

- Eigenbewegungen so wenig wie möglich einschränken
- Fixierte Lagerungen nach 2 Std. verändern
- Kopfkissen nur unter Kopf, evtl. bis zu Schulterblättern, nicht unter Rücken
- Lagerungshilfsmittel: so viele wie nötig, so wenig wie möglich
- Keine harten Lagerungsmaterialien wie Sandsäcke
- Auf faltenfreie Unterlagen achten: Dekubitusgefahr
- Lagerung und Lagewechsel dem Tagesablauf anpassen
- Im Pflegeteam gemeinsam festlegen, wann, womit, wie gelagert wird
- Patienten informieren und einbeziehen
- Bewegungsplan sowie Bewegungs- und Lagerungsintervalle einhalten
- Orientierungspunkt: physiologische Haltung und Stellung der Gelenke
- Auf bequeme Lagerung achten
- Lagewechsel mit anderen Handlungen kombinieren
- Nicht nur umlagern, sondern auch Stellung und Platz wechseln, um mehr Erfahrungen und Erlebnisse zu ermöglichen, z. B. Blick zum Fenster
- Hochlagerungen der Extremitäten vom Rumpf ausgehend: Arm ab Schultergelenk, Bein ab Hüftgelenk
- Klingel und Getränke in erreichbare Nähe stellen

Hilfsmittel: Kriterien

- Zweck
- Priorität
- Bequemlichkeit
- Hygiene
- Unerwünschte Wirkungen

Säuglinge

(Weitere Informationen siehe Schlaf: Schlafumgebung von Säuglingen)

Tab. L.5 Lagerungspositionen von Säuglingen

Lagerung	Vorteile	Nachteile	Durchführung	Indikation
Seitenlage	• Aspirationsschutz • Rechtsseitenlage: Erleichterung der Magenentleerung	• Rutschen oder Rollen des Säuglings in die Bauch- oder Rückenlage	• Kind auf die Seite legen • Unten liegenden Arm hervorholen und vor den Bauch legen • Handtuchrolle in Rücken legen, um Rollen in die Rückenlage zu verhindern	• Schlafposition • Rechtsseitenlage nach Mahlzeiten
Rückenlage	• Gute Blickmöglichkeiten für wache Kinder	• Aspirationsgefahr	• Kind flach (ohne Kissen) auf dem Rücken lagern	• Wachzeiten
Bauchlage	• Aspirationsschutz	• Wahrscheinlich Risikofaktor für plötzlichen Kindstod	• Kind flach (ohne Kissen) auf Bauch legen • Arme unter Rumpf vorholen	• Wachzeiten • Z. Zt. nicht als allgemeine Schlafposition empfohlen

Lähmung: Einteilung nach Gliedmaßen und Körperhälften

(Weitere Informationen siehe Kraftgrade: nach Janda)

Tab. L.6 Übersicht über Lähmungen

Lähmung	Merkmal
Monoparese/Monoplegie	Unvollständige oder vollständige Lähmung einer einzelnen Gliedmaße (Arm oder Bein)
Hemiparese/Hemiplegie	Unvollständige oder vollständige Lähmung einer Körperhälfte (rechts oder links)
Paraparese/Paraplegie	Unvollständige oder vollständige Lähmung beider Arme oder beider Beine
Tetraparese/Tetraplegie	Unvollständige oder vollständige Lähmung aller vier Gliedmaßen (beide Arme und beide Beine)

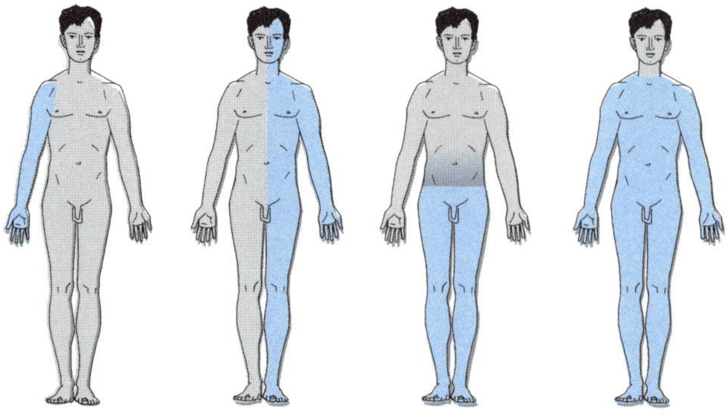

Abb. L.1 Einteilung der Lähmungen entsprechend der betroffenen Gliedmaßen. [L215]

Laryngoskopspatel: Größen

(**Weitere Informationen** siehe Beatmung, manuelle; Beatmung, maschinelle; Intubation; Larynxmasken; Reanimation; Trachealkanülen)

Tab. L.7 Größe von Laryngoskopspateln abhängig von der Personengruppe

Personengruppe	Gebogene Spatel, z. B. Macintosh-Spatel		Gerade Spatel, z. B. Miller-Spatel	
	Nr.	Länge [cm]	Nr.	Länge [cm]
Frühgeborene	-	-	0	7,5
Neugeborene und Kleinkinder	1	9,0	1	10,2
Kinder	2	10,8	2	15,5
Erwachsene, mittlere Größe	3	13,0	3	19,5
Erwachsene, durchschnittliche Größe	4	15,5	4	20,5
Erwachsene, Überlänge	5	18,0	-	-

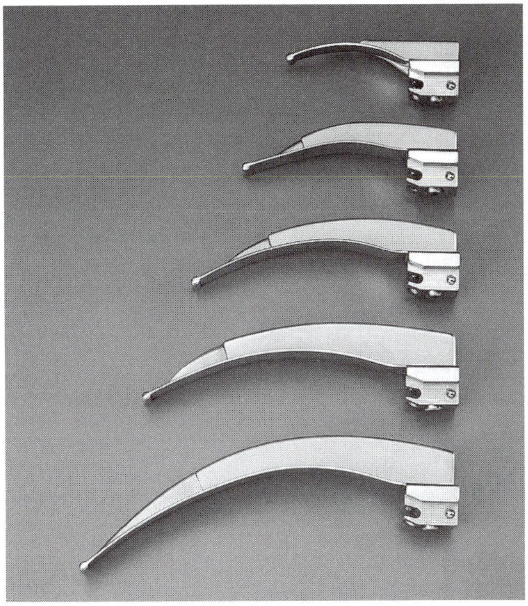

Abb. L.2 Gebogene Spatel nach Macintosh. [V326]

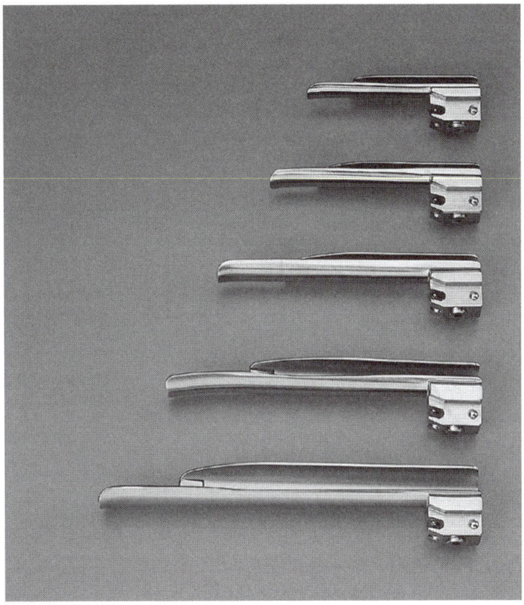

Abb. L.3 Gerade Spatel nach Miller. [V326]

Larynxmasken: Größen

(Weitere Informationen siehe Beatmung, manuelle; Beatmung, maschinelle; Intubation; Larynkoskopspatel; Reanimation; Trachealkanülen)

Die Auswahl der Maskengröße richtet sich nach Alter und Gewicht des Patienten. Maskengröße und Füllvolumen sind außerdem abhängig vom Produkt. Die nachfolgende Tabelle zeigt die Größen am Beispiel Larynxmasken LMA ProSeal™.

Tab. L.8 Größe von Larynxmasken abhängig vom Patientengewicht

Patientengewicht [kg]	Maskengröße	Max. Füllvolumen des Cuffs [ml]
< 5	1	4
5–10	1,5	7
10–20	2	10
20–30	2,5	14
30–50	3	20
50–70	4	30
> 70	5	40

Lasertypen: nach Art des das Laserlicht aussendenden Materials

Tab. L.9 Lasertypen

Lasertyp	Lichtleistung [Watt/cm^2]	Wellenlänge [nm]	Eigenschaften des Lasers
Kohlendioxid-Laser (CO_2-Laser)	< 100 000 000 (z. Vgl.: Sonne 500, 100-W-Glühlampe 0,01)	10 600 (infrarot)	• Gaslaser • Starke Absorption des Lichtes durch Wasser • Daher geringe Eindringtiefe in Gewebe (ca. 0,05 mm)
Neodym-YAG-Laser (Nd-YAG-Laser)	< 400 000	1064 (infrarot)	• Festkörperlaser • Größere Eindringtiefe (ca. 5–10 nm)
Argon-Laser (Ar-Laser)	< 400 000 000	514 (grün)	• Gaslaser • Wird von Melanin gut absorbiert • Daher zur Zerstörung von Pigmentanomalien verwendet
Helium-Neon-Laser (He-Ne-Laser)	< 40 000	633 (rot)	• Gaslaser • Oft als Peil- oder Ziellaser verwendet

Lebensaktivitäten: nach Roper, Logan und Tierney

- Für eine sicher Umgebung sorgen
- Kommunizieren
- Atmen
- Essen und Trinken
- Ausscheiden
- Sich sauber halten und kleiden
- Körpertemperatur regulieren
- Sich bewegen
- Arbeiten und Spielen
- Sich als Mann, Frau fühlen und verhalten
- Schlafen
- Sterben

Liquor

(Weitere Informationen siehe Laborproben; Laborwerte)

Tab. L.10 Liquorbefunde

	Normalbefund	Pathologische Befunde (Bsp.)
Aussehen	Wasserklar	Trübe, eitrig, blutig, gelblich (= xanthochrom, bei länger zurückliegender Blutung)
Zellen	Bis 4/µl	Erhöhte Zellzahl und Verschiebung des Verhältnisses der weißen Blutkörperchen zueinander bei Entzündungen, abnorme Zellen z. B. bei Leukämie
Eiweiß	0,2–0,4 g/l	Erhöht bei sog. Schrankenstörung oder Antikörperproduktion im ZNS, beide z. B. bei Entzündungen
Glukose	45–75 % des Blutzuckers	Erniedrigt bei bakteriellen und tuberkulösen Entzündungen durch den Glukoseverbrauch der Bakterien
Mikrobiologie/ Serologie	Keine Bakterien, keine Antikörper	Bakterien oder Pilze unter dem Mikroskop sichtbar, im Labor Nachweis von Antikörpern oder Erregern selbst (z. B. mittels PCR)

TEIL

M Von Magensonde bis Muttermilch

Magensonde: Ermittlung der Sondenlänge

(Weitere Informationen siehe Sondenernährung; Schluckstörungen)

Tab. M.1 Ermittlung der Magensondenlänge

Personengruppe	Sondenlänge = Entfernung
Neugeborenes/Säugling	Ohr–Nasenspitze–Ohr
Kinder/Erwachsene	Nasenspitze–Ohrläppchen–Magengrube

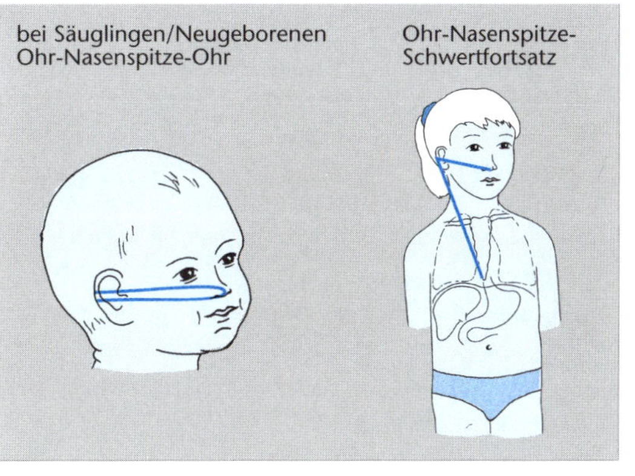

Abb. M.1 Ermittlung der Sondenlänge. [L157]

Maßeinheiten

Tab. M.2 Übersicht über physikalische Maßeinheiten

Physikalische Größe	Grundeinheit	Weitere Einheiten
Länge	m (Meter)	• 1 nm (Nanometer) = 10^{-9} m = 0,000 000 001 m • 1 µm (Mikrometer) = 10^{-6} m = 0,000 001 m • 1 mm (Millimeter) = 10^{-3} m = 0,001 m • 1 cm (Zentimeter) = 10^{-2} m = 0,01 m • 1 km (Kilometer) = 10^{3} m = 1000 m
Masse	kg (Kilogramm)	• 1 g (Gramm) = 10^{-3} kg = 0,001 kg • 1 µg (Mikrogramm) =10^{-6} g = 0,000 001 g • 1 mg (Milligramm) = 10^{-3} g = 0,001 g
Zeit	s (Sekunde)	• 1 min (Minute) = 60 s • 1 h (Stunde) = 60 min = 3600 s
Temperatur	K (Kelvin)	• 0 °C ≙ 273,15 K

Tab. M.2 Übersicht über physikalische Maßeinheiten (Forts.)

Physikalische Größe	Grundeinheit	Weitere Einheiten
Stoffmenge	mol	• 1 µmol (Mikromol) = 10^{-6} mol = 0,000 001 mol • 1 mmol (Millimol) = 10^{-3} mol = 0,001 mol
Druck	Pa (Pascal)	• 1 kPa (Kilopascal) = 10^{3} Pa = 1000 Pa • 1 bar (Bar) = 10^{5} Pa = 100 000 Pa • 1 mbar (Millibar) = 10^{2} Pa = 100 Pa • 1 mmHg (Millimeter Quecksilbersäule) = 133 Pa = 1,33 bar = 1,33 cmH_2O • 1 cmH_2O (Zentimeter Wassersäule) = 100 Pa = 1 mbar = 0,75 mmHg
Fläche	m^2 (Quadratmeter)	• 1 mm^2 (Quadratmillimeter) = 10^{-8} m^2 = 0,00 000 001 m^2 • 1 cm^2 (Quadratzentimeter) = 10^{-4} m^2 = 0,0001 m^2 • 1 ha (Hektar) = 10^{4} m^2 = 10 000 m^2
Volumen	m^3 (Kubikmeter)	• 1 mm^3 (Kubikmillimeter) = 10^{-9} m^3 = 0,000 000 001 m^3 • 1 cm^3 (Kubikzentimeter) = 10^{-6} m^3 = 0,000 001 m^3 • 1 l (Liter) = 1000 cm^3 = 10^{-3} m^3 = 0,001 m^3 • 1 dl (Deziliter) = 0,1 l = 100 cm^3 = 10^{-4} m^3 = 0,0001 m^3 • 1 ml (Milliliter) = 1 cm^3 = 10^{-6} m^3 = 0,000 001 m^3
Elektrische Stromstärke	A (Ampere)	• 1 mA (Milliampere) = 10^{-3} A = 0,001 A
Elektrische Spannung	V (Volt)	• 1 mV (Millivolt) = 10^{-3} V = 0,001 V
Energie	J (Joule)	• 1 kJ (Kilojoule) = 10^{3} J = 1000 J • 1 cal (Kalorie) = 4,177 J • 1 kJ = 0,0239 kcal • 1 kcal (Kilokalorie) = 4177 J
Frequenz	Hz (Hertz)	• 1 Hz = 1/s • 1 kHz (Kilohertz) = 1000 Schwingungen/s

Zehnerpotenzen

Tab. M.3 Standardvorschriften für dezimale Vielfache und Teile von SI-Einheiten

Vorsilbe	Kurzzeichen	Bedeutung		
Giga	G	milliardenfach	= 10^{9}	= 1 000 000 000
Mega	M	millionenfach	= 10^{6}	= 1 000 000
Kilo	k	tausendfach	= 10^{3}	= 1 000
Hekto	h	hundertfach	= 10^{2}	= 100
Deka	da	zehnfach	= 10^{1}	= 10
-	-	einfach	= 10^{0}	= 1
Dezi	d	Zehntel	= 10^{-1}	= 0,1
Zenti	c	Hunderstel	= 10^{-2}	= 0,01
Milli	m	Tausendstel	= 10^{-3}	= 0,001
Mikro	µ („mü")	Millionstel	= 10^{-6}	= 0,000 001
Nano	n	Milliardstel	= 10^{-9}	= 0,000 000 001
Piko	p	Billionstel	= 10^{-12}	= 0,000 000 000 001
Femto	f	Billiardstel	= 10^{-15}	= 0,000 000 000 000 001

Menstruationszyklus

(Weitere Informationen siehe Verhütungsmethoden)

Normaler Zyklus und Zyklusstörungen

Tab. M.4 Normaler Menstruationszyklus und Zyklusstörungen

Bezeichnung	Zyklus [Tage]	Blutungsdauer [Tage]	Blutungsstärke*	Ursachen/ Besonderheiten
Eumenorrhö (normale Menstruationsblutung)	25–31	3–6	ca. 50–150 ml	-
Störungen der Blutungsdauer				
Menorrhagie (verlängerte Regelblutung)	25–31	> 6	Meist erhöht	• Uteruspolypen • Myome • Endometriose • Gerinnungsstörungen
Brachymenorrhö (verkürzte Regelblutung)	25–31	Stunden–2,5 Tage	Normal – vermindert	• Verschiedene Störungen in Uterus oder Ovarien • Nachtarbeit • Fernreisen • Psychische Belastung • Ovulationshemmer
Störungen der Blutungsstärke				
Hypermenorrhö (zu starke Regelblutung)	25–31	3–6	> 150 ml (> 5 Vorlagen/Tampons pro Tag)	• Myome • Chronische Entzündungen von Uterus und Adnexe • Hormonelle Störungen • Gerinnungsstörungen • Intrauterinpessar
Hypomenorrhö (zu schwache Regelblutung)	25–31	3–6	< 50 ml	• Beginnende Insuffizienz der Ovarien • Abnahme der Gebärmutterschleimhaut nach Infektionen
Störungen der Blutungshäufigkeit				
Polymenorrhö (unregelmäßig oder regelmäßig verkürzte Zyklen)	< 25	3–6	Erhöht, normal oder erniedrigt	• Verkürzung der prä- oder postovulatorischen Phase • Anovulatorischer Zyklus • Ther. nur bei Pat.-Wunsch nach normalem Zyklus oder Kinderwunsch
Oligomenorrhö (stark verlängerte Zyklen)	> 35	3–6	Erhöht, normal oder erniedrigt	• Verlängerte Follikelreifungsphase • Anovulatorischer Zyklus, z. B. in Pubertät und Klimakterium

Tab. M.4 Normaler Menstruationszyklus und Zyklusstörungen (Forts.)

Bezeichnung	Zyklus [Tage]	Blutungsdauer [Tage]	Blutungsstärke*	Ursachen/ Besonderheiten
Zusatzblutungen (alle Blutungen im Verlauf eines Zyklus außerhalb der Menstruation)				
Spotting** (regelmäßige Zusatz- oder Schmierblutungen, prä-/postmenstruell oder mittzyklisch)	Normal	Zusätzlich 1–2 Tage unmittelbar vor/nach der Menstruation oder in Zyklusmitte	Gering oder variabel	*Zyklusabhängige Schmierblutungen* (kurz vor oder nach der Regelblutung oder zum Zeitpunkt der Ovulation): • Gestörte Gelbkörper- oder Endometriumfunktion • Sind harmlos *Zyklusunabhängige Schmierblutungen:* • Oft organische Ursachen, z. B. Uteruspolypen, Endometriumkarzinom, (drohende) Fehlgeburt
Postkoitalblutung	-	Kurzzeitig, unmittelbar nach Geschlechtsverkehr	Meist wenig, hellrotes Blut	• Portioektopie • Vaginale Verletzungen • Zervixkarzinom

* Ein ungefähres Maß (in Abhängigkeit von individuellen Hygienebedürfnissen) ist die Zahl der pro Tag gebrauchten Vorlagen oder Tampons.

** Zusätzlich zum „Spotting" werden auch die Begriffe „Metrorrhagie" und „Zwischenblutung" mit teils gleicher, teils unterschiedlicher Bedeutung verwendet, z. B. wird Zwischenblutung synonym zum mittzyklischen Spotting (Ovulationsblutung, Mittelblutung) und Metrorrhagie als zyklusunabhängige Zusatzblutung definiert.

Phasen

Tab. M.5 Phasen des Menstruationszyklus

Phase	Dauer	Physiologische Vorgänge
Menstruation (Menstruationsblutung, Regelblutung, Periode, Menses)	1.–4. Zyklustag	Abstoßung der Funktionalis
Proliferationsphase (Aufbauphase)	5.–14. Zyklustag	Neuer Schleimhautaufbau aus der Basalis
Sekretionsphase (Umwandlungsphase)	15.–28. Zyklustag	Wachstum der Schleimhautdrüsen und Einlagerung von Nährstoffen (v. a. Glykogen)
Ischämiephase	28. Zyklustag (wenige Stunden)	Durchblutungsminderung und Absterben der Funktionalis

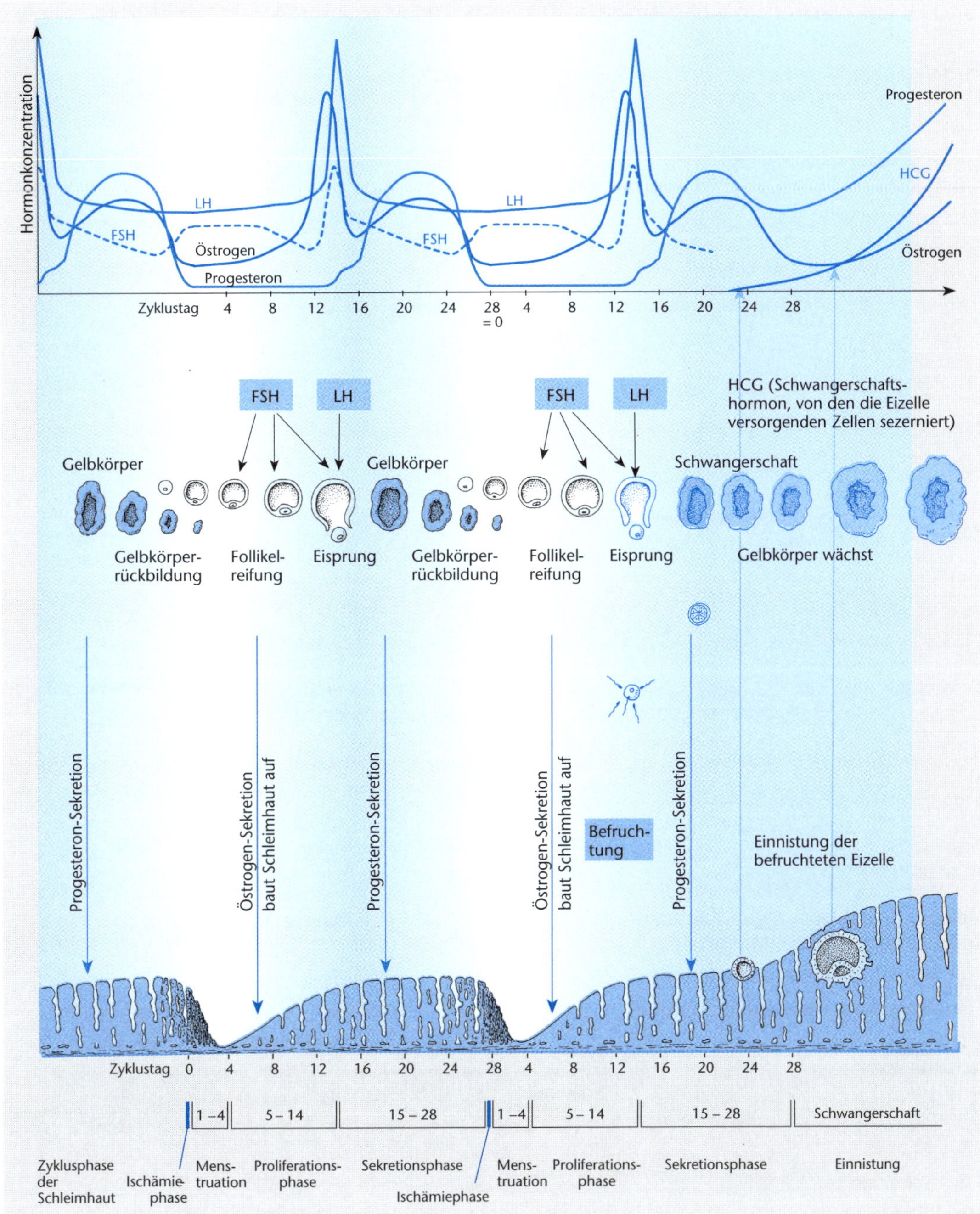

Abb. M.2 Schema der wichtigsten hormonellen Veränderungen im Menstruationszyklus und deren Effekte auf das Endometrium und die Ovarien. [A400]

Mikroorganismen: physiologische Besiedelung

(Weitere Informationen siehe Infektionen/Infektionskrankheiten)

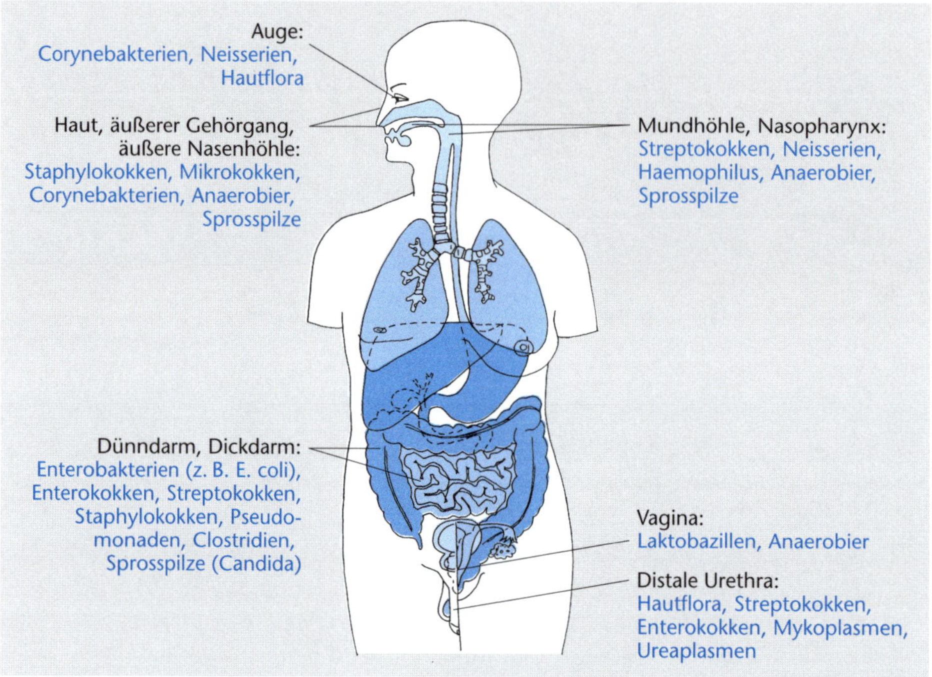

Abb. M.3 Haut und Schleimhaut des Menschen sind auch beim Gesunden von einer großen Zahl Mikroorganismen besiedelt – hier die wichtigsten im Überblick. Diese Mikroorganismen, die normalerweise vorhanden sind, bilden die Standortflora (Normalflora). [A400-215]

Mineralstoffe

(Weitere Informationen siehe Arzneimittel: Mineralstoffe und Spurenelemente, Spurenelemente)

Bedarf

Tab. M.6 Referenzwerte Zufuhr von Mineralstoffen, D-A-CH* 2000

Lebensalter/-phase	Natrium [mg/d]	Chlorid [mg/d]	Kalium [mg/d]	Phosphor [mg/d]	Kalzium [mg/d]	Magnesium [mg/d]	
						m	w
0–4 Monate	100	200	400	120	220	24	
4–12 Monate	180	270	650	300	400	60	
1–4 Jahre	300	450	1000	500	600	80	
4–7 Jahre	410	620	1400	600	700	120	
7–10 Jahre	460	690	1600	800	900	170	
10–13 Jahre	510	770	1700	1250	1100	230	250
13–15 Jahre	550	830	1900	1250	1200	310	
15–19 Jahre	550	830	2000	1250	1200	400	350

M

Tab. M.6 Referenzwerte Zufuhr von Mineralstoffen, D-A-CH* 2000 (Forts.)

Lebensalter/-phase	Natrium [mg/d]	Chlorid [mg/d]	Kalium [mg/d]	Phosphor [mg/d]	Kalzium [mg/d]	Magnesium [mg/d]	
						m	w
Erwachsene	550	830	2000	700	1000	350	300
Schwangere	550	830	2000	800	1000	-	310
Stillende	550	830	2000	900	1000	-	390

* Referenzwerte der Deutschen Gesellschaft für Ernährung e. V. (DGE), der Österreichischen Gesellschaft für Ernährung (ÖGE), der Schweizerischen Gesellschaft für Ernährungsforschung (SGE) und der Schweizerischen Vereinigung für Ernährung (SVE)
1 mmol Natrium ≙ 23,0 mg
1 mmol Chlorid ≙ 35,5 mg
1 mmol Kalium ≙ 39,1 mg
1 g Speisesalz besteht aus je 17 mmol Natrium und Chlorid, entsprechend je 0,4 g

Funktion, Mangelerscheinung, natürliches Vorkommen

Tab. M.7 Übersicht über Mineralstoffe

Mineralstoff	Funktion	Mangelerscheinungen	Natürliches Vorkommen
Natrium	• Reguliert Flüssigkeitshaushalt, Muskelkontraktion, Säure-/Basenhaushalt • Wirkt auf Blutdruck	• Müdigkeit • Verwirrtheit • Inappetenz • Wesensänderung • Bei rasanter Entwicklung: Hirnödem	• Speisesalz und alle Lebensmittel, die Salz enthalten • Brot
Chlorid	• Reguliert Flüssigkeitshaushalt, Muskelkontraktion, Säure-/Basenhaushalt • Bestandteil der Magensäure	• Alkalose • Muskelkrämpfe • Herzrhythmusstörungen	• Speisesalz und gesalzene Produkte • Brot
Kalium	• Wichtigster Bestandteil der intrazellulären Flüssigkeit • Reguliert Flüssigkeitshaushalt, Muskelkontraktion • Sorgt für regelmäßigen Herzrhythmus	• Lähmungserscheinungen • Herzrhythmusstörungen	• Bananen • Kartoffeln • Trockenobst • Spinat • Hülsenfrüchte • Champignons
Phosphor	• Reguliert Stoffwechselprozesse in der Zelle, Aufbau der Zellmembran, Aufrechterhalten des pH-Wertes im Blut • Baustein von Knochen und Zähnen • Gehirn- und Nerventätigkeit	• Sehr selten	• In nahezu allen Lebensmitteln enthalten
Kalzium	• Reizübertragung im Nervensystem • Wichtig bei Muskelkontraktion • Steuert Blutgerinnung • Baustein von Knochen und Zähnen	• Osteoporose • Muskelkrämpfe • Bluthochdruck	• Milch und Milchprodukte • Sojabohnen • Sardinen • Schalentiere • Broccoli • Grünkohl • Lauch • Sesamsamen • Mandeln • Haselnüsse • Kalziumreiches Mineralwasser

Tab. M.7 Übersicht über Mineralstoffe (Forts.)

Mineralstoff	Funktion	Mangelerscheinungen	Natürliches Vorkommen
Magnesium	• Bestandteil von Skelett und Muskulatur • Aktiviert Enzyme • Reizübertragung in Muskeln • Reguliert Herzrhythmus • Hemmt Blutgerinnung • Stärkt vegetatives Nervensystem	• Muskelkrämpfe • Reizbarkeit • Müdigkeit • Rasche Erschöpfung • Innere Unruhe	• Vollkorngetreide • Milch- und Milchprodukte • Leber • Geflügel • Fisch • Kartoffeln • Viele Gemüsearten • Sojabohnen • Hülsenfrüchte • Beerenobst • Orangen • Bananen • Nüsse und Mandeln
Schwefel	• Sorgt für gesunde Haut, Haare, Nägel	-	• Fleisch • Fisch • Eier • Hülsenfrüchte • Erdnüsse • Parmesan

Mobilisation

(Weitere Informationen siehe Bewegung; Unterarmgehstützen; Bewegungsplan:)

Hilfsmittel: Kriterien

- Sicherheit bieten
- Selbstständigkeit fördern
- Einfach zu bedienen
- Dem Zustand des Patienten angepasst

Prinzipien

- Individuell und interaktiv
- Ruhe ausstrahlen
- Die eigene Gesundheit und Bewegung beachten
- Den Patienten ermutigen
- Gewebeschonende Mobilisation durchführen
- Für Sicherheit des Patienten sorgen

Multimorbidität im Alter: häufige medizinische Probleme

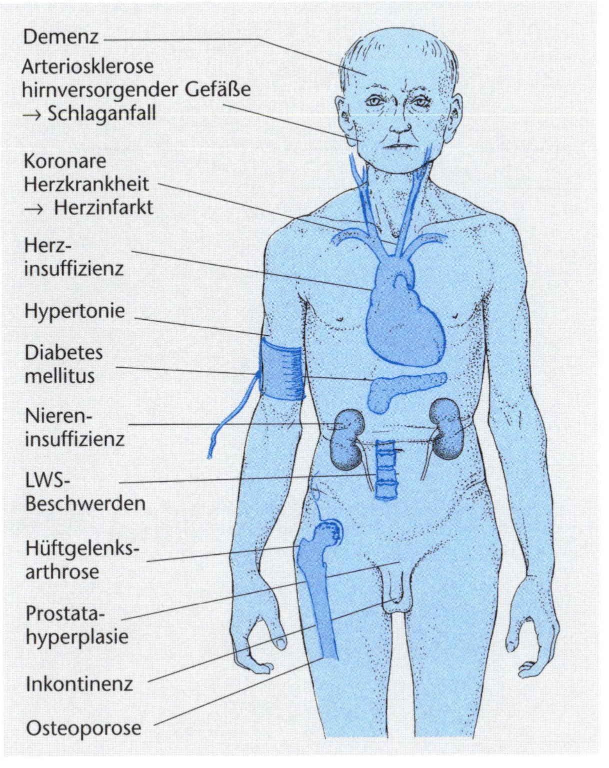

Abb. M.4 Häufige medizinische Probleme des älteren Menschen, von denen oft mehrere gleichzeitig vorliegen (Multimorbidität). [A400]

Mund: Beobachtungskriterien

(Weitere Informationen siehe Oral Assessment Guide)

- Atemgeruch (siehe Atmung: Beobachtungskriterien)
- Mundschleimhaut
- Zähne/Zahnprothese
- Zahnfleisch
- Zunge

Mundschleimhaut

Tab. M.8 Beobachtungen der Mundschleimhaut

Beobachtung	Mögliche Ursachen
Physiologisch: rosig-rote, glatte und feuchte Mundschleimhaut ohne Verletzungen	
Bläschen	• Herpes labialis
Blutungen	• Gerinnungsstörungen • Entzündungen
Borken	• Herpes labialis

M

Tab. M.8 Beobachtungen der Mundschleimhaut (Forts.)

Beobachtung	Mögliche Ursachen
Einrisse	• Rhagaden
Erosionen/Läsionen	• Aphthen
Hyperpigmentierung	• Morbus Addison
Rötung, Schwellung	• Stomatitis
Schleimhautbeläge	• Soor
Schmerzen	• Stomatitis
Trockener Mund	• Medikamente, z. B. Atropin • Mundatmung • Große Flüssigkeitsverluste • Fehlende Flüssigkeitszufuhr • Stomatitis

Zähne/Zahnprothese

Tab. M.9 Beobachtungen an Zähnen und Zahnprothese

Beobachtung	Mögliche Ursachen
Physiologisch (Erwachsener): 32 glatte, glänzend weiße Zähne, obere und untere Mahlzähne direkt aufeinander, obere Schneidezähne vor den unteren *Zahnprothese: sitzt fest auf, lässt sich herausnehmen*	
Gelbe Verfärbung der Zähne	• Rauchen • Unzureichende Mundhygiene
Schwarze Verfärbung der Zähne	• Karies
Vorstehende Zähne, Vorbiss, fehlender Kontakt der Mahlzähne	• Zahnfehlstellung
Zahnlücken	• Zahnextraktion • Unfall
Wackelnde, nicht fest sitzende Zahnprothese	• Gewichtsabnahme in letzter Zeit • Zahnprothese lange Zeit nicht benutzt

Zahnfleisch

Tab. M.10 Beobachtungen des Zahnfleisches

Beobachtung	Mögliche Ursachen
Physiologisch: rosig-rotes Zahnfleisch ohne Verletzungen	
Empfindliches, geschwollenes Zahnfleisch, Blutungen beim Zähneputzen	• Gingivitis • Beginnende Parodontose • Schlechte Mundhygiene • Infektion
Blauschwarze Linie ca. 1 mm über Zahnfleischsaum	• Chron. Blei- oder Wismutvergiftung
Vereiterungen	• Gingivitis

Zunge

Tab. M.11 Beobachtungen der Zunge

Beobachtung	Mögliche Ursachen
Physiologisch: mittelgroße, stumpf rote, feuchte Zunge mit leicht rauem Rücken, frei von Belägen und Läsionen, mit glatten Seiten und rosiger Unterseite	
Belegt	• Grippe • Magen-Darm-Erkrankungen
Glatt, rot, trocken	• Eisenmangel
Glatt, lackiert („Hunter-Zunge")	• Vitamin-B_{12}-Mangel
Himbeerzunge	• Scharlach
Ledern	• Urämie
Trocken	• Exsikkose • Fieber • Durst
Übergroß, gefurcht	• Akromegalie • Down-Syndrom
Weiß belegt	• Soor

Mundpflegemittel

Tab. M.12 Übersicht über Mundpflegemittel

Pflegemittel	Wirkung	Anwendung	Bewertung
Mundspülung (nicht alkoholhaltig)			
Kamillentee	• Entzündungshemmend • Wundheilungsfördernd	• Zum Mundspülen und Gurgeln	• Angenehmer Geschmack • Trocknet Schleimhäute aus
Salbeilösung	• Desinfizierend • Schutz der Schleimhaut vor bakteriellen, chemischen und mechanischen Einflüssen durch Gerbstoffwirkung	• Zur Mundspülung: 2,5 g getrocknete Salbeiblätter auf eine Tasse Tee geben oder Salbeitinktur 20-fach verdünnen • Zur Pinselung: unverdünnte Tinktur verwenden	• Sehr gut zur speziellen Mundpflege bei Entzündungen im Mund-Rachen-Raum, Gingivitis und Stomatitis • Unangenehmer Geschmack
Glandomed®	• Reinigt und feuchtet Schleimhaut an • Schutz der Schleimhaut vor Bakterien und Pilzen	• Unverdünnter Einsatz • 2 Min. lang im Mund behalten, nicht nachspülen • 15 Min. nach der Anwendung nicht essen oder trinken • Einsetzbar in Sprühflaschen • Zusatz von anderen Mundpflegeprodukten möglich (Rücksprache mit dem Arzt)	• Milde Fertiglösung mit Orangengeschmack • Ideal für allgemeine und spezielle Mundpflege • Anwendung bei Erwachsenen und Kindern möglich • Bei Mundtrockenheit Zusatz von Pilocarpin® möglich • Bei Schmerzen Zusatz von Lidocainhydrochlorid möglich • Bei Belägen Zusatz von Misoprostol (z. B. Cytotec®) möglich

Tab. M.12 Übersicht über Mundpflegemittel (Forts.)

Pflegemittel	Wirkung	Anwendung	Bewertung
Mundspülung (alkoholhaltig: nicht bei alkoholkranken Menschen anwenden)			
Kamillentinktur	• Entzündungshemmend • Wundheilungsfördernd	• Zum Bepinseln	• Angenehmer Geschmack • Trocknet Schleimhäute aus
Myrrhe	• Desinfizierend • Granulationsfördernd	• Als Tee zur Mundspülung 50- bis 100-fach verdünnt • Als Tinktur zur Pinselung unverdünnt	• Bei infektiösen Entzündungen im Mund bestens geeignet • Für manchen Pat. unangenehmer Geschmack
Hexoral®	• Desinfektion des Mund-Rachen-Raumes	• Unverdünnt zur Spülung	• Nebenwirkungen: Geschmacksirritationen, Übelkeit, Erbrechen, Schleimhautverletzungen, Verfärbung von Zähnen und Zunge • Nur nach ärztlicher Anordnung verwenden
Mundpflegeartikel			
Pagavit®-Lemonsticks	• Erfrischend • Stimulation der Speichelsekretion	• Gebrauchsfertiges Päckchen mit drei getränkten Sticks zum Auswischen der Mundhöhle	• Zur speziellen Mundpflege kaum effektiv • Trocknet Schleimhaut aus, deshalb nicht zu oft verwenden • Greift Zahnschmelz an
Künstlicher Speichel (z. B. Glandosane®)	• Anfeuchtung der Mundhöhle	• Unverdünnt als Spray	• Unangenehmer Geschmack • Beim Sprühen auf Atmung achten: Aspirationsgefahr
Kaugummi Bonbons	• Erhöhung der Speichelsekretion • Gleichzeitig ideale Zahnpflege (wenn zuckerfrei)	• Kauen oder lutschen	• Bei Mundtrockenheit • Bei kooperativen Patienten bestens geeignet, nicht jedoch für bewusstseinsgetrübte oder verwirrte Patienten (Aspirationsgefahr) • Nicht für Zahnprothesen- und Zahnspangenträger geeignet (Gefahr des Verklebens)
Butter	• Aufweichen und Ablösen von Borken	• Auf die Zunge streichen	• Bei Aspirationsgefährdung nicht anwenden, da Gefahr der Fettaspiration und Fettpneumonie
Lippenpflege			
Dexpanthenolsalbe (z. B. Bepanthen®)	• Aufweichen von Borken • Geschmeidighalten der Lippen	• Auftragen auf Borken oder Lippen • Bei Schleimhautverletzungen aufpinseln, aufsprühen, spülen	• Sehr gut geeignet zur Nasen-, Augen- und Lippenpflege • Zur normalen Mundpflege weniger geeignet • Vereinzelt allergische Reaktionen • Unangenehmer Geschmack

Muttermilch: Zusammensetzung im Vergleich zu Kuhmilch und industrieller Fertignahrung

(Weitere Informationen siehe Ernährung: Säugling; Flaschenmilchnahrung; Stillen)

Tab. M.13 Zusammensetzung verschiedener Milchen

Gehalt in 100 ml	Muttermilch	Kuh-Vollmilch	Ziegenmilch	Schafmilch	Stutenmilch	„Pre"-Milch	Folgemilch
Energie [kcal (kJ)]	69 (278)	64 (267)	69 (289)	97 (405)	47 (197)	67–75 (286–314)	68–78 (284–326)
Eiweiß [g]	1,2	3,3	3,7	5,3	2,2	1,5	Bis 2,7
Fett [g]	3,7	3,5	3,9	6,3	1,5	3,5–3,9	3,0–3,7
Kohlenhydrate insg. [g]	7,1	4,8	4,3	4,8	6,2	7,2–8,3	Bis 50 % der Gesamtkalorien
Laktose	7,1	4,7	4,3	4,8	6,2	7,2–8,3	2,7–8,1
Mineralstoffe [g]	< 0,2	0,7	0,8	0,8	0,5	≤ 0,39	≤ 0,45
Wasser [g]	87,7	87,5	86,6	82,7	89,7		
Cholesterin [mg]	25	11	11	*	*		
Natrium [mg]	13	48	42	30	64		
Kalium [mg]	47	157	177	182	9		
Kalzium [mg]	31	120	123	183	110		
Phosphor [mg]	15	102	103	115	54		
Magnesium [mg]	4	12	13	11	9		
Eisen [mg]	0,1	0,1	0,1	0,1	0,1		
Vit. A [µg]	69	31	73	50	17		
Vit. E [mg]	0,2	0,1	*	*	*		
Vit. B_1 [mg]	0,02	0,04	0,05	0,05	0,3		
Vit. B_2 [mg]	0,04	0,18	0,15	0,23	0,3		
Niacin [mg]	0,2	0,1	0,3	0,5	0,1		
Vit. B_6 [mg]	0,02	0,05	0,03	*	0,3		
Folsäure [µg]	8,5	6,4	0,8	*	*		
Vit. B_{12} [µg]	0,05	0,38	0,07	0,51	0,30		
Vit. C [mg]	4	2	2	4	15		

* Keine Angaben verfügbar

M

TEIL N Von Nadelstichverletzung/ Blutkontakt bis Nottestament

Nadelstichverletzung/Blutkontakt: Sofortmaßnahmen

(Weitere Informationen siehe Impfungen; Infektionen/Infektionskrankheiten)

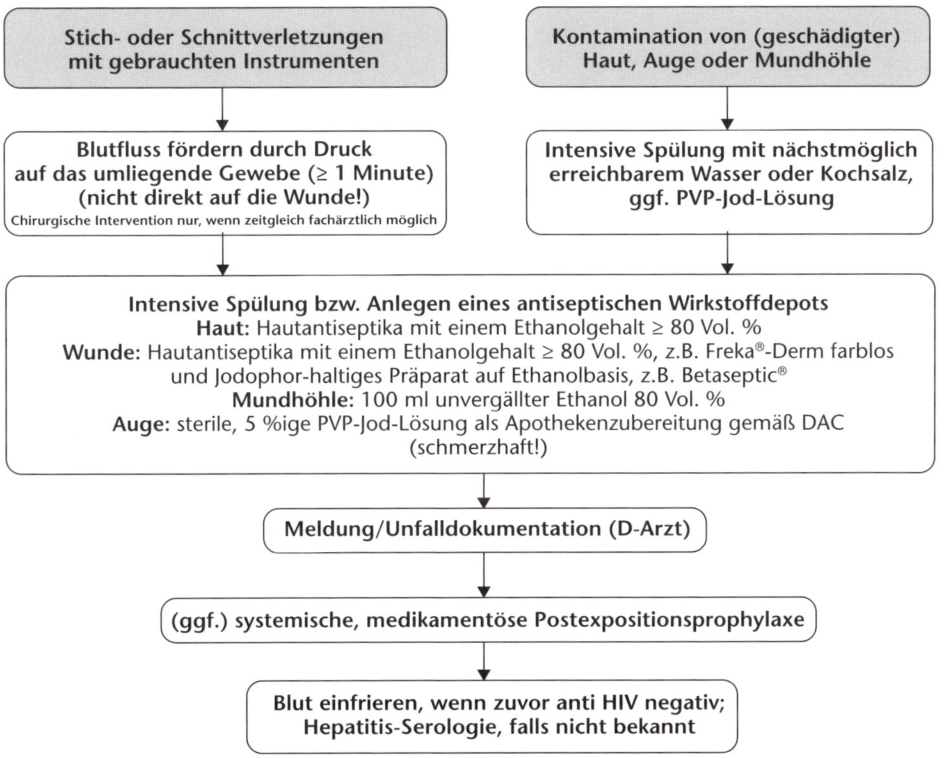

Abb. N.1 Sofortmaßnahmen bei Stich- oder Schnittverletzungen oder bei Kontakt mit Blut.

Nägel: Beobachtungskriterien

- Nagelfarbe
- Nagelform
- Nagelstruktur

Nagelfarbe

Tab. N.1 Beobachtungen der Nagelfarbe

Beobachtung	Mögliche Ursachen
Physiologisch: Nägel durchscheinend, rosa Farbe des Nagelbettes sichtbar	
Bläulich	• Sauerstoffmangel • Durchblutungsstörungen • Hämatom
Blauschwarze Flecken unter dem Nagel	• Hämatom (Stoßverletzung des Nagelbetts) • Melanom
Blass	• Anämie
Bräunlich	• Rauchen • Morbus Addison durch Melanineinlagerung • Leberfleck • Melanom
Gelbgrau	• Pilzbefall des Nagels
Gelblich	• Erkrankungen der Leber mit Ikterus

Nagelform

Tab. N.2 Beobachtungen der Nagelform

Beobachtung	Mögliche Ursachen
Physiologisch: konvexe Wölbung, gerundet	
Abgekaute Nägel	• Nervosität • Angst
Löffelnägel: Nagel mit muldenförmiger Eindellung	• Eisenmangel
Querrillen	• Infektionserkrankungen • Zytostatikatherapie, andere toxische Einwirkungen
Uhrglasnägel: Nagel vergrößert und übermäßig gewölbt	• Lungenfunktionsstörungen • In Kombination mit Trommelschlegelfingern bei Herzfehlern

Nagelstruktur

Tab. N.3 Beobachtungen der Nagelstruktur

Beobachtung	Mögliche Ursachen
Physiologisch: glatte Nagelplatten, Nagelwälle glatt und unversehrt	
Einblutungen	• Bagatelltraumen • Subakute bakterielle Endokarditis • Trichinose
Eingewachsener Nagel: Seitlicher Nagelrand drückt auf den Nagelfalz	• Falsch geschnittene Nägel • Belastung der Zehennägel durch die Schuhe
Nagel ist zu dick, rau	• Pilzbefall des Nagels (Nagelmykose)
Panaritium (Nagelbettentzündung): Eitrige Entzündung im Nagelfalz unter dem Nagel	• Verletzungen bei der Maniküre

Tab. N.3 Beobachtungen der Nagelstruktur (Forts.)

Beobachtung	Mögliche Ursachen
Spröde und brüchig	• Eisenmangel • Kalziummangel • Störungen der Schilddrüsenfunktion • Vitaminmangel • Pilz • Stoffwechselstörungen

Naegele-Regel

(Weitere Informationen siehe Schwangerschaft)

Entbindungstermin = Datum des 1. Tages der letzten Regelblutung + 7 Tage − 3 Monate + 1 Jahr ± x
(x = Abweichung vom 28-tägigen Zyklus in Tagen)

Die meisten Kinder werden allerdings nicht am errechneten Tag, sondern in den letzten zehn Tagen vor oder den ersten zehn Tagen nach dem errechneten Termin geboren.

Nahtformen

Tab. N.4 Nahtformen

Nahtform	Technik	Anwendungsgebiet
Einzelknopfnaht 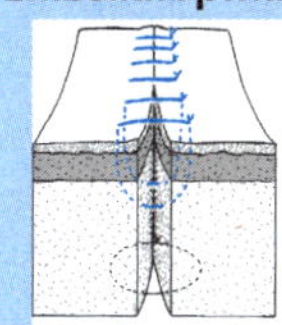 Einzelknopfnaht	• Faden wird nach jedem Stich aus Haut ausgeleitet • Faden wird seitlich neben OP-Wunde verknotet	• Spannungsfreie unkomplizierte Wundverhältnisse • Ermöglicht genaue Adaptation der Wundränder
Donati-Naht 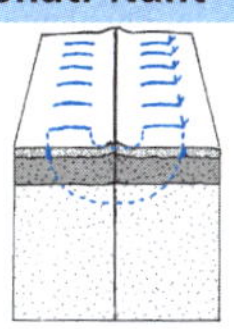 Donati-Naht	• Rückstichnaht • Nadel wird zunächst wie bei Einzelknopfnaht an einem Wundrand ein-, am anderen wieder ausgestochen • Faden wird nicht verknotet, sondern näher an OP-Wunde und oberflächlicher wieder zurückgestochen • Faden erreicht auf beiden Seiten der OP-Wunde Hautoberfläche	• Bessere, sicherere Adaptation als bei Einzelknopfnaht
Allgöwer-Naht 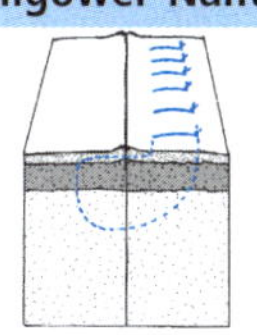 Allgöwer-Naht	• Siehe Donati-Naht • Faden erreicht nur auf einer Seite der OP-Wunde Hautoberfläche	• Durch intrakutanen Rückstich häufig besseres kosmetisches Ergebnis als bei Donati-Naht

Tab. N.4 Nahtformen (Forts.)

Nahtform	Technik	Anwendungsgebiet
Intrakutannaht 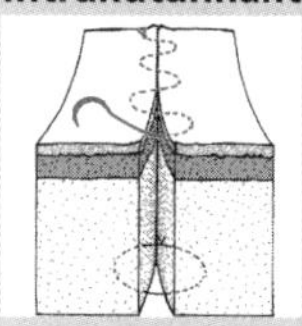 Intrakutannaht	• Nur Fadenenden werden aus Haut ausgeleitet • Diese werden links und rechts von der Wunde verknotet oder anderweitig fixiert	• Naht des Koriums (Lederhautstich) • Keine Stichkanäle an der Hautoberfläche zu sehen • Wird nur bei aseptischen Wundverhältnissen angewandt
U-Naht 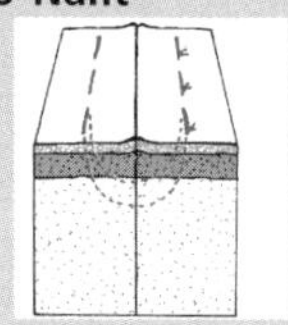 U-Naht	• Eine die Wundränder einstülpende oder ausstülpende horizontale U- oder auch Vierstichnaht	• Meist für Muskelnähte
Fortlaufende Naht 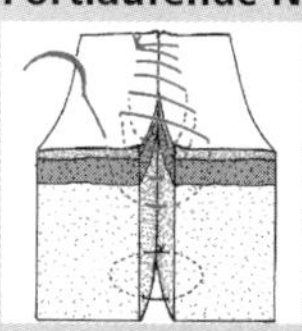 Fortlaufende Naht	• Siehe Einzelknopfnaht • 1.Stich wird normal verknotet • Enden werden allerdings nicht abgeschnitten, sondern seitlich neben Knoten erneut eingestochen	• Ermöglicht gas- und flüssigkeitsdichte Wunde • Häufig fürs Peritoneum, für Gefäßanastomosen, bei der Shouldice-Naht bei Leistenhernien und für Hautnähte

Narkose: Stadien nach Guedel

(Weitere Informationen siehe Anästhesie; ASA-Klassifikation; Ramsay-Score; SeSAM-Konzept)

Tab. N.5 Narkosestadien nach Guedel

Narkosestadium	Allgemeine Kennzeichen	Beachte
Stadium I: Amnesie, Analgesie	• Reicht vom Narkosebeginn bis zum Verlust des Bewusstseins • Zunehmende Schmerzfreiheit • Pat. teilweise noch ansprechbar und kooperativ • Spontanatmung erhalten • Reflexe und Pupillen normal	• Schmerzarme Eingriffe und/oder Verbandwechsel möglich
Stadium II: Exzitation (Erregung)	• Bewusstseinsverlust • Überschießende motorische Aktivität • Übersteigerte Reaktion auf innere und äußere Reize • Wandern der Bulbi	• Kieferklemme/Laryngospasmus möglich • Reflexsteigerung • Erhöhte Sympathikusaktivität • Vermehrte Salivation und Sekretion • Stadium sollte so schnell wie möglich durchlaufen werden
Stadium III: Toleranz	• Abnahme der Atemfrequenz und des Atemzugvolumens • Reflexe deutlich vermindert • Lidschlussreflex erlischt • Kornealreflex erlischt (Planum 3) • Großhirn, Mittelhirn und Rückenmark ausgeschaltet	• Jegliche operativen Eingriffe möglich • Bei zunehmender Narkosetiefe Blutdruckabfall

Tab. N.5 Narkosestadien nach Guedel (Forts.)

Narkosestadium	Allgemeine Kennzeichen	Beachte
Stadium IV: Intoxikation (Paralyse, Asphyxie)	• Lähmung der vegetativen Zentren im Hirnstamm • Pupillen maximal weit und lichtstarr • Atmungs- und Herz-Kreislauf-Versagen	• Zerebrale Intoxikation • Lähmung der vegetativen Zentren • Sofortige Reanimation erforderlich

Neurotransmitter

Tab. N.6 Übersicht über Neurotransmitter

Neurotransmitter	Hauptsächliches Vorkommen	Beteiligt an Regulation von (Bsp.)
Azetylcholin	• Motorische Endplatte • Vegetatives Nervensystem (Parasympathikus, Sympathikus)	• Muskeltätigkeit • Verdauung • Schweißbildung
Noradrenalin	• Vegetatives Nervensystem (Sympathikus) • ZNS (v. a. Hypothalamus) • Nebennierenrinde (Ausschüttung als Hormon)	• Blutdruck • Atmung
Adrenalin	• Nebennierenmark • ZNS • Peripheres Nervensystem • Blut	• Blutdruck • Atmung
Dopamin	• ZNS (v. a. Hypothalamus, Mittelhirn)	• Willkürmotorik • Psychische Prozesse
Serotonin	• ZNS (v. a. Hypothalamus, Hirnstamm)	• Schmerz • Schlaf • Nahrungsaufnahme
Histamin	• Mastzellen	• Schlaf • Juckreiz • Magensäuresekretion
Glutaminsäure (Glutamat)	• ZNS	• Willkürmotorik • Gedächtnisfunktion
GABA (Gamma-Amino-Buttersäure)	• ZNS	• Schlaf • Erregungshemmung
Endorphine	• ZNS	• Schmerzwahrnehmung • Darmtätigkeit

Norton-Skala

(Weitere Informationen siehe Braden-Skala; Expertenstandard: Dekubitusprophylaxe; Dekubitus)

Tab. N.7 Norton-Skala

Parameter	Ausprägung	Punkte
Allgemeinzustand	Gut	4
	Leidlich	3
	Schlecht	2
	Sehr schlecht	1

N

Tab. N.7 Norton-Skala (Forts.)

Parameter	Ausprägung	Punkte
Bewusstseinslage	Klar	4
	Apathisch	3
	Verwirrt	2
	Stupurös	1
Aktivität	Geht ohne Hilfe	4
	Geht mit Hilfe	3
	Rollstuhlbedürftig	2
	Bettlägerig	1
Eigenbeweglichkeit	Voll	4
	Kaum eingeschränkt	3
	Sehr eingeschränkt	2
	Voll eingeschränkt	1
Inkontinenz	Keine	4
	Manchmal	3
	Meistens Urin	2
	Urin und Stuhl	1
Gesamtpunktzahl		
Auswertung		
≤ 16	Dekubitusrisiko	

Notfall

(Weitere Informationen siehe Reanimation; Schock; Stabile Seitenlage)

Typische Symptome und Ursachen

Tab. N.8 Typische Symptome und Ursachen bei einem Notfall

	Typische Symptome	Typische Ursachen
Störungen des Bewusstseins	• Leichtere Störungen: Verwirrung, Verlangsamung, (leichte) Schläfrigkeit • Schwerere Störungen: Zunehmende Schläfrigkeit mit immer geringeren Reaktionen bis zur Bewusstlosigkeit	• Vergiftungen • Alle Formen des Schocks • Diabetisches Koma • Schwerer Schlaganfall • Schädel-Hirn-Trauma • Epilepsie
Störungen der Herzaktion und des Kreislaufs	• Veränderungen des Pulses • Veränderte Hautfarbe (weiß, grau oder blau) • Bewusstseinsstörungen	• Herzinfarkt, Herzinsuffizienz, Herzrhythmusstörungen • Blutungen (nach innen oder außen) • Sepsis, Anaphylaxie
Störungen der Atmung	• Insuffiziente (schwache, schnappende oder fehlende) Atmung • Übermäßige Atemanstrengungen • Abnorme Atemgeräusche (z. B. Stridor) • Veränderte Hautfarbe (grau oder blau)	• Hochgradige Verengung/Verlegung der Atemwege • Kardiogener Schock • Lungenembolie • Brustkorbverletzungen • Vergiftungen • Aspiration

Vorbereitung auf Notfall

- Welche **Hilfsmittel** sind vorhanden? Wie funktionieren sie?
  - Notfallkoffer/-wagen
  - O_2-Quellen/-Anschlüsse
  - EKG-Defibrillator
  - Absauggerät
- Welche **Patienten** könnten bedrohlich erkranken?
- Welche **Notfälle** könnten auftreten?
- Welche **Maßnahmen** sind dann nötig?
- Welche **Patientenverfügungen**, welche **ärztlichen Anweisungen/Absprachen** gibt es (CPR +/CPR –)?
- Wer soll im Notfall **benachrichtigt** werden?

Notfallausstattung auf Station

Arzneimittel und Infusionen
- Adrenalin, z. B. Suprarenin®
- Atropin 0,5 mg/ml
- Amiodaron
- Ringerlösung, NaCl 0,9 % oder andere Infusionslösungen
- NaCl 0,9 % (10-ml-Flaschen)
- Weitere Medikamente: Glukose-Ampullen 20 %, 50 % (20-ml-Flaschen), Theophyllin, Midazolam, Prednisolon
- Infusionsleitungen, Infusionsspritzen, Dreiwegehähne, Ampullensäge
- Spritzen, Kanülen

Zubehör für Intubation und Beatmung
- Sauerstoff: Sauerstoffflaschen mit Anschlussmöglichkeiten für Beatmungsbeutel und Sauerstoffbrillen
- Flowmeter für Sauerstoffwandanschluss (meist im Zimmer vorhanden)
- Handbeatmungsbeutel mit Ventilen und Sauerstoffschlauch, Reservoirbeutel
- Sauerstoffnasensonden, -brillen und -masken
- Guedel-Tuben
- Laryngoskop mit diversen Spateln, Ersatzbirnen, Ersatzbatterien
- Trachealtuben (verschiedene Größen), Führungsstäbe für Trachealtuben, Blockerspritze, Fixierungsbändchen, Magil-Zangen, Larynxmasken

Materialien und Geräte
- Handschuhe, Desinfektionsspray, Schere, Pflaster
- Stauschlauch, Venenverweilkatheter, evtl. zentraler Venenkatheter
- Absauggerät mit sterilen Kathetern (+ im Zimmer fest installiertes Wandabsauggerät)
- Magensonden
- RR-Manometer mit Manschetten
- Defibrillator mit der Möglichkeit einer EKG-Ableitung, EKG-Elektroden
- Ggf. EKG-Monitor mit Pulsoxymeter
- Reanimationsbrett
- Reanimationsprotokolle
- Perfusoren und Infusiomaten, dazu passendes Infusionsmaterial

N

Zusätzlich auf pädiatrischen Stationen
- Handbeatmungsbeutel in verschiedenen Größen
- Sauerstoffmasken in Größen 0–5
- Guedel-Tuben in Größen 0–4
- Magill-Zangen klein/mittel/groß
- Kanülen für intraossäre Infusion
- Maßband, Taschenlampe
- Windeln

Nottaufe

Wann?	• Ungetauftes Kind in Lebensgefahr • Wunsch der Eltern • Wenn auf Pfarrer nicht mehr gewartet werden kann
Durch wen?	• Durch anderen Gläubigen
Wie?	• Katholiken: Möglichst mit Weihwasser, wird in Kreuzform über Kopf des Kindes gegossen • Evangelische Christen: Kind mit Zeichen des Kreuzes über Stirn und Brust segnen und Kopf anschließend 3-mal hintereinander mit Taufwasser begießen • Dabei Worte: „Ich taufe dich im Namen des Vaters, des Sohnes und des Heiligen Geistes, … *(Name des Kindes)*, Amen. • Nottaufe an Pfarrer melden, wird dann ins Taufregister eingetragen

Nottestament (Dreizeugentestament)

Wann?	• Person, die sich in Todesgefahr befindet • Notar kann Person nicht aufsuchen
Durch wen?	• 3 Personen (nicht Ehepartner, Verwandte oder andere Personen, die im Testament bedacht werden oder die als Testamentsvollstrecker benannt sind)
Wie?	• Personen müssen während gesamter Zeit der Testamenterrichtung anwesend sein • Feststellen, ob sich Person, die Testament machen möchte, im Vollbesitz ihrer geistigen Kräfte befindet • Wenn Pat. nicht mehr selber schreiben kann, übernimmt dieses eine der Personen, dieser Sachverhalt wird im Testament vermerkt • Wird ungültig, wenn Person 3 Monate nach Nottestament noch lebt und in der Lage ist, ein anderes Testament zu errichten

TEIL

O Von Obstipation bis Osteosyntheseverfahren

Obstipation: Stufenschema der Therapie

(Weitere Informationen siehe Arzneimittel: Laxanzien; Darmeinlauf)

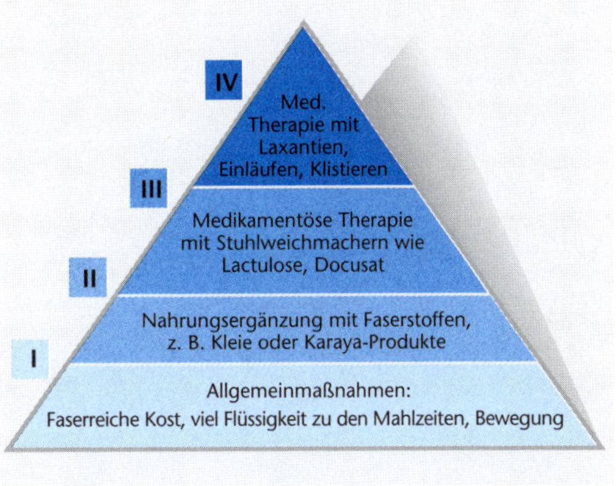

Abb. O.1 Stufenschema der Obstipationstherapie. Die vierte Stufe kommt als Dauertherapie nicht in Frage, sie wird als „Kick-start" bei schwerer Verstopfung eingesetzt. [L157]

Operationen: Dringlichkeitsstufen

Tab. O.1 Dringlichkeitsstufen bei Operationen

Dringlichkeitsstufe	Art der Operation	Definition	Beispiele
1	Notfalloperation	• Sofortige Operation = einzige Möglichkeit, das Leben des Patienten zu retten oder einen Dauerschaden zu verhindern • Vorbereitungszeit: Minuten	• Gefäß-, Milzruptur • Rasch zunehmende Querschnittlähmung • Schneller intrakranieller Druckanstieg nach Schädel-Hirn-Trauma
2	Dringliche nicht geplante Operation	• Operation = einzige Möglichkeit, das Leben des Patienten zu retten oder Dauerschäden zu verhindern • Vorbereitungszeit: Stunden	• Eingeklemmter Leistenbruch • Akute Appendizitis
3	Bedingt dringliche geplante Operation	• Operation = wichtigste Therapie, um Folgeschäden zu verhindern • Vorbereitungszeit: wenige Tage	• Gewebeprobeentnahme bei V. a. bösartigem Tumor • Langsam entstandenes subdurales Hämatom
4	Nicht dringliche geplante Operation	• Operation als prophylaktische Maßnahme, um Folgeschäden zu verhindern, oder kosmetische Operation • Vorbereitungszeit Wochen bis Monate	• Implantation einer Hüftgelenks-Totalendoprothese bei Arthrose • Korrektur einer Gelenkfehlstellung

Oral Assessment Guide (OAG)

(Weitere Informationen siehe Mund: Beobachtungskriterien)
Dient der gezielten Beurteilung des Mundraumes.

Tab. O.2 Oral Assessment Guide (OAG)

Kategorie	Instrumente zur Bewertung	Messmethoden	Numerische und beschreibende Klassen		
			1 Punkt	2 Punkte	3 Punkte
Stimme	Auditiv	Sprechen mit dem Patienten	Normal	Vertieft oder heiser/rau	Schwierigkeiten oder Schmerzen beim Sprechen
Schlucken	Inspektion	Den Patienten bitten zu schlucken. Um den Würgereflex zu testen, vorsichtig einen Spatel hinten auf die Zunge legen und drücken	Normales Schlucken	Leichte Schmerzen beim Schlucken	Unfähigkeit zu schlucken
Lippen	Optisch/palpatorisch	Beobachten und Ertasten des Gewebes	Glatt, rosig und feucht	Trocken oder rissig	Geschwürig oder blutend
Zunge	Optisch/palpatorisch	Beobachten und Ertasten des Erscheinungsbildes des Gewebes	Rosig, feucht; Papillen vorhanden	Belegt oder Verlust der Papillen mit einem glänzenden Erscheinungsbild mit oder ohne Rötung	Blasen oder Rhagaden
Speichel	Zungenspatel und optisch	Spatel vorsichtig in den Mund einführen, unter Berührung der Mitte der Zunge und des Mundbodens	Wässrig	Dick oder zäh	Kein Speichel
Schleimhaut	Optisch	Beobachten des Erscheinungsbilds des Gewebes	Rosig und feucht	Gerötet oder belegt (verstärkte Weißfärbung), ohne Geschwüre	Geschwüre mit oder ohne Blutung
Zahnfleisch	Zungenspatel und optisch	Vorsichtig das Gewebe mit der Spatelspitze drücken	Rosig, gepunktet und fest	Ödematös mit oder ohne Rötung	Spontane Blutung oder Blutung bei Druck
Zähne oder gebisstragender Bereich	Optisch	Beobachten des Erscheinungsbildes der Zähne und des gebisstragenden Bereichs	Sauber, ohne Ablagerungen	Zahnbelag oder Speisereste in einzelnen Bereichen (zwischen den Zähnen, falls vorhanden)	Zahnbelag oder Speisereste entlang des ganzen Zahnfleischrandes oder im gebisstragenden Bereich
Auswertung					
≥ 8 Punkte: Indikation zur speziellen Mundpflege prüfen					

Orientierungsstörungen

(Weitere Informationen siehe Amnesie; Bewusstsein; Bewusstseinsstörungen)

Tab. O.3 Übersicht über Orientierungsstörungen

Störung	Definition	Klinik	Ursachen (Bsp.)
Zeitliche Orientierung	Nichtwissen von Datum, Tag, Monat, Jahr, Jahreszeit	Pat. sagt, es sei Januar, tatsächlich aber ist es August	Organische Psychosen, z. B. Demenz
Örtliche Orientierung	Nichtwissen des Ortes, an dem man sich aufhält	Pat. meint, er sei zu Hause (und verhält sich auch so), dabei ist er im Krankenhaus	Organische Psychosen, z. B. Demenz, Delir
Situative Orientierung	Nichtwissen der Situation, in der man sich befindet	Pat. glaubt, man wolle ihm seine Kleidung stehlen, und erkennt nicht, dass er sich für eine ärztliche Untersuchung ausziehen soll	Organische Psychosen, z. B. Demenz, Delir, Wahn
Orientierung zur eigenen Person	Nichtwissen, wer man ist (z. B. Name, Vorname, Geburtsdatum)	Pat. kennt noch seinen Vornamen, aber nicht mehr seinen Nachnamen, sagt, er sei schon vor längerer Zeit geboren	Schwere Demenz, Wahn

Orthesen: Funktion

Orthesen = Heil- und Hilfsmittel zum Ausgleich fehlender Funktionen des Bewegungsapparates

- Stützung
- Fixation
- Stabilisierung
- Redression
- Entlastung
- Immobilisation
- Mobilisierung
- Längenausgleich

Osteosyntheseverfahren

(Weitere Informationen siehe Frakturzeichen)

Osteosynthese = operative Frakturstabilisierung durch (Metall-)Implantate

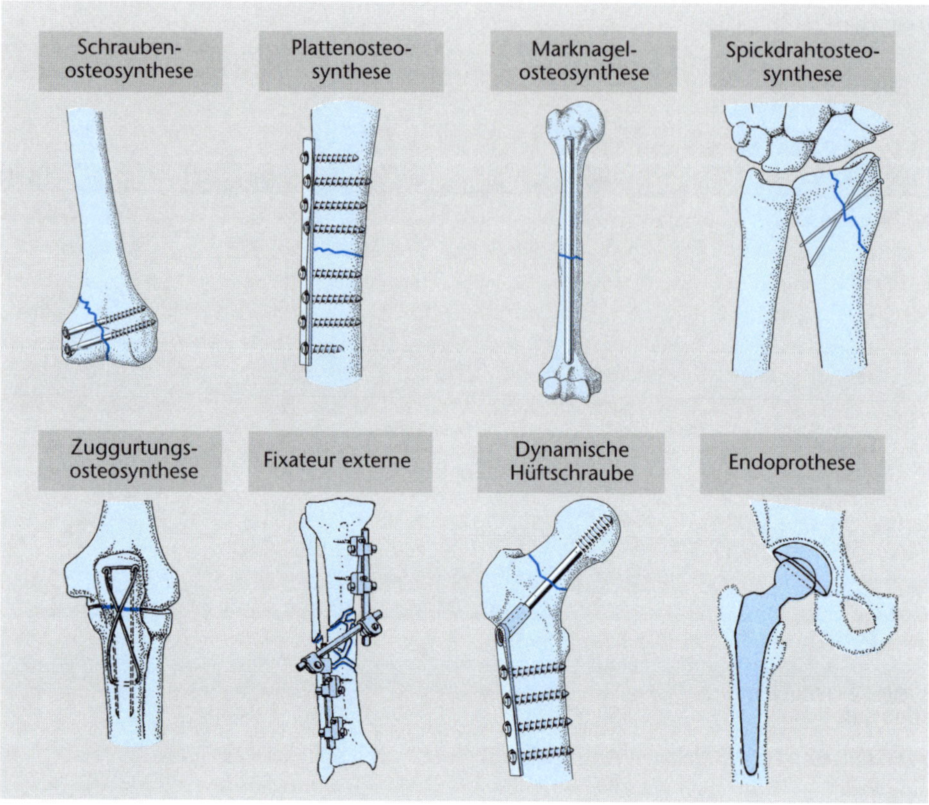

Abb. O.2 Verschiedene Osteosyntheseverfahren in der Schemazeichnung. [A400-190]

TEIL

P Von Partialdruck bis Pupillenreaktion

Partialdruck

Berechnung

Partialdruck = (Gesamtluftdruck − Wasserdampfdruck) × Gaskonzentration
Inspiratorischer Sauerstoffpartialdruck bei Raumluft (= Inspirationsluft):

$p_IO_2 = (760\ mmHg - 47\ mmHg) \times 0{,}21$

$p_IO_2 = 150\ mmHg$

pO_2 und pCO_2 im Verlauf des Gasaustauschs bei Raumluft

Tab. P.1 Partialdrücke von Sauerstoff und Kohlendioxid im Verlauf des Gasaustausches

	pO2 [mmHg)	pCO2 [mmHg]
Inspirationsluft	150	0,03
Alveolarluft	100	40
Arterielles Blut	90	40
Venöses Blut	40	46
Exspirationsluft	115	30

PDCA-Zyklus

Synonym: Deming-Kreis.

P	**Plan**	Festlegung, wie ein Ablauf geplant und geregelt ist (Qualitätskriterien und Überprüfungsinstrumente)
D	**Do**	Umsetzung des im Plan Formulierten in die Routine
C	**Check**	Überprüfung des Durchgeführten am Soll-Ist; ggf. neuen Interventionsplan erstellen
A	**Act**	Erneute Ausführung mit verändertem Plan oder korrigiertem Do

Peak-Flow: Ampelschema zur Beurteilung

(Weitere Informationen siehe Atemnot; Atmung; Borg-Skala)

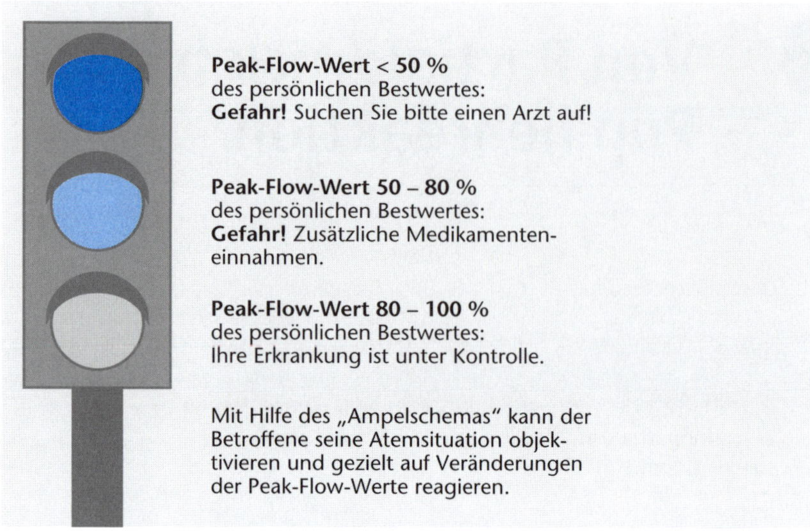

Abb. P.1 Ampelschema (modifiziert nach Deutscher Atemwegsliga e. V.)

Perkussion: Qualitäten der Schallgeräusche

Tab. P.2 Qualitäten der Schallgeräusche bei Perkussion

Klopfschall	Lautstärke	Tonhöhe	Dauer	Qualität	Normalerweise
Tympanisch	Laut	Hoch	Mittellang	Trommelartig	Über geschlossenen, luftgefüllten Räumen, Magenblase, geblähten Wangen
Sonor	Mäßig bis laut	Niedrig	Lang	Hohl	Über der Lunge (Lungenschall)
Hypersonor	Sehr laut	Sehr niedrig	Länger als sonorer K.	Dröhnend	Bei Lungenemphysem
Gedämpft	Leise bis mäßig laut	Hoch	Mittellang	Dumpf schlagend	Über der Leber
Flach, gedämpft (abgeschwächt)	Leise	Hoch	Kurz	Flach	Über Muskeln (Schenkelschall)

Pflegeprozess: Phasen

Tab. P.3 Phasen des Pflegeprozesses in verschiedenen Modellen

4-Schritt-Modell	5-Schritt-Modell nach Brobst	6-Schritt-Modell nach Fiechter/Meier (ergänzt um Pflegediagnosen)
Assessment (Pflegebedürftigkeit einschätzen)	Einschätzung	Informationen sammeln
	Pflegediagnose	Probleme und Ressourcen finden, Pflegediagnosen stellen
Planning (Pflege planen)	Planung	Ziele festlegen
		Maßnahmen planen
Intervention (Pflege durchführen)	Umsetzung	Maßnahmen durchführen
Evaluation (beurteilen, verbessern)	Auswertung	Überprüfen und verbessern

Pflegestufen nach SGB XI

Tab. P.4 Die Pflegestufen nach SGB XI

Pflegestufe	Ausmaß der Pflegebedürftigkeit	Täglich erforderliche Zeit für die Pflegetätigkeit
I	Erhebliche Pflegebedürftigkeit	90 Min., davon mehr als 45 Min. Grundpflege, zusätzlich Hauswirtschaft
II	Schwerpflegebedürftigkeit	180 Min., davon mind. 120 Min. Grundpflege, zusätzlich Hauswirtschaft
III	Schwerstpflegebedürftigkeit	300 Min., davon mind. 240 Min. Grundpflege, zusätzlich Hauswirtschaft und regelmäßige Hilfestellung in der Nacht
-	Härtefall	420 Min. Hilfestellung bei Grundpflege, davon mind. dreimal in der Nacht oder wenn Leistung nachts nur von mehreren Pflegekräften gleichzeitig erbracht werden kann

Pflegesysteme

Tab. P.5 Pflegesysteme im Überblick

	Funktionspflege	Bereichspflege	Primary Nursing
Kennzeichen	• Patientenbezogene Pflegehandlungen werden in Arbeitsschritte (Funktionen) eingeteilt • Diese werden von Pflegenden entsprechend ihrer Qualifikation bei allen Pat. ausgeführt	• Station wird in mehrere Bereiche eingeteilt • Während einer Schicht ist eine Pflegekraft für Pflegeplanung und alle patientenbezogenen Pflegehandlungen in ihrem Bereich verantwortlich	• Jedem Pat. ist eine Pflegekraft (Primary Nurse) zugeordnet • Diese ist von der Aufnahme bis zur Entlassung für dessen Pflege und Versorgung verantwortlich • Bei Abwesenheit: Übernahme der Pflege durch andere Pflegekraft, die sich an den von der Primary Nurse aufgestellten Pflegeplan hält
Sicht des Patienten	• Im Extremfall lernt Pat. für jede Tätigkeit neue Pflegekraft kennen • Wünsche können verloren gehen, wenn angesprochene Pflegekraft andere Funktion hat („Kollege kommt gleich") oder sich Wunsch über längeren Zeitraum erstreckt	• Pat. hat pro Schicht nur einen Ansprechpartner	• Fester Ansprechpartner für Pat. während Gesamtaufenthalt • Langfristige Absprachen möglich • Pflege ist für Pat. nachvollziehbar
Gültigkeit pflegerischer Entscheidungen	• Im besten Fall schichtbezogen gültig	• Gültig bis zum Ende der Schicht	• Kontinuierlich, Pflegeplan darf nur durch Primary Nurse geändert werden
Reflexion – Möglichkeit, die eigene Pflege zu beurteilen und dazuzulernen	• Ähnliche Tätigkeiten bei mehreren Pat. an einem Tag ausgeführt ermöglichen sehr schnell einen Vergleich	• Verschiedene Tätigkeiten bei einem Pat. ausgeführt erleichtern es, sich in seine Lage zu versetzen, seine Belastbarkeit und Kooperationsfähigkeit abzuschätzen • Beurteilbarkeit endet jedoch am Ende der Schicht • Vergleich ähnlicher Tätigkeiten ist nur über längeren Zeitraum möglich	• Ergebnis der gesamten Versorgung im Krankenhaus und eigener Anteil daran können beurteilt werden • Gesamtbild, das am ehesten der Sicht des Patienten nahekommt

Tab. P.5 Pflegesysteme im Überblick (Forts.)

	Funktionspflege	Bereichspflege	Primary Nursing
Qualifikation der Pflegenden	• Auch Hilfskräfte • Durch Ausführen zergliederter Einzelhandlungen kann es zum Verlust von Qualifikationen kommen	• Pflegende haben Möglichkeit zur Weiterentwicklung, indem sie immer mehr Verantwortung erhalten • Hoher Anspruch an Pflegende, da umfassende Qualifikationen und breit gefächerte Kenntnisse nötig sind	• Siehe Bereichspflege • Insbesondere kommunikative und koordinierende Kompetenzen sind erforderlich • Umfassende Verantwortung trägt zur Selbstständigkeit bei
Zeitfaktor	• Vielfach Zeitersparnis durch Routine möglich • Ggf. Zeitverluste durch erhöhten Koordinationsaufwand	• Zeitersparnis durch Integration verschiedener Tätigkeiten in sinnvolle Abläufe	• Siehe Bereichspflege • Durch kontinuierliche Zusammenarbeit entfallen zeitraubende Rückfragen
Flexibilität bei wechselnder Belegung oder Personalstärke	• Gefahr, dass die zuletzt zu versorgenden Pat. zu kurz kommen	• Innerhalb einer Schicht können Maßnahmen flexibel verschoben werden	• Prioritäten können gesetzt und Maßnahmen bei Bedarf verschoben werden
Auswirkungen auf die Pflegequalität	• Maßnahmen, die sich über einen längeren Zeitraum erstrecken, werden in unterschiedlicher Qualität ausgeführt und leichter vergessen	• Wechselnde Schwerpunktsetzung und Pflegequalität von Schicht zu Schicht möglich	• Qualität bei der Ausführung von Pflegemaßnahmen ist konstant • Zusammenarbeit mit anderen Berufsgruppen erfolgt kontinuierlich
Einarbeitung neuer Mitarbeiter, Ausbildung	• Einüben einer neuen Tätigkeit in kurzer Zeit möglich (hohe Übungsfrequenz) • (Wechsel-)Wirkungen pflegerischer oder ärztlicher Maßnahmen können nicht erlernt werden	• Evtl. besteht ein erhöhter Zeitbedarf, um Lernziele zu erreichen • Kurzfristige (Wechsel-) Wirkungen pflegerischer oder ärztlicher Maßnahmen sind erfahrbar, z. B. die Reaktion auf Arzneimittel	• Kontinuierliche Arbeit mit denselben Pat. und Mitarbeitern erhöht die Lernmöglichkeiten • Mittel- und langfristige Wirkungen pflegerischer oder ärztlicher Maßnahmen sind erfahrbar
Materialvorhaltung	• Gering, z. B. genügen wenige RR-Apparate, da eine Pflegekraft bei allen Pat. der Station den Blutdruck misst	• Höher, da mehrere Pflegende unabhängig voneinander ähnliche Tätigkeiten ausführen	

Physikalische Therapie

Tab. P.6 Verfahren der physikalischen Therapie

Verfahren	Kurzcharakterisierung
Physiotherapie (früher Krankengymnastik)	Einsatz von aktiven (mit Eigenarbeit des Pat.) und passiven (ohne Eigenarbeit des Pat.) Bewegungstechniken zur • Förderung normaler Bewegungsmuster • Verhinderung von Komplikationen • Vorbeugung von Erkrankungen

Tab. P.6 Verfahren der physikalischen Therapie (Forts.)

Verfahren	Kurzcharakterisierung
Massagetherapie	• Setzen von Druck- und Zugreizen, um Spannungszustand und Durchblutung von Haut, Muskulatur und der inneren Organe zu beeinflussen
Extensionsbehandlung (Traktionsbehandlung)	• Dosierte Streckung der Wirbelsäule oder Zug an Gelenken manuell oder durch spezielle Geräte (z. B. Extensions-, Schlingentisch, spezielle Liegen) z. B. zur Entlastung von Gelenken und Bandscheiben
Hydrotherapie/ Bäderbehandlung	• Systematische Anwendung von Wasser zu Behandlungszwecken, z. B. in Form von Waschungen, Güssen, Wickeln, Teil- oder Vollbädern
Thermotherapie	• Therapeutische Anwendung von Wärmeenergie • Unterschieden in Kältetherapie (Kryotherapie, Wärmeentzug) und Wärmetherapie (Thermotherapie im engeren Sinne, Wärmezufuhr)
Elektrotherapie/Ultraschallbehandlung	• Einsatz von Strom/Ultraschall zu therapeutischen Zwecken, meist zur Durchblutungsförderung, Schmerzlinderung oder Muskelentspannung
Lichttherapie (Phototherapie)	• Nutzung des Sonnenlichtes im infraroten (IR), im sichtbaren und im ultravioletten (UV) Bereich zu therapeutischen Zwecken
Aerosoltherapie	• Inhalationstherapie mit Einatmung in Luft oder einem anderen Gas vernebelter fester oder flüssiger Wirkstoffteilchen
Klimatherapie	• Einsetzen von Klimareizen (v. a. länger dauernde Aufenthalte am Meer, im Mittel- oder Hochgebirge) zu Behandlungszwecken

Postoperativ

(Weitere Informationen siehe Pupillenreaktionen; Wunddrainagen; postoperatives Überwachungsprotokoll)

Komplikationen

Tab. P.7 Übersicht über mögliche postoperative Komplikationen

Komplikation	Symptome	Ursachen	Erstmaßnahmen
Aspiration	• Zunächst symptomarm; Spätfolge: Aspirationspneumonie • Dyspnoe, Zyanose • Rasselgeräusche • Tachykardie • RR ↓ (im Extremfall reflektorischer Herz-Kreislauf-Stillstand)	• Fehlende Schutzreflexe bei Erbrechen	• Sofort Arzt informieren • Atemwege frei machen (Pat. zum Abhusten auffordern oder Atemwege absaugen) • Verlegung auf Intensivstation vorbereiten
Fieber	• Heiße, stark gerötete Haut (bei Kreislaufzentralisation ggf. nur des Körperstammes), ggf. Schüttelfrost • Ausgeprägtes Krankheitsgefühl	• Resorptionsfieber • Fieber durch Infekte, z. B. septisches Fieber	• Bei Fieber > 38,5 °C Arzt informieren, fiebersenkende Maßnahmen ergreifen • Flüssigkeitsverlust ausgleichen • Bei Schüttelfrost Wärme zuführen, Pat. gut zudecken

Tab. P.7 Übersicht über mögliche postoperative Komplikationen (Forts.)

Komplikation	Symptome	Ursachen	Erstmaßnahmen
Harnverhalt (Richtlinie: Erster Spontanurin postoperativ nach spätestens 8 Std.)	• Unruhe • Tachykardie • RR ↑ • Unterbauchschmerz, evtl. Harndrang, Verhärtung im Unterbauch, tastbare Blase	• Meist Restwirkung rückenmarksnaher Regionalanästhesien (Blockade der vegetativen, die Blase versorgenden Nervenfasern), aber auch nach Allgemeinanästhesie • Nebenwirkung der Morphinderivate (Schmerztherapie) • Reflektorische Miktionshemmung (Hemmungen, Wasser zu lassen, wenn jemand „danebensteht") • Schwellung im OP-Gebiet bei Eingriffen im Genitalbereich, v. a. bei Inkontinenzoperationen	• Oberkörper des Pat. zum Wasserlassen im Bett aufrichten (Kopfteil hochstellen), bei guten Kreislaufverhältnissen Nachtstuhl oder Toilette benutzen lassen; Pat. beim ersten Aufstehen nicht allein lassen • Wasser am Waschbecken laufen oder Hände in warmes Wasser halten lassen • Ggf. auf Arztanordnung Parasympatholytikum (z. B. Doryl®); bei Erfolglosigkeit (einmal-)katheterisieren • Diuretikum verabreichen oder Konzentration steigern
Herzinsuffizienz durch Volumenüberlastung (erhöhtes Risiko bei älteren Pat.)	• Dyspnoe, Rasselgeräusche • Tachykardie • RR ↓ bei ZVD ↑ • Grau-fahle Haut	• Meist Kombination verschiedener Faktoren (lange Narkose, Überangebot an Flüssigkeit bei bis dahin kompensierter Herzschwäche und eingeschränkter Nierenfunktion)	• Oberkörper hoch- und Beine tieflagern, evtl. Sauerstoff geben (Arztanordnung) • Flüssigkeitsbilanz erstellen, Flüssigkeitszufuhr einschränken • Kreislauf engmaschig überwachen • Medikamente (z. B. Diuretika) nach Arztanordnung verabreichen
Hypertonie	• Meist symptomlos und nur diagnostiziert durch postoperative Blutdruckkontrollen • Nur bei extremen RR-Werten (> 200/120 mmHg) Kopfschmerzen, Schwindel, Übelkeit oder verschwommenes Sehen, Kurzatmigkeit	• Schmerzen, Angst, Dyspnoe • Volle Harnblase • Zu große Infusionsmenge • Vorbestehender Hypertonus (wird i. d. R. bereits präoperativ erfasst)	• Auslösende Ursache suchen und beseitigen (z. B. Harnblase entleeren, Schmerzen lindern) • Blutdrucksenkende Medikamente nach Arztanordnung geben (RR nicht zu schnell senken, da es sonst zur Durchblutungsstörung im Gehirn kommen kann) • Flüssigkeitsbilanz erstellen • Blutdruck engmaschig kontrollieren
Laryngospasmus	• Inspiratorischer Stridor, Dyspnoe, Zyanose, Angst, Tachykardie • Im Extremfall Herz-Kreislauf-Stillstand	• Mechanische Reizung der Rachen- oder Kehlkopfschleimhaut, z. B. durch Sekret, Blut oder Erbrochenes oder durch Endotrachealtubus bei In- oder Extubation	• Sofort Arzt informieren, Ruhe vermitteln, Schmerzreize vermeiden (z. B. kein schmerzhaftes Umlagern) • Auslösende Reize beseitigen, z. B. Endotrachealtubus entfernen oder vorsichtig die Atemwege absaugen (Arztanordnung) • Atemwege frei halten (Esmarch-Handgriff) • Sauerstoff geben (Arztanordnung) • Notfalls reanimieren und Verlegung auf die Intensivstation organisieren

Tab. P.7 Übersicht über mögliche postoperative Komplikationen (Forts.)

Komplikation	Symptome	Ursachen	Erstmaßnahmen
Lungenembolie (häufigste plötzliche Todesursache)	• Dyspnoe, Zyanose, Husten • Atemabhängige Thoraxschmerzen • Tachykardie • Bei massiver Embolie Herz-Kreislauf-Stillstand	• Folge einer nicht entdeckten tiefen Bein- und Beckenvenenthrombose	• Sofort Arzt informieren, Pat. absolute Bettruhe einhalten lassen; Vitalzeichen kontrollieren; Oberkörper hochlagern • Auf Arztanordnung Schmerzen bekämpfen, Pat. sedieren, Heparinbolus sowie Sauerstoff geben • Kontinuierliche i.v. Heparintherapie
Magen-Darm-Atonie	• Völlegefühl, häufiges Aufstoßen, evtl. Reflux von Mageninhalt, Erbrechen • Gespanntes, schmerzhaftes, aufgeblähtes Abdomen • Fehlende oder spärliche Darmgeräusche	• Reflektorisch durch mechanische Manipulation am Darm während OP • Intraabdominelle Hämatome oder Infektionen (z. B. Abszesse oder Peritonitis) • Eiweißmangel, Mikrozirkulationsstörungen	• Magensonde (auf Arztanordnung) und Darmrohr legen • Abführmittel, Klysmen oder Einläufe verabreichen (Arztanordnung) • Parasympathomimetika zur Anregung der Darmtätigkeit geben (Arztanordnung)
Respiratorische Insuffizienz	• Dyspnoe (ohne Dyspnoe nur bei Hypoventilation durch Überhang atemdepressiver Narkotika) und Tachypnoe • Zyanose, Unruhe, Kaltschweißigkeit, evtl. Schnarchen • Zunächst Tachykardie, später Bradykardie • Bewusstseinsstörungen (Verwirrtheit, später Eintrübung bis zum Koma)	• Verlegung der Atemwege (Zunge, Schleim, Sekret, Fremdkörper) • Überhang von Medikamenten (Opiate, Relaxantien) • Vorbestehende Lungenerkrankungen • Schmerzen, zu straffe Verbände (Schonatmung) • Zwerchfellhochstand bei postoperativer Magen-Darm-Atonie • Pneumonie	• Oberkörper des Pat. hochlagern und Pat. zum tiefen Durchatmen anhalten, auf Arztanordnung Sauerstoff geben • Sekret mobilisieren, z. B. durch Abhusten (Wunde mit Händen komprimieren, um Schmerzen zu vermeiden) • Atemwege durch Absaugen, Guedel- oder Wendltubus frei machen und frei halten • Bedarfsmedikation gegen Schmerzen, zu straffe Verbände lockern (Arztrücksprache) • Beatmungsbeutel bereithalten, bei zunehmender Ateminsuffizienz Verlegung auf Intensivstation vorbereiten
Schluckauf (Singultus; Gefahr der Nahtinsuffizienz bei OP-Nähten)	• Wiederholt hörbare Inspirationen mit nachfolgendem geräuschvollen Verschluss der Stimmritze	• Reizung des Zwerchfells (häufig nach Bauchoperationen) oder des N. phrenicus • Sehr selten Erkrankung des Gehirns	• Pat. Luft anhalten und – falls erlaubt – etwas trinken lassen • Pat. z. B. durch Gespräche ablenken • Medikamente, z. B. Psyquil®, nach ärztlicher Anordnung verabreichen
Schmerzen	• Unruhe, Schwitzen, Tachykardie • Klagen des Pat.	• Wundschmerz • Zu straffer Verband • Blähungen, Harnverhalt • Falsche oder einseitige Lagerung • Komplikationen (z. B. Rückenschmerzen bei Pyelonephritis oder Wundinfektion)	• Beseitigung der Ursache • Nach Arztanordnung medikamentöse Schmerztherapie

Tab. P.7 Übersicht über mögliche postoperative Komplikationen (Forts.)

Komplikation	Symptome	Ursachen	Erstmaßnahmen
Übelkeit und Erbrechen	• Blässe, Schweißausbruch, weite Pupillen	• Narkosenachwirkung • Reaktion auf Schmerzen oder Blutdruckabfall • Nebenwirkung von Medikamenten, insbesondere Analgetika • Magen-Darm-Atonie	• Pat. psychisch beistehen • Aspiration vermeiden durch Oberkörperhochlagerung • Nierenschale und Zellstoff bereithalten • Bei Auffälligkeiten des Erbrochenen Arzt informieren • Mundpflege anbieten • Auf Arztanordnung Pat. (verlängerte) Nahrungskarenz einhalten lassen, Flüssigkeit und Elektrolyte ersetzen und evtl. Antiemetika verabreichen
Verwirrtheit (Durchgangssyndrom; meist bei älteren Pat. auftretend)	• Verwirrtheit, Desorientiertheit, Unruhe • Sinnlose, teils aggressive Handlungen • Gegen Abend Symptomverstärkung mit Maximum in der Nacht	• Oft vorbestehende Arteriosklerose der Hirngefäße, die durch OP (vorübergehend) verstärkt wird, z. B. durch intraoperativen Blutdruckabfall, Flüssigkeitsmangel oder Elektrolytstörungen • Wichtige Differentialdiagnosen: Entzug bei Medikamenten-/Alkoholabhängigkeit, Sauerstoffmangel	• Kontakt zu nahestehenden Personen herstellen, vertraute Gegenstände (z. B. persönliche Kleidung, Bilder) in die nähere Umgebung stellen • Pat. engmaschig überwachen und regelmäßig RR kontrollieren (Normalwerte anstreben) • Katheter und Drainagen sichern, Pat. evtl. fixieren (Arztanordnung) • Auf ärztliche Anordnung Medikamente (z. B. Haldol®) und O_2 verabreichen
Volumenmangel	• Tachykardie • RR ↓ • ZVD ↓ • Urinausscheidung ↓	• Größere Blut- und Flüssigkeitsverluste (z. B. bei Erbrechen) • Ungenügende Flüssigkeitszufuhr (z. B. zu geringe Infusionsmenge während der OP)	• Nach der auslösenden Ursache suchen (z. B. OP-Verband und Drainagen auf Nachblutung kontrollieren, ggf. Ultraschall zum Ausschluss einer intraperitonealen Blutung) • Vitalzeichen und ZVD kontrollieren • Pat. nicht allein aufstehen lassen • Infusionen nach Arztanordnung geben

Überwachung

Tab. P.8 Parameter der postoperativen Überwachung

Parameter	Beurteilen von
Bewusstsein	• Ansprechbarkeit • Orientiertheit • Ggf. Pupillenreaktionen
Schmerzen	• Lokalisation • Art • Intensität
Atmung	• Atemrhythmus • Atemtiefe • Atemfrequenz • Zyanose • Blässe

Tab. P.8 Parameter der postoperativen Überwachung (Forts.)

Parameter	Beurteilen von
Herz- und Kreislauffunktion	• Puls • RR • Ggf. ZVD
Körpertemperatur	• Körpertemperatur
Urinausscheidung	• Bei liegendem DK: ungehinderter Abfluss, Ausscheidungsmenge, Aussehen • Ohne DK: Zeitpunkt (spätestens 8 Std. nach OP), Menge, Aussehen
Wunde	• Wundverband: Nachblutung (Menge, Zeitpunkt) • Gips: Durchblutung der Extremität, Sensibilität, Beweglichkeit
Infusionen	• Venöser Zugang • Infusionsprogramm • Transfusionen
Drainagen	• Art • Lage • Funktion • Fixierung • Menge/Beschaffenheit des Sekrets
Laborwerte (nach Arztanordnung)	• BB • Elektrolyte • Gerinnung • BGA • BZ

Pränatale Diagnostik

(Weitere Informationen siehe STORCH-Komplex)

Tab. P.9 Überblick über pränatale Diagnostik

Nicht invasive Verfahren	
Blutuntersuchungen	
AFP	Mütterliches Serum ↑ bei • Mehrlingsschwangerschaft • Neuralrohrdefekten, z. B. Spina bifida • Anenzephalus • Verschlussstörungen der kindlichen Bauchdecke ↓ bei • Down-Syndrom
Triplediagnostik	= Bestimmung von AFP, HCG, freiem Östriol (E3) • Mütterliches Serum • Günstigster Zeitpunkt: 15.–18. SSW • Feststellung des statistischen Risikos für Chromosomenaberrationen (u. a. Down-Syndrom) • Umstritten
Sonografie	
11.–15. SSW: NT-(Nackentransparenz)-Screening	• Sicherung der Schwangerschaftsdiagnose • Messung der Nackentransparenz • Vergrößerte Nackentransparenz (Nackenödem) → Risiko für Chromosomenaberration ↑

Tab. P.9 Überblick über pränatale Diagnostik (Forts.)

Nicht invasive Verfahren	
19.–22. SSW: Fehlbildungsultraschall	Beurteilung von • Wachstumsstörungen • Größenverhältnis Kopf, Rumpf, Extremitäten • Körperoberfläche • inneren Organen • Beurteilung der Fruchtwassermenge
29.–32. SSW: Drittes Screening	• Wachstumskontrolle • Lagebestimmung • Plazentalokalisation • Beurteilung von Fruchtwassermenge, Organen und Extremitäten
3-D-Sonografie	• Frühzeitige und genaue Erkennung von Fehlbildungen
Invasive Verfahren	
Chorionzottenbiopsie	• Gewinnung von Chorionzotten zur Erstellung eines Karyogramms (Erbgutanalyse) • Nach der 11. SSW durchführbar • Transabdominal (am häufigsten) oder transzervikal
Amniozentese	• Transabdominale Punktion der Amnionhöhle zur klinisch-chemischen Fruchtwasserdiagnostik und/oder Gewinnung kindlicher Zellen • Kann zu unterschiedlichen Zeitpunkten der Schwangerschaft durchgeführt werden • Bester Zeitpunkt: 15.–17. SSW
Nabelschnurpunktion	• Transabdominale Punktion eines Nabelschnurgefäßes zu diagnostischen oder therapeutischen Zwecken • Diagnostisch: fetale Blutgewinnung, z. B. bei V. a. Blutgruppenunverträglichkeit, Infektion des Foeten oder wenn bei fortgeschrittener Schwangerschaft rasche Chromosomenanalyse notwendig ist • Therapeutisch: z. B. Legen eines fetalen Katheters in die Harnblase bei angeborenem Verschluss des Harnleiters, dabei: Narkose des Kindes über in die Nabelschnur eingespritztes Anästhetikum
Fetoskopie	• Betrachten des Kindes mittels Endoskop • Bester Zeitpunkt: 17.–24. SSW • Hauptindikation: Verödung fetaler Blutgefäße beim fetofetalen Transfusionssyndrom

Prävention

(Weitere Informationen siehe Entwicklungen bei Kindern; Krebs; Vorsorgeuntersuchungen)

Arten

Tab. P.10 Präventionsarten

	Primäre Prävention	Sekundäre Prävention	Tertiäre Prävention
Sichtweise	• Risiko minimieren, bevor Krankheit ausbricht	• Krankheit frühzeitig erkennen, möglichst schon im symptomlosen Prodromalstadium	• Verschlechterung (Chronifizierung) bei bestehender Erkrankung vermeiden, Komplikationen vermeiden
Zielgruppe	• Risikogruppen • Merkmalsträger	• Risikogruppen • Gesamtbevölkerung, falls Risikolage unklar	• Bereits Erkrankte

Tab. P.10 Präventionsarten (Forts.)

	Primäre Prävention	Sekundäre Prävention	Tertiäre Prävention
Ziel	• Lebensstil ändern	• Beste Heilungschancen durch Früherkennung sichern	• Weitere (Folge-)Schäden vermeiden
Beispiele/Maßnahmen	• Bewegung • Gewicht reduzieren • Ausdauer fördern • Ernährung umstellen	• Screenings • Routineuntersuchungen • Krebsvorsorgeuntersuchung	• Prophylaxen • Rehabilitation

Lebenslauf

Tab. P.11 Prävention im Lebenslauf

Lebensalter/ -phasen	Primäre Prävention „Gesundes gesund erhalten"	Sekundäre Prävention „Screening, Krankheit frühzeitig entdecken"	Tertiäre Prävention „Folgeschäden und Komplikationen vermeiden, Rehabilitation"
Säuglings- und Kindesalter	• Impfungen nach den aktuellen Empfehlungen des Robert-Koch-Institutes • Verletzungen, Unfälle, Vergiftungen und Aspiration vermeiden: Chemikalien unerreichbar wegsperren, Rückhaltesysteme im Auto • Krankheiten durch Nährstoffmangel vorbeugen • Milchzahnkaries verhindern • Prävention späterer Adipositas beginnt bereits mit Gewichtskontrolle der Mutter während der Schwangerschaft, setzt sich in angepasster Ernährung im Säuglingsalter fort	• Stoffwechselscreenings bereits zwischen 3. und 10. Lebenstag (Schilddrüsenunterfunktion, Phenylketonurie u. a.) • Kinder-Vorsorgeprogramm: U1: unmittelbar nach Geburt U2: 3.–10. Lebenstag U3: 4.–6. Woche U4: 3.–4. Monat U5: 6.–7. Monat U6: 10.–12. Monat U7: 20.–24. Monat U8: 43.–48. Monat U9: 60.–64. Monat J1: 13.–15. Lebensjahr	• Frührehabilitation und Lernförderung • Integrative Kindergärten und Schulen
Jugendalter	• Programme primärer Prävention v. a. zur Vorbeugung von Alkohol- und Nikotinabhängigkeit sowie zur Entwicklung einer „Nein danke!"-Haltung gegenüber Drogen und Stoffen mit Suchtpotenzial	• Einschulungsuntersuchung • Untersuchung nach Jugendarbeitsschutzgesetz • Betriebsmedizinische Untersuchung bei der Aufnahme einer Ausbildung oder Arbeit • Musterung	

P

Tab. P.11 Prävention im Lebenslauf (Forts.)

Lebensalter/ -phasen	Primäre Prävention „Gesundes gesund erhalten"	Sekundäre Prävention „Screening, Krankheit frühzeitig entdecken"	Tertiäre Prävention „Folgeschäden und Komplikationen vermeiden, Rehabilitation"
Erwachsenenalter	• Prävention von typischen Erkrankungen des Erwachsenenalters durch Verhaltens- und Verhältnisprävention • Partizipation und Empowerment als Hauptstrategien	• Gesundheits-Checks • Arbeits- und betriebsmedizinische Untersuchung • Krebsvorsorgeuntersuchung (siehe Vorsorgeuntersuchungen) • Früherkennung von Stoffwechselerkrankungen und Bluthochdruck • Identifikation von Risikogruppen	• Prophylaxen • Rehabilitation
Alter Mensch	• Erhalten körperlicher Aktivität • Angemessenes Ernährungsverhalten (Anpassung der Energiezufuhr, Berücksichtigung des erhöhten Eiweißbedarfs, ausreichende Flüssigkeitszufuhr) • Unfallschutz und Sturzprophylaxe • Erhalten kognitiver Aktivität (Gedächtnistraining) • Präventive Hausbesuche und Prophylaxe von Pflegebedürftigkeit	• Screenings zu den typischen Alterserkrankungen • Routineuntersuchungen im Rahmen hausärztlicher Betreuung oder anlässlich der Krankenhausbehandlung	• Konzepte geriatrischer Rehabilitation • Rehabilitation nach typischen Alterserkrankungen wie Schlaganfall, Herzinfarkt und sturzbedingten Frakturen sowie nach Gelenkersatz

Pulmonaliskatheter: Normwerte und pathologische Befunde

Pulmonaliskatheter (PA, Pulmonalarterienkatheter, PAK, Swan-Ganz-Katheter) = Katheter in der A. pulmonalis zur Messung von

- Druck im rechten Vorhof, rechter Kammer, Pulmonalarterie
- Wedgedruck (Pulmokapillärer Verschlussdruck, Pulmonalarterienverschlussdruck, PCWP)
- Herzzeitvolumen

Werte erlauben Aussagen zu

- Myokardfunktion
- Klappenfunktion
- Volumenstatus
- Rechts- und Linksherzfunktion
- Lungenstauung
- Sauerstoffstatus
- Therapiesteuerung
- Volumensubstitution
- Katecholamin- und Vasodilatatorengabe

Tab. P.12 Normwerte und pathologische Befunde bei Pulmonaliskathetermessungen

Messort	Messwert	Normwert	Interpretation
Rechter Vorhof	Mittel	4–5 mmHg	↑ bei • Rechtsherzversagen • Sekundär nach Linksherzversagen, Rechtsherzinfarkt, Lungenembolie, pulmonaler Hypertonus bei Lungenerkrankung, Trikuspidalinsuffizienz, Perikardtamponade
			↓ bei • Hypovolämie
Rechter Ventrikel	Systolisch Enddiastolisch	15–30 mmHg 3–12 mmHg	↓ bei • Hypovolämie
A. pulmonalis	Systolisch Diastolisch Mittel	15–30 mmHg 3–12 mmHg 9–16 mmHg	↑ bei • Lungenembolie • COPD • VSD • PCWP–Erhöhung
			↓ bei • Hypovolämie
Pulmonkapillärer Verschlussdruck/Wedgedruck (PCWP)	Mittel	8–12 mmHg	↑ bei • Linksherzinfarkt • Kardiogenem Schock • Linksherzinsuffizienz • Überwässerung • Mitralvitium • Perikardtamponade
			↓ bei • Hypovolämie
	Herzzeitvolumen (HZV)	6–8 l/Min	↑ bei • Anämie • Sepsis • Fieber • Hyperthyreose
			↓ bei • Hypovolämie • Kardiogenem Schock • Herzinsuffizienz
	Herzindex (CI)	> 2,5 $l/Min/m^2$	• 2,0–2,2 $l/Min/m^2$ Müdigkeit und Schwäche • 1,5–2,0 $l/Min/m^2$ kardiogener Schock • < 1,5 $l/Min/m^2$ Tod

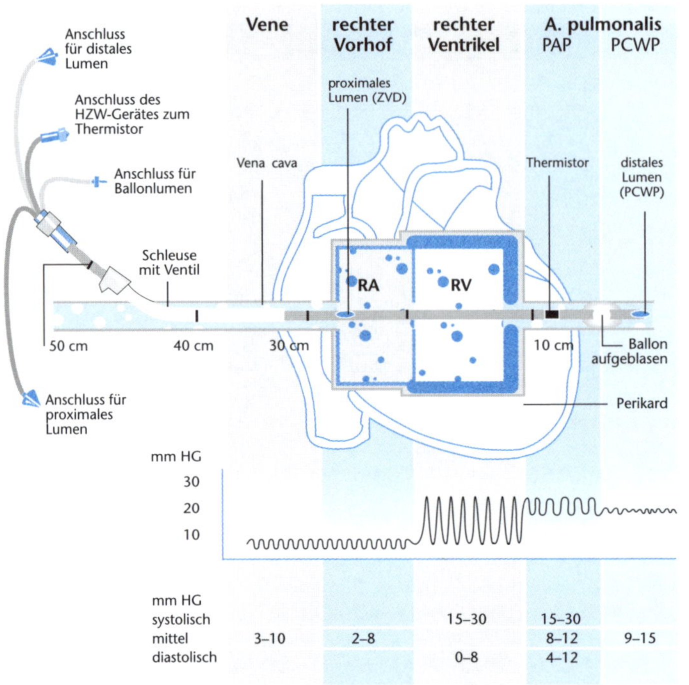

Abb. P.2 Swan-Ganz-Katheter mit Wedgekurve. [A300-157]

Puls

(Weitere Informationen siehe Herzfrequenz)

Beobachtungskriterien

- Pulsfrequenz
  - Anzahl der tastbaren Pulswellen pro Minute
  - Normwerte siehe Herzfrequenz: Normwerte
  - Abweichungen siehe Herzfrequenz: Abweichungen
- Pulsrhythmus
  - Schlagfolge des Herzens
  - Physiologisch: überwiegend in regelmäßigen Abständen
  - Abweichungen siehe Herzfrequenz: Abweichungen
- Pulsqualität
  - Spannung und Füllung des Pulses, die beim Pulsmessen getastet werden können
  - Abhängig von Füllung der Blutgefäße, zirkulierender Blutmenge, Schlagvolumen des Herzens, Elastizität der Arterien

Tab. P.13 Beobachtungen der Pulsqualität

Beobachtung	Mögliche Ursachen
Physiologisch: weich und gut gefüllt	
Harter Puls	• Hypertonie • Arteriosklerose
Sehr weicher, schlecht gefüllter Puls	• Hypotonie • Herzinsuffizienz • Fieber
Fadenförmiger, schwach gefüllter, beschleunigter Puls	• Kollaps • Schock

Messorte

(Weitere Informationen siehe Herzfrequenz)

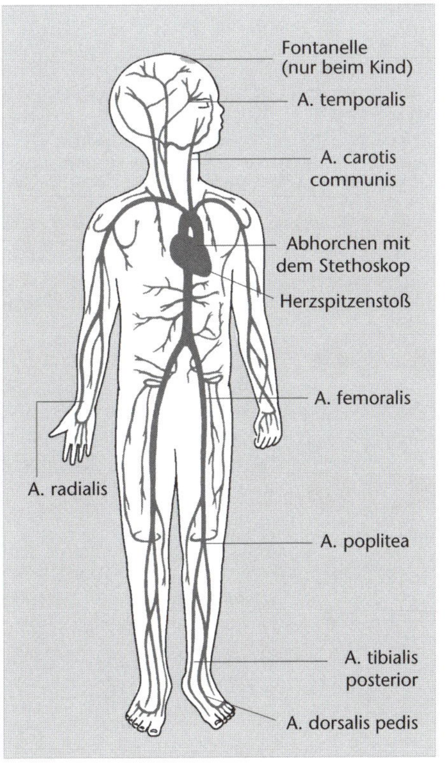

Abb. P.3 Orte zur Ermittlung der Frequenz. [L157]

Pupillenreaktion: physiologisch und pathologisch

(Weitere Informationen siehe Bewusstsein; Bewusstseinsstörungen; Hirnnerven; Koma, Postoperativ; Reflexe: Neugeborenenreflexe)

	Ohne Lichtreiz	Direkte Belichtung rechts	Direkte Belichtung links
Normal	Re Li Gleich weite Pupillen	Re Li Prompte Verengung beider Pupillen auf gleiche Endgröße	Re Li Prompte Verengung beider Pupillen auf gleiche Endgröße
Okulomotorius-Lähmung einseitig hier rechts infolge eines epiduralen Hämatoms, das den N. oculomotorius gegen die Schädelbasis drückt	Re Li Rechte Pupille weiter als linke, oft auch beeinträchtigte Augenbewegungen	Re Li Lichtstarre, weite Pupille rechts, links normale Verengung	Re Li Lichtstarre, weite Pupille rechts, links normale Verengung
Okulomotorius-Lähmung beidseits z. B. infolge eines generalisierten Hirnödems	Re Li Beidseits weite Pupillen, evtl. zusätzliche Entrundung	Re Li Lichtstarre, weite Pupillen beidseits	Re Li Lichtstarre, weite Pupillen beidseits

Abb. P.4 Physiologische und pathologische Pupillenreaktionen. In- oder beidseitig lichtstarre Pupillen sind immer ein Alarmsignal.

	Beschreibung	Wacher Patient	Komatöser Patient
	beidseits mittelweit	normale Pupillenform	normale Pupillenform
	rechts mittelweit, links weit	periphere N. oculomotorius-Schädigung oder Lähmung, links	linksseitige Hirnblutung
	beidseits maximal eng	Nikotin- oder Alkoholabusus, Opiate z. B. Fentanyl, Dormicum, Cholinesterasehemmer, z. B. Prostigmin	Schädigung oder Lähmung der zentralen Sympathikusbahn
	beidseits maximal weit	Atropin, Tollkirschen-intoxikation, Stress und Unruhe	Hirnödem, Hypoxie, Intoxikationen
	entrundet	Infektionen des Innenauges, SHT, Operationen oder Fehlbildungen am Auge	

Abb. P.5 Pupillenkontrolle. [A300-157]

TEIL

R Von Ramsay-Score bis Rückengerechte Arbeitsweise

Ramsay-Score

(Weitere Informationen siehe Anästhesie; ASA-Klassifikation; Narkose; SeSAM-Konzept)
Dient der Einschätzung der (iatrogenen) Sedationstiefe. Anhand der vorgegebenen Kriterien lässt sich der Sedationsgrad mit wenig Zeit- und technischem Aufwand ermitteln und dokumentieren und die Sedierung entsprechend anpassen.

Tab. R.1 Ramsay Score

Ramsay-Score	Beschreibung der Sedierungstiefe	Beurteilung
R0	Vollkommen wach, orientiert	Wach
R1	Agitiert, unruhig, ängstlich	Zu flach
R2	Wach, kooperativ, Beatmungstoleranz	Adäquat
R3	Schlafend, aber kooperativ (öffnet Augen auf laute Ansprache oder „Wachrütteln")	Adäquat
R4	Tiefe Sedierung (öffnet weder auf laute Aufforderung noch auf Wachrütteln die Augen, reagiert aber prompt auf Schmerzreize)	Adäquat
R5	Narkose (träge Reaktion auf Schmerzreize)	Tief
R6	Tiefes Koma (keine Reaktion auf Schmerzreize)	„Zu tief" (trifft nicht auf schwere SHT zu)

Quelle: Modifiziert nach O. Kinder. In: Schmidt, D./Zimmer, M.: Pflege konkret – Chirurgie Orthopädie Urologie, 2005.

Rasurpläne

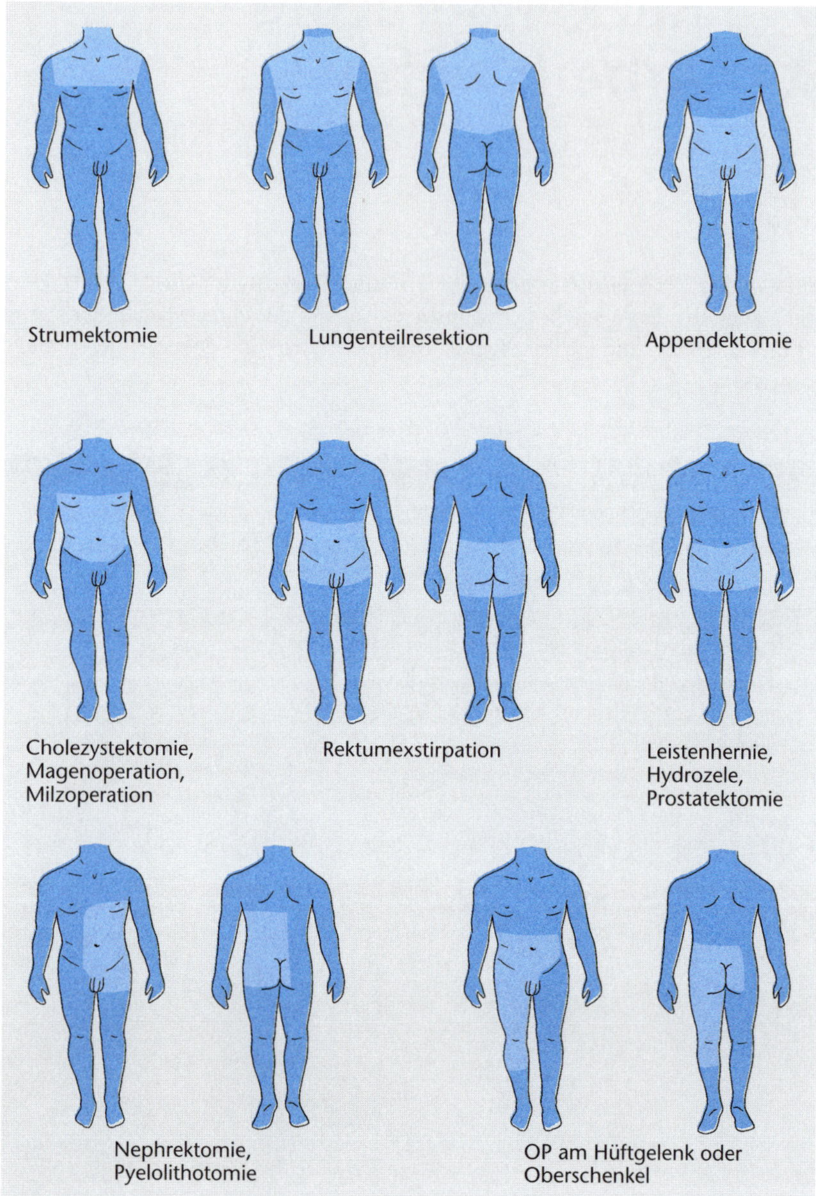

Abb. R.1 Rasurpläne bei verschiedenen Operationen. [A300-157]

Reanimation

(**Weitere Informationen** siehe Beatmung, manuelle; Beatmung, maschinelle; Guedel-Tubus; Herz-Kreislauf-Stillstand; Intubation; Laryngoskopspatel; Larynxmasken; Notfall; Stabile Seitenlage)

Basismaßnahmen Erwachsener (Basic Life Support, BLS)*

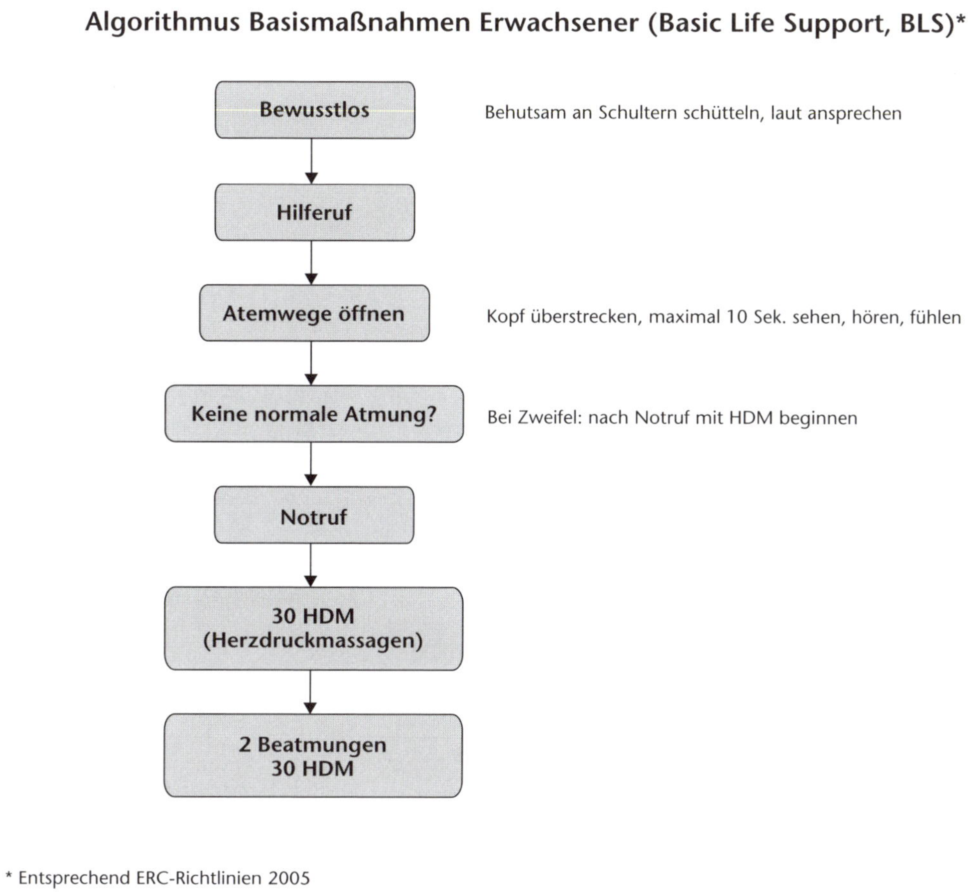

Abb. R.2 Algorithmus Basismaßnahmen Erwachsener entsprechend ERC-Richtlinien 2005.

Basismaßnahmen Kind (Paediatric Basic Life Support, PBLS)*

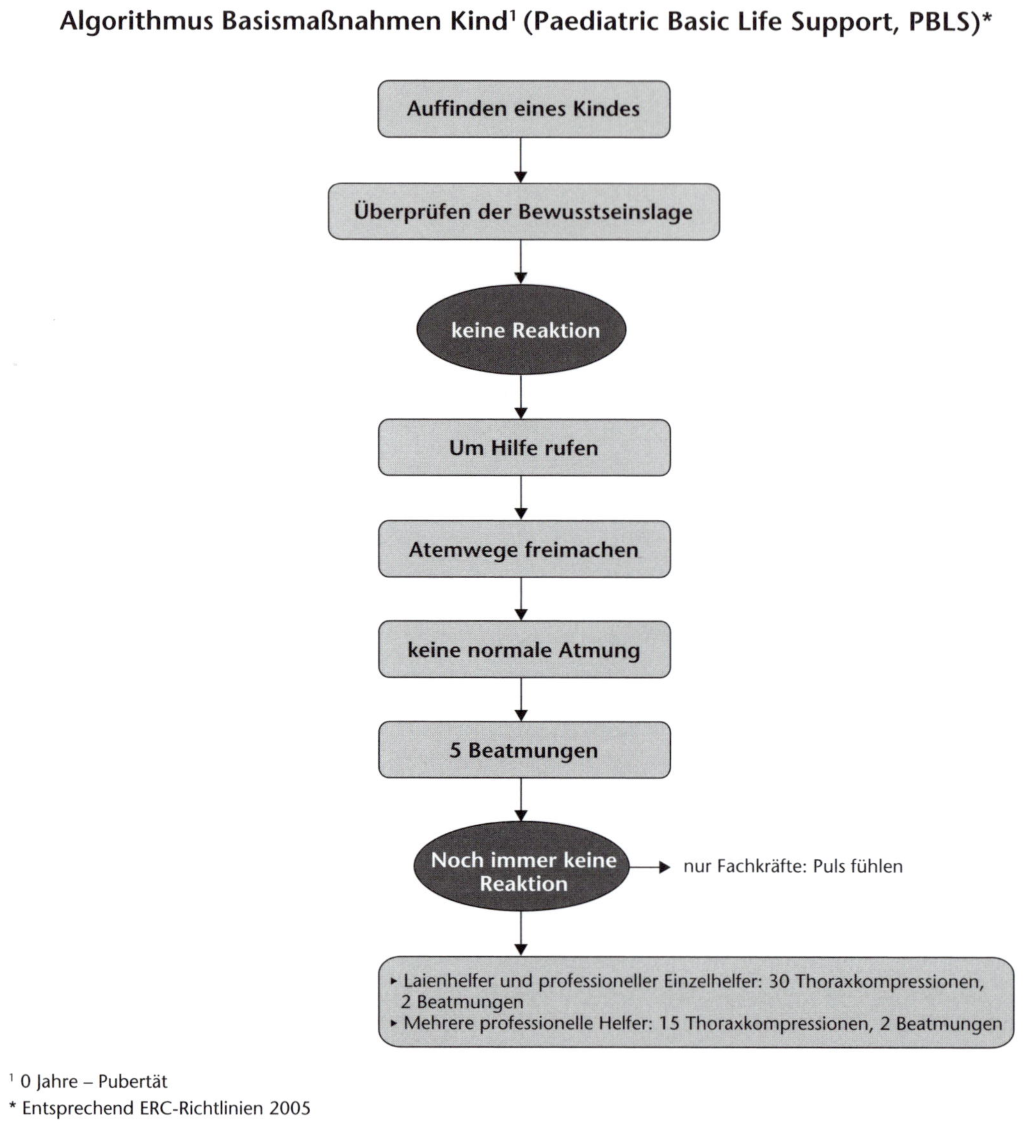

Abb. R.3 Algorithmus Basismaßnahmen Kind.

Erweiterte Maßnahmen Erwachsener (Advanced Life Support, ALS)*

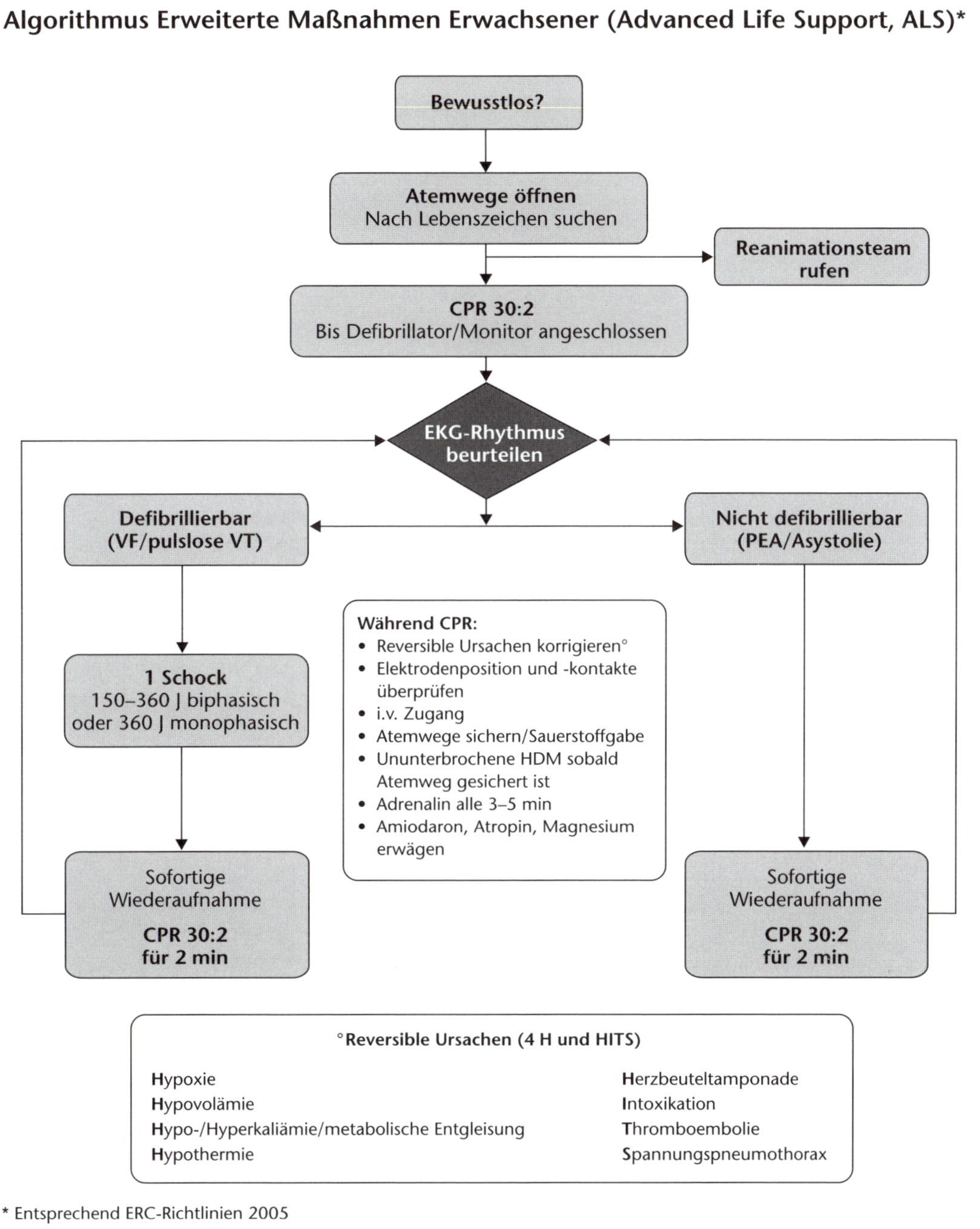

Abb. R.4 Algorithmus erweiterte Maßnahmen Erwachsener entsprechend ERC-Richtlinien 2005.

Erweiterte Maßnahmen Kind (Paediatric Advanced Life Support, PALS)*

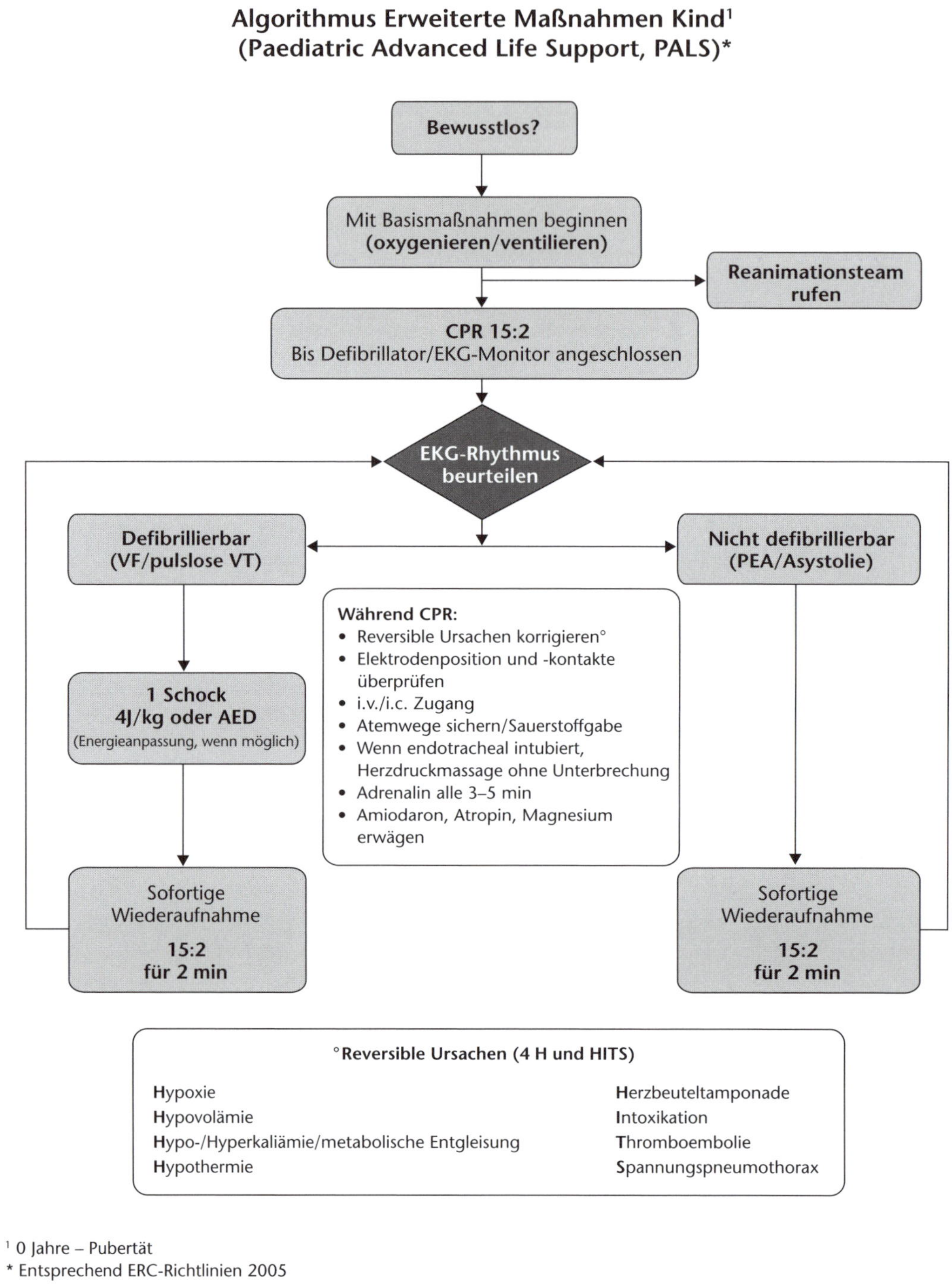

Abb. R.5 Algorithmus erweitete Maßnahmen Kind entsprechend ERC-Richtlinien 2005.

Automatischer externer Defibrillator Erwachsener (AED)*

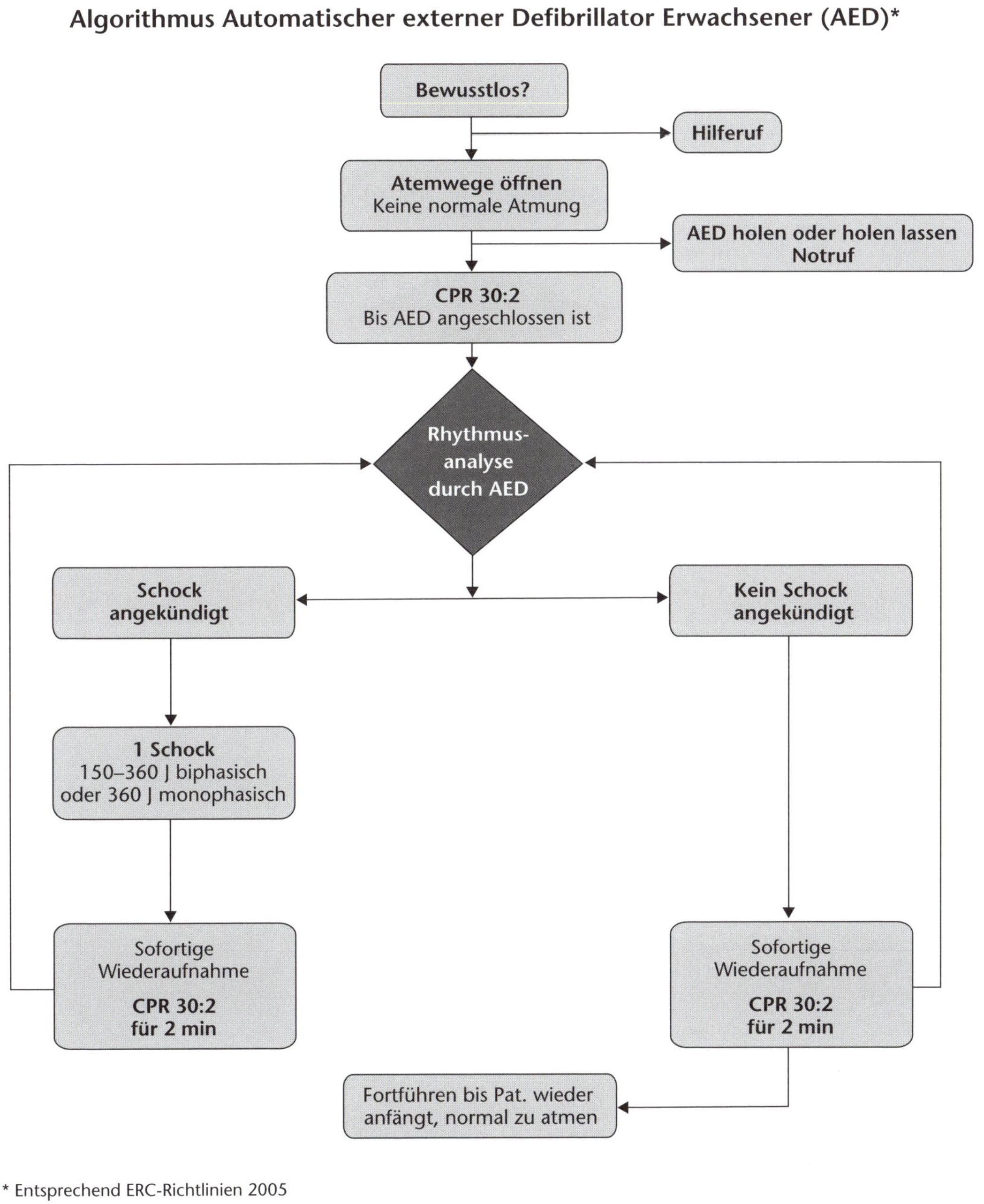

Abb. R.6 Algorithmus bei automatischem externen Defibrillator entsprechend ERC-Richtlinien 2005.

Innerklinische Reanimation Erwachsener*

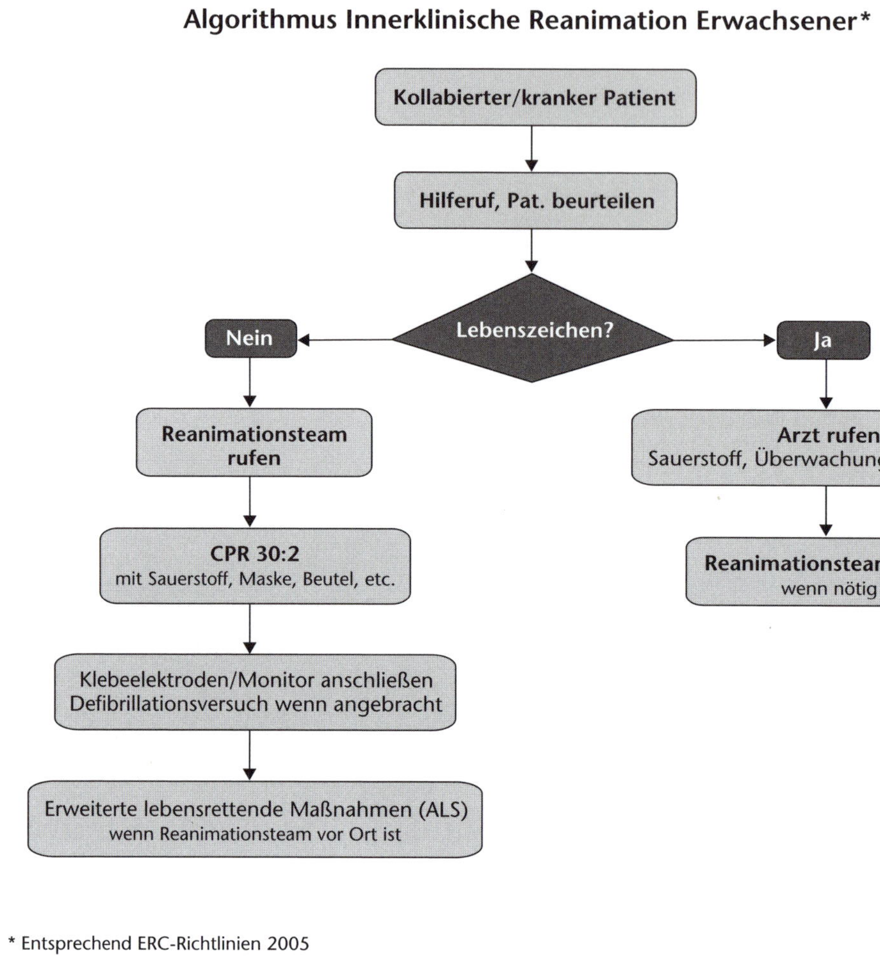

Abb. R.7 Algorithmus innerklinische Reanimation entsprechend ERC-Richtlinien 2005.

Reanimation Neugeborenes (Newborn Life Support, NLS)*

Algorithmus Reanimation Neugeborenes (Newborn Life Support, NLS)*

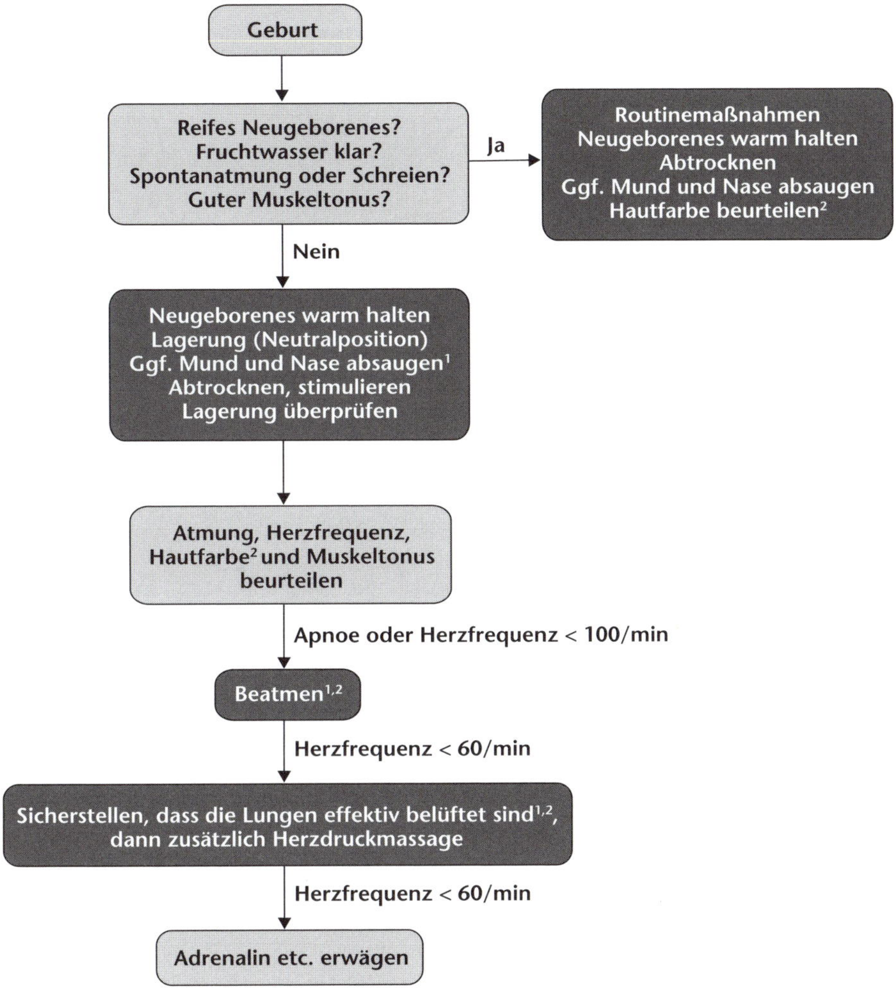

[1] Eine endotracheale Intubation kann auf verschiedenen Stufen des Algorithmus erwogen werden.
[2] Erwägen Sie bei anhaltender Zyanose stets die Gabe von Sauerstoff.
* Entsprechend ERC-Richtlinien 2005

Abb. R.8 Algorithmus Reanimation Neugeborenes entsprechend ERC-Richtlinien 2005.

Beatmungsfrequenz und Beatmungsvolumina

Tab. R.2 Beatmungsfrequenz und -volumina bei der Reanimation

Lebensalter/-phase	Beatmungsfrequenz [Atemzüge/min]	Beatmungsvolumen [ml]
Neugeborenes	40	10–30
Säugling	20	50–100
Kleinkind	15	100–200
Schulkind ≥ 8. LJ	15	200–300
Jugendliche/Erwachsene	10–12	500–600

Frequenz und Kompressionstiefe bei der Herzdruckmassage

Tab. R.3 Frequenz und Kompressionstiefe bei der Herzdruckmassage

Lebensalter/-phase	Kompressionsfrequenz [Kompressionen/min]	Kompressionstiefe [cm]	Technik
Neugeborenes	120	1,0–2,0	Zwei-Fingertechnik oder thoraxumfassend (➤ Abb. R.9)
Säugling	100	1,5–2,5	Zwei-Fingertechnik oder thoraxumfassend (➤ Abb. R.9)
Kleinkinder	100	2,5–4,0	Einhandmethode (➤ Abb. R.10)
Schulkind	100	4,0–5,0	Einhandmethode (➤ Abb. R.10) oder zwei Hände (➤ Abb. R.11)
Jugendlicher	100	4,0–5,0	Handballen der übereinandergelegten Hände, Finger miteinander verschränken (➤ Abb. R.11)
Erwachsener	100	4,0–5,0	

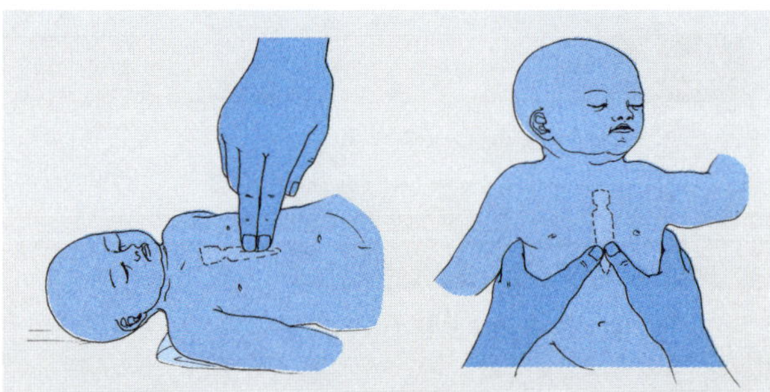

Abb. R.9 Herzmassage beim Neugeborenen und beim Säugling. Links: Zwei-Fingertechnik. Rechts: Thoraxumfassende Technik (von professionellen Helfern bevorzugt, wenn mind. 2 Helfer zur Verfügung stehen. [A300-215]

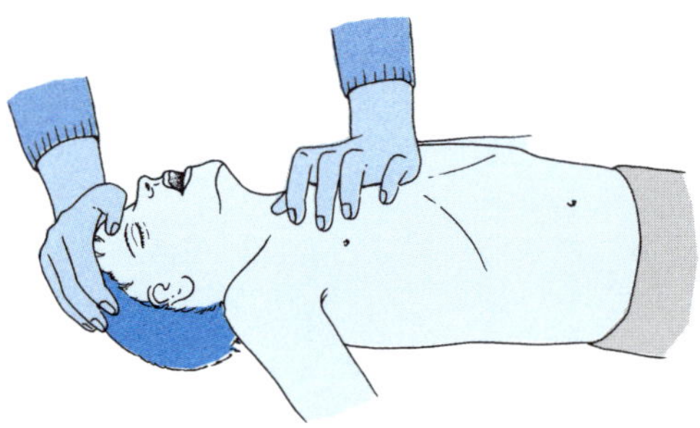

Abb. R.10 Herzmassage beim Klein- und Schulkind: Einhandmethode. [L157]

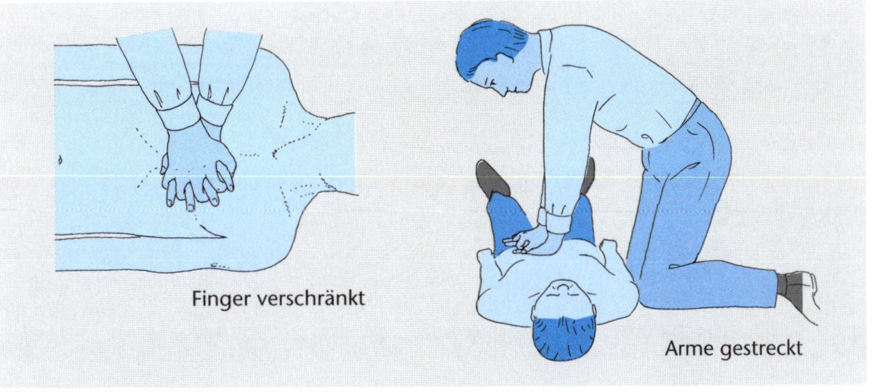

Abb. R.11 Herzmassage beim Jugendlichen und Erwachsenen. Der Druckpunkt befindet sich in der Mitte des Sternums. Ersthelfer legen den Handballen der einen Hand auf. Der andere Handballen legt sich auf den Handrücken der ersten Hand, die Finger werden miteinander verschränkt. Wichtig: Die Arme des Helfers sind gestreckt. [L190]

Reflexe

Muskeleigenreflexe: Segmenthöhe der Umschaltung im Rückenmark

Tab. R.4 Muskeleigenreflexe

Reflex	Abkürzung	Segmenthöhe der Umschaltung im Rückenmark
Achillessehnenreflex	ASR	S1/S2
Patellarsehnenreflex	PSR	L3/L4
Bizepssehnenreflex	BSR	C5/C6
Trizepssehnenreflex	TSR	C7/C8
Tibialis-posterior-Reflex	TPR	L5
Adduktorenreflex	ADR	L2/L3
Radiusperiostreflex	RPR	C5/C6
Fingerbeugereflex	-	C7/C8

Neugeborenenreflexe

(Weitere Informationen siehe Pupillenreaktion)
Die Reflexe entwickeln sich bei jedem Kind sehr unterschiedlich, sodass das zeitliche Vorhandensein eine große Spanne aufweisen kann. Man untersucht daher beim Neugeborenen immer eine Reihe von Reflexen, um anhand des Gesamteindrucks zu einer Beurteilung des neurologischen Zustands zu kommen. Das Fehlen eines einzelnen Reflexes macht ein Kind noch nicht auffällig.

Tab. R.5 Neugeborenenreflexe

Reflex	Auslösung	Zeitliches Vorhandensein
Augen		
Blinzeln/Kornealreflex	Blinzeln bei plötzlichem Einfall von hellem Licht oder bei Näherung eines Objekts Richtung Kornea	Lebenslang
Pupillenreflex	Verengung der Pupille bei Einfall von Licht	Lebenslang
Pupillenaugenphänomen	Bei Bewegung des Kopfes von rechts nach links bewegen sich die Augen nicht sofort mit und passen sich nicht umgehend der neuen Kopfposition an	1.–2 Lebensmonat bis zur Entwicklung der Blickfixierung; Fortbestehen: Hinweis auf neurologische Beeinträchtigung
Nase		
Niesen	Spontane Reaktion der Nasenpassage auf Irritation oder Obstruktion	Lebenslang
Glabellareflex	Kurzes Klopfen auf Glabella (unbehaarte Stelle zwischen Augenbrauen): löst kurzen Lidschlag aus	1.–2. Lebensmonat; nach 5–10 Fingerschlägen hört Blinzeleffekt auf
Mund und Hals		
Saugreflex 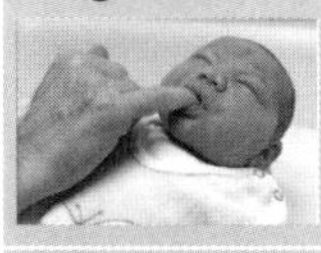	Bei Stimulierung Saugbewegungen des ganzen Mundes	Bis zum 3. Lebensmonat
Würgreflex	Würgen bei Stimulierung der Rachenhinterwand	Lebenslang
Suchreflex 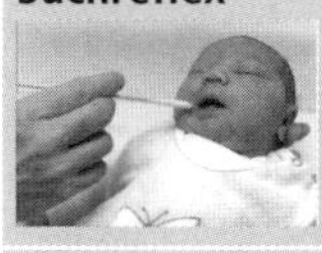	Berühren oder Streicheln der Wange: Drehen des Kopfes zu dieser Seite, Saugbewegungen	Variabel, meist bis zum 6. Lebensmonat
Expulsionsreflex	Bei Berührung der Zunge: Herausstrecken	Bis zum Alter von 4 Monaten
Gähnen	Spontane Reaktion auf Sauerstoffmangel	Lebenslang
Husten	Durch Irritation der Rachenschleimhaut	Auslösbar ab 1. Tag nach Geburt; lebenslang
Extremitäten		
Greifreflex 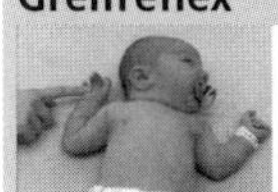 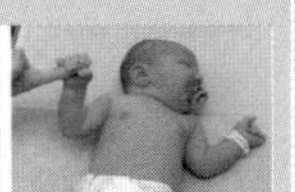 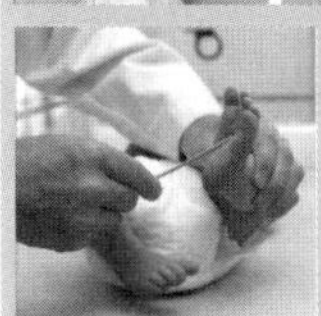	Bestreichen der Handinnenfläche oder der Fußsohlen: Flexion der Hände oder Zehen	Palmarer Greifreflex: variabel, meist bis zum 3.–5. Monat; plantarer Greifreflex: verschwindet, bevor das Kind laufen lernt, meist bis zum 12. Monat
Babinski-Zeichen	Bestreichen der lateralen Fußsohle von Ferse zum Ballen: Hyperextension der Zehen und Dorsalflexion der Großzehe	Bis Ende 1. Lebensjahr; später: Zeichen für Läsion der Pyramidenbahn, z. B. bei Apoplex

Tab. R.5 Neugeborenenreflexe (Forts.)

Reflex	Auslösung	Zeitliches Vorhandensein
Reflexe des Körpers		
Moro-Umklammerungsreflex* 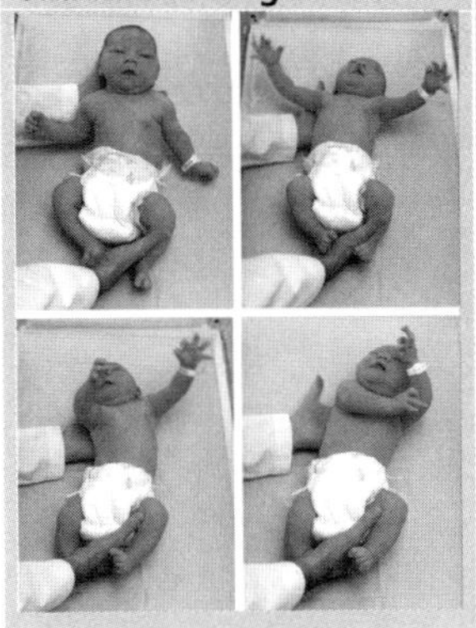	Bei lautem Geräusch oder Veränderung des Gleichgewichts: Ausstrecken und Wiederanziehen der Extremitäten, Spreizen der Finger, Formen eines C mit Zeigefinger und Daumen, danach Flexion und Abduktion der Extremitäten, evtl. Weinen des Kindes	Variabel, meist bis zum Alter von 3–5 Monaten, am ausgeprägtesten in den ersten 2 Monaten
Erschütterungsphänomen*	Bei lautem Geräusch: Abduktion der Arme löst sich mit Flexion der Ellenbogen ab, Hände bleiben zu Fäusten geballt	Bis zum 4. Monat
Perez-Reflex	Kind aufrecht auf feste Unterlage stellen, mit Daumen über Rückgrat vom Sakrum zum Hals streichen: Weinen, Flexion der Extremitäten und Heben des Beckens und des Kopfes, Lordose, evtl. Defäkation und Urinabgang	Bis zum 4.–6. Monat
Asymmetrisch tonischer Nackenreflex 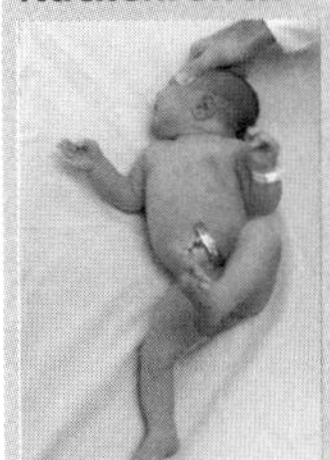	Seitwärtsdrehung des Kopfes: Ausstrecken des Armes und des Beines dieser Seite, Anziehen des Armes und des Beines der anderen Seite	Variabel, meist bis zum 3.–5. Monat, danach symmetrische Bewegungen beider Körperseiten
Galant-Rückgrat-Reflex	Bestreichen des Rückens seitlich der Wirbelsäule: Bewegung der Hüfte zu dieser Seite	Bis zur 4. Woche
Schreitphänomen/Aufrichtungsreflex 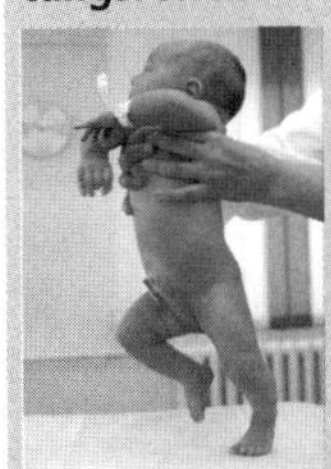	Fußsohlen des aufrecht gehaltenen Kindes berühren feste Unterlage: Anziehen und anschließendes Ausstrecken der Beine	Bis zur 3.–4. Woche, danach willkürliche Bewegungen
Kriechbewegungen	Bauchlage: Kriechbewegungen mit Armen u. Beinen	Bis zur 6. Woche

* Manche Experten halten den Moro-Umklammerungsreflex und das Erschütterungsphänomen für identisch.

Reinigung

(Weitere Informationen siehe Desinfektion; Hygiene)

Sinnerscher Kreis

Tab. R.6 Sinnerscher Kreis

Faktor	Erklärung
(Reinigungs-)Mittel	• Chemische Mittel, die Schmutzlöslichkeit herbeiführen sollen
(Einwirk-)Zeit	• Zeit, die notwendig ist, den chemischen Lösungsprozess wirken zu lassen
Temperatur	• Beschleunigt und unterstützt den Lösungsprozess • Abgestimmt auf Schmutzzusammensetzung und Reinigungsmittel
Mechanik	• Voraussetzung, um notwendige Konfrontation zwischen Schmutz und Chemie herbeizuführen • Bewirkt Entfernung gelöster Schmutzpartikel

R

Vergleich Reinigung, Desinfektion, Sterilisation

Tab. R.7 Vergleich Reinigung, Desinfektion und Sterilisation

	Reinigung	Desinfektion	Sterilisation
Definition	• Beseitigung von Schmutz und Rückständen	• Gegenstand in Zustand versetzen, in dem er nicht mehr infizieren kann	• Herbeiführung von Keimfreiheit
Indikation	Wenn Schmutz und Rückstände vorhanden sind, aber • evtl. vorhandene Keime apathogen oder physiologisch sind oder • eine Verschleppung bzw. Übertragung unwahrscheinlich oder bedeutungslos ist	• Wenn (potenziell) pathogene Keime vorhanden sind und eine Übertragungswahrscheinlichkeit anzunehmen ist • Wenn Reinigung nicht ausreicht und Sterilisation nicht möglich oder nötig ist	• Wenn geringste Keimmengen oder besonders widerstandsfähige Erreger zur Infektion führen können

Retardierung, geistige: Einteilung

Tab. R.8 Einteilung der geistigen Retardierung

Intelligenzminderung (IQ)	Vorschulkind (Geburt–5 Jahre): Reifung und Entwicklung	Schulkind (6–21 Jahre): Förderung und Schulbildung	Erwachsener (≥ 21 Jahre): Soziale Integration und Berufsfähigkeit
Leicht (50/55 bis etwa 70–75)	• Wird von unbefangen beobachtenden Personen oft nicht als geistig retardiert wahrgenommen • Lernt aber langsamer zu gehen, selbstständig zu essen und zu sprechen als die meisten anderen Kinder • Entwicklung verläuft in der gleichen Abfolge wie bei normalen Kindern	• Ist praktisch bildbar, kann Lesen lernen und mit speziellem Unterricht die Grundrechenarten erlernen • Kann zu gesellschaftlicher Unauffälligkeit gelenkt werden • Erreicht geistiges Entwicklungsalter von 8 bis 12 Jahren	• Kann meist die zur selbstständigen Lebensgestaltung erforderlichen gesellschaftlichen Umgangsformen und beruflichen Fertigkeiten erlernen • Benötigt gelegentlich Beratung und Unterstützung, wenn unter hohem sozialem/ökonomischem Druck • Kann Ehe führen, jedoch keine Kinder aufziehen

Tab. R.8 Einteilung der geistigen Retardierung (Forts.)

Intelligenzminderung (IQ)	Vorschulkind (Geburt–5 Jahre): Reifung und Entwicklung	Schulkind (6–21 Jahre): Förderung und Schulbildung	Erwachsener (≥ 21 Jahre): Soziale Integration und Berufsfähigkeit
Mittelgradige (35/40–50/55)	• Deutlicher Rückstand bei motorischer Entwicklung, besonders bei Sprachentwicklung • Kann mit entsprechender Förderung die verschiedenen Selbstversorgungsfertigkeiten erlernen	• Kann einfache Kommunikationstechniken sowie elementares Gesundheits- und Sicherheitsverhalten, einfache manuelle Fertigkeiten erlernen • Macht keine Fortschritte beim Lesen oder Rechnen • Erreicht geistiges Entwicklungsalter von 3 bis 5 Jahren	• Kann in einer beschützenden Umgebung einfache Tätigkeiten ausführen • Nimmt an einfachen Freizeitaktivitäten teil • Kann sich zu vertrauten Orten allein bewegen • Kann meist nicht selbstständig leben.
Schwer (20/25–35/40)	• Ausgeprägter Rückstand bei motorischer Entwicklung • Geringe oder keine Fähigkeit zur Kommunikation • Kann bei Förderung möglicherweise grundlegende Selbstversorgungsfertigkeiten erwerben, z. B. selbstständig essen	• Lernt meist das Gehen, wenn keine spezifische Behinderung dagegensteht • Hat gewisses Sprachverständnis und reagiert in geringem Umfang auf Sprache • Lernt durch systematisches Training einige Alltagsfertigkeiten • Erreicht das geistige Entwicklungsalter eines Kleinkinds	• Kann sich an Alltagsroutine anpassen und repetitive Tätigkeiten durchführen • Muss in geschütztem Umfeld fortlaufend angeleitet und überwacht werden
Schwerst (≤ 20/25)	• Allerschwerste Retardierung • Minimale sensomotorische Funktionsfähigkeiten • Benötigt umfassende Pflege und Betreuung	• Hat offensichtliche Rückstände in allen Bereichen der Entwicklung • Zeigt einfache emotionale Reaktionen • Kann möglicherweise bei entsprechender Förderung und Übung lernen, Beine, Hände und Kiefer zu benutzen • Muss engmaschig beaufsichtigt werden • Erreicht geistiges Entwicklungsalter eines jungen Säuglings	• Kann evtl. das Gehen erlernen • Benötigt umfassende vormundschaftliche Betreuung und Pflege • Rudimentäre Sprache • Regelmäßige körperliche Aktivität wirkt sich meist günstig aus

Richmond Agitation Sedation Scale (RASS)

Ist der Patient nicht wach, sprechen die Pflegenden ihn mit lauter Stimme an und fordern ihn zum Blickkontakt auf. Reagiert der Patient nicht auf Ansprache, schütteln die Pflegenden ihn an der Schulter oder – falls er auch darauf nicht reagiert – setzen einen physikalischen Reiz durch Rubbeln am Sternum.

Tab. R.9 Richmond Agitation Sedation Scale (RASS)

Score	Bezeichnung	Beschreibung
+4	Wehrhaft	Wehrhaft oder aggressiv, unmittelbare Gefahr für Personal
+3	Sehr agitiert	Zieht oder entfernt Tubus, Katheter etc. oder verhält sich aggressiv gegenüber dem Personal
+2	Agitiert	Regelmäßig ungerichtete Bewegungen oder unsynchronisierte Beatmung/Atmung am Ventilator
+1	Unruhe	Ängstlich, die Bewegungen sind jedoch nicht aggressiv oder kräftig
0	Wach und ruhig	-
–1	Schläfrig	Nicht komplett wach, aber mit anhaltenden, länger als 10 Sek. dauernden Wachphasen, auf Ansprache Blickkontakt
–2	Leichte Sedierung	Kurze (weniger als 10 Sek. anhaltende) Wachphasen mit Blickkontakt bei Ansprache
–3	Moderate Sedierung	Bewegungen bei Ansprache ohne Blickkontakt
–4	Tiefe Sedierung	Keine Reaktion auf Ansprache, aber Bewegungen auf physikalische Reize
–5	Nicht erweckbar	Keine Reaktion auf Ansprache oder physikalische Reize

Richtungsbezeichnungen des menschlichen Körpers

➢ Abb. R.12

Rückengerechte Arbeitsweisen: Prinzipien

(Abbildungen zur rückengerechten Arbeitsweise)

- Standfläche und Stabilität vergrößern
- Physiologische Sitzhaltung einnehmen
- Umfeld organisieren
- Arbeitshöhe anpassen
- Patientenressourcen nutzen
- Korrekt heben, tragen, bücken
- Entlastung und Entspannung suchen

Richtungsbezeichnungen des menschlichen Körpers

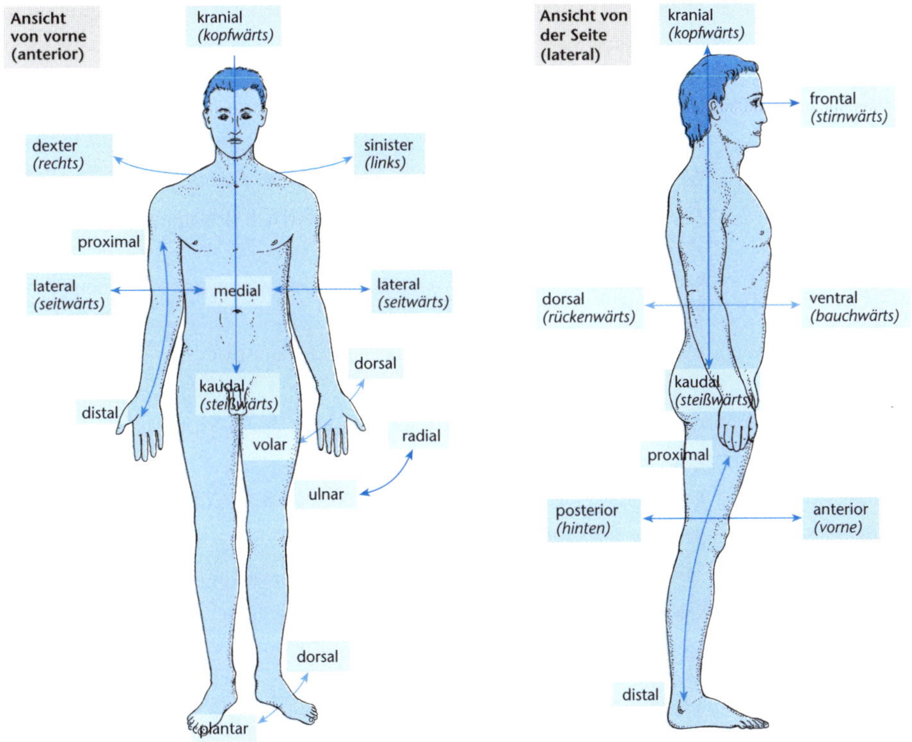

Ebenen- und Achsenbezeichnungen

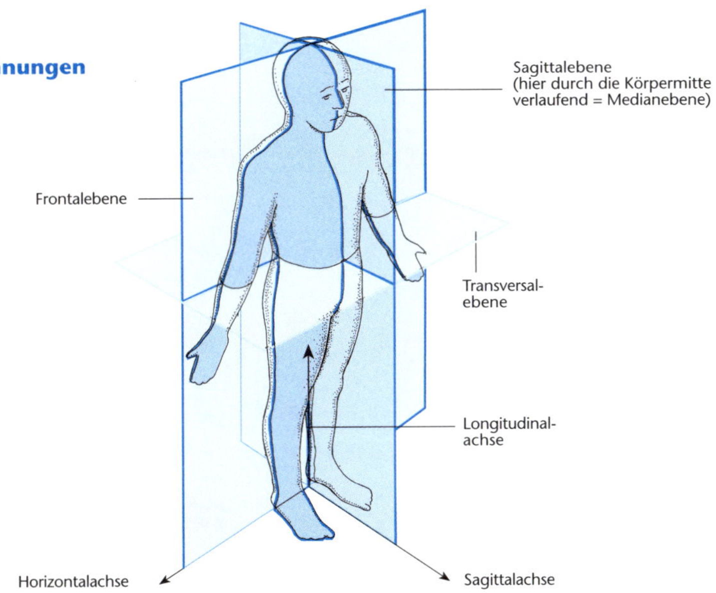

Abb. R.12 Richtungsbezeichnungen des menschlichen Körpers.

TEIL

S Von Sammelurin bis Sympathikomimetika

Sammelurin: Zusätze

(Weitere Informationen siehe Laborproben; Laborwerte; Urinuntersuchungen)

Tab. S.1 Zusätze zum Sammelurin bei bestimmten Untersuchungen

Untersuchung auf	Zusatz
Aldosteron	1 ml Essigsäure
Harnsäure	-
5-Hydroxyindolessigsäure (Serotoninmetabolit und Serotonin)	1 ml Eisessig
Katecholamine	5 ml konzentrierte Salzsäure (25%ig)
Kreatininclearance	-
Porphyrine	5 g Natriumkarbonat (Soda)
Vanillinmandelsäure	5 ml konzentrierte Salzsäure (25%ig)

Sauerstoffbindungskapazität, maximale

(Weitere Informationen siehe Atemnot; Atmung; Sauerstoffsättigung; Sauerstofftransportkapazität; Ventilations-Perfusionsverhältnis)

1 g Hämoglobin kann max. 1,34 ml O_2 binden (Hüfner-Zahl)

→ Berechnung der maximalen Sauerstoffbindungskapazität

Beispiel

Hb = 13 g/dl = 130 g/l

Max. O_2-Bindungskapazität = 130 × 1,34 = 174 ml O_2/l Blut

Sauerstoffgabe

(Weitere Informationen siehe Atemnot; Atmung)

Sauerstoffflasche: Inhalt berechnen

Berechnungsformel für den Inhalt von Sauerstoffflaschen (Restinhalt in Litern)

Flaschenvolumen [l] × angezeigtem Druck auf dem Manometer [bar] = Vorrat in Litern (bei normalem atmosphärischen Druck von 1 bar)

Beispiel

50 l × 150 bar = 7500 l (× 1 bar)

Berechnungsformel, wie lange der Sauerstoff reicht

$$\text{Zeit}[\text{min}] = \frac{\text{Flaschenvolumen}[\text{l}] \times \text{angezeigtem Druck auf Manometer}[\text{bar}]}{\text{Sauerstoffverbrauch}[\text{l/min}] \times 1 \text{ bar}}$$

Beispiel

$$\frac{10\,\text{l} \times 90\,\text{bar}}{2\ \text{l/min} \times 1\ \text{bar}} = \frac{900\ \text{l}}{2\ \text{l/min}} = 450\ \text{min}$$

Der Vorrat in der O_2-Flasche reicht bei einem Verbrauch von 2 l/min also 450 min (= 7,5 h). Bei einem Verbrauch von 6 l/min reicht er hingegen nur 150 min (= 2,5 h).

Tab. S.2 Berechnungstabelle für eine 10-Liter Sauerstoffflasche

Flaschendruck am Manometer [bar]	Einstellung des Flowmeters:		
	2 l/min	4 l/min	6 l/min
200	16,6 Std.	8,3 Std.	5,5 Std.
180	15,0 Std.	7,5 Std.	5,0 Std.
160	13,3 Std.	6,6 Std.	4,4 Std.
140	11,6 Std.	5,8 Std.	3,8 Std.
120	10,0 Std.	5,0 Std.	3,3 Std.
100	8,3 Std.	4,1 Std.	2,7 Std.
80	6,6 Std.	3,3 Std.	2,2 Std.
60	5,0 Std.	2,5 Std.	1,6 Std.

Sauerstoffflasche: Sicherheitsmaßnahmen

Lagerung	• Volle Flaschen liegend oder stehend fixiert, z. B. anketten • Dürfen nicht umfallen! • Nicht in Treppenhäusern, Gängen, Patientenzimmern • Nur in Räumen mit Fenster • Nicht in explosionsgefährdeten Räumen • Nicht unter Sonneneinstrahlung (Fenster) bzw. Wärmeentwicklung (Heizung) • Absolutes Rauchverbot in Nähe von Sauerstoffflaschen • Volle und leere Flaschen getrennt aufbewahren
Transport	• Nur mit geschlossenem Ventil und befestigter Schutzkappe
Gebrauch	• Flaschen immer betriebsbereit halten • Vor jedem Gebrauch kontrollieren • Beim Öffnen keine Gewalt anwenden • Vorsicht vor Fett: Ventile dürfen nicht mit Fett oder Öl in Berührung kommen (Explosionsgefahr) • Leere Flaschen: Restüberdruck von mindestens 0,5 bar belassen • Flaschen ohne integrierten Druckminderer nicht im Patientenzimmer wechseln • Bei Störungen: keine Selbstreparatur, sondern technischen Dienst rufen

Therapiegrundsätze

Anfeuchten	• Mit destilliertem Wasser • Zur Vermeidung von Schleimhautschäden
Anwärmen	• Ab Dosierung von 6 l/min O_2 • Sterilwasserbehälter mittels spezieller Geräte erwärmen
Körperpflege	• Vorher Nase reinigen (lassen) • Nasenpflege täglich
Hygiene	• Für jeden Patienten neue Schlauchsysteme • Steriles Aqua dest. in Gefäßen täglich wechseln; Ausnahme: Einmalartikel (AquaPak®) benutzen, bis sie leer sind

Verabreichungsformen

Tab. S.3 Verabreichungsformen für die Sauerstoffgabe

Verabreichungsform	Flow [l/min]	Erreichbare O_2-Konzentration [%]	Anwendung
Sauerstoffnasensonde	1–4	30–40	• Sonde mit Schaumstoffpolster zur Fixierung in ein Nasenloch • Vorsicht: Sonde rutscht leicht aus Nase, zusätzlich mit hautfreundlichem Nasenpflaster fixieren • Verabreichung von bis zu 5 l O_2 • Auf Durchlässigkeit prüfen • Auf ausreichende Nasenpflege achten, um Reizungen zu verhindern
Sauerstoffbrille (Abbildung 💻)	1–6	40–50	• Einführen von Sauerstoffsonde 1–2 cm in jedes Nasenloch, Fixierung des quer laufenden Verbindungsschlauchs über den Ohren, am Kinn zusammenlaufend • Verabreichung von bis zu 8 l O_2 • Normale Mund- und Nasenatmung • Gefahr von Druckstellen → gute Hautbeobachtung
Sauerstoffmaske, einfach	5–10	40–60	• Maske über Mund und Nase halten, Fixierung um den Kopf mittels Gummiband • Kurzzeitige hohe O_2-Gabe 6–10 l/Min. • Sprechen und Nahrungsaufnahme sind nicht möglich • Vorsicht: O_2-Gabe ≥ 6 l/Min., sonst Gefahr von CO_2-Stau in der Maske
Sauerstoffmaske mit Reservoir	6–10	80	• Ermöglicht sehr hohe O_2-Konzentrationen • Einsatz v. a. in Anästhesie und Notfallmedizin
Transtrachealer Katheter	3	50	• Flexibler Kunststoffschlauch wird durch Haut in Trachea geführt • Wenig einschränkend, kaum sichtbar • O_2 gelangt direkt in Trachea → O_2-Verbrauch ↓ → Mobilität ↑ • V. a. für häusliche O_2-Langzeittherapie geeignet • Katheter und Kathetereintrittsstelle müssen 2×/Tag hygienisch korrekt gereinigt werden → Motivation und gute Schulung wichtig

Sauerstoffsättigung: Normwert

(Weitere Informationen siehe Atemnot; Atmung; Sauerstoffbindungskapazität; Sauerstofftransportkapazität; Ventilations-Perfusionsverhältnis)

Die Sauerstoffsättigung gibt an, wie viel Prozent des Gesamthämoglobins mit Sauerstoff „beladen“ (gesättigt, oxygeniert) sind.

Normalwert bei Raumluft: 95–98 %

Sauerstofftransportkapazität: Berechnung

(Weitere Informationen siehe Atemnot; Atmung; Sauerstoffbindungskapazität; Sauerstoffsättigung; Ventilations-Perfusionsverhältnis)

Sauerstoffmenge, die pro Zeiteinheit transportiert wird

O_2-Transportkapazität = $C_aO_2 \times HZV$

C_aO_2 … Gesamtsauerstoffgehalt des arteriellen Blutes

HZV … Herzzeitvolumen

S

Säure-Basen-Haushalt

Normwerte und Abweichungen

Tab. S.4 Normwerte und Abweichungen im Säure-Basen-Haushalt

Störung	pH-Wert*	pCO_2 [mmHg]	Bikarbonat [mmol/l]	BE (Base Excess) [mmol/l]
Normwerte	7,36–7,44	32–45	22–26	–2 bis +2
Metabolische Azidose	↓ oder ↔	↔ oder ↓ (kompensatorische Veränderung)	↓ (primäre Veränderung)	Negativ
Metabolische Alkalose	↑ oder ↔	↔ oder ↑ (kompensatorische Veränderung)	↑ (primäre Veränderung)	Positiv
Respiratorische Azidose	↓ oder ↔	↑ (primäre Veränderung)	↔ oder ↑ (kompensatorische Veränderung)	Positiv
Respiratorische Alkalose	↑ oder ↔	↓ (primäre Veränderung)	↔ oder ↓ (kompensatorische Veränderung)	Negativ

* Bei kompensierten Veränderungen ist der pH-Wert durch erhöhte oder erniedrigte Bikarbonatausscheidung bzw. CO_2-Abatmung noch im Normbereich; pCO_2, BE bzw. Standardbikarbonat sind jedoch pathologisch.

Faustregel: metabolisches Miteinander: Bei metabolischen Störungen verändern sich pH-Wert, pCO_2 und Bikarbonat stets gleichsinnig.

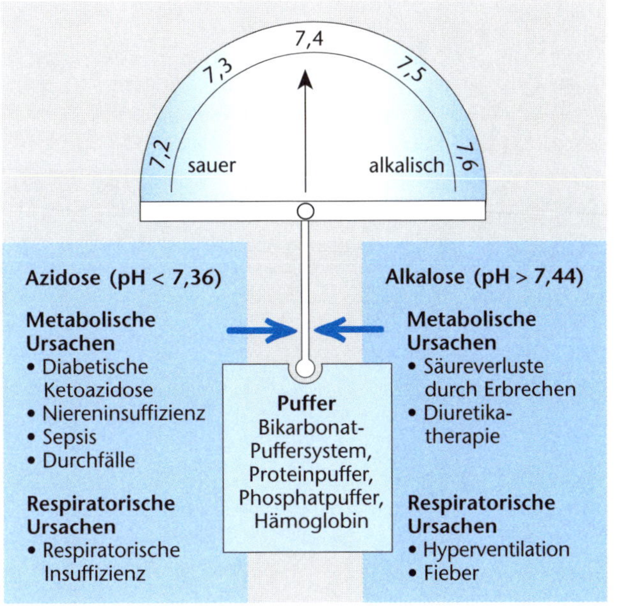

Abb. S.1 Häufige Ursachen von Azidosen und Alkalosen: Die Puffersysteme im Körper halten den pH-Wert in einem engen Rahmen konstant. Durch Überlastung der Systeme kann es zu Azidosen oder Alkalosen kommen.

Säure-Basen-Normogramm

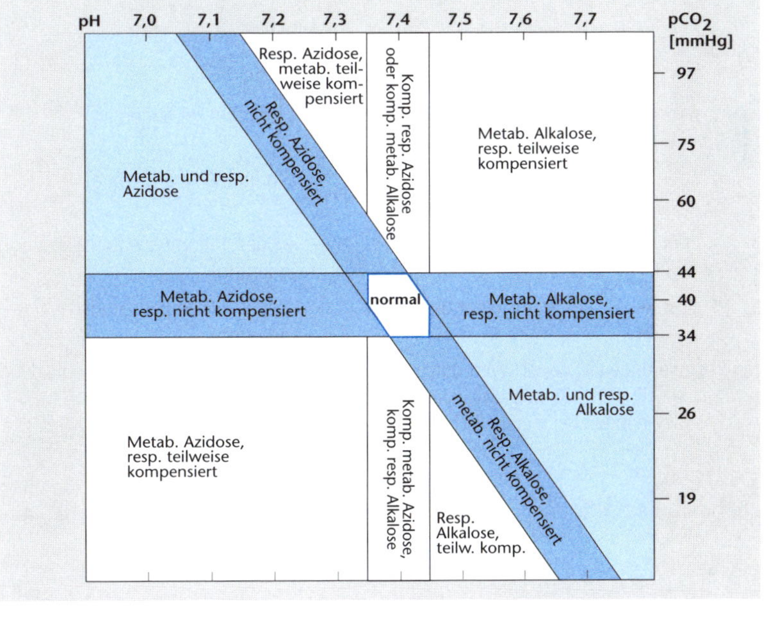

Abb. S.2 Säure-Basen-Normogramm. pH-Wert und pCO_2 lassen Rückschlüsse auf die Art der Störung sowie den Grad der Kompensation zu. [A300-190]

Schlaf

(Weitere Informationen siehe Bewusstsein; Bewusstseinsstadien: Säugling)

Bedarf

Tab. S.5 Schlafbedarf in den einzelnen Lebensabschnitten

Lebensalter/-phase	Schlafbedarf [Std.]
Säugling	18–20
Kleinkind	12–14
Schulkind	10–12
Jugendlicher	8–9
Erwachsener	6–8
Älterer Mensch	Ca. 6

Der angegebene Schlafbedarf stellt einen Durchschnittswert für den jeweiligen Lebensabschnitt dar. Wie hoch der Schlafbedarf des einzelnen Menschen ist, variiert sehr stark und ist von individuellen Gewohnheiten abhängig.

S

Beobachtungskriterien

Tab. S.6 Beobachtungskriterien beim Schlaf

Beobachtungskriterium	Aspekte
Schlafzyklus	• Schlaf- und Wachphasen • Zeitpunkt des Einschlafens • Zeitpunkt des Erwachens
Gesamtschlafzeit	• Nacht- und Tagesschlafzeiten
Art des Schlafes	• Ruhig • Tief • Oberflächlich
Schlafhaltung	• Bauchlage • Seitenlage • Rückenlage
Begleitgeräusche	• Schnarchen • Stöhnen • Zähneknirschen
Pathologische Begleiterscheinungen	• Bettnässen • Schlafwandeln
Befinden nach dem Aufwachen	• Fühlt sich der Pat. erholt oder abgespannt?
Reaktionen auf Schlafmittel	-
Individuelle Schlafgewohnheiten	• Braucht z. B. ein Kind sein Kuscheltier?

Messbare Parameter

- Temperatur
- O_2-Sättigung
- Atembewegungen
- Schnarchgeräusche
- EEG

- EMG
- EOG
- EKG
- Ein- und Durchschlafverhalten

Fördernde Maßnahmen (nicht medikamentöse)

Tab. S.7 Schlaffördernde Maßnahmen

Schlaffördernde Maßnahme	Beispiele
Aktivitäten	• Sich tagsüber regelmäßig bewegen („müde machen") • Aktivitäten nicht zu spät beenden
Mahlzeiten	• Vor dem Zubettgehen keine zu üppigen, schwer verdaulichen Mahlzeiten • Vor dem Zubettgehen keine koffein- und alkoholhaltigen Getränke • Leichte Abendmahlzeit, nicht hungrig ins Bett gehen
Angenehme Schlafumgebung schaffen	• Zusätzliches Kissen anbieten • Patientenzimmer (noch einmal) lüften • Störendes Licht vermeiden, z. B. Gardinen zuziehen • Ggf. Bett von der Tür zum Fenster verschieben
Individuelle Einschlafrituale berücksichtigen	• Immer etwa zur gleichen Zeit (+/− 30 Min.) ins Bett gehen • Dazu kann auch Genuss von Kaffee gehören, wenn Pat. anschließend sofort schlafen möchte (wartet Pat. zu lange, wirkt Kaffee anregend) • Lesen • Zimmer lüften, umziehen, Zähne putzen, Toilettengang
Schlaffördernde physikalische Maßnahmen	• Warme Vollbäder (37–38 °C), evtl. mit Zusätzen z. B. Kamille, Lavendel, Baldrian, Melisse, Lindenblüten (siehe Heilpflanzen) • Feucht-heiße Bauchkompressen • Kalte Armbäder über 10–30 Sek. • Kaltes Abwaschen der Beine • Kalte Wadenwickel • Atemstimulierende Einreibungen • Basal stimulierende, beruhigende Ganzkörperwaschung • Wechselfußbad • Zweite Decke oder Socken bei kalten Füßen
Warmes Getränk anbieten	• Milch • Tees mit beruhigender Wirkung, z. B. Baldrian, Hopfen, Johanniskraut, Lavendel, Melisse, Weißdorn (nach Arztrücksprache)
Entspannung finden	• Nicht zwanghaft versuchen einzuschlafen • Autogenes Training, progressive Muskelentspannung und andere Entspannungsübungen durchführen
Schlaffördernde Maßnahmen bei Säuglingen und Kindern	• Bei Früh- und Neugeborenen CD mit Herztönen oder Stimme der Mutter oder des Vaters, bei Säuglingen Spieluhr anstellen • Säuglinge mit rhythmischen Bewegungen schaukeln, streicheln • Kindern Gute-Nacht-Geschichte vorlesen oder beruhigende Musik leise anstellen • Bei Kindern, die Angst im Dunkeln haben, Licht brennen lassen. • Regelmäßigkeit der Zubettgehenszeit • Rituale vor Zubettgehen, z. B. waschen, Lied vorsingen, beten, zudecken

Fördernde und hemmende Einflüsse

Tab. S.8 Schlafhemmende Einflüsse

Schlafbeeinflussende Faktoren	Lösungsmöglichkeiten
Umgebungsfaktoren	
Ungewohntes Bett	• Persönliche Dinge, z. B. Kopfkissen, Stofftier mitbringen lassen
Ungewohnte Lage	• Für möglichst bequeme Schlaflage sorgen („Wie man sich bettet, so liegt man")
Mehrbettzimmer	• Für ruhige Atmosphäre sorgen • Verhaltensregeln festlegen (z. B. Fernseh- und Besuchszeiten) • Individuelle Einschlafrituale berücksichtigen
Nächtlicher Kontrollgang des Pflegepersonals	• Nachtruhe einhalten • Leise arbeiten • Auf leisen Sohlen gehen (keine Clogs) • Kontrollgänge auf ein vertretbares Minimum reduzieren
Licht	• Zimmer abdunkeln • Nachtbeleuchtung einschalten • Schlafbrille empfehlen
Krankheitsbedingte Faktoren	
Schmerzen	• Nach Arztanordnung Schmerz- und Beruhigungsmittel kombinieren • Entsprechend lagern, z. B. bei Magen- und Darmbeschwerden Knierolle zur Entlastung der Bauchdecke
Nächtliches Wasserlassen	• Klingel/Rufanlage in Reichweite, Urinflasche oder Toilettenstuhl bereitstellen • Sich vor der Nachtruhe nach Harndrang erkundigen • Diuretika nach Möglichkeit nicht abends verabreichen
Bewegungseinschränkung durch Verbände, Infusionsleitungen, Sonden, Extensionen	• Bequeme Lagerung ermöglichen • Infusionsleitungen verlängern und/oder gut sichern
Physiologische Faktoren	
Mangel an körperlicher Bewegung	• Beschäftigungen am Tag anbieten • Je nach Krankheitsbild körperliche Betätigung anbieten
Störungen des Schlaf-Wach-Rhythmus	• Schlafverhalten beobachten • Tagsüber Ruhezeiten vermeiden • Tagesablauf möglichst nahe am Gewohnten orientieren • Bei Pat. mit eingeschränkter Wahrnehmung bewusst auf Tageszeit hinweisen
Nächtliches Hungergefühl durch ungewohnt frühes Abendessen	• Spätmahlzeit anbieten • Joghurt, Zwieback oder Apfel auf den Nachttisch legen
Überhitzung	• Zimmer vor Nachtruhe lüften • Leichte Decke geben • Kühle Waschungen
Psychische Faktoren	
Angst vor Untersuchungen und Eingriffen, Zukunftsängste, Depression	• Gesprächsbereitschaft zeigen • Entspannungstechniken anbieten

Phasen

Tab. S.9 Schlafphasen

Phase		Merkmale
Non-REM-Schlaf (orthodoxer Schlaf)		
1	Einschlafphase	• Dämmerphase zwischen Wachsein und leichtem Schlaf • Langsame, rollende Augenbewegungen • EEG: gezackte Linie mit niedrigen Ausschlägen
2	Leichter Schlaf	• Bewusstsein ist ausgeschaltet • Keine Bewegung der Augen • EEG: schlaftypisch veränderte Hirnströme • Muskeltonus herabgesetzt
3	Beginnender Tiefschlaf (Delta-Schlaf)	• Ca. 0,5 Std. nach Einschlafen • Keine Bewegungen der Augen • EEG: Delta-Wellen
4	Tiefschlaf	• Tiefste Phase des Schlafes • EEG: langsame und hohe Delta-Wellen
REM-Schlaf (paradoxer Schlaf)		
5	REM-Schlaf	Ähnelt dem Leichtschlaf, aber: • Schnelle Augenbewegungen (REM = **R**apid **E**ye **M**ovement) unter geschlossenen Lidern • Phase des Träumens • Schwere Erweckbarkeit • Muskeltonus stark erniedrigt

Physiologische Veränderungen

Tab. S.10 Physiologische Veränderungen während des Schlafes

Einfluss auf	Auswirkungen	
	Allgemein während des Schlafes	**Speziell während der REM-Phasen**
Herzfrequenz	↓	↑
RR	↓	↑
Atmung	Langsamer, flacher, regelmäßiger	Schneller, unregelmäßiger
Temperatur	Nimmt um 0,4 °C ab, in den frühen Morgenstunden am niedrigsten, steigt dann wieder an	-
Muskelspannung	↓	Körpermuskulatur maximal entspannt, stärkere Durchblutung der Geschlechtsorgane (Männer: Erektionen, Frauen: im Genitalbereich Temp. ↑, Feuchtigkeit ↑)
Bewusstsein	Je nach Schlaftiefe eingeschränkt oder ausgeschaltet	Hirnrinde stärker durchblutet → Träume
Sehen	Augen geschlossen	Schnelle Augenbewegungen unter geschlossenen Lidern
Hören	Gehör bleibt funktionsfähig, Geräusche werden oft in Träume eingebunden und so verarbeitet, bei ungewohnten oder lauten Geräuschen Erwachen	-

S

Schlafumgebung von Säuglingen

(Weitere Informationen siehe Lagerung: Säuglinge)

Durch Gestaltung der Schlafumgebung kann Risiko des plötzlichen Kindstodes minimiert werden:

- Säugling mit Füßen an Fußende legen, damit er nicht unter Bettdecke rutschen kann
- Gegenständen, in die Säugling mit Gesicht „einsinken“ und ersticken kann, vermeiden: z. B. Kopfkissen, Tier- oder Kunstfelle, weiche Matratzen
- Keine Gegenstände, die sich Kind über Kopf ziehen kann, z. B. Kopfbedeckung, Nestchen, Stoffwindeln/Tücher, Bettdecke (ein Schlafsack ist weniger gefährlich)
- Raumtemperatur: 16–18 °C
- Überwärmung vermeiden; Haut im Hals-Nacken-Bereich sollte warm, aber nicht verschwitzt sein
- Kind nicht in Bauchlage zum Schlafen legen

Schluckstörungen

(Weitere Informationen siehe Magensonde; Sondenernährung)

Tab. S.11 Übersicht über Schluckstörungen

Störung	Symptome	Trainingsmöglichkeiten
Mundschlussstörung (Fazialisparese)	• Speichelfluss • Unsymmetrisches Gesicht • Gespitzte Lippen • Ungenügender Lippenschluss	• Mund von außen vom Jochbeinbogen zum Mundwinkel ausstreichen • Lippen lecken lassen • Mund spitzen lassen • Grimassen schneiden lassen • Gegenstände mit dem Mund festhalten oder ansaugen und wieder lockern lassen
Komplette Gaumensegellähmung	• Flüssigkeitsaustritt aus einem Nasenloch • Entweichen von Luft nach Aufblasen der Wangen • Erschwertes Saugen	• Eisstäbchen lecken lassen • Zunge zurückrollen lassen • Wangen aufblasen lassen • An Apfelstücken im feuchten Gazesäckchen saugen lassen • Gaumensegel stimulieren
Koordinationsstörung	• Hustenreiz • Verzögerter oder zu früh ausgelöster Schluckreflex • Aspirationsgefahr besonders bei breiiger und dünnbreiiger Nahrung	• Feste Speisen verabreichen • Schluckreflex stimulieren • Richtige Kopfhaltung trainieren
Motilitätsstörung (Dysarthrie) der Zunge	• Reste in den Wangentaschen • Essen bleibt auf der Zunge liegen • Vorstoßen der Nahrung • Sensibilitätsstörungen • Parästhesien (Missempfindungen wie Taubheit oder Kribbeln) • Zungenbewegung von z. B. links nach rechts, jedoch kann die Zunge nicht nach hinten oder mittig gerollt und nach oben/unten gedrückt werden • Unklare Artikulation	• Zungenbewegungen trainieren: Zunge nach hinten, nach oben, unten und von links nach rechts rollen lassen • Kältereiz, z. B. Eisstäbchen lecken lassen • An Erbsen o. Ä. im Gazesäckchen saugen lassen • Zahnreihen abtasten • Wangentaschen leer räumen • Zunge bürsten (lassen); dabei immer von aktiver zu passiver Seite stimulieren

Schmerz

(Weitere Informationen siehe Expertenstandard: Schmerzmanagement; Krebs; Heidelberger Schmerztagebuch 💻; Körperschema zur Ermittlung von Schmerzen bei Kindern 💻; Wong-Baker Faces Pain Rating Skala in verschiedenen Sprachen 💻

Akuter und chronischer: Unterschiede

Tab. S.12 Unterschiede zwischen akutem und chronischem Schmerz

	Akuter Schmerz	Chronischer Schmerz
Dauer	Stunden bis Tage	Monate bis Jahre
Ursache	Akutes Ereignis	Häufig zentral
Lokalisation	Meist lokal	Häufig diffus
Verlauf	Progrediente Besserung	Unverändert, häufig progrediente Verschlechterung
Bedeutung	Warnfunktion	Keine physiologische Funktion
Einfluss auf Leben	Vorübergehende Einschränkung der Lebensqualität	Verlust an Lebensqualität, soziale Isolation, Persönlichkeitsveränderungen, Depression

Arten

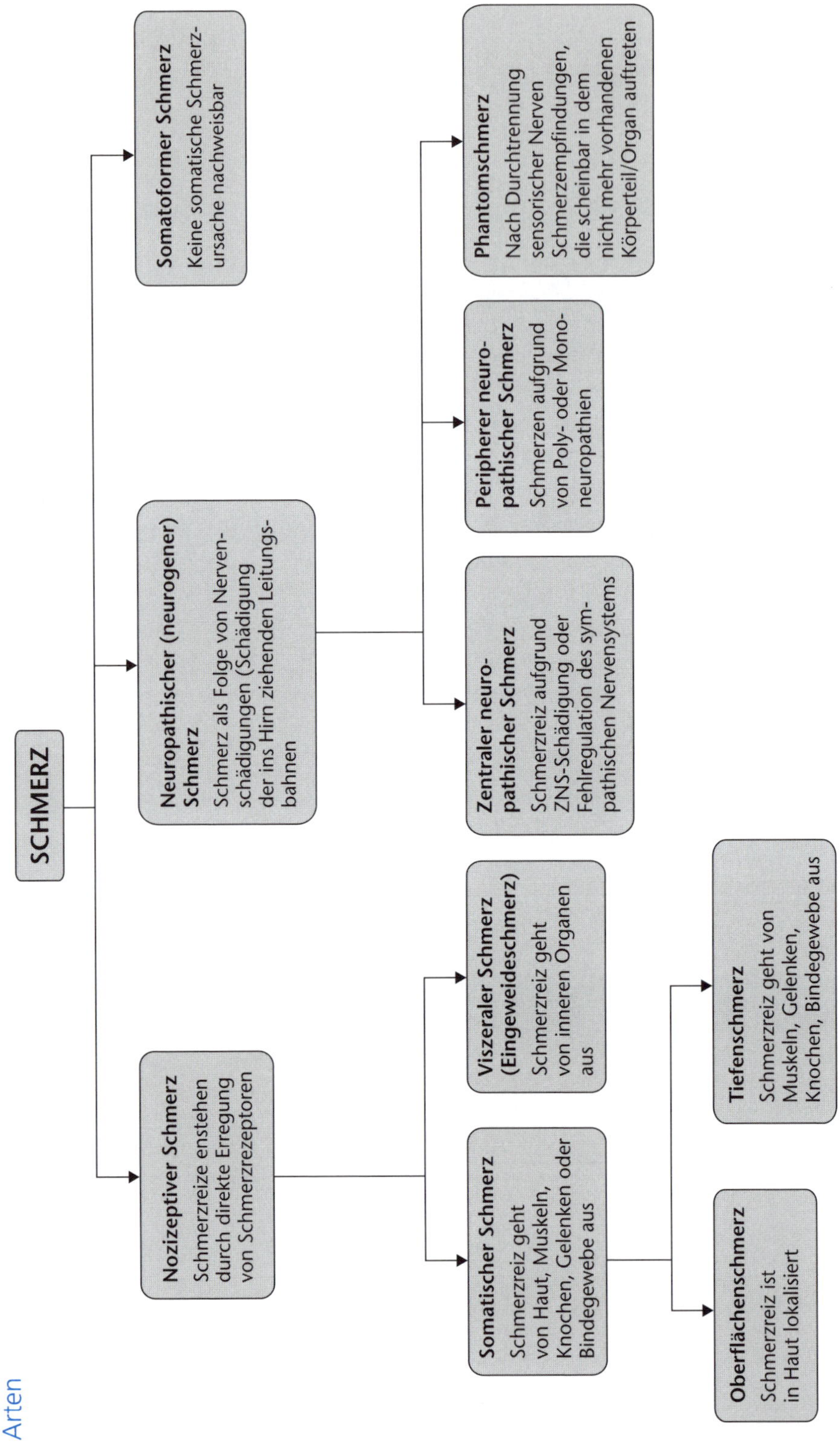

Abb. S.3 Übersicht zu Arten von Schmerzen.

Assessment bei Kindern, KUSS

KUSS = Kindliche Unbehagen- und Schmerzskala.
Geeignet für Säuglinge, Kleinkinder.
Nicht geeignet für beatmete Kinder.

Tab. S.13 Kindliche Unbehagen- und Schmerzskala (KUSS)

Beobachtung	Bewertung	Punkte
Weinen	Gar nicht	0
	Stöhnen, jammern, wimmern	1
	Schreien	2
Gesichtsausdruck	Entspannt, lächelnd	0
	Mund verzerrt	1
	Mund und Augen grimassieren	2
Rumpfhaltung	Neutral	0
	Unstet	1
	Aufbäumen, krümmen	2
Beinhaltung	Neutral	0
	Strampelnd, tretend	1
	An den Körper gezogen	2
Motorische Unruhe	Nicht vorhanden	0
	Mäßig	1
	Ruhelos	2
Gesamtpunkzahl		
Auswertung		
≥ 4	Analgesiebedarf	

Assessment der Schmerzintensität mittels eindimensionaler Schmerzskalen

Tab. S.14 Überblick über Schmerzskalen

Schmerz-skala	Gebrauch	Einsatzfähigkeit
Numerische Rangskala (NRS, numerische Ratingskala, numerische Analogskala)	• Pat. ordnet seinen Schmerzen Zahlenwerte zu • Verbreitetste Form: NRS (1–10) mit Werten von 0 (kein Schmerz) bis 10 (stärkster vorstellbarer Schmerz) • Als Schmerzlineal mit Schieber oder als Papierversion zum Ankreuzen • In Praxis Übersetzung in Begriffe, um mit WHO-Stufenschema (siehe Schmerz: Therapie/WHO-Stufenschema) zu arbeiten; Richtwerte bei NRS (1–10): „leichte Schmerzen" ≤ 3–4, „starke Schmerzen" ≥ 5,5–7, „mäßige Schmerzen" dazwischen • Andere Form: NRS (1–100)	• Einfach einsetzbar • Meiste Pat. kommen gut zurecht • Für Kinder ab 5 Jahre (wenn sie zählen können und bereits gewisse Zahlenvorstellungen haben)

Tab. S.14 Überblick über Schmerzskalen (Forts.)

Schmerzskala	Gebrauch	Einsatzfähigkeit
Verbale Ratingskala (VRS)	• Begriffsskala, bei der Pat. mittels vorgegebener Ausdrücke („kein Schmerz", „leichte Schmerzen", „mäßige Schmerzen", „starke Schmerzen", „nicht stärker vorstellbare Schmerzen") seine Schmerzen mündlich oder schriftlich beschreibt • Daneben gefühlsmäßige Einordnung in „gut erträglich", „gerade noch erträglich", „unerträglich"	• Sehr einfach anwendbar • Kann auch bei Sehbehinderten eingesetzt werden • Auch bei kognitiv beeinträchtigten Pat. • Ältere Menschen kommen meist mit dieser Schmerzskala am besten zurecht • Geringe Intensitätsänderungen können nicht erfasst werden
Visuelle Analogskala (VAS)	• 10 oder 15 cm lange Linie, an deren Enden sich die Begriffe „kein Schmerz" und „stärkster vorstellbarer Schmerz" befinden • Pat. markiert die Stärke seiner Schmerzen durch Einzeichnen oder Einstellen eines Schiebers auf dieser Linie • In Praxis Übersetzung in Begriffe, um mit WHO-Stufenschema (siehe Schmerz: Therapie/WHO-Stufenschema) zu arbeiten; Richtwerte bei VAS 10 cm: „leichte Schmerzen" ≤ 3–4 cm, „starke Schmerzen" ≥ 5,5–7 cm, „mäßige Schmerzen" dazwischen	• Kann auch Intensitätsänderungen anzeigen • Fehleranfälliger als NRS • Für manche Pat. zu abstrakt • Für Kinder ab 4,5 Jahre, am besten ab 7 Jahre • Wissenschaftliche Untersuchungen haben ergeben, dass Kinder zwischen 3 und 18 Jahren alle anderen Skalen vor der VAS bevorzugen (Wrong and Baker, 1988; Luffy and Grove, 2003)
Gesichter-Rating-Skala	• Bilder von Gesichtern, die unterschiedlich stark Schmerz ausdrücken • Pat. zeigt, welches Bild seinen Schmerz am besten darstellt	• Für Kinder ab 3 Jahre • Auch für Erwachsene geeignet

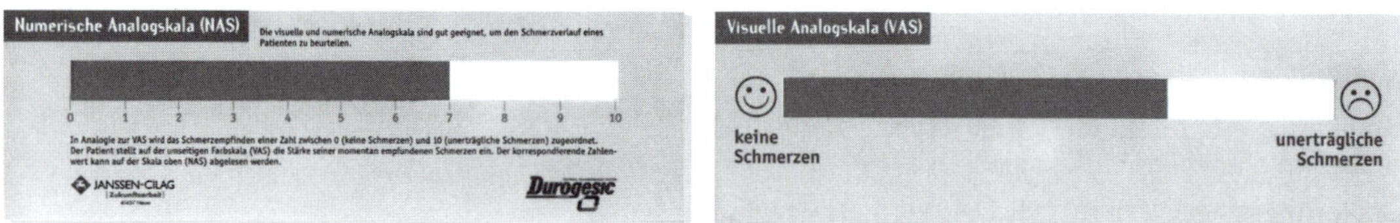

Abb. S.4 Numerische Rangskala (links) und visuelle Analogskala (rechts). [V174]

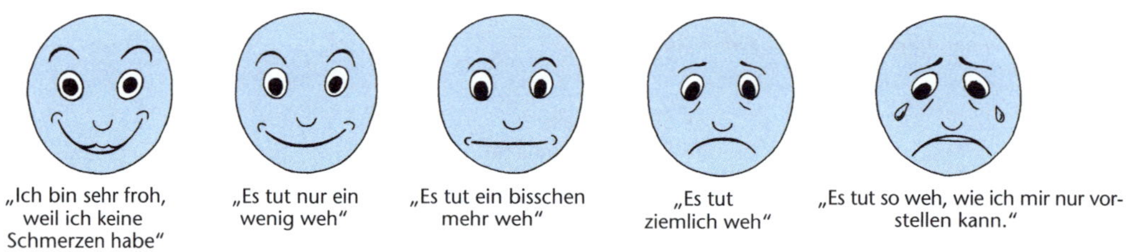

Abb. S.5 Gesichter-Rating-Skala, speziell für die Anwendung bei Kindern oder bei Menschen, die sich verbal nicht ausdrücken können. [A400-190]

Für alle Skalen zur Messung der empfundenen Schmerzstärke bieten sich Vergleiche mit alltäglichen Situationen an:

Tab. S.15 Vergleiche Schmerz – alltägliche Situationen

Schmerzbeschreibung	Möglicher Vergleich
Geringer/leichter Schmerz	Wird bei Ablenkung nicht wahrgenommen
Mittelstarker/mäßiger Schmerz	Hinderlich bei Bewegung, stört beim Einschlafen
Starker Schmerz	Bedürfnis, sich hinzulegen bzw. zu ruhen, Gedanken kreisen ständig um den Schmerz, Gefühl der Hilflosigkeit
Sehr/extrem starker Schmerz	Zum Schreien, unerträglich

Behandlungsgrundsätze

Tab. S.16 Behandlungsgrundsätze bei akuten und bei chronischen Schmerzen

Faktoren	Akute Schmerzen	Chronische Schmerzen
Behandlungsziel	Rasche Behebung des Schmerzes	Prophylaxe steht im Vordergrund
Schmerzmittel	Nach WHO-Stufenplan (siehe Schmerz: Therapie/WHO-Stufenschema)	Nach WHO-Stufenplan (siehe Schmerz: Therapie/WHO-Stufenschema) bei tumorbedingten Schmerzen
Wirkungsbeginn	Rasch	Eher langsam
Wirkdauer	Kann von kurzer Dauer sein (ca. 4 Std.)	Soll so lange wie möglich anhalten
Applikationsform	i.v., peridural, oral	Oral, transdermal, rektal, peridural
Applikationsintervall	Kontinuierlich oder in festen Intervallen, zusätzlich Bedarfsmedikation bei Schmerzspitzen	In festen Intervallen, bevor sich die Schmerzen wieder bemerkbar machen
Therapiedauer	Stunden–Tage	Wochen–Jahre
Therapiekontrollintervalle	Je nach Applikationsart alle ½–1 Std., Auslassversuche	Wöchentlich–monatlich
Sedierung	Unerwünscht	Kann erwünscht sein, z. B. nachts
Standardisierte oder individuelle Behandlung	Kann standardisiert werden	Soll individuell angepasst werden
Begleittherapie	Bei Bedarf	Ja

Beobachtungskriterien

Tab. S.17 Beobachtungskriterien bei Schmerzen

Beobachtungskriterium	Aspekte
Lokalisation	• Streng lokalisiert • Diffus ausstrahlend
Intensität (Stärke)	• Momentane Schmerzstärke in Ruhe, bei Bewegung oder tiefem Einatmen • Stärkster, durchschnittlicher, geringster Schmerz • Messung über Schmerzskalen (siehe Schmerz: Assessment der Schmerzintensität …)
Qualität	• Stechend • Brennend • Ziehend • Klopfend • Bohrend • Krampfartig • Wehenartig • Beklemmend

Tab. S.17 Beobachtungskriterien bei Schmerzen (Forts.)

Beobachtungskriterium	Aspekte
Zeitliche Dimension	• Erstes Auftreten • Bestimmte Tageszeiten • Bestimmter Wochen-, Monatsverlauf • Konstant vorhanden • Intervalle
Verstärkende oder lindernde Faktoren	• Essensabhängig • Witterungsabhängig • Bewegungsabhängig • Abhängig von Wärme, Kälte, Ablenkung, Entspannung
Begleitsymptome	• Schwellung, Rötung • Übelkeit • Schlafstörungen
Auswirkungen auf das Alltagsleben	• Einschränkungen für Pat. und für seine Familie
Kommunikation	• Verhalten des Pat. bei Schmerzen • Mimik, Gestik, Körperhaltung • Verbale Äußerungen
Bisherige Therapien	• Erfahrungen des Pat. • Erfolge, Nebenwirkungen bisheriger Therapien • Möglichkeit, über Enttäuschungen und Erwartungen zu sprechen

Chronifizierungsprozess

Tab. S.18 Chronifizierungsprozess bei Schmerzen

Dimension	Stadium I	Stadium II	Stadium III
Schmerzverlauf	• Intermittierend • Zeitlich begrenzt • Wechselnde Intensität	• Lang anhaltend • Fast kontinuierlicher Schmerz • Selten wechselnde Intensität	• Dauerschmerz • Keine oder selten wechselnde Intensität
Lokalisation	• Anatomisch genau lokalisierbar • Begrenzt auf eine Körperregion • Posttraumatisch	• Ausdehnung auf größere, benachbarte Körperareale	• Schmerzausbreitung auf entfernt liegende Körperareale • > 70 % betroffene Körperoberfläche • Schmerzort wechselt oft
Medikamenteneinnahmeverhalten	• Angemessen • Entsprechend ärztlicher Verordnung	• Vereinzelt Missbrauchs- und Entzugsperioden	• Langjähriger Missbrauch • Polytoxikomanie
Beanspruchung des Gesundheitssystems	• Aufsuchen des persönlichen Arztes • Konsultation empfohlener Spezialisten • Maximal je eine schmerzbezogene klinische, operative und rehabilitative Behandlung	• 2–3-maliger Arztwechsel • Häufiger Wechsel von Spezialisten des gleichen Fachgebiets • 2–3 stationäre Behandlungen und operative Eingriffe	• > 3-maliger Wechsel des persönlichen Arztes • Zielloser Arzt- und Heilpraktikerbesuch (Doctor-Shopping) • > 3 schmerzbedingte stationäre Behandlungen bzw. operative Eingriffe
Psychosoziale Risikofaktoren	• Übliche familiäre und psychosoziale Probleme • Adäquate Krankheitskontrolle	• Zunehmende Auswirkungen der Schmerzen auf Familie, soziales Umfeld und Beruf • Fehleingesetzte Bewältigungsstrategien	• Versagen in Familie, Beruf, Gesellschaft • Keine Bewältigungsstrategien nachweisbar (erlernte Hilflosigkeit)

Dimensionen

Tab. S.19 Schmerzdimensionen

Komponente	Merkmale
Sensorisch-diskriminativ	• Rein physiologische Sinneswahrnehmung • Warnsignal für Körper
Kognitiv-evaluativ	• Rationale Bewertung des Schmerzerlebnisses • Intellektuelle Einteilung der Empfindung in eine Werteskala von wichtig bis unwesentlich • Kenntnis der Schmerzursache
Affektiv-motivational	• Gefühle gegenüber dem Schmerz (z. B. Qual, Bedrohung, Angst)
Vegetativ	• Vegetatives Nervensystem löst reflektorische Reaktionen auf Schmerz aus (z. B. Übelkeit, Schweißausbruch)
Motorisch	• Auslösung des Flucht- und Schutzreflexes (der Betroffene zieht z. B. das entsprechende Körperteil aus der Gefahrenzone; Schonbewegung oder -haltung hilft, den Schmerz besser zu ertragen)

Folgen

Tab. S.20 Folgen von Schmerz

Folgen auf	Auswirkungen
RR	↑ oder ↓
Herzfrequenz	↑
Atmung	↑, oberflächlich
Temperaturregulation	• Kaltschweißigkeit • Schweißausbrüche • Periphere Kühle • Fieber
Magen, Darm	• Übelkeit • Erbrechen
Mobilität	Einschränkung mit weiteren Folgen: • Atemwegsinfektion • Thrombose • Muskelatrophie • Abnahme der Knochendichte
Nerven, Gehirn	• Ausbildung eines Schmerzgedächtnisses • Empfindlichkeit für zukünftige Schmerzreize ↑
Psyche	• Schlafstörungen • Erschöpfung • Depression • Angst • Minderung der Leistungsfähigkeit, z. B. im Beruf • Rückzug, Vereinsamung

Reaktionen von Kindern

Tab. S.21 Schmerzreaktionen von Kindern

Lebensalter/-phase	Schmerzreaktionen
Frühgeborenes	• Hautblässe oder Hautrötung • Erweiterte Pupillen • Evtl. Bradykardie • Evtl. Apnoe
Junger Säugling	• Ganzer Körper reagiert, wird steif • Wirft sich hin und her, möglicherweise mit lokalem Reflexausfall im stimulierten Bereich • Lautes Weinen • Mimik signalisiert Schmerz: Augenbrauen herab- und zusammengezogen, Lider fest geschlossen, Mund quadratisch geöffnet • Knie zur Brust hochgezogen • Stellt keinen Zusammenhang zwischen näher kommendem Stimulus und darauf folgendem Schmerz her
Älterer Säugling	• Lokalisierte Körperreaktion mit gezieltem Zurückziehen des stimulierten Bereichs • Lautes Weinen • Mimik signalisiert Schmerzen und/oder Zorn (gleiche Merkmale wie bei Schmerzen, jedoch evtl. Augen geöffnet) • Leistet körperlichen Widerstand, insbesondere Wegstoßen des Stimulus nach der Stimulierung
Kleinkind	• Lautes Weinen, Schreien • Verbalisierungen: „aua", „weh", „tut weh" • Schlägt mit Armen und Beinen um sich • Versucht, Stimulus wegzustoßen, bevor er eingesetzt wird • Bittet um Beendigung der Maßnahme • Klammert sich an Elternteil, Pflegekraft oder andere Bezugsperson • Verlangt nach emotionaler Unterstützung, möchte in Arm genommen oder auf andere Art körperlich getröstet werden • Wird bei anhaltenden Schmerzen möglicherweise unruhig und reizbar • Verhaltensmuster u. U. bereits im Vorfeld einer tatsächlich schmerzhaften Maßnahme beobachtbar
Schulkind	• Verhalten sich oft genau wie kleinere Kinder, besonders während einer schmerzhaften Maßnahme, sind im Vorfeld meist ruhiger • Versuchen es mit Verzögerungen: „Warte bitte", „Ich bin noch nicht so weit" • Muskelanspannung, etwa geballte Fäuste, weiße Handknöchel, zusammengebissene Zähne, kontrahierte Gliedmaßen, versteifter Körper, geschlossene Augen, gerunzelte Stirn
Jugendlicher	• Geringerer sprachlicher Protest • Geringere motorische Aktivität • Stärkere Verbalisierung wie: „Das schmerzt" oder „Sie tun mir weh" • Erhöhte Muskelanspannung und stärkere Körperkontrolle
Kommunikations-behindertes Kind	• Verzerrte Gesichtszüge oder schmerzlich verzogenes Gesicht • Weinen ohne Tränen • Schreien, brüllen, stöhnen oder ächzen • Steifer oder angespannter Körper • Schwer zu trösten oder zu beruhigen • Zuckt bei Berührung zusammen oder entzieht sich

Therapie: nichtmedikamentöse Maßnahmen

Tab. S.22 Nichtmedikamentöse Maßnahmen der Schmerztherapie

Maßnahme	Indikation (Bsp.)
Peripher wirkende Maßnahmen	
Kälte	• Akut entzündliche Schmerzen durch Verletzungen, z. B. Muskelzerrung • Aktivierte Arthrose • Rheumatische Gelenkveränderungen
Wärme	• Chronische Gelenkerkrankungen • Koliken • Muskuläre Verspannung • Ischialgie • Kopfschmerzen
Massage	• Muskuläre Verspannungen
Atemstimulierende Einreibung	• Beruhigung • Schlafförderung
TENS	• Lokale, neurogen bedingte Schmerzen, z. B. Neuralgien • Lokale, muskulär bedingte Schmerzen, z. B. Wirbelsäulensyndrom • Nicht geeignet für Pat. mit Herzschrittmacher
Vibrationstherapie	• Muskuläre Verspannungen • Arthritische Schmerzen
Lagerung	• Gelenkerkrankungen, z. B. mittels Schienen • Rückenschmerzen, z. B. mittels Stufenbett zur Entlastung der Wirbelsäule
Zentral wirkende Maßnahmen	
Tiefe Atementspannung	• Postoperative Schmerzen
Progressive Muskelentspannung nach Jacobson	• Muskuläre Verspannungen • Kopfschmerzen • Rheumatoide Arthritis
Autogenes Training	• Migräne • Muskuläre Verspannungen • Fibromyalgie • Rheumatoide Arthritis
Meditation, Fantasiereisen, gelenkte Imagination	• Chronische Schmerzen
Musik, Lektüre, Filme	• Ablenkung bei allen Formen von Schmerzen

Therapie: WHO-Stufenschema

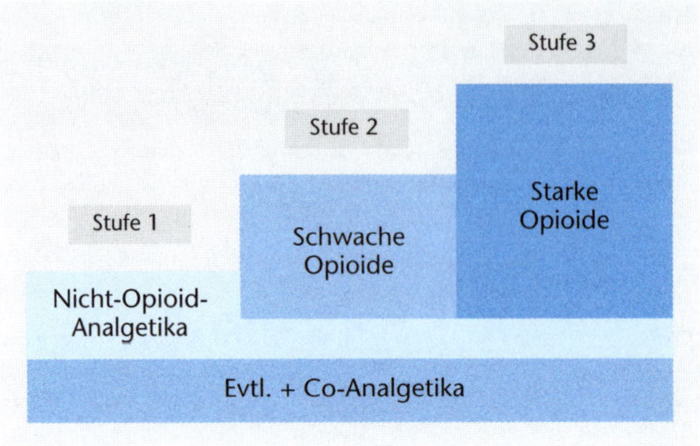

Abb. S.6 WHO-Stufenschema zur Schmerztherapie. [A300, B110]

Schock

(Weitere Informationen siehe Notfall)

Formen, Hämodynamik und Maßnahmen

Tab. S.23 Übersicht über Schockformen

	Hypovolämischer Schock	Kardiogener Schock	Septischer Schock	Anaphylaktischer Schock
Herzfrequenz	↑	↓↓ → ↑↑	↑	↑ → ↓↓
Blutdruck	↓	↓	↓ → ↓↓	↓↓
Herzzeitvolumen (HZV)	↓	↓	↓ → ↓↓	↓↓
Totalperipherer Widerstand (TPR)	↑↑	↔ ↑	↓↓ → ↑↑	↓
Pulmonalkapillärer Wedgedruck (PCWP)	↓	↑	↓ → ↑	↓
Maßnahmen	• Ausreichende Flüssigkeitszufuhr (z. B. HAES®) • Kreislaufkontrolle • Erythrozytenkonzentrate	• Nitrate (als Sprühstoß und/oder Perfusor) • Dopamin • Dobutamin • Schleifendiuretika	• Antibiotika • Vollheparinisierung	• Stoppen der Allergiezufuhr • Volumenauffüllung • Adrenalin • Glukokortikoide • Antihistaminika • Theophyllin bei Bronchospasmus (Bronchodilatation)

Schockindex

$$\text{Schockindex}\,(\text{SI}) = \frac{\text{Herzfrequenz}}{\text{RR}_{\text{syst.}}}$$

Tab. S.24 Schockindex

Schockindex	Vorkommen
Ca. 0,5	Beim Gesunden
> 1	Beginnender Schock
> 1,5	Manifester Schock

Schockraum

Basismonitoring

Unmittelbar nach der Ankunft des Patienten im Schockraum schließen die Pflegenden ihn an den Überwachungsmonitor an.
Das Basismonitoring umfasst:

- Pulsoxymetrie
- EKG-Ableitung (nur Thoraxwandableitung)
- Nicht invasive Blutdruckmessung

Ggf. kommen dazu:

- Blasendauerkatheter (Überwachung der Urinausscheidung)
- Temperatursonde (Überwachung der Körpertemperatur)

Erstversorgung (A–F-Schema)

Atemwege frei machen
Beatmung
Circulation = Sicherung des Minimalkreislaufs
Dringliche Diagnostik
Emergency Operations = sofort durchzuführende, lebensrettende Operationen
Fingers = klinische und Laboruntersuchungen

Vorbereitung

Ist ein Patient angemeldet, bereiten die Pflegenden den Schockraum wie folgt vor:

- Narkose- und Notfallmedikamente aufziehen
  - Adrenalin
  - Analgetika
  - Hypnotika
  - Evtl. Muskelrelaxanzien
- Infusionslösungen (kristalloide und kolloidale) vorbereiten
- Absauggerät mit Zubehör bereitstellen
- Intubationsbesteck richten
- Großlumige intravenöse Zugänge bereithalten

Weitere Vorbereitungen sind abhängig von den mutmaßlichen Erkrankungen und Verletzungen des angemeldeten Patienten.

Schwangerschaft

(Weitere Informationen siehe Hellin-Regel; Naegele-Regel)

Fundusstand

- Fundusstand = Höhe des oberen Gebärmutterrandes
- Bestimmung des Fundusstandes dient der Größenbestimmung des Uterus
- Bestimmung mittels Leopold-Handgriffen

Kindslänge und -gewicht in Abhängigkeit von Schwangerschaftsdauer

Tab. S.25 Länge und Gewicht des Kindes in der Schwangerschaft

SSW	Monat	Gewicht [g]	Scheitel-Fuß-Länge*
12	3	k. A.	3 × 3 = 9 cm
16	4	k. A.	4 × 4 = 16 cm
20	5	k. A.	5 × 5 = 25 cm
24	6	700	6 × 5 = 30 cm
28	7	1000	7 × 5 = 35 cm
32	8	2000	8 × 5 = 40 cm
36	9	3000	9 × 5 = 45 cm
40	10	3500	10 × 5 = 50 cm

* Faustregel für Längenberechnung: Schwangerschaftsmonat zum Quadrat (3.–5. Monat) bzw. Schwangerschaftsmonat mal 5 (ab 5. Monat).

Lageangaben

Lage: Verhältnis der Längsachse des Kindes zur Längsachse des Uterus. Wird anhand der Leopold-Handgriffe und mittels Sonografie festgestellt.

Tab. S.26 Lageangaben und ihre Häufigkeit

Lage	Häufigkeit [%] bei Einlingen
Längslage	
• **Schädellage**	89,6
• **Beckenendlage**	4,8
Querlage	0,4
Schräglage	5,1

Quelle: BQS Bundesauswertung für 2007 (www.bqs-outcome.de)

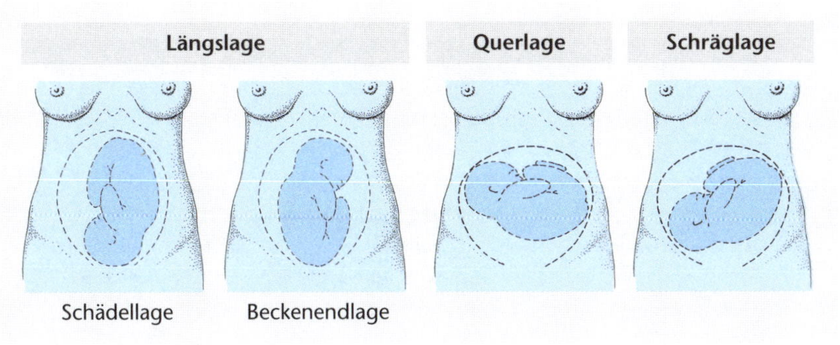

Abb. S.7 Lageangaben des Kindes im Uterus. Längs-, Quer- und Schräglage beziehen sich nur auf die Längsachse des Kindes, unabhängig davon, in welche Richtung der Kopf zeigt; Schädel- und Beckenendlage beziehen sich auf die Poleinstellung, d. h. den Körperteil des Kindes, der dem Geburtskanal am nächsten ist. [A400-190]

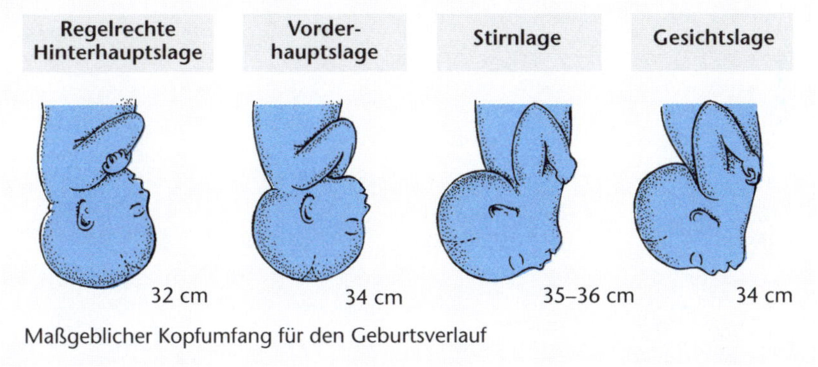

Abb. S.8 Regelrechte Hinterhauptslage und die verschiedenen Deflexionshaltungen des kindlichen Kopfes. [A300-190]

S

Schwangerschaftszeichen

Tab. S.27 Schwangerschaftszeichen

Sichere Schwangerschaftszeichen = Schwangerschaftszeichen, die vom Kind ausgehen	Wahrscheinliche Schwangerschaftszeichen = nicht durch Ungeborenes selbst bedingt, sondern z. B. durch hormonelle Veränderungen; bei Auftreten liegt meist eine Schwangerschaft vor	Unsichere Schwangerschaftszeichen = bei Auftreten könnte Schwangerschaft Ursache sein
Frühe		
• Sonografischer Nachweis von Fruchtblase und Dottersackstrukturen (ab 5. SSW) • Sonografischer Nachweis der Herzaktion (ab 7. SSW)	• Ausbleiben der Menstruation • HCG-Nachweis als Urinstreifentest (Schwangerschaftstest) oder im Serum • Erhöhung der Basaltemperatur über 16 Tage nach Ausbleiben der Menstruation • Livide Verfärbung der Vagina und Auflockerung des Uterus	• Spannungsgefühl in den Brüsten • Pollakisurie • Obstipation • Übelkeit, Erbrechen • Vermehrter Speichelfluss • Abnorme Gelüste • Labiler Kreislauf • Müdigkeit • Verminderte Leistungsfähigkeit • Labile Gefühlslage

Tab. S.27 Schwangerschaftszeichen (Forts.)

Sichere Schwangerschaftszeichen = Schwangerschaftszeichen, die vom Kind ausgehen	Wahrscheinliche Schwangerschaftszeichen = nicht durch Ungeborenes selbst bedingt, sondern z. B. durch hormonelle Veränderungen; bei Auftreten liegt meist eine Schwangerschaft vor	Unsichere Schwangerschaftszeichen = bei Auftreten könnte Schwangerschaft Ursache sein
Späte		
• Tasten von Kindsteilen (ab 18. SSW) • Fühlen von Kindsbewegungen durch Hebamme oder Arzt (ab 20. SSW) • Hören von fetalen Herztönen (mit speziellem Gerät ab 12. SSW)	• Sekretion von Kolostrum (Vormilch) aus der Brust • Fühlen von Kindsbewegungen durch die Frau (ab 16.–18. SSW)	• Chloasma gravidarum (dunkle Flecken im Gesicht) • Zunahme des Leibesumfangs • Striae

Schweißsekretion: Beobachtungskriterien

S

- Geruch
- Körperstellen
- Menge
- Qualität
- Zeitpunkt

Geruch

Tab. S.28 Beobachtungen des Schweißgeruchs

Beobachtung	Mögliche Ursachen
Physiologisch: frischer Schweiß geruchsneutral	
Fruchtähnlicher Geruch	• Stoffwechselerkrankungen
Säuerlicher Geruch	• Lungenerkrankungen
Übelriechend	• Schlecht belüftete Körperstellen • Nahrungsmittel, z. B. Knoblauch
Urinöser Geruch	• Nierenerkrankungen

Körperstellen

Tab. S.29 Beobachtungen bzgl. der Orte der Schweißsekretion

Beobachtung	Mögliche Ursachen
Physiologisch: Schweißdrüsen am ganzen Körper, außer Lippenrand, Nagelbett, Eichel, Klitoris, kleine Schamlippen, Trommelfell, besonders dicht angesiedelt an Hand- und Fußflächen	
Lokal begrenztes Schwitzen (z. B. nur Handflächen)	• Aufregung • Angst
Vermehrte Schweißproduktion einer Körperseite	• Gelähmte Seite bei Hemiplegie • Enzephalitis

Menge

Tab. S.30 Beobachtungen der Schweißmenge

Beobachtung	Mögliche Ursachen
Physiologisch: je nach körperlicher Anstrengung, Außentemp., individuell	
Vermehrt	• Hitze • Angst • Adipositas • Anlagebedingt • Hohe Außentemp. • Fieberabfall • Ohnmacht, Schock • Schilddrüsenüberfunktion • Schlaganfall
Vermindert	• Hochgradiger Flüssigkeitsverlust • Hauterkrankungen mit Schädigung der Schweißdrüsenausführungsgänge • Arzneimittel, z. B. Atropin, Zytostatika • Endokrinologische Erkrankungen, z. B. Nebennierenrindenunterfunktion • Neurologische Erkrankungen, z. B. Polyneuropathie
Fehlend	• Erbkrankheit • Verbrennungen

Qualität

Tab. S.31 Beobachtungen der Schweißqualität

Beobachtung	Mögliche Ursachen
Physiologisch: dünnflüssig, warm	
Kalt, klebrig	• Ohnmacht, Schock
Warm, großperlig	• Fieberabfall

Zeitpunkt

Tab. S.32 Beobachtungen bzgl. des Zeitpunkts der Schweißsekretion

Beobachtung	Mögliche Ursachen
Physiologisch: abhängig von körperlicher Anstrengung und Außentemp.	
Nachtschweiß	• Störungen im Hormonhaushalt • Tuberkulose

Sehschärfe: Berechnung

(Weitere Informationen siehe Kommunikation: Beobachtungskriterien/Sehfähigkeit)
Sehschärfe = Sehvermögen bei Korrektur durch Brillengläser

S

Tab. S.33 Berechnung der Sehschärfe

Abstand: Patient – Projektionstafel [m]	Kleinste vom Patienten lesbare Zeile	Formel	Sehschärfe
5	Zeile, die bei normaler Sehschärfe in einem Abstand von 5 m gelesen werden kann	5/5	1
5	Zeile, die bei normaler Sehschärfe in einem Abstand von 10 m gelesen werden kann	5/10	0,5
5	Zeile, die bei normaler Sehschärfe in einem Abstand von 50 m gelesen werden kann	5/50	0,1
1	Zeile, die bei normaler Sehschärfe in einem Abstand von 20 m gelesen werden kann	1/20	0,05
1	Zeile, die bei normaler Sehschärfe in einem Abstand von 50 m gelesen werden kann	1/50	0,02

Selbstpflegeerfordernisse nach Orem

Selbstpflege = erlernte, zielgerichtete Aktivität von Individuen, um Faktoren zu regulieren, die ihre eigene Entwicklung oder lebenswichtige Funktionen, ihre Gesundheit oder ihr Wohlbefinden beeinträchtigen

S

Tab. S.34 Selbstpflegeerfordernisse nach Orem

Universelle Selbstpflegeerfordernisse	Entwicklungsbedingte Selbstpflegeerfordernisse		Gesundheitsbedingte Selbstpflegeerfordernisse bei
	In den jeweiligen Lebensabschnitten	Zur Vorbeugung und Überwindung entwicklungsschädigender Einflüsse	
• Atmung • Flüssigkeitsaufnahme • Nahrungsaufnahme • Ausscheidung • Gleichgewicht von Ruhe und Aktivität • Vorbeugung von Gefahren • Gleichgewicht zwischen Einsamkeit und sozialer Interaktion • Aktivität und Entwicklung innerhalb der sozialen Gruppen und Bedürfnis nach Normalität	• Ungeborenes • Neugeborenes • Kleinkind • Kind • Jugendlicher • Erwachsener • Schwangere	• Fehlende Erziehung und Bildung • Beeinträchtigung der sozialen Anpassung • Verlust von Freunden, Verwandten, Bekannten • Verlust von beruflicher Sicherheit und Besitz • Abrupte Veränderung des Wohnsitzes in unbekannte Umgebung • Schlechte Gesundheit oder Invalidität • Bedrückende oder unterdrückende Lebensbedingungen • Terminale Krankheit oder bevorstehender Tod	• Krankheit • Verletzung • Behinderung • diagnostischen und therapeutischen Maßnahmen • Veränderung der Struktur und der Funktion • Veränderung im Verhalten oder den Gewohnheiten des Lebens

SeSAM-Konzept

(Weitere Informationen siehe Anästhesie; ASA-Klassifikation; Narkose; Ramsay-Score)

Tab. S.35 SeSAM-Konzept

SeSAM	Analgesie	Sedierung	Vegetative Dämpfung	Zusatzmedikamente
SeSAM I Analgosedierung bis 24 Std.	Ggf. Bolusgaben, z. B. Fentanyl, Piritramid oder Pethidin	Propofol 2 %	-	Evtl. zusätzlich Verfahren der Regionalanästhesie

Tab. S.35 SeSAM-Konzept (Forts.)

SeSAM	Analgesie	Sedierung	Vegetative Dämpfung	Zusatzmedikamente
SeSAM II Analgosedierung 24–72 Std.	Sufentanil	Propofol 2 %	Clonidin	Midazolam, Haloperidol; evtl. zusätzlich Verfahren der Regionalanästhesie
SeSAM III Analgosedierung länger als 72 Std.	**Phase 1 (tiefe Sedierung)**			
	Sufentanil	Midazolam	Clonidin	Evtl. zusätzlich Verfahren der Regionalanästhesie
	Phase 2 (Patient stabilisiert, Entwöhnung geplant)			
	Zunächst keine Applikation von Pharmaka bis zum Erreichen von R2–3* oder SAS 3–4**, dann – wenn nötig – Analgosedierung wie SeSAM II oder mit Remifentanil/Propofol (entspricht SeSAM IV)			

* Ramsey-Score
** Sedation-Agitation-Scale nach Riker

Sondenernährung

(Weitere Informationen siehe Energiebedarf; Magensonde; Schluckstörungen)

Indikationen

- Schluckstörungen, Trinkschwäche, neurologische Erkrankungen
- Verletzungen, akute schwere Allgemeinerkrankungen
- Magen-Darm-Erkrankungen: Kurzdarmsyndrom, M. Crohn, Colitis ulcerosa
- Anorexia nervosa
- Sonderform: tagsüber Normalernährung, nachts Sondenernährung, um Kalorienzufuhr zu steigern
- Bei Langzeitsondenernährung PEG als Alternative

Komplikationen

Tab. S.36 Mögliche Komplikationen bei der Sondenernährung

Komplikation	Mögliche Ursachen	Maßnahmen
Sondenverstopfung	• Sonde nicht regelmäßig gespült • Zufuhr von Fruchtsäften, Früchtetees • Nahrung und Medikamente gemischt oder gleichzeitig appliziert • Gemeinsame Applikation verschiedener Medikamente • Medikamente unzureichend zerkleinert	• Vorsichtiger Versuch, die Sonde zu spülen • Bei größeren Kindern: über eine Spritze einige ml Coca-Cola applizieren, einwirken lassen und ggf. erneuter Spülversuch
Diarrhö	• Sondennahrung zu schnell, zu kalt oder in zu großen Mengen verabreicht • Sondennahrung ist verdorben • Medikamentöse Ursachen, z. B. Antibiotika • Lageveränderung der Sonde • Unverträglichkeit gegenüber Sondennahrung	• Langsamer Kostaufbau und langsame Applikation der Sondennahrung • Sondennahrung hat bei der Verabreichung mindestens Zimmertemperatur • Reste im Kühlschrank aufbewahren • Überleitsysteme alle 24 Stunden wechseln • Sondennahrung bzw. Anbieter wechseln

Tab. S.36 Mögliche Komplikationen bei der Sondenernährung (Forts.)

Komplikation	Mögliche Ursachen	Maßnahmen
Aspiration	• Dislokation der Sonde • Magenentleerungsstörungen	• Kontrolle der Sondenlage • Kontrolle der Magenentleerung • Oberkörper während der Applikation und ca. 1 Std. danach um 30° hochlagern

Sondennahrung

Tab. S.37 Überblick über Sondennahrungen

Diät	Beispiel	Inhaltsstoffe	Indikationen (Auswahl)
Niedermolekulare Oligopeptiddiäten	• Survimed® OPD	• Eiweiß, Fette, Kohlenhydrate in aufbereiteter Form • Vitamine, Mineralstoffe, Spurenelemente in bedarfsdeckender Form • Keine Ballaststoffe	Pat. mit Malassimilationssyndrom, z. B. bei • Kurzdarmsyndrom • Chronisch-entzündlichen Darmerkrankungen • Akuten Phasen einer Pankreatitis • Fettverwertungsstörungen • Nahrungsaufbau nach langer parenteraler Ernährung
Hochmolekulare Standarddiäten ohne Ballaststoffe	• Fresubin® original • Fresubin® energy	• Eiweiß, Fette, Kohlenhydrate in nativer Form • Vitamine, Mineralstoffe, Spurenelemente in bedarfsdeckender Form	• Pat., die sich auf oralem Weg nicht mehr ernähren können, mit Unverträglichkeit gegenüber Ballaststoffen
Hochmolekulare Standarddiäten mit Ballaststoffen	• Fresubin® original fibre • Fresubin® energy fibre	• Eiweiß, Fett, Kohlenhydrate in nativer Form • Vitamine, Mineralstoffe, Spurenelemente in bedarfsdeckender Form • Lösliche und unlösliche Ballaststoffe	• Pat., die sich auf oralem Weg nicht mehr ernähren können
Stoffwechsel-adaptierte Spezialdiäten	• Diben	• Erhöhter Anteil einfach ungesättigter Fettsäuren • Hoher Ballaststoffanteil • Modifizierte Stärke und Fruktose	• Diabetiker
	• Survimed® renal	• Elektrolytarm • Eiweißreduziert • Flüssigkeitsreduziert	• Niereninsuffiziente Pat.
	• Fresubin® hepa	• Viele verzweigtkettigen Aminosäuren • Wenig aromatische und schwefelhaltige Aminosäuren • Flüssigkeitsreduziert	• Leberinsuffziente Pat.
	• Supportan®	• Eiweißreich • Fettreich, insbesondere an Omega-3-Fettsäuren	• Tumorpat.

Sondentypen

Tab. S.38 Übersicht über Sondentypen

Sondentyp	Indikation	Maximale Liegedauer	Kurzcharakterisierung
Nasogastrale Sonde / **Orogastrale Sonde**	Voraussichtlich kurz dauernde (< 4 Wochen) enterale Ernährung, wenn keine erhöhte Aspirationsgefahr besteht	< 4 Wochen (Herstellerangaben beachten)	• Legen erfolgt meist durch Pflegende
Nasojejunale Sonde	Voraussichtlich kurz dauernde (< 4 Wochen) enterale Ernährung bei erhöhter Aspirationsgefahr, z. B. durch Reflux von Mageninhalt oder bei Magenentleerungsstörungen	< 4 Wochen (Herstellerangaben beachten)	• Legen durch Arzt unter endoskopischer oder Bildwandlerkontrolle • Sondenkost muss kontinuierlich über Ernährungspumpe verabreicht werden
Perkutan-endoskopische Gastrostomie (PEG)	Länger dauernde (> 4 Wochen) enterale Ernährung, wenn keine erhöhte Aspirationsgefahr besteht und keine offene Bauchoperation geplant ist	Abhängig von Sondengängigkeit, Umgebungshaut, Dichtheit; kann mehrere Jahre liegen	• Perkutane Punktion des Magens im Rahmen einer Gastroskopie • Komplikationen: Wundinfektionen, Peritonitis
Perkutan-endoskopische Jejunostomie (PEJ)	Länger dauernde (> 4 Wochen) enterale Ernährung bei erhöhter Aspirationsgefahr, wenn keine offene Bauchoperation geplant ist	Abhängig von Sondengängigkeit, Umgebungshaut, Dichtheit; kann mehrere Jahre liegen	• Kontraindikationen: Peritonitis und Blutgerinnungsstörungen • Vorteil: Schlucktraining und Nahrungsaufnahme trotz liegender Sonde, kosmetisch unauffälliger als nasale Sonden
Feinnadel-katheter-Jejunostomie (FKJ)	Länger dauernde (> 4 Wochen) enterale Ernährung bei erhöhter Aspirationsgefahr, wenn der Katheter während einer ohnehin geplanten Operation gelegt werden kann	Abhängig von Sondengängigkeit, Umgebungshaut, Dichtheit; kann mehrere Jahre liegen	• Anlage im Rahmen einer Operation

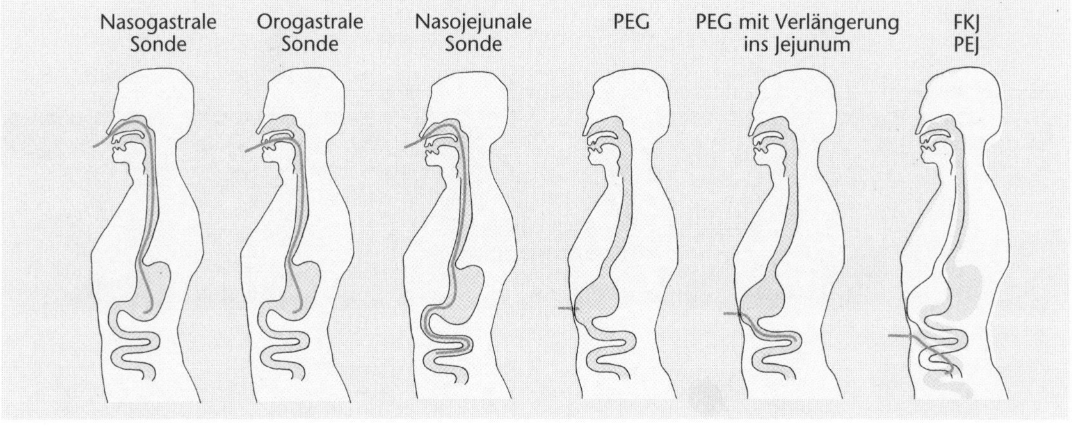

Abb. S.9 Verschiedene Sondenlagen. [A400-215]

Spermiogramm: Normalwerte und pathologische Befunde

Tab. S.39 Spermiogramm

Parameter	Normal	Pathologisch (Beispiele)
Farbe des Ejakulats	Gelblich-weißlich, trüb	• Rot oder rot-braun (Verletzungen, Tumoren) • Gelb-grün (eitrige Entzündungen)
Geruch des Ejakulats	Kastanienblütenartig	• Fötid-eitrige Entzündungen, Abszesse
Volumen des Ejakulats	2–7 ml	• Aspermie: kein Ejakulat (Verschluss beider Samenleiter) • Hypospermie: < 2 ml Ejakulat (chronische Prostataentzündung, Urogenitaltuberkulose) • Hyperspermie: > 7 ml Ejakulat (akute Prostataentzündung)
pH-Wert des Ejakulats	7,2–7,8	• pH > 8 (akute Entzündungen im Bereich der Genitalorgane) • pH < 7 (chronische Entzündungen im Bereich der Genitalorgane)
Zahl der Spermien	Gesamt 40–800 Mio., entsprechend 20–250 Mio./ml (Normozoospermie)	• Oligozoospermie: < 20 Mio. Spermien/ml • Kryptozoospermie: < 1 Mio. Spermien/ml • Azoospermie: keine Spermien
Morphologie der Spermien	> 50 % der Spermien normal geformt	• Teratozoospermie: > 50 % der Spermien pathologisch geformt
Vitalität der Spermien	> 50 % der Spermien vital	• Nekrozoospermie: nur avitale Spermien
Beweglichkeit der Spermien	> 50 % der Spermien beweglich, davon 30 % mit deutlicher Fortbewegung	• Asthenospermie: < 50 % der Spermien beweglich

Spurenelemente

(Weitere Informationen siehe Arzneimittel: Mineralstoffe und Spurenelemente; Mineralstoffe)

Bedarf

Tab. S.40 Referenzwerte für die Zufuhr von Spurenelementen

Empfehlungen für die Zufuhr von Spurenelementen (D-A-CH* 2000)									Schätzwerte für die Zufuhr von Spurenelementen (D-A-CH* 2000)				
Lebensalter/-phase	Eisen (Fe) [mg/d]		Jod (I) [µg/d]		Fluorid (Fl) [mg/d]		Zink (Zn) [mg/d]		Selen (Se) [µg/d]	Kupfer (Cu) [mg/d]	Mangan (Mn) [mg/d]	Chrom (Cr) [µg/d]	Molybdän (Mo) [µg/d]
	w	m	D, AT	WHO, CH	w	m	w	m					
0–4 Monate	0,5		40	50	0,25		1,0		5–15	0,2–0,6	-	1–10	7
4–12 Monate	8		80	50	0,5		2,0		7–30	0,6–0,7	0,6–1,0	20–40	20–40
1–4 Jahre	8		100	90	0,7		3,0		10–40	0,5–1,0	1,0–1,5	20–60	25–50

Tab. S.40 Referenzwerte für die Zufuhr von Spurenelementen (Forts.)

Empfehlungen für die Zufuhr von Spurenelementen (D-A-CH* 2000)									Schätzwerte für die Zufuhr von Spurenelementen (D-A-CH* 2000)				
Lebensalter/-phase	Eisen (Fe) [mg/d]		Jod (I) [µg/d]		Fluorid (Fl) [mg/d]		Zink (Zn) [mg/d]		Selen (Se) [µg/d]	Kupfer (Cu) [mg/d]	Mangan (Mn) [mg/d]	Chrom (Cr) [µg/d]	Molybdän (Mo) [µg/d]
	w	m	D, AT	WHO, CH	w	m	w	m					
4–7 Jahre	8		120	90	1,1		5,0		15–45	0,5–1,0	1,5–2,0	20–80	30–75
7–10 Jahre	10		140	120	1,1		7,0		20–50	1,0–1,5	2,0–3,0	20–100	40–80
10–13 Jahre	15	12	180	120	2,0		7,0	9,0	25–60	1,0–1,5	2,0–5,0	20–100	50–100
13–15 Jahre	15	12	200	150	2,9	3,2	7,0	9,5					
15–19 Jahre	15	12	200	150	2,9	3,2	7,0	10,0	30–70	1,0–1,5	2,0–5,0	20–100	50–100
19–25 Jahre	15	10	200	150	3,1	3,8	7,0	10,0					
25–51 Jahre	15	10	200	150	3,1	3,8	7,0	10,0					
51–65 Jahre	10	10	180	150	3,1	3,8	7,0	10,0					
> 65 Jahre	10	10	180	150	3,1	3,8	7,0	10,0					
Schwangere	30	-	230	200	3,1	-	10,0	-					
Stillende	30	-	260	200	3,1	-	11,0	-					

* Referenzwerte der Deutschen Gesellschaft für Ernährung e. V. (DGE), der Österreichischen Gesellschaft für Ernährung (ÖGE), der Schweizerischen Gesellschaft für Ernährungsforschung (SGE) und der Schweizerischen Vereinigung für Ernährung (SVE)

Funktion, Mangelerscheinung, natürliches Vorkommen

Tab. S.41 Übersicht über Spurenelemente

Spurenelement	Funktion	Mangelerscheinung	Natürliches Vorkommen
Eisen	• Bildung von roten Blutkörperchen	• Anämie • Azidose • Haarausfall • Brüchige Fingernägel • Wachstumsstörungen	• Fleisch • Vollkornbrot • Kürbiskerne • Nüsse • Hülsenfrüchte • Gemüse (Vit. C verbessert die Eisenaufnahme)
Jod	• Schilddrüsenhormon	• Struma • Hypothyreodismus mit Müdigkeit • Lethargie • Gewichtsverlust	• Seefisch • Jodiertes Speisesalz • Milch • Eier
Fluorid	• Bestandteil von Knochen und Zähnen • Schutz vor Karies Achtung: Fluor kann bei Überdosis giftig sein!	• Osteoporose • Verminderter Widerstand gegen Karies	• Fisch • Käse • Fleisch • Fluoridiertes Speisesalz • Zahnpasta

Tab. S.41 Übersicht über Spurenelemente (Forts.)

Spurenelement	Funktion	Mangelerscheinung	Natürliches Vorkommen
Zink	• Bestandteil von Enzymen und Hormonen	• Schlechte Wundheilung • Schlechte Immunität • Haarausfall • Hautläsionen • Wachstumsstörungen	• Rind- und Schweinefleisch • Geflügel • Milch, Eier • Weizenvollkorn
Kupfer	• Bestandteil von Enzymen • Bildet rote Blutkörperchen	• Anämie • Wachstumsstörungen	• Getreide • Innereien • Fische • Nüsse • Hülsenfrüchte • Schokolade, Kakao
Mangan	• Knochenbestandteil • Bestandteil von Enzymen	• Knochenfehlbildungen • Sterilität	• Lauch • Kopfsalat • Spinat • Erdbeeren • Haferflocken • Tee
Selen	• Aktivierung von Hormonen, Immunsystem • Entgiftet Zellen • Antikarzinogene Wirkung	• Muskelschmerzen • Bei längerem Mangel degenerative Veränderungen des Herzmuskels • Haut-, Nagelveränderungen	• Fleisch • Fisch • Hühnereier • Spargel • Linsen • Getreide und Brot • Knochlauch
Chrom	• Kohlehydratstoffwechsel • Regulierung des Blutzuckerspiegels	• Reduzierte Glukosetoleranz • Hyperglykämie • Glukosurie • Gewichtsverlust • Periphere Neuropathie • Hypertriglyceridämie • Hypercholesterinämie	• Vollkornbrot • Kartoffeln • Nüsse • Fleisch, Leber • Ei • Haferflocken • Tomaten • Kopfsalat • Kakao • Pilze
Molybdän	• Aminosäuren-Stoffwechsel • Hilfe bei der Eisenverwertung • Schützt vor Karies	• Intoleranz gegenüber Methionin und Cystein (Aminosäuren)	• Erbsen • Linsen • Bohnen • Getreide
Kobalt	• Bildung roter Blutkörperchen • Aktivierung von Enzymen	• Makrozytäre Anämie	• Nüsse • Hülsenfrüchte • Gemüse
Nickel	• Aktivierung des Kohlenhydratstoffwechsels • Unterstützt Eisenstoffwechsel	• Hb ↓	• Sojabohnen • Getreide • Gemüse • Schokolade
Vanadium	• Bildung und Wachstum der Knochen • Cholesterinverwertung	-	• Pflanzliche Öle • Fisch • Ungeschälter Reis

Stabile Seitenlage

(Weitere Informationen siehe Notfall; Reanimation)

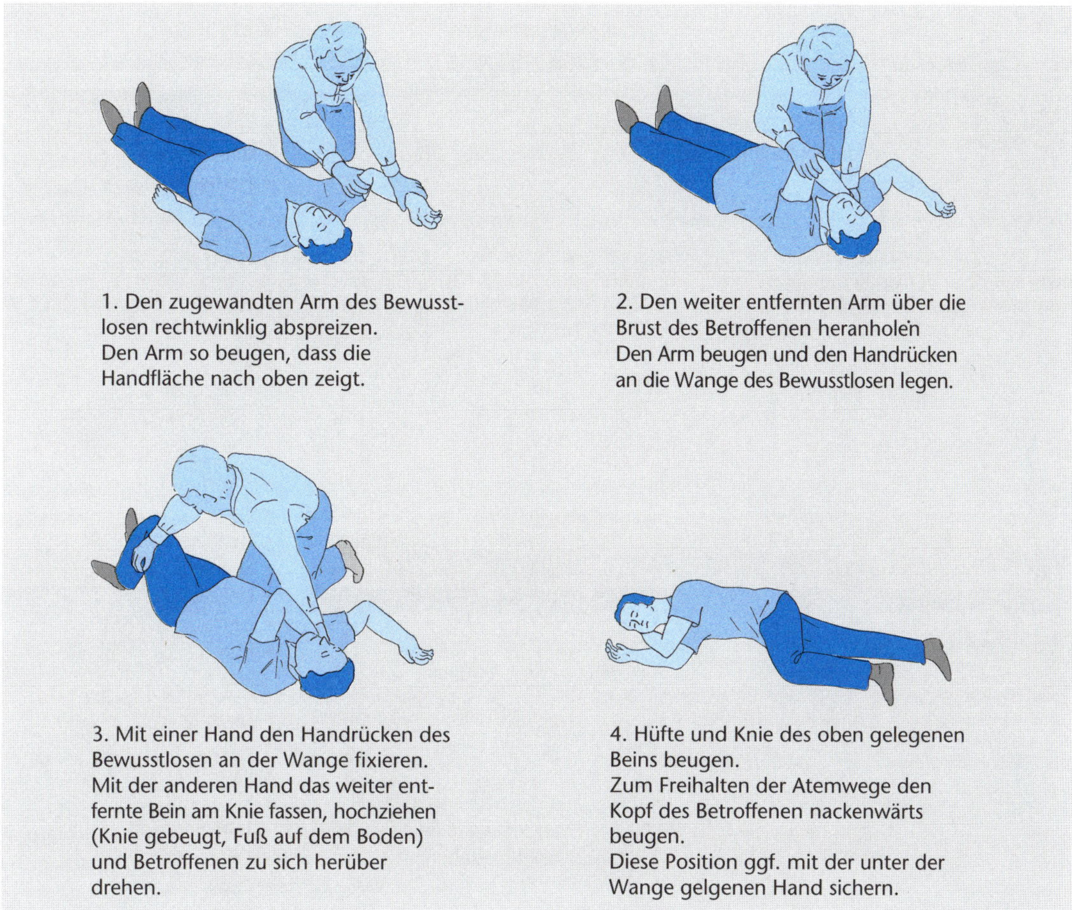

Abb. S.10 Stabile Seitenlage. [A400-190]

Sterbebegleitung, Sterbehilfe

Tab. S.42 Sterbebegleitung und Sterbehilfe

	Erklärung	Beispiel	Ethischer Status	Rechtlicher Status
Sterbebegleitung	Palliative Betreuung durch Ärzte, Pflegekräfte, Ehrenamtliche	Seelsorgerische, psychologische Begleitung eines Sterbenden	Geboten	Legal
Passive Sterbehilfe	Unterlassung lebensverlängernder Maßnahmen	Abstellen eines Beatmungsgerätes bei einem sterbenden Menschen	Erlaubt/geboten	Legal

S

Tab. S.42 Sterbebegleitung und Sterbehilfe (Forts.)

	Erklärung	Beispiel	Ethischer Status	Rechtlicher Status
Indirekte Sterbehilfe	Gabe symptomlindernder Medikamente unter Inkaufnahme einer möglichen Lebensverkürzung	Gabe von hochdosiertem Morphium bei starken Schmerzen bei einem todkranken Menschen	Erlaubt/geboten	Legal
Assistierter Suizid	Beihilfe zum Suizid: Sterbewilliger führt Handlung, die zu seinem Tod führt, selbst durch	Bereitstellung von Gift zur Selbsttötung	Umstritten. Eindeutig ablehnende Haltung durch ärztliche und pflegerische Berufsverbände	Bleibt i. d. R. straffrei, allerdings evtl. Tatbestand der unterlassenen Hilfeleistung
Aktive Sterbehilfe	Gezieltes, tätiges Herbeiführen des Todes. Die zum Tod führende Handlung wird von einer anderen Person ausgeführt; Tötung auf Verlangen ist eine Form	Verabreichung eines Gifts zur Tötung	Umstritten. Eindeutig ablehnende Haltung durch ärztliche und pflegerische Berufsverbände	Verboten

S

Sterben: Phasenmodelle

Tab. S.43 Sterbephasen

	Phase 1	Phase 2	Phase 3	Phase 4	Phase 5
Kübler-Ross	Nicht-wahrhaben-Wollen: Verdrängung, Verleugnung des nahenden Todes	Zorn: „Warum gerade ich?", Aggressivität, Feindseligkeit, Unzufriedenheit	Verhandeln: mit Ärzten, Schicksal oder Gott	Depression: Traurigkeit, Rückzug	Zustimmung: ruhige Erwartung des Endes, Interesse an Umwelt erlischt
Weismann	Erste beunruhigende Symptome, Diagnose unbekannt, Selbsttäuschung	Diagnose bekannt, intensive med. Behandlung, gleichzeitiges Wissen und Nichtwissen	Körperlicher Verfall, Akzeptanz des Sterbens	-	-
Pattison	Erfährt Diagnose: panische Angst, Verzweiflung	Konkrete Ängste und Sorgen, z. B. Schmerzen, Einsamkeit, ungewisse Zukunft der Familie	Erschöpfung, Desinteresse, Rückzug	-	-
Kruse	Akzeptanz des Todes; gleichzeitig Suche nach Möglichkeiten, die das Leben noch bietet	Resignation, Verbitterung	Linderung der Todesängste durch Erfahrung neuen Lebenssinns, noch wichtige Aufgaben erledigen wollen	Bemühen, nicht zu viel an den Tod zu denken	Depression, Hinnahme des Todes

Sterilgut: Empfohlene Lagerdauer

(Weitere Informationen siehe Verbandwechsel: Instrumente)

Tab. S.44 Empfohlene Lagerdauer für Sterilgut

Sterilgut-Verpackung	Verpackungsart	Lagerdauer	
		Lagerung ungeschützt (nach 4.3 a in DIN 58953-8:1993-02)[1]	**Lagerung geschützt (nach 4.3 b in DIN 58953-8:1993-02)[2]**
Empfohlene Lagerdauer für sterile, industriell hergestellte Einmalprodukte			
Papierbeutel nach DIN 58953 Teil 3 und Klarsichtsterilverpackung nach DIN 58953 Teil 4 oder andere gleichwertige Verpackungen	• Sterilgut-Einfachverpackung • Sterilgut-Zweifachverpackung	• Dient zur Bereitstellung zum alsbaldigen Verbrauch • Als Lagerungsart vermeiden	• 6 Monate[3], jedoch nicht länger als das Verfallsdatum[4]
	• Sterilgut-Lagerverpackung nicht angebrochen • Sterilgut-Lagerverpackung angebrochen und wieder verschlossen	• Entsprechend dem vom Hersteller angegebenen Verfallsdatum[4]	
Empfohlene Lagerdauer für sterile Medizinprodukte (selbst aufbereitet)			
Papierbeutel nach E DIN EN 868-4 und heiß- sowie selbstsiegelfähige Klarsichtbeutel und -schläuche aus Papier und Kunststoffverbundfolie nach E DIN EN 868-5 oder andere gleichwertige Verpackungen	• Sterilgut in Primärverpackung • Sterilgut in Sekundärverpackung	• Dient zur Bereitstellung zum alsbaldigen Verbrauch • Als Lagerungsart vermeiden	• 6 Monate[3]
	• Sterilgut-Lagerverpackung nicht angebrochen • Sterilgut-Lagerverpackung angebrochen und wieder verschlossen	• 5 Jahre, sofern keine andere Verfallsfrist vom Hersteller festgelegt ist	
Empfohlene Richtwerte für die Lagerdauer von Sterilgut in Sterilisierbehältern zum Gebrauch unter normalen aseptischen Bedingungen			
Sterilisierbehälter nach DIN 868-1 oder E DIN EN 868-8	• Sterilgut-Einfachverpackung	• Rasche Anwendung empfohlen	• 6 Wochen
	• Sterilgut-Zweifachverpackung	• 6 Wochen	• 6 Monate

1) Lagerung z. B. auf Regalen
2) Lagerung z. B. in Schränken und Schubladen
3) Eine Überschreitung der Lagerdauer in dieser Verpackungsart hat sich aus praktischen und ökonomischen Gründen als nicht empfehlenswert erwiesen.
4) Das Krankenhaus kann eigene Verpackungssysteme als Ersatz der Sterilgut-Lagerverpackung einsetzen. Die Kennzeichnung der Originalverpackung muss in geeigneter Weise übernommen werden.

Stillen

(Weitere Informationen siehe Ernährung: Säuglinge; Muttermilch)

Empfehlungen bei Infektionen

Tab. S.45 Stillempfehlungen bei Infektionen

Art der Infektion	Beispiele/Probleme	Stillen	Bemerkungen
Bakterien	Atemwegsinfektionen, Magen-Darm-Infektionen, Infektionen des Urogenitaltraktes	Ja	Mütterliche Antikörper und antiinfektiöse Inhaltsstoffe der Muttermilch bieten wichtigen Schutz für Säugling
	Puerperalsepsis (Kindbett-, Wochenbettfieber)	Nein	-
	Salmonellen	Ja	Bei akuter Infektion der Mutter allgemeine Maßnahmen zum Infektionsschutz durchführen (Mundschutz, Händedesinfektion usw.)
	Shigellen	Ja	Bei akuter Infektion der Mutter allgemeine Maßnahmen zum Infektionsschutz durchführen (Mundschutz, Händedesinfektion usw.)
	Syphillis	Ja, mit Einschränkungen	Wenn keine Läsionen an Brust vorhanden sind, kann – unter Einhaltung der Hygienevorschriften und mit der Voraussetzung, dass die Therapie bei Mutter (und Kind) begonnen wurde – gestillt werden; bei vorhandenen Brustläsionen nicht stillen
	Tuberkulose Mutter mit inaktiver Erkrankung Mutter mit aktiver Erkrankung	 Ja Nein	So lange nicht, bis Behandlung begonnen wurde
Viren	Zytomegalievirus (CMV)	Ja, bei reifen Neugeborenen Nein bei immungeschwächten Neugeborenen	Bei kleinen Frühgeborenen Muttermilch pasteurisieren oder pasteurisierte Spenderinnenmilch geben
	Eppstein-Barr	Ja	Bei akuter Infektion der Mutter allgemeine Maßnahmen zum Infektionsschutz durchführen (Mundschutz, Händedesinfektion usw.)
	Humanes T-Zellen-Leukämie-Virus Typ I (HTLV1)	Nein	Wenn adäquate, finanzierbare, nachhaltige und sichere Ernährungsalternativen bestehen, sollte nicht gestillt werden
	Genitalwarzen	Ja	Keine Berichte über Auftreten von Genitalwarzen an der Brust
	Hepatitis A	Ja	Eine passive Immunprophylaxe des Säuglings sollte nur dann erwogen werden, wenn die Erkrankung bei der Mutter drei Wochen vor bis drei Wochen nach der Geburt aufgetreten ist
	Hepatitis B	Ja	Das Neugeborene sollte unmittelbar nach der Geburt bis spätestens 12 Std. pp. sowohl Hepatitis-B-Immunglobulin (HBIG) erhalten als auch eine aktive Immunisierung begonnen werden

Tab. S.45 Stillempfehlungen bei Infektionen (Forts.)

Art der Infektion	Beispiele/Probleme	Stillen	Bemerkungen
	Hepatitis C	Ja, mit Einschränkungen	Beim Vorliegen von blutenden Mamillen, einer HIV-Koinfektion und hoher Viruslast sollte nicht gestillt werden
	Herpes simplex (HSV) 1 und 2	Ja	Kontakt mit Läsionen verhindern; falls die Mamille/Areola betroffen ist: Abpumpen und Verwerfen der Milch bis zur Abheilung
	HIV	Nein	Wenn adäquate, finanzierbare, nachhaltige und sichere Ernährungsalternativen bestehen, sollte nicht gestillt werden
	Masern	Ja	Wenn seit Auftreten des Ausschlags 72 Std. vergangen sind und Kind Immune Serum Globulin (ISG) erhalten hat
	Varicella zoster (Windpocken)	Ja, es sei denn die Mutter erkrankt zwischen 5 Tagen vor und 2 Tagen nach der Geburt	Bei Läsionen an der Brust oder wenn die Mutter im Zeitraum von 5 Tagen vor der Geburt bis 2 Tagen pp. erkrankt (→ räuml. Trennung von Mutter und Kind) kann die Milch abgepumpt und gefüttert werden
Pilze	Candidiasis	Ja	Alle Beteiligten müssen behandelt werden
Protozoen	Toxoplasmose	Ja	-

S

Stillhindernisse

Erkrankungen oder anatomische Gegebenheiten, die das Stillen be- oder verhindern oder die einen völligen Verzicht auf das Stillen erfordern. Unterteilt in absolute und relative Stillhindernisse.

Tab. S.46 Stillhindernisse

	Mütterlich	Kindlich
Absolut	Schwere Allgemeinerkrankungen, z. B. • Schwere Herz- und Nierenschäden • Bösartiger Tumor • Eklampsie • Kachexie Einige Infektionskrankheiten (siehe Infektionen/Infektionskrankheiten) Drogenabhängigkeit, Alkoholabhängigkeit, starker Nikotinabusus Medikamentöse Behandlung, z. B. mit • Zytostatika • Radionukliden • Kombinationstherapien aus mehreren Psychopharmaka oder Antiepileptika • Jodhaltigen Kontrastmitteln und jodhaltigen Expektoranzien (eine notwendige Jodsubstitution ist möglich) • Einigen Tuberkulostatika (Streptomycin, Protionamid; Therapie mit Isoniazid, Rifampicin, Pyrazinamid kein Stillhindernis) • Einigen Antikoagulantien (Fluindion, Phenindion; Therapie mit Heparin, Acenocoumarol, Phenprocoumon, Warfarin kein Stillhindernis)	• Erkrankungen des Galaktosestoffwechsels (Galaktosämie, mit Ausnahme der Duarte-Variante, Glukose-Galaktose-Malabsorption und Tyrosinose Typ 1 und Typ 2)

Tab. S.46 Stillhindernisse (Forts.)

	Mütterlich	Kindlich
Relativ	• Extrem wunde Mamillen (selten) • Flach- oder eingezogene Mamillen (wenn optimale Anlagetechnik nicht ausreicht: Einsatz von Mamillenformern oder – unter guter Betreuung – von Stillhütchen), Abpumpen möglich!	• Phenylketonurie, Ahornsirupkrankheit, Störungen im Harnstoffzyklus (teilweises Stillen möglich) • Trinkschwäche bei unreifen Kindern oder bei Säuglingen mit Herzfehlern, Pneumonie, Neuropathie (wenn auch die Verwendung von Stillhilfsmitteln, z. B. Brusternährungsset nicht möglich ist; abgepumpte Milch kann gegeben werden) • Fehlbildungen, z. B. schwere Lippen-Kiefer-Gaumenspalte oder abnorm kleiner Unterkiefer; abgepumpte Milch kann gegeben werden • Mundkrankheiten, z. B. Mundsoor, Aphten bis zur Abheilung; abgepumpte Milch kann gegeben werden

Stillpostionen

Tab. S.47 Stillpositionen

Stillposition	Vorteile	Einschränkungen	Was muss beachtet werden
Australiahaltung	• Gut geeignet bei starkem Milchspendereflex	• Nicht geeignet für hypotone Kinder	• Kopf und Rumpf des Kindes müssen ausreichend gestützt werden (Hand der Mutter an kindlicher Stirn)
DanCer-Hold	• Gibt insbesondere frühgeborenen oder behinderten Kindern Halt und Stütze • Nimmt Gewicht der Brust vom Kinn des Kindes	• Muss unbedingt unter Anleitung einer Stillberaterin geübt werden	• Auf kindliche Stresszeichen achten
Frühgeborenenhaltung	• Erlaubt gute Kontrolle über Kopf, Nacken und Rumpfbereich • Kann Hypotonie ausgleichen und dem Überstrecken entgegenwirken	• Kann bei ausschließlicher Anwendung das Entstehen wunder Mamillen fördern • Oft schwierig, wenn Frau sich im Krankenhausbett aufsetzt	• Kind sollte so gehalten werden, dass Beugung des Halses unterstützt wird • Evtl. zusätzlich mit DanCer-Hold kombinieren
Rückenhaltung (Fußballhaltung/Seitenlage)	• Geeignet nach Kaiserschnitt • Geeignet für Frauen mit besonders großen Brüsten und flachen Mamillen sowie beim Milcheinschuss • Ermöglicht besseren Überblick beim Anlegen und bestmögliche Kontrolle über Kopf, Nacken und Rumpfbereich des Kindes	• Oft schwierig, wenn Frau sich im Krankenhausbett aufsetzt • Kann bei ausschließlicher Anwendung das Entstehen wunder Mamillen fördern	• Kopf des Säuglings muss nahe an Brust der Mutter herangezogen werden • Säugling sollte Bauch-an-Bauch mit seiner Mutter sein, statt Bauch-zur-Decke

Tab. S.47 Stillpositionen (Forts.)

Stillposition	Vorteile	Einschränkungen	Was muss beachtet werden
Seitlich liegende Position (Stillen im Liegen)	• Besonders geeignet nach Kaiserschnitt • Hervorragend beim nächtlichen Stillen	• Anlegen kann nur schwer beobachtet werden	• Säugling sollte Bauch-an-Bauch mit seiner Mutter sein, statt Bauch-zur-Decke • Gefaltete Decke verwenden, um Kind von hinten abzustützen, damit es in Bauch-an-Bauch-Lage bleibt • Mutter liegt in Seitenlage und wird im Rücken z. B. durch ein Kissen gestützt, ihre Beine sind leicht angewinkelt
Wiegenhaltung	• Wahrscheinlich haben Frauen diese Haltung schon gesehen • In fast allen Situationen bewährt	• Schwierig, gute Sitzposition im Krankenhausbett zu erreichen; wenn möglich auf Sessel setzen • Frau muss sitzen; Kaiserschnittwunde oder Hämorrhoiden können Sitzen unangenehm machen	• Säugling sollte Bauch-an-Bauch mit seiner Mutter sein, statt Bauch-zur-Decke • Säugling sollte sich auf Höhe der Mamille befinden und den Kopf nicht drehen müssen • Mutter soll sich nicht über Kind beugen
Wiegenhaltung (modifiziert)	• Gut geeignet für kranke und früh geborene Säuglinge • Erlaubt gute Kontrolle über Kopfhaltung des Kindes	• Schwierig, gute Sitzposition im Krankenhausbett zu erreichen; wenn möglich auf Sessel setzen • Frau muss sitzen; Kaiserschnittwunde oder Hämorrhoiden können Sitzen unangenehm machen	• Säugling sollte Bauch-an-Bauch mit seiner Mutter sein, statt Bauch-zur-Decke • Säugling sollte sich auf Höhe der Mamille befinden (evtl. Kissen zum Abstütze verwenden) und den Kopf nicht drehen müssen • Mutter soll sich nicht über das Kind beugen

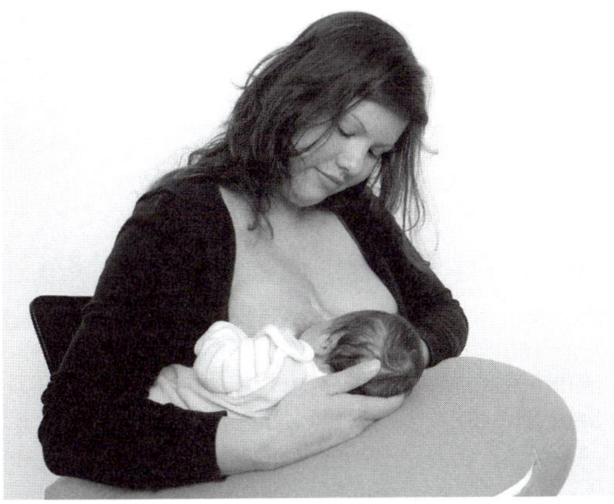

Abb. S.11 Rückenhaltung (Fußballhaltung/Seitenlage). [K115]

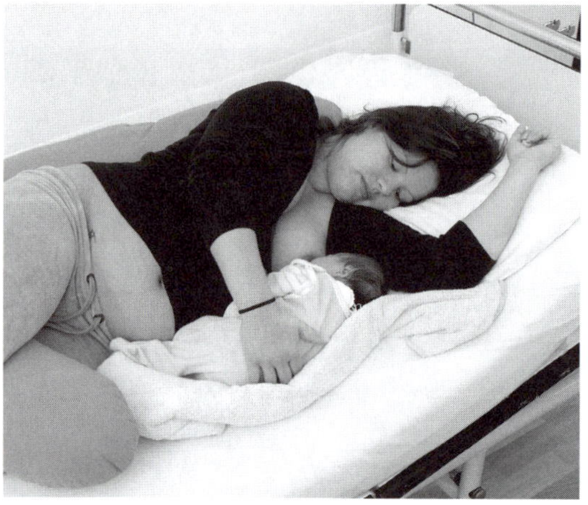

Abb. S.12 Seitlich liegende Position (Stillen im Liegen). [K115]

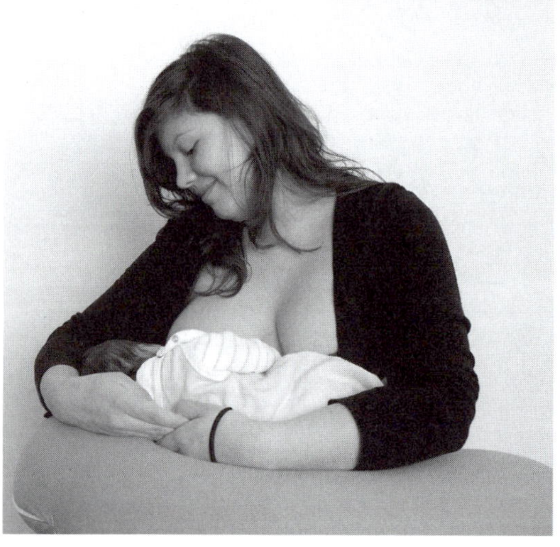

Abb. S.13 Wiegenhaltung. [K115]

Zehn Schritte zum erfolgreichen Stillen (WHO)

Schritt 1:
Schriftliche Stillrichtlinien haben, die mit allen MitarbeiterInnen regelmäßig besprochen werden.

Schritt 2:
Alle MitarbeiterInnen so schulen, dass sie über die für die Umsetzung der Stillrichtlinien notwendigen Kenntnisse und Fähigkeiten verfügen.

Schritt 3:
Alle schwangeren Frauen über die Bedeutung und die Praxis des Stillens informieren.

Schritt 4:
Den Müttern ermöglichen, unmittelbar ab Geburt ununterbrochenen Hautkontakt mit ihrem Baby zu haben, mindestens eine Stunde lang oder bis das Baby das erste Mal gestillt wurde.

Schritt 5:
Den Müttern korrektes Anlegen zeigen und ihnen erklären, wie sie ihre Milchproduktion aufrechterhalten können, auch im Falle einer Trennung von ihrem Kind.

Schritt 6:
Neugeborenen weder Flüssigkeiten noch sonstige Nahrung zusätzlich zur Muttermilch geben, außer bei medizinischer Indikation.
Schritt 7:
24-Stunden-Rooming-in praktizieren – Mutter und Kind bleiben Tag und Nacht zusammen.
Schritt 8:
Zum Stillen nach Bedarf ermuntern.
Schritt 9:
Gestillten Kindern keine künstlichen Sauger geben.
Schritt 10:
Die Mütter auf Stillgruppen hinweisen und die Entstehung von Stillgruppen fördern.
„Babyfreundliche Krankenhäuser" halten darüber hinaus die Bestimmungen des „Internationalen Kodex zur Vermarktung von Muttermilchersatzprodukten" und der sich darauf beziehenden WHA-Folgeresolutionen ein.
(Herausgeben von der WHO/UNICEF-Initiative „Babyfreundliches Krankenhaus", Stand: 21.8.2007)

STORCH-Komplex

(Weitere Informationen siehe Impfungen; Infektionen/Infektionskrankheiten; Pränatale Diagnostik)
Die wichtigsten pränatalen Infektionen, von denen Gefahren für das Ungeborene ausgehen.

S	**S**yphilis (Lues)
T	**T**oxoplasmose
O	**O**thers (andere), z. B. Listeriose, Ringelröteln (Erythema infectiosum acutum, Ohrfeigenkrankheit), Windpocken, HIV, Hepatitis B
R	**R**öteln
C	**C**ytomegalie (Zytomegalie)
H	**H**erpes simplex

Strahlentherapie: Nebenwirkungen auf wichtige Organe*

(Weitere Informationen siehe Arzneimittel: Zytostatika; Expertenstandard: Schmerzmanagement; Karnofsky-Index; Krebs; Schmerz; Strahlentherapie; TNM-Schema; Tumoren; Tumormarker; WHO-Aktivitätsindex)

Tab. S.48 Nebenwirkungen der Strahlentherapie

Organ	Nebenwirkungen
Haut	• Rötung • Dermatitis • Evtl. Epithelablösung • Haarausfall (Alopezie) • Bestrahlte Haut kann dauerhaft empfindlicher bleiben („Pergamenthaut")

Tab. S.48 Nebenwirkungen der Strahlentherapie (Forts.)

Organ	Nebenwirkungen
Mundschleimhaut	• Geschmacksverlust (Geschmack kommt nach 3–6 Monaten wieder) • Mundtrockenheit (bleibt häufig) • Schluckbeschwerden • Verschleimung • Parodontose (Zahnfleisch bildet sich zurück) • Stomatitis • Ulzerationen • Soor (Pilzbefall)
Lunge	• Husten • Kurzatmigkeit • Strahlenpneumonitis (Entzündung des Lungeninterstitiums) mit subfebrilen Temp. • Lungenfibrose
Dünndarm	• Übelkeit • Erbrechen • Durchfall • Meteorismus • Tenesmen • Blut und Schleim im Stuhl
Rektum	• Häufige, schmerzhafte Stuhlgänge, z. T. blutig („Strahlenproktitis") • Obstipation
Blase	• Pollakisurie • Blutiger Urin • Zystitis
Blut	• Leukozytopenie • Thrombozytopenie • Blutungsneigung • Erhöhte Infektanfälligkeit • Fieber • Leistungsschwäche
Schädel/ZNS	• Hirnödem • Kopfschmerz • Übelkeit und Erbrechen • Gleichgewichtsstörungen • Zerebrale Krampfanfälle • Evtl. auch schwer fassbare und lang anhaltende Störungen wie etwa Konzentrationsstörungen

* Wenn die Organe im Bestrahlungsgebiet liegen.

Stuhl: Beobachtungskriterien

- Beimengungen
- Defäkation, z. B. Schmerzen
- Farbe
- Frequenz
- Geruch
- Konsistenz
- Menge

Beimengungen

Tab. S.49 Beobachtungen der Stuhlbeimengungen

Beobachtung	Mögliche Ursachen
Physiologisch: keine Beimengungen	
Blut	• Tumoren • Entzündungen • Hämorrhoiden **Ursache muss immer abgeklärt werden!**
Blut-, Schleim-, Eiterauflagerungen	• Entzündliche Darmerkrankungen
Schleim	• Reizdarm • Tumoren
Unverdaute Nahrung	• Verdauungsstörungen

Defäkation

Tab. S.50 Beobachtungen der Defäkation

Beobachtung	Mögliche Ursachen
Physiologisch: keine Beschwerden	
Blutungen am Anus	• Hämorrhoiden • Rektum-Ca
Krampfartige Bauchschmerzen	• Diarrhö
Schmerzen am Anus	• Hämorrhoiden • Rektum-Ca
Stuhlinkontinenz	• Traumatische Schädigung des Schließmuskels • Diarrhö • Chron. Obstipation • Diabetes mellitus • Psychische Erkrankungen

Farbe

Tab. S.51 Beobachtungen der Stuhlfarbe

Beobachtung	Mögliche Ursachen
Physiologisch: hell- bis dunkelbraun	
Braunschwarz	• Ernährungsbedingt, z. B. viel Fleisch, Blaubeeren, Rotwein
Gelbbraun	• Ernährungsbedingt, z. B. viele Milchprodukte, Eier, stärkehaltige Kost
Goldgelb bei Säuglingen	• Muttermilchstuhl
Grau-lehmfarben	• Gallensteine • Pankreastumore • Hepatitis
Grünbraun	• Chlorophyllhaltige Kost, z. B. grünes Gemüse, Salat, Spinat
Grünlich, flüssig	• Salmonellose

Tab. S.51 Beobachtungen der Stuhlfarbe (Forts.)

Beobachtung	Mögliche Ursachen
Grün-schwarz bei Säuglingen	• Mekonium (erster Stuhl des Neugeborenen)
Hellbraun, gelb	• Diarrhö
Hellrote Blutauflagerungen	• Hämorrhoiden, Fissuren, Dickdarmpolypen **Die Ursache für Blut im Stuhl muss immer abgeklärt werden!**
Orange bei Säuglingen	• Ernährungsbedingt, bei Ernährung mit Karotten
Rotbraun	• Ernährungsbedingt, z. B. Rote Bete
Rotbraun bis dunkelrot	• Blutungen im oberen Dickdarm **Die Ursache für Blut im Stuhl muss immer abgeklärt werden!**
Rotbraun marmoriert	• Blutungen im unteren Dickdarm **Die Ursache für Blut im Stuhl muss immer abgeklärt werden!**
Schwarz	• Eisenpräparate • Teerstuhl: Blutungen im oberen Verdauungstrakt **Die Ursache für Teerstuhl muss immer abgeklärt werden!**
Weiß	• Röntgenkontrastmittel

S

Frequenz

Die Stuhlfrequenz ist abhängig von individuellen Gewohnheiten, die Stuhlmenge hängt von der aufgenommenen Nahrung ab. Entscheidend zur Beurteilung sind Veränderungen im Stuhlverhalten.

Tab. S.52 Normale Stuhlfrequenz in verschiedenen Lebensaltern

Lebensalter/-phase	Stuhlfrequenz
Säugling	5 × tgl. bis 1 × alle 2 Tage, abhängig von Ernährung; muttermilchernährte Säuglinge: mehrere Stühle/Tag bis 1 Stuhl alle 5 Tage
Kleinkind	1 × tgl. bis 1 × alle 2 Tage
Schulkind/Jugendlicher	1 × tgl. bis 1 × alle 3 Tage
Erwachsener	1–2 × tgl. bis 3–4 × wöchentlich

Tab. S.53 Beobachtungen der Stuhlfrequenz

Beobachtung	Mögliche Ursachen
Häufiger	• Ballaststoffreiche Ernährung • Gastroenteritis • M. Crohn • Colitis ulcerosa • Reizdarm
Seltener	• Ballaststoffarme Ernährung • Flüssigkeitszufuhr zu gering • Bewegungsarmut • Therapie mit Morphin

Geruch

Tab. S.54 Beobachtungen des Stuhlgeruchs

Beobachtung	Mögliche Ursachen
Physiologisch: nicht besonders unangenehm	
Aromatisch	• Bei gestilltem Kind
Faulig stinkend	• Rektumkarzinom
Jauchig, faulig	• Fäulnisdyspepsie
Säuerlich stechend	• Gärungsdyspepsie
Süßlich-faulig	• Bei Säuglingen, die mit Kuhmilch ernährt werden

Konsistenz

Tab. S.55 Beobachtungen der Stuhlkonsistenz

Beobachtung	Mögliche Ursachen
Physiologisch: homogene, breiig-feste Masse	
Bleistiftförmig	• Verengungen (Stenosen) im Bereich des Enddarms
Blutig-schleimig, eitrig	• Colitis ulcerosa • Morbus Crohn
Dünnflüssig-schaumig	• Gärungsdyspepsie (Verdauungsstörung, bei der unverdaute Kohlenhydrate durch Darmbakterien vergoren werden)
Dünnflüssig-schleimig	• Diarrhö
Erbsenbreiähnlich	• Typhus abdominalis
Extrem eingedickt, hart	• Kotstein
Fest, hart	• Obstipation
Himbeergeleeartig	• Amöbenruhr
Reiswasserähnlich	• Cholera
Schafkotähnlich (sehr feste, bis ca. 3 cm große Stuhlbrocken)	• Verengungen in den oberen Darmabschnitten
Voluminös, salbenartig-glänzend	• Fettstuhl (Steatorrhö) • Störung der Fettverdauung als Folge einer chronischen Pankreatitis

Menge

Tab. S.56 Beobachtungen der Stuhlmenge

Beobachtung	Mögliche Ursachen
Physiologisch (Erwachsener): 100–500 g/Tag in Abhängigkeit von Ernährung	
Geringere Stuhlmengen (< 100 g/Tag)	• Fasten • Ballaststoffarme Ernährung • Obstipation
Größere Stuhlmengen (500–1000 g/Tag)	• Ernährung mit Vollkornprodukten • Diarrhö

S

Stuhl des Neugeborenen und des Säuglings

Tab. S.57 Stuhl des Neugeborenen

Stuhl	Erklärung/Auftreten	Aussehen/Geruch*
Mekonium	• Erster Stuhl des Neugeborenen • Entleerung innerhalb 24–45 Std. nach Geburt • Zusammengesetzt aus Fruchtwasser, abgeschilfterten Schleimhautzellen und evtl. Blut aus Scheidengewölbe der Mutter oder von kleineren Darmblutungen • Sollte nicht länger als 3–5 Tage dunkelbraun/schwarz bleiben	• Grün-schwarz • Zäh • Sehr klebrig
Übergangsstuhl	• 2–3 Tage nach Beginn des Stillens • Milchstühle mit Mekonium vermischt • Zusammengesetzt aus Mekonium und Labbruch (geronnener Milch)	• Grün bis gelb • Pastös • Weniger klebrig als Mekonium
Muttermilchstuhl	• 4–7 Tage nach Stillbeginn • Zusammengesetzt aus Labbruch (geronnener Milch), mehr Molke als Lab, deshalb sind Muttermilchstühle nicht so gummiartig wie Kuhmilchstühle	• Gold- bis grüngelb • Spritzig bis geformt • Unaufdringlicher Geruch
Kuhmilchstuhl	• Bei Ernährung mit künstlicher Babynahrung (adaptierter Kuhmilch) • 1–2 Tage nach Beginn der Ernährung • Weniger Stuhlentleerungen (2–3/Tag) als bei Muttermilchstuhl	• Blassgelb bis hellbraun • Geformter (gummiartige Konsistenz) als Muttermilchstuhl • Aufdringlicherer Geruch
Karottenstuhl	• Beim Zufüttern von Karotten	• Gelblich-rötlich

* Stuhlveränderungen durch Nahrung oder Medikamente, z. B. schwarzer Stuhl durch Eisenpräparate.

Stuhlinkontinenz: Schweregrade

Tab. S.58 Schweregrade der Stuhlinkontinenz

Grad	Symptome
1	• Gelegentliche Verschmutzung in der Unterhose • Unkontrollierter Gasabgang
2	• Häufige Verschmutzung • Gelegentlich flüssiger Stuhl
3	• Völlig unkontrollierter Stuhlabgang

Stuhluntersuchungen

(Haemoccult®: Durchführung und Auswertung 💻)

Tab. S.59 Übersicht über Stuhluntersuchungen

Untersuchung	Indikation (Bsp.)	Pflegerische Aufgaben
Stuhlkultur	V. a. bakteriell bedingte Diarrhö	• An 3 aufeinanderfolgenden Tagen noch warme Stuhlproben (erbsengroße Menge bzw. 0,5–1 ml dünnflüssiger Stuhl) in sterilem Röhrchen rasch ins Labor schicken
Untersuchung des Stuhls auf Parasiten/ Wurmeier	V. a. Wurmerkrankungen	• An 3 aufeinanderfolgenden Tagen Stuhlproben in sterilem Röhrchen ins Labor schicken • Evtl. auch Analabstrich, Klebestreifenmethode (bei V. a. Madenwürmer)
Fettbestimmung im Stuhl	V. a. Malassimilation	• 5 Tage vor und während des Tests keine Pankreasenzyme geben • Keine Zäpfchen verabreichen • Dann an 3 Tagen gesamten Stuhl in einem vorher gewogenen Behälter ins Labor schicken
Chymotrypsinbestimmung im Stuhl	V. a. exokrine Pankreasinsuffizienz	• 5 Tage vor und während des Tests keine Pankreasenzyme geben • Dann an 2 Tagen gesamten Stuhl in einem vorher gewogenen Behälter ins Labor schicken
Bestimmung der pankreatischen Elastase 1 im Stuhl	V. a. exokrine Pankreasinsuffizienz	• Stuhlprobe ins Labor schicken • Keine Verfälschung durch Pankreasenzympräparate • Kein Sammelstuhl notwendig
Test auf nicht sichtbares (okkukltes) Blut im Stuhl (z. B. Haemoccult®)	V. a. gastrointestinale Blutung	• Von zwei Seiten zu öffnende Testbriefe • Auf der vom Patienten zu öffnenden Seite befinden sich zwei oder drei Testfelder • Mit jeweils einem der beigefügten Spatel Stuhlprobe entnehmen und auf ein Testfeld verstreichen • Mit weiterem Spatel neue Probe von anderer Stelle der Stuhlportion entnehmen und auf nächstes Testfeld verstreichen • Alle Testfelder auf diese Weise nutzen • Brief schließen, mit Namen des Patienten versehen • Die weiteren Testbriefe (meist drei pro Patient) bei nächstem Stuhlgang/am nächsten Tag auf die gleiche Weise nutzen • Zur Auswertung: andere Seite der Testbriefe öffnen • Je ca. 2 Tropfen der Testlösung auf ein Feld träufeln • Bei Blaufärbung: positiver Befund

Sympathikomimetika: Wirkungen

Tab. S.60 Wirkungen der Sympathikomimetika

	Adrenalin	Noradrenalin	Dopamin	Dobutamin
Herz/Kreislauf	• Positiv chronotrop • Positiv dromotrop • Positiv inotrop • Vasokonstriktion	• Positiv dromotrop • Positiv inotrop • Vasokonstriktion	• Positiv inotrop • Positiv chronotrop	• Positiv inotrop • Positiv chronotrop • Hf ↑ • HZV ↑
Gefäße	• Vasokonstriktion • Vasodilatation der Koronararterien	• Vasokonstriktion • Vasodilatation der Koronararterien	• Arterielle Vasodilatation • Dilatation der Koronararterien • Durchblutungssteigerung des Splanchnikusgebiets	• Periphere Widerstände ↓ • Pulmonalvaskuläre Widerstände ↓
Auge	• Pupillenerweiterung (Mydriasis)	• Pupillenerweiterung (Mydriasis)	-	-
ZNS	• Unruhe • Angst • Tremor	• Steigerung der Motivation • Steigerung der Aufmerksamkeit und Leistungsbereitschaft • Immunsuppression • Ein Mangel kann zu Depressionen führen	• Steigerung der Wahrnehmungsfähigkeit • Befehlübermittlung an die Muskulatur • Ein Mangel kann zu Depressionen führen	-
Hypophyse	-	-	• Prolaktinhemmung	-
Bronchien	• Bronchodilatation	-	-	-
Darm	• Verminderte Darmmotilität	-	-	-
Stoffwechsel	• Aktivierung der Lipolyse • Aktivierung der Glykogenolyse • Freisetzung von Insulin und Renin	-	-	-
Harnblase	• Tonussteigerung des Harnblasensphinkters	-	-	-
Niere	-	-	• Durchblutungsteigerung • Natriumausscheidung erhöht sich	-
Uterus	-	• Kontraktion	-	-

TEIL

T Von Tetanus bis Tumormarker

Tetanus: Immunprophylaxe im Verletzungsfall

(Weitere Informationen siehe Impfungen; Infektionen/Infektionskrankheiten; Injektionsstellen; Wunden)

Tab. T.1 Empfehlungen der STIKO am Robert-Koch-Institut zur Tetanus-Immunprophylaxe im Verletzungsfall, Stand Juli 2004

Vorgeschichte der Tetanus-Immunisierung (Anzahl der Impfungen)	Saubere geringfügige Wunden		Alle anderen Wunden[1]	
	Td*	TIG**	Td*	TIG**
Unbekannt	Ja	Nein	Ja	Ja
0–1	Ja	Nein	Ja	Ja
2	Ja	Nein	Ja	Nein
3 oder mehr	Nein***	Nein	Nein****	Nein

1 Tiefe und/oder verschmutzte (mit Staub, Erde, Speichel, Stuhl kontaminierte) Wunden, Verletzungen mit Gewebszertrümmerung und reduzierter Sauerstoffversorgung oder Eindringen von Fremdkörpern (z. B. Quetsch-, Riss-, Biss-, Stich-, Schusswunden), schwere Verbrennungen und Erfrierungen, Gewebsnekrosen, septische Aborte.

* Td = Tetanus-Diphtherie-Impfstoff; Kinder < 6 Jahre T (Tetanus-Impfstoff).

** TIG = Tetanus-Immunglobulin.

*** Ja, wenn seit der letzten Impfung mehr als 10 Jahre vergangen sind.

**** Ja, wenn seit der letzen Impfung mehr als 5 Jahre vergangen sind.

Thermoneutralpflege: Richtlinien für Neugeborene

Tab. T.2 Richtlinien für die Thermoneutralpflege bei Neugeborenen

Geburtsgewicht [g]	0–24 Std. [°C]	2.–3. Tag [°C]	4.–7. Tag [°C]	≥ 8. Tag [°C]
≤ 1500	34–36	33–35	33–34	32–33
1500–2000	33–34	33	32–33	32
2000–2500	33	32–33	32	32
≥ 2500	32–33	32	31–32	30–31
Luftfeuchtigkeit	**60–80 %**	**50–60 %**	**50 %**	**50 %**

TNM-Schema

(Weitere Informationen siehe Krebs; Tumoren; Tumormarker)

Tab. T.3 TNM-Schema

T	Tumor (Ausdehnung des Primärtumors)
TX	Mindesterfordernisse zur Beurteilung des Primärtumors nicht erfüllt
T0	Kein Anhalt für Primärtumor

Tab. T.3 TNM-Schema (Forts.)

T	Tumor (Ausdehnung des Primärtumors)
Tis	Carcinoma/Tumor in situ
T1, T2, T3, T4	Zunehmende Größe/lokale Ausdehnung des Primärtumors
N	**Nodulus (Fehlen oder Vorhandensein regionaler Lymphknotenmetastasen)**
NX	Mindesterfordernisse zur Beurteilung der regionalen Lymphknoten nicht erfüllt
N0	Kein Anhalt für regionale Lymphknotenmetastasen
N1, N2, N3	Zunehmender Befall regionaler Lymphknoten
M	**Metastasen (Fehlen oder Vorhandensein von Fernmetastasen)**
MX	Mindesterfordernisse zur Erfassung von Fernmetastasen nicht erfüllt
M0	Kein Anhalt für Fernmetastasen
M1	Fernmetastasen vorhanden. Spezifizierung durch weitere Kürzel möglich, z. B. Lunge = PUL
R	**Residualtumor (Fehlen oder Vorhandensein von Residualtumoren postoperativ)**
R0	Kein Residualtumor
R1	Mikroskopischer Residualtumor
R2	Makroskopischer Residualtumor
G	**Grading (histopathologischer Differenzierungsgrad)***
GX	Differenzierungsgrad kann nicht bestimmt werden
G1	Gut differenziert
G2	Mäßig differenziert
G3	Schlecht differenziert
G4	Undifferenziert
C	**Certainty (Zuverlässigkeit der Diagnostik)**
C1	Diagnostische Standardmethode, z. B. klinische Untersuchung, Standard-Röntgenaufnahmen
C2	Spezielle apparative Unterstützung, z. B. Sonografie, Computer-, Kernspintomografie, Endoskopie mit Biopsie
C3	Chirurgische Exploration mit Biopsie/Zytologie
C4	Postoperativ vollständige pathologische Untersuchung
C5	Autopsie

* Je weniger differenziert ein Tumor ist, desto mehr Eigenschaften des Ursprungsgewebes hat er verloren und desto bösartiger verhält er sich in der Regel.

Die Benutzung folgender zusätzlicher Kürzel ist nicht zwingend:

- **Präfix y:** mit anderen Therapieformen vorbehandelt
- **Präfix r:** Rezidive (z. B. rTNM/rpTNM)

Todesbescheinigung

Eine Todesbescheinigung enthält:

- Personalien des Toten (ggf. Patientenetikett)
- Todeszeitpunkt
- Todesart
- Ist der feststellende Arzt auch der ehemals behandelnde Arzt?

- Angaben über übertragbare Erkrankungen
- Angaben zur Todesursache und Zusatzangaben. Weiß der Arzt nicht, woran der Mensch gestorben ist, handelt es sich um eine *unklare Todesursache,* starb der Patient an Altersschwäche oder an einer schweren Krankheit, um eine *natürliche Todesursache. Nicht natürlich* ist der Tod infolge von Gewalteinwirkung, Unfällen, Verletzung, Suizid oder Vergiftung.

Zusätzlich muss der Arzt im Krankenhaus die Todesmeldung für die Verwaltung und ggf. einen Schauschein für den Pathologen ausfüllen.

Todeszeichen, unsichere und sichere

(Weitere Informationen siehe Hirntod)

Tab. T.4 Todeszeichen

Unsichere Todeszeichen (Diagnose „klinischer Tod" nur bei Vorliegen aller unsicheren Todeszeichen)	Sichere Todeszeichen (Der Tote kann mit Sicherheit nicht mehr wiederbelebt werden)
• Verlust des Bewusstseins • Ausfall der Spontanatmung • Stillstand von Herzaktivität und Kreislauf • Fehlen von Hirnstammreflexen, z. B. des Kornealreflexes, von physiologischen Reflexen der Extremitäten, von Reaktionen auf Schmerzreize im Trigeminusbereich und auf akustische sowie visuelle Reize (lichtstarre, meist maximal weite Pupillen) • Erschaffung der Muskeln (Muskelatonie)	• Totenflecke • Totenstarre • Fäulnis- und Auflösungsprozess

Trachealkanülen

(Weitere Informationen siehe Beatmung, maschinelle; Intubation; Laryngoskopspatel; Larynxmasken)

Tab. T.5 Übersicht über Trachealkanülen

Kanülentypen	Indikationen	Material	Besonderheiten	Hersteller
Kanülen mit Cuff				
Geblockte Kanülen	• Beatmung • Aspirationsschutz	• Kunststoff • Kunststoff mit Spirale	• Blockung verhindert das Entweichen von Luft in die oberen Atemwege und das Eindringen von Flüssigkeit in die unteren Atemwege	• Kunststoffkanüle: z. B. Rüsch CrystalClear® • Spiralkanüle: z. B. Rüsch TracheoFlex®
Multifunktionskanüle (mit Cuff, mit Fenster, mit Innenkanülen)	• Entwöhnung vom Respirator	• Kunststoff	• Individuelle Anwendung ohne Wechsel der Kanüle möglich	• Z. B. Rüsch TracheoFix®
Geblockte Kanülen mit zusätzlichem Lumen oberhalb des Cuffs	• Beatmung • Entwöhnung vom Respirator	• Kunststoff	• Sprechoption über Insufflation von Druckluft • Sprechen trotz Beatmungstherapie eingeschränkt möglich	• Z. B. Servox Portex Blue Line 517 Vocalaid®

Tab. T.5 Übersicht über Trachealkanülen (Forts.)

Kanülentypen	Indikationen	Material	Besonderheiten	Hersteller
Kanülen ohne Cuff				
Ungeblockte Kanüle	• Spontanatmung	• Kunststoff • Silber	• Keine Anwendung bei Dysphagie • Silberkanülen sind sterilisierbar, dünnwandig und haben eine geringere Sekrethaftung, sind aber starrer als Kunststoffkanülen	• Kunststoff: z. B. Rüsch CrystalClear® ohne Cuff • Silber: z. B. Carl Reiner® Trachealkanülen
Mit Innenkanüle	• Spontanatmung	• Kunststoff • Silber	• Einfache Reinigung bei Bedarf ohne Kanülenwechsel	• Kunststoff: z. B. Rüsch Biesalski® • Silber: Servox® Trachealkanüle aus Silber
Mit Sprechventil	• Spontanatmung und Phonation	• Kunststoff • Silber	• Phonation in der Exspiration möglich	• Z. B. TRACOE comfort® Sprechventilkanüle
Diese Tabelle wurde freundlicherweise von Claudia Bieker und Simone Kügler zur Verfügung gestellt.				

Transfusionen

(Weitere Informationen siehe Blutgruppen; Blutpräparate)

Kompatibilität für EKs

Tab. T.6 Kompatibilitätstabelle für EKs

Blutgruppe Patient	Blutgruppe EK			
	A	B	AB	0
A	X	-	-	X
B	-	X	-	X
AB	X	X	X	X
0	-	-	-	X
X … kompatibel, - … nicht kompatibel				

Kompatibilität für FFPs

Tab. T.7 Kompatibilitätstabelle für FFPs

Blutgruppe Patient	Blutgruppe Plasma (FFP)			
	A	B	AB	0
A	X	-	X	-
B	-	X	X	-
AB	-	-	X	-
0	X	X	X	X
X … kompatibel, - … nicht kompatibel				

Transfusionsreaktionen

Symptome
- Angst, Schwindel, Schweißausbrüche, Kopfschmerzen, Übelkeit, Erbrechen, Fieber, Schüttelfrost
- Kreislauf: Blutdruckabfall, Tachykardie
- Atmung: Tachypnoe, Dyspnoe, Zyanose
- Hauterscheinungen: Hautausschlag, Rötung, Blässe im Gesicht
- Gelenk- und Gliederschmerzen
- Hämoglobinurie

Maßnahmen
- Sofort Transfusion beenden
- Schocklage, Schocktherapie
- Vitalzeichen kontrollieren: Hf, RR, Atmung, Urinausscheidung
- Arzt informieren, Anweisungen einholen
- Notfallwagen bereitstellen
- Genau dokumentieren
- Zur Aufklärung des Zwischenfalls Kontrollblut vom Patienten mit der Konserve und den Begleitpapieren zur Blutbank schicken

Vorbeugung
- Zur Vermeidung von Transfusionszwischenfällen führt der Arzt die Oehlecker-Probe durch: Beobachten des Patienten nach Einlauf von 10–20 ml Blut über 10 Min.; treten keine Symptome auf, kann weitertransfundiert werden
- Im Verlauf der Transfusion kontinuierlich die Vitalwerte kontrollieren; auf Unverträglichkeitsreaktionen und der Einlaufgeschwindigkeit achten

T

Transplantationen: Einteilung

Tab. T.8 Transplantationsarten

Transplantationsart	Herkunft des übertragenen Gewebes	Vorteile/Nachteile	Beispiele
Autogene (autologe) Transplantation	Gleiches Indviduum	• Keine Abstoßungsreaktionen	• Hauttransplantation • Spongiosaplastik
Syngene (isogene, isologe) Transplantation	Eineiiger Zwilling (genetisch identisches Individuum)	• Keine Abstoßungsreaktionen	• Seltene Ausnahme
Allogene (homogene, homologe) Transplantation	Anderes Individuum der gleichen Spezies (genetisch verschieden)	• Gefahr von Abstoßungsreaktionen • Fast immer dauerhafte Immunsuppression notwendig	• Häufigste Transplantationsart: z. B. Nierentransplantation, Lebertransplantation
Xenogene (heterogene, heterologe) Transplantation	Tier	• Risiko von Abstoßungsreaktionen sehr hoch • Gefahr der Übertragung von Infektionen, die bisher aufs Tierreich beschränkt sind	• Zur Überbrückung, bis menschliches Organ zur Verfügung steht

Trauer: Phasenmodelle

Tab. T.9 Trauerphasen

	Phase 1	Phase 2	Phase 3	Phase 4	Phase 5
Bowlby	Betäubung	Sehnsucht	Linderung durch Vermeidung	Desorganisation und Verzweiflung	Reorganisation und Bewältigung
Kast	Schock, Nicht-wahr-haben-Wollen	Aufbrechende Emotionen	Desorganisation, Verzweiflung, Suchen, Finden, Trennen	Reorganisation, Entwicklung eines neuen Selbst- und Weltbezuges	-

Triage (Sichtungskategorien)

Sichtung und Einteilung von Verletzten und Erkrankten in verschiedene Kategorien.

Tab. T.10 Triage

Triage (T)	Kennzeichen	Erläuterung
1	Rot	• Dringliche Sofortbehandlung nötig
2	Gelb	• Schwerverletzte • Keine vitale Gefahr
3	Grün	• Leichtverletzte • Betreuung/Beobachtung
4	Blau (schwarz)	• Infauste Prognose • Schmerzbehandlung/Pflege/Seelsorge

Tumoren: Unterscheidungsmerkmale gutartig, bösartig

(**Weitere Informationen** siehe Expertenstandard: Schmerzmanagement; Karnofsky-Index; Krebs; Prävention; Schmerz; Strahlentherapie; TNM-Schema; Tumormarker; Vorsorgeuntersuchungen; WHO-Aktivitätsindex)

Tab. T.11 Eigenschaften benigner und maligner Tumoren

Eigenschaft	Benigne Tumoren	Maligne Tumoren
	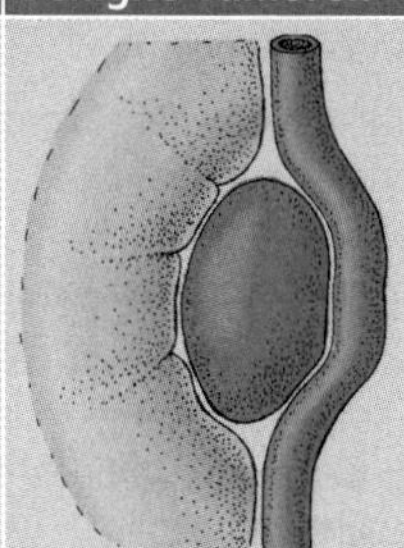	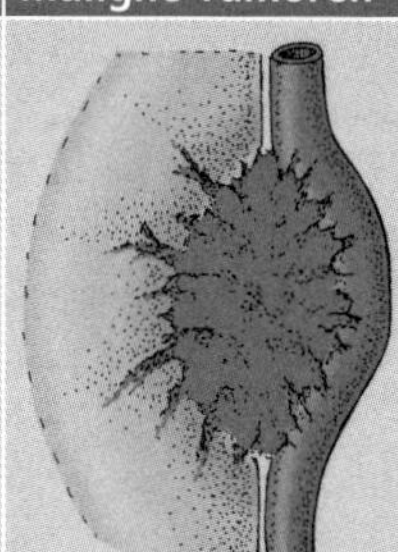
Größenzunahme	• Meist langsam • Expansiv	• Meist rasch • Invasiv
Abgrenzung zum Nachbargewebe	• Meist scharf abgrenzbar („abgekapselt")	• Unscharf oder nicht abgrenzbar • Ohne „Rücksicht" auf Organgrenzen

Tab. T.11 Eigenschaften benigner und maligner Tumoren (Forts.)

Eigenschaft	Benigne Tumoren	Maligne Tumoren
Verschieblichkeit zur Umgebung	• Gut verschieblich	• Oft unverschieblich • Mit Nachbargeweben verbacken
Funktionelle Leistungen (z. B. Sekretion)	• Oft erhalten	• Meist ausgefallen
Histologie	• Gewebe und einzelne Zellen reif und differenziert • Wenige und typische Mitosen (niedrige Zellteilungsrate) • Expansives Wachstum, kein Einbruch in Gefäße	• Gewebe und einzelne Zellen unreif und undifferenziert, Anaplasie („Entartung") • Zahlreiche und pathologische Mitosen (hohe Zellteilungsrate) • Infiltrierendes und invasives Wachstum mit Zerstörung der Nachbargewebe und Einbruch in Gefäße
Metastasierung	• Nein	• Ja, z. B. Verschleppung von Tumorzellen mit Lymphe (lymphogene Metastasierung) oder mit Blut (hämatogene Metastasierung)
Auswirkungen auf den Gesamtorganismus	• Außer lokalen Wirkungen nur gering	• Zumindest in fortgeschrittenen Stadien stark: Tumorkachexie (Auszehrung), Anämie, evtl. paraneoplastische Syndrome
Prognose	• Nur selten bedrohlich	• Ohne Behandlung fast immer tödlich

Tumormarker

(Weitere Informationen siehe Krebs; Prävention; TNM-Schema; Tumoren; Vorsorgeuntersuchungen)

Tab. T.12 Tumormarker

Organ	Tumormarker
Hals-Nase-Ohren	• SCC (Squamous-Cell-Carcinoma-Antigen)
Schilddrüse	• hCT (humanes Calcitonin) • TG (Thyreoglobulin) • NSE (neuronenspezifische Enolase)
Ösophagus	• SCC (Squamous-Cell-Carcinoma-Antigen) • CEA (carcinoembryonales Antigen)
Brust	• CA 15-3 (Carbohydrat-Antigen der Nummer 15-3) • CEA (carcinoembryonales Antigen) • TPA (Tissue-Polypeptide-Antigen) • MCA (Mucin-like Cancer Associated Antigen)
Lunge	• Cyfra 12-1 (Bruchstück des Cytokeratin 19) • NSE (neuronenspezifische Enolase) • SCC (Squamous-Cell-Carcinoma-Antigen) • CEA (carcinoembryonales Antigen) • TPA (Tissue-Polypeptide-Antigen)
Magen	• CA 72-4 (Carbohydrat-Antigen der Nummer 72-4) • CEA (carcinoembryonales Antigen) • CA 19-9 (Carbohydrat-Antigen der Nummer 19-9) • CA 50 (Carbohydrat-Antigen der Nummer 50)

Tab. T.12 Tumormarker (Forts.)

Organ	Tumormarker
Leber	• AFP (α-Fetoprotein) • Bei Metastasen: CEA (carcinoembryonales Antigen)
Gallenblase/Gallenwege	• CA 19-9 (Carbohydrat-Antigen der Nummer 19-9)
Pankreas	• CA 19-9 (Carbohydrat-Antigen der Nummer 19-9) • TPA (Tissue-Polypeptide-Antigen) • CA 15-3 (Carbohydrat-Antigen der Nummer 15-3) • CA 50 (Carbohydrat-Antigen der Nummer 50)
Dickdarm	• CEA (carcinoembryonales Antigen) • CA 19-9 (Carbohydrat-Antigen der Nummer 19-9) • CA 50 (Carbohydrat-Antigen der Nummer 50) • p53-AK (p53-Autoantikörper) • Tumor M2-PK (Isoenzym der Pyruvatkinase; im Stuhl)
Niere	• NSE (neuronenspezifische Enolase) • CEA (carcinoembryonales Antigen) • EPO (Erythropoetin) • Tumor M2-PK (Isoenzym der Pyruvatkinase)
Harnblase	• TPA (Tissue-Polypeptide-Antigen) • Cyfra 12-1 (Bruchstück des Cytokeratin 19)
Prostata	• PSA (prostataspezifisches Antigen) • PAP (Prostata-Acid-Phosphatase)
Hoden	• AFP (α-Fetoprotein) • HCG (humanes Choriongonadotropin) • Tumor M2-PK (Isoenzym der Pyruvatkinase)
Ovar	• CA-125 (Carbohydrat-Antigen der Nummer 125) • CA 72-4 (Carbohydrat-Antigen der Nummer 72-4) • HCG (humanes Choriongonadotropin) • AFP (α-Fetoprotein)
Endometrium	• CA 125 (Carbohydrat-Antigen der Nummer 125)
Zervix	• SCC (Squamous-Cell-Carcinoma-Antigen)
Blut	• β_2-M (β_2-Mikroglobulin) • TK (Thymidinkinase) • Neopterin

T

TEIL

U Von Unterarmgehstützen bis Urostomiearten

Unterarmgehstützen: Gangarten

Tab. U.1 Mobilisation mit Unterarmgehstützen

Gangart	Ziel	Durchführung
Zweipunktgang	Absolute Entlastung	• Beide Stützen nach vorn • Krankes Bein nach vorn, nicht belasten, evtl. im Knie anwinkeln • Gesundes Bein nach vorn schwingen
Dreipunktgang	Teilweise (dosierte) Belastung	• Beide Stützen nach vorn • Krankes Bein nach vorn, Fußsohlen dosiert (wie verordnet) aufsetzen und evtl. abrollen • Gesundes Bein nach vorn schwingen
Vierpunktgang	Zunehmende bis volle Belastung	• Beine und Gehstützen gegensinnig synchron bewegen: rechtes Bein und linke Gehstütze
Treppensteigen	Dosierte Entlastung und Belastung	• Hinauf: beide Gehstützen und das gesunde Bein auf die obere Stufe stellen; krankes Bein nachführen, dabei belasten wie angeordnet • Hinunter: beide Gehstützen und das kranke Bein auf die untere Stufe stellen, dabei wie angeordnet belasten; gesundes Bein nachführen

Untersuchungsgrundsätze bei Kindern

(Weitere Informationen siehe Charta für Kinder im Krankenhaus)

- Jede anstehende Maßnahme wird dem Kind altersentsprechend erklärt.
- Unangenehme oder gar schmerzhafte Untersuchungen müssen als solche angesprochen werden. Verharmlosungen zerstören das Vertrauen des Kindes.
- Eltern werden ausdrücklich zu Zuspruch und Trost ermutigt und ggf. angeleitet, wie sie ihrem Kind am besten beistehen können.
- Das Mitnehmen eines vertrauten Spielzeugs, z. B. eines Kuscheltiers, kann dem Kind helfen.
- Ein Kind, das geschickt abgelenkt und gut gehalten wird, verspürt häufig nur den halben Schmerz.
- Nach jedem Eingriff wird das Kind getröstet und möglichst auf den Arm genommen.

Urin: Beobachtungskriterien

(Weitere Informationen siehe Urinuntersuchungen)

- Farbe
- Geruch
- Menge
- Miktion, z. B. Häufigkeit, Schmerzen

Zusätzlich bestimmbare Werte
- Spezifisches Gewicht
- Zusammensetzung

Farbe

Tab. U.2 Beobachtungen der Urinfarbe

Beobachtung	Mögliche Ursachen
Physiologisch: hell- bis dunkelgelb je nach Trinkmenge, abhängig auch von Ernährung	
Bierbraun bis grünlich schwarz mit gelbem Schüttelschaum (Bilirubinurie)	• Hepatitis • Leberzirrhose
Orange	• „Ziegelmehlsediment" bei Neugeborenen, entsteht durch den Zerfall von Harnsäure
Orangengelb	• Vitamintabletten
Rotbraun, braungrün bis schwarz	• Rote Bete • Bärentraubenblättertee (zur Behandlung von Harnwegsinfektionen) • Sulfonamide (Gruppe von Antibiotika) • Beim Neugeborenen durch vorübergehende Ausfällung von Harnsäuresalzen
Rötlich bis fleischfarben, trüb (Makrohämaturie)	• Nierensteine • Tumoren im Urogenitaltrakt wie Harnblasenkarzinom oder Nierentumor
Rötlich bis schwärzlich, ohne Trübung (Hämoglobinurie)	• Transfusionszwischenfälle • Hämolyse
Schlierig, flockige Trübung (Pyurie, Eiterharn)	• Pyelonephritis
Zitronengelb	• Senna (indischer/arabischer Strauch mit Früchten, findet als Abführmittel Verwendung) • Rhabarber

Geruch

Tab. U.3 Beobachtungen des Uringeruchs

Beobachtung	Mögliche Ursachen
Physiologisch: kein strenger Geruch, erst nach längerem Stehenlassen	
Faulig	• Blasentumor
Säuerlich (apfelartig)	• Ketonkörper im Urin bei Stoffwechselstörungen, z. B. Diabetes mellitus
Übel riechend	• Bakterielle Infektion der Harnwege

Menge

Die Tabelle zeigt Durchschnittswerte, da Miktionshäufigkeit und -menge abhängig von der Menge der aufgenommenen Flüssigkeit sind. I. d. R. stellen > 2 ml/kg KG/h eine ausreichende Urinausscheidung dar. Die Beobachtungstabelle bezieht sich auf Erwachsene.

Tab. U.4 Normalwerte für die Urinmenge pro Entleerung und pro Tag

Lebensalter/-phase	Menge pro Entleerung [ml]	Miktionen pro Tag
Neugeborenes	5–10	8–10
Säugling	15–30	12–18
Kleinkinder	40–100	8–12
Schulkind	100–200	6–8
Erwachsener	200–400	4–6

Tab. U.5 Beobachtungen der Urinmenge

Beobachtung	Mögliche Ursachen
Physiologisch (Erwachsener): 500–2000 ml/24 Std. abhängig von Trinkmenge	
Polyurie = Urinmenge erhöht (> 2000 ml/24 Std.)	• Erhöhte Trinkmenge • Alkoholkonsum • Hyperglykämie bei Diabetes mellitus • Diabetes insipidus • Hyperkalzämie • Bestimmte Phasen des akuten oder chronischen Nierenversagens • Überdosierung von Diuretika
Oligurie = Urinmenge erniedrigt (100–500 ml/24 Std.)	• Exsikkose (= funktionelle Oligurie) • Fortgeschrittene chron. Niereninsuffizienz • Akutes Nierenversagen • Harnabflussbehinderung
Anurie = Urinmenge stark erniedrigt oder ausbleibend (< 100 ml/24 Std.)	• Fortgeschrittene chron. Niereninsuffizienz • Akutes Nierenversagen • Schock

Miktion

Tab. U.6 Beobachtungen bzgl. der Miktion

Beobachtung	Mögliche Ursachen
Physiologisch: kontrolliertes, komplettes, schmerzfreies Wasserlassen	
Blase kann nicht vollständig entleert werden (Restharnbildung)	• Männer: Prostatavergrößerung • Tumoren der Blase • Verengung der Harnröhre
Gefüllte Blase kann nicht entleert werden (Harnverhalt)	• Mechanischer Harnverhalt: Tumoren der Harnröhre und der Blase, Männer: Prostatavergrößerung • Neurogener Harnverhalt: Störungen der Harnblaseninnervation, z. B. durch Bandscheibenvorfall, Polyneuropathie bei Diabetes mellitus, Nebenwirkungen von Medikamenten • Psychische Ursachen
Häufige Miktion kleiner Mengen, Urinmenge über 24 Std. normal (Pollakisurie)	• Frauen: Reizblase, Harnwegsinfekte • Männer: Prostatavergrößerung • Blasentumor • Harnleiterstein • Angst, Aufregung

U

Tab. U.6 Beobachtungen bzgl. der Miktion (Forts.)

Beobachtung	Mögliche Ursachen
Inkontinenz	• Frauen: Östrogenmangel nach der Menopause, Beckenbodenschwäche • Männer: postoperativ nach totaler Prostatektomie • Störungen der Nervenstrukturen, z. B. bei multipler Sklerose, Rückenmarksschädigung • Blasenentzündungen • Steinleiden • Störungen im Rückenmarkszentrum, z. B. bei Querschnittlähmung • Verengung des Blasenausgangs, z. B. bei Prostatavergrößerung • Arzneimittelnebenwirkung, z. B. von Spasmolytika, Antidepressiva • Spinalanästhesie • Harnleiterfistel • Harnblasenfistel • Blasen-Darm-Fistel
Schmerzen beim Wasserlassen (Algurie)	• Harnwegsinfekt
Schmerzhaftes und/oder erschwertes Wasserlassen (Dysurie)	• Entzündungen der ableitenden Harnwege • Mechanische Abflussbehinderungen, z. B. Prostatavergrößerung
Vermehrtes nächtliches Wasserlassen (Nykturie)	• Vermehrtes abendliches Trinken • Abendliche Einnahme von Diuretika • Herzinsuffizienz • Nierenerkrankungen

Urinkatheter

(Weitere Informationen siehe Charrière: Berechnungsformel; Harninkontinenz)

U

Arten

Tab. U.7 Urinkatheterarten

Katheterart	Erklärung	Anwendung
Nelaton	• Geschlossene Hohlspitze • Zwei gegenüberliegende Augen bzw. vier versetzte Augen	Frauen und Männer
Thiemann	• Gebogene konisch zulaufende Hohlspitze • Am Ende leicht verdickt • Nur ein Auge	V. a. Männer
Mercier	• Ähnlich Thiemannkatheter • Läuft an Hohlspitze nicht konisch zu • Zwei versetzte Augen	Frauen und Männer

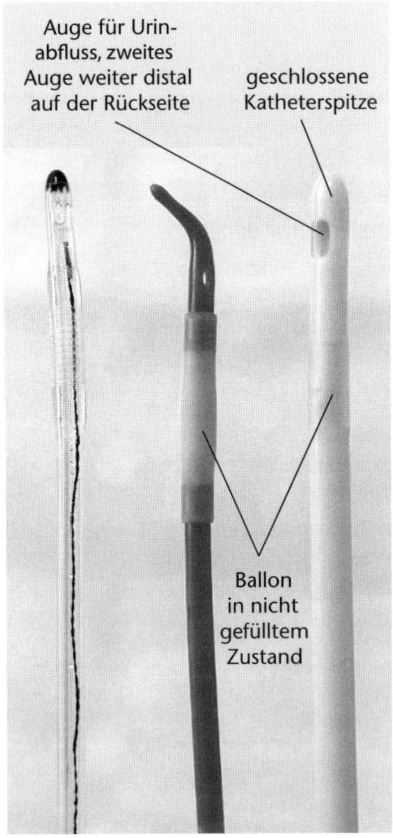

Abb. U.1 Verschiedene Blasenkatheter: Nelaton-Katheter, 12 Ch mit integrierter Temperaturmesseinheit (links), Tiemann-katheter, 12 Ch (Mitte) und Nelaton-Katheter, 16 Ch (rechts). [K115]

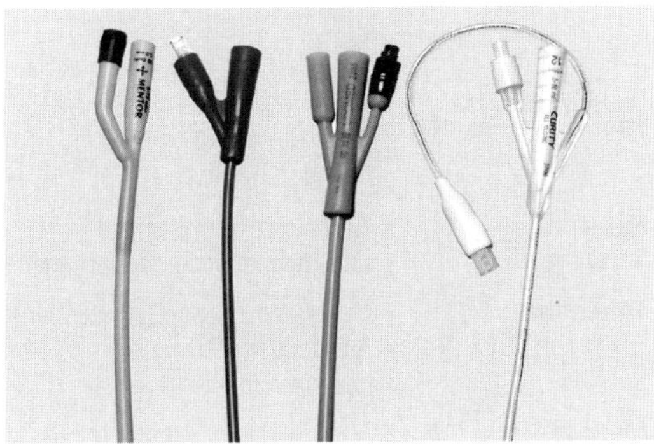

Abb. U.2 Verschiedene Katheterarten zur transurethralen Harnableitung. Am Anschluss ist die Menge der nötigen Block-flüssigkeit notiert. [K115]

Stärken

Tab. U.8 Urinkatheterstärken

Lebensalter/-phase	Katheterdurchmesser [Ch]	
	Einmalkatheter	Verweilkatheter
Säuglinge	3–4 (Ernährungssonde)	5 (Ernährungssonde) oder 6–8
Kleinkinder, Schulkinder		6–8
Heranwachsende Mädchen	8 (Ernährungssonde) oder 8–12	8–12
Heranwachsende Jungen	8–12	8–16
Frauen	12–16	12–16
Männer	16–20	16–20

Urinuntersuchungen

(Weitere Informationen siehe Laborproben; Laborwerte; Sammelurin; Urin: Beobachtungskriterien)

Tab. U.9 Urinuntersuchungen

Untersuchung	Indikation (Bsp.)	Pflegerische Aufgaben
Streifen-Schnelltest	Messung von Leukozyten, Eiweiß, Erythrozyten, Nitrit, Glukose, Urobilinogen, Bilirubin, Ketone, pH-Wert und Harndichte	• Urinprobe gewinnen: Morgenurin, Mittelstrahlurin, „normaler" Spontanurin oder durch Katheter/Einmalkatheterisieren • Schnelltest durchführen und ablesen • Anleitung des Pat., um Test selber durchzuführen
Urinsediment	Genauere Messung der o. g. Parameter, sowie von Epithelzellen, Zylinder und Keimen	• Urinprobe gewinnen: Morgenurin, Mittelstrahlurin, „normaler" Spontanurin oder durch Katheter/Einmalkatheterisieren • Urinprobe in Röhrchen aufziehen und ins Labor bringen
Urinkultur	V. a. bakterielle Infektion der Nieren oder der ableitenden Harnwege	• Urinprobe gewinnen: Mittelstrahlurin oder durch Katheter/Einmalkatheterisieren • Nährboden in Urin tauchen • Nährboden in sterilem Röhrchen ins Labor bringen
Sammelurin	Messung verschiedener Parameter	• Am besten morgens, z. B. 8 Uhr, mit Sammeln beginnen • Sammelperiode beachten, z. B. 24 Std. oder 12 Std. • 1. Urin verwerfen • In dunklem Gefäß sammeln • Kühl stellen • Auf Zusätze achten, abhängig von Untersuchung (siehe Sammelurin: Zusätze) • Nach Beendigung der Sammelperiode Gesamtmenge notieren • Je nach Untersuchung gesamte Probe oder Probenanteil entnehmen (dann Probe vorher mischen und in Röhrchen füllen) • Ins Labor
Spezifisches Gewicht	Kontrolle der Flüssigkeitsaufnahme Niereninsuffzienz	• Urinprobe gewinnen • Urin in Messzylinder füllen • Urometer eintauchen und Stelle ablesen, bis zu der Urometer in Urin eintaucht • Auf angegebene Temp. achten

U

Urostomiearten

Tab. U.10 Urostomiearten

Urostomieart	Beschreibung	Besonderheiten
Nierenfistel (Nephrostomie) 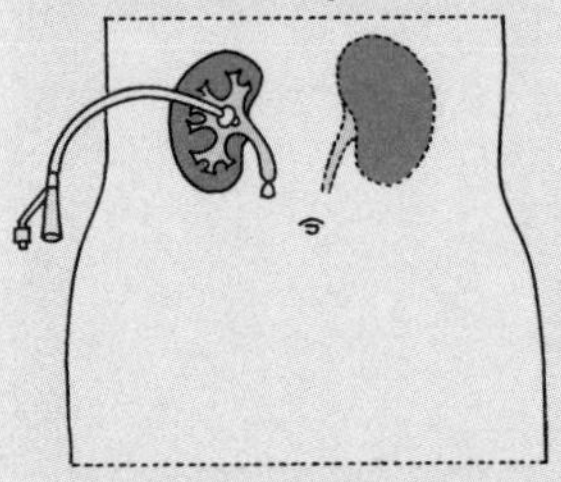	• Ableitung des Urins durch einen Katheter direkt aus dem Nierenbecken • Eine Niere ist dabei funktionslos oder entfernt • Stoma liegt auf dem Rücken oder der vorderen Bauchwand	• Meist kann Stomaträger Nephrostomie nicht allein versorgen
Einläufige oder doppelläufige Harnleiter-Hautfistel (Ureterocutaneostomie) 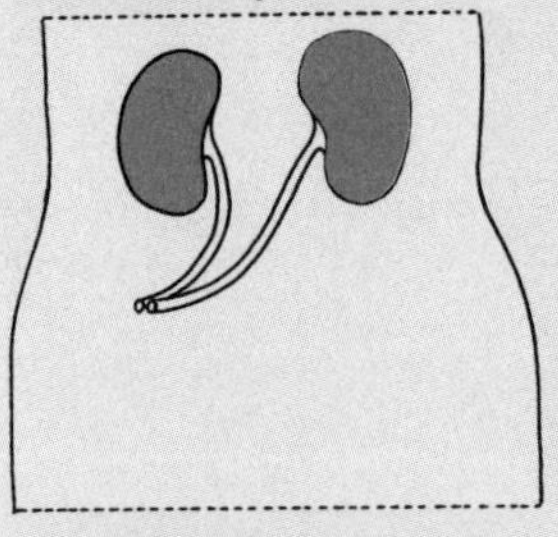	• Selten • Ausleitung des Harnleiters zur Bauchdecke • Neigt zur Verengung, deshalb wird ein dünnlumiger Katheter benötigt	• Kann vom Pat. mit einem Stomabeutel versorgt werden
Darm-Conduit 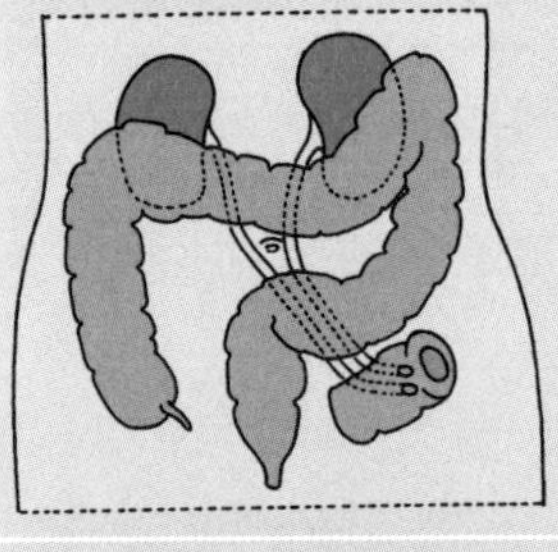	• Beide Harnleiter werden in ein isoliertes Stück Dünn- oder Dickdarm eingepflanzt • Dieses wird an geeigneter Stelle nippelartig in die Bauchhaut eingenäht	• Harn kann ohne Kontakt mit der Haut in den Beutel geleitet werden
Ureterosigmoidostomie 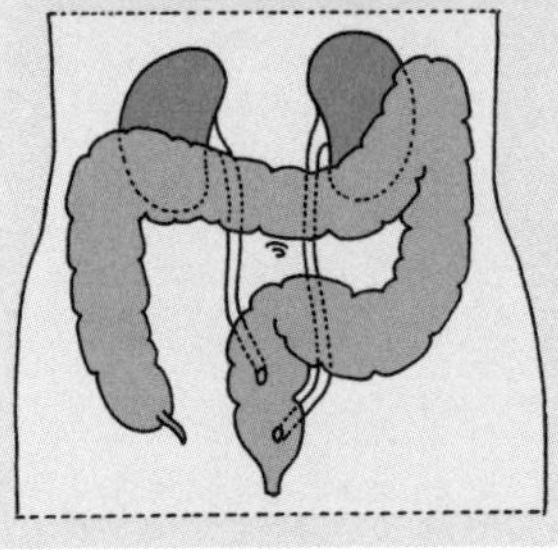	• Harnleiter (Ureter) werden in Dickdarm (Sigma) eingenäht, sodass Urin in Darm abgeleitet wird • Harn und Stuhl werden gemeinsam über After ausgeschieden • Kein Stoma vorhanden	• Undichtigkeit des Afterschließmuskels im Schlaf • Gefahr von aufsteigenden Infektionen aus Darm in Nieren • Gefahr von Rückresorption des Urins durch Darmwand

Tab. U.10 Urostomiearten (Forts.)

Urostomieart	Beschreibung	Besonderheiten
Blasenersatz, Harnreservoir, Pouch („Beutel") 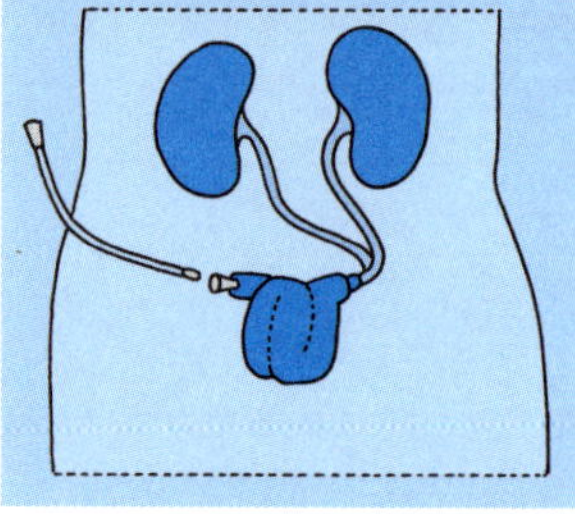	• Bildung eines Reservoirs aus Darmgewebe, in das Harnleiter eingenäht werden • Reservoir ist mit Hautstoma verbunden, z. B. im rechten Unterbauch oder Nabelbereich	• Reservoir kann mehrmals am Tag mit Katheter entleert werden; Stomabeutelversorgung nicht erforderlich

TEIL

V Von Venenverweilkanülen bis Vorsorgeuntersuchungen

Venenverweilkanülen: Größe und Durchflussrate

(Weitere Informationen siehe Infusionen; Ernährung, parenterale)

Größenangabe [Gauge]	24 G	22 G	20 G	18 G	17 G	16 G	14 G
Farbe	Gelb	Blau	Rosa	Grün	Weiß	Grau	Orange-braun
Außendurchmesser [mm]	0,7	0,9	1,1	1,3	1,5	1,7	2,1
Innendurchmesser [mm]	0,4	0,6	0,8	1,0	1,1	1,3	1,7
Durchfluss [ml/min]	22	35	60	95	125	195	330
Strichlänge [mm]	19	25	33	33/45	45	50	50
Verwendung	Kinder						
		Erwachsene					
		Dünne Venen		Infusionen, Transfusion		Notfälle, Schnellinfusionen	

Abb. V.1 Größe und Durchflussrate verschiedener Venenverweilkanülen (die Durchflussrate gilt für NaCl 0,9%). Bei der Transfusion von Blut ist die Durchflussrate etwa ⅓ niedriger. Bei Notfällen mit hohem Infusions-/Transfusionsbedarf wird die größtmögliche Kanüle gewählt. Größenbezeichnung und Farbkodierung gemäß ISO-Standard (International Organization for Standardization).

Ventilations-Perfusionsverhältnis (V/Q)

(Weitere Informationen siehe Atemnot; Atmung; Sauerstoffbindungskapazität; Sauerstoffsättigung; Sauerstofftransportkapazität)

Berechnung

$$\dot{V}/\dot{Q} = \frac{\text{Ventilation}_{\text{alveolär}}\,[\text{l/min}]}{\text{Perfusion}\,[\text{l/min}]}$$

Normalwert

Lungengesunder in Ruhe: $\dot{V}/\dot{Q} = 0{,}8$

Verätzungen: Wirkungen und Sofortmaßnahmen

(Weitere Informationen siehe Vergiftung)

Tab. V.1 Wirkungen und Sofortmaßnahmen bei Verätzungen

Noxe	Wirkung	Sofortmaßnahmen
Acrylsäure	• Erythem • Ödem • Bullöse Dermatitis	• Spülung mit Wasser, physiologischer NaCl-Lösung und Seifenwaschung
Äthylenimin	• Erytheme • Blasen • Nekrosen (Atemgift)	• Sofortige Hydrotherapie
Aluminintriäthyl	• Schmerzhafte Blasenbildung	• Hydrotherapie • Lokalanästhesie
Ameisensäure	• Erythem • Blasen • Ulkus	• Hydrotherapie
Brom	• Erythem • Blasen • Tiefe Nekrosen	• Hydrotherapie
Benzoylchlorid	• Hautreizungen • Ätzschorf	• Hydrotherapie
Kalziumhypochlorid	• Ödem • Ulzerationen	• Hydrotherapie
Chromsäure	• Chronische Ulzerationen	• Natriumhypochlorid • Gepufferte Lösungen von mono- und dibasischen Phosphatlösungen
Chlor	• Erosionen • Ulzerationen	• Kortikosteroide • $NaHCO_3$-Infusion
Eisen-III-Chlorid	• Schwarz-brauner Ätzschorf	• Trispuffer
Essigsäure	• Bräunlicher Ätzschorf (Hämolyse)	• Hydrotherapie
Formaldehyd	• Reiz- und Ätzwirkung auf Haut und Scheimhäute • Proteinfällung	• Verdünnte Ammoniaklösung oder 1%ige Ammoniumkarbonat-Lösung
Hydrazin	• Erythem • Ulkus	• Hydrotherapie
Methyläthylketonperoxid	• Ulzerationen • Erblindungsgefahr durch Dämpfe	• Zuerst Alkoholabtupfung • Dann Hydrotherapie
Phosphorpentachlorid, Salzsäure, Schwefelsäure, Zinkchlorid	• Erythem • Ätzschorf • Ulzerationen	• Hydrotherapie
Phenol	• Lokale Gefäßschädigung • Rasche transkutane Resorption	• Hydrotherapie • Nachreinigung mit Glycerin und Polyäthylenglykol
Perchlorsäure	• Typische Koagulationsnekrose	• Hydrotherapie
Peressigsäure	• Toxische Ekzemreaktion • Nekrose	• Alkoholabtupfung • Spülung mit 10%iger Natriumbikarbonatlösung
Salpetersäure	• (Schwarz-)gelber Ätzstoff (Xanthoproteinbildung)	• Hydrotherapie mindestens 1 Std. • Mild gepufferte Lösung

Tab. V.1 Wirkungen und Sofortmaßnahmen bei Verätzungen (Forts.)

Noxe	Wirkung	Sofortmaßnahmen
Salpetrige Säure	• Ödem • Erythem	• Hydrotherapie • Kein Neutralisationsversuch
Schweflige Säure		
Zinkäthyl	• Blasen • Nekrosen	• Hautreinigung mit Paraffin und Polyäthylenglykol • Danach Wasser • Kein Fett, kein Alkohol

Verbandwechsel: Instrumente

(Weitere Informationen siehe Sterilgut)

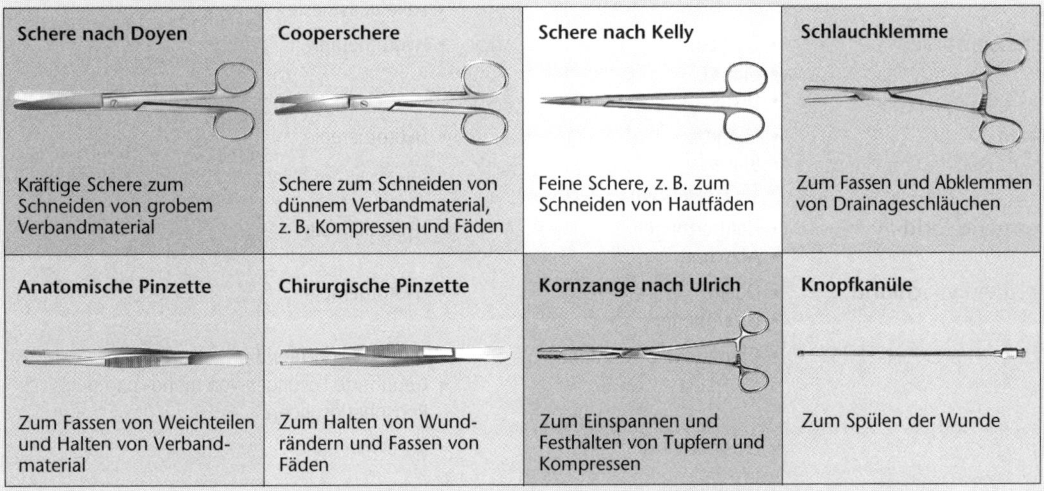

Abb. V.2 Wichtige Instrumente für den Verbandwechsel. [V122]

Verbrennung

Grade

Tab. V.2 Verbrennungsgrade

Grad	Schädigung von	Symptome	Heilung
I	• Epidermis	• Rötung der Haut ohne Blasenbildung • Leichte Schwellung • Lokales Ödem	• Nach 3–6 Tagen • Ohne Narbenbildung
II, oberflächlich	• Epidermis • Dermis (teilweise)	• Lokale Hyperämie • Blasenbildung zwischen Epidermis und Korium • Am Blasengrund: Korium sichtbar • Haarwurzeln nicht verbrannt • Entfernung der Haare ist schmerzhaft • Berührungs- und Schmerzsensibilität erhalten • Stichwunden beginnen sofort zu bluten	• Nach 7–14 Tagen • Ohne Narbenbildung möglich

Tab. V.2 Verbrennungsgrade (Forts.)

Grad	Schädigung von	Symptome	Heilung
II, tief	• Epidermis • Dermis	• Blasenbildung, mit nekrotischem, weißem Wundgrund • Durch Weiß schimmert Rotton durch (wegdrückbar) • Haare fallen z. T. mühelos heraus • Berührung der Wunde schmerzt nicht, ist aber spürbar	• Nach 14–21 Tagen • Immer mit Narbenbildung
III, knapp		• Siehe II, tief, aber: • Rötung des Koriums nicht mehr wegdrückbar • Schmerzempfindung fehlt vollständig • Alle Haare und Nägel fallen aus • Stichkanäle bluten verlangsamt	• Immer mit Narbenbildung
III	• Epidermis • Dermis • Subkutis	• Trockene dicke Hautfetzen der Haut • Auch in oberflächlicher Subkutis keine Durchblutung • Keine Schmerzempfindung • Keine Blutung bei Inzision in den Schorf	• Immer mit Narbenbildung
IV	• Epidermis • Dermis • Subkutis • Knochen • Sehnen • Muskeln	• Zerstörung aller Hautschichten und ggf. tiefer gelegener Gebiete (Verkohlung) • Keine Schmerzempfindung	• Prognose von Flächen- und Tiefenausdehnung und vom Alter des Pat. abhängig

Körperoberfläche abschätzen

Abschätzung der Körperoberfläche nach Lund/Browder

Tab. V.3 Abschätzen der Körperoberfläche nach Lund/Browder

Lokalisation	Neugeborenes	1 Jahr	5 Jahre	10 Jahre	15 Jahre	Erwachsener
	Anteil an Gesamtkörperoberfläche [%]					
Kopf	19	17	13	11	9	7
Hals	2	2	2	2	2	2
Vorderer Rumpf	13	13	13	13	13	13
Hinterer Rumpf	13	13	13	13	13	13
Beide Oberarme je	8	8	8	8	8	8
Beide Unterarme	6	6	6	6	6	6
Beide Hände	5	5	5	5	5	5
Genitoanalregion	1	1	1	1	1	1
Gesäß	5	5	5	5	5	5
Beide Oberschenkel	11	13	16	17	18	19
Beide Unterschenkel	10	10	11	12	13	14
Beide Füße	7	7	7	7	7	7

Abschätzung der Körperoberfläche nach Wallace (Neunerregel)

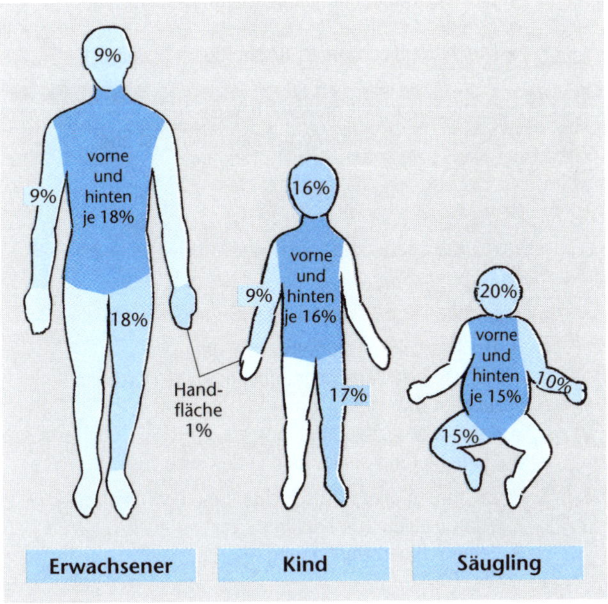

Abb. V.3 Figurenschema zur Neunerregel und zur Abschätzung der verbrannten Körperoberfläche. Faustregel: Der Handteller des Verletzten entspricht etwa 1 % seiner Körperoberfläche. [A300]

Wasserverlust berechnen

Tab. V.4 Berechnung des Wasserverlusts bei Verbrennungen

Wasserverlust über	Volumen des Wasserverlustes [ml/% VKO*/kg KG/d]	Beispiel: Kind mit Körpergewicht von 12 kg und VKO* von 5 %
Interstitium	2	2 ml × 5 % × 12 kg = 120 ml
Verdunstung	1,5	1,5 ml × 5 % × 12 kg = 90 ml
Wunden	0,7	0,7 ml × 5 % × 12 kg = 42 ml
		Wasserverlust aufgrund der Verbrennung insgesamt = 252 ml

* Verbrannte Körperoberfläche

Vergiftung: Notrufzentralen

(Weitere Informationen siehe Verätzungen)

Tab. V.5 Notrufzentralen

Stadt	Institution	Telefonnummer
Berlin	Berliner Betrieb für Zentrale Gesundheitliche Aufgaben – Institut für Toxikologie (Giftnotruf Berlin)	030/192 40
Bonn	Informationszentrale gegen Vergiftungen Zentrum für Kinderheilkunde der Rheinischen Friedrich-Wilhelms-Universität Bonn	0228/192 40

Tab. V.5 Notrufzentralen (Forts.)

Stadt	Institution	Telefonnummer
Erfurt	Gemeinsames Giftinformationszentrum der Länder Mecklenburg-Vorpommern und Sachsen-Anhalt sowie der Freistaaten Sachsen und Thüringen (GGIZ)	0361/73 07 30
Freiburg	Vergiftungs-Informations-Zentrale Freiburg (VIZ) Universitätsklinikum Freiburg Zentrum für Kinderheilkunde und Jugendmedizin	0761/192 40
Göttingen	Giftinformationszentrum-Nord der Länder Bremen, Hamburg, Niedersachsen und Schleswig-Holstein (GIZ-Nord) Universitätsmedizin Göttingen – Georg-August-Universität	0551/192 40
Homburg	Informations- und Behandlungszentrum für Vergiftungen Universitätsklinik für Kinder- und Jugendmedizin	06841/192 40
Mainz	Beratungsstelle bei Vergiftungen II. Medizinische Klinik und Poliklinik der Universität	06131/192 40
München	Toxikologische Abteilung der II. Medizinischen Klinik rechts der Isar der Technischen Universität München (Giftnotruf München)	089/192 40
Nürnberg	Giftinformationszentrale Nürnberg, Med. Klinik 2, Klinikum Nürnberg – Universität Erlangen-Nürnberg	0911/398 24 51
Wien	Vergiftungsinformationszentrale Wien Gesundheit Österreich GmbH AKH Leitstelle 6 Q	Notruf-Tel. + 43 1 406 43 43; Allgemeine Beratung Tel. + 43140400 22 22
Zürich	Schweizerisches Toxikologisches Informationszentrum (STIZ)	Notfall-Tel.:+ 41 44 251 51 51 (Notrufnummer nur für die Schweiz: 145); Tel. + 41 44 251 66 66

Verhütungsmethoden: Zuverlässigkeit (Pearl-Index)

(Weitere Informationen siehe Menstruationszyklus)

Tab. V.6 Pearl-Index

Verhütungsmethode	Pearl-Index*
Sterilisation	< 0,2
Pille	0,2–0,5
Symptothermale Methode	0,5–1
Minipille	0,3–3
Intrauterinpessar	0,3–3
Depotgestagene	0,3–3,6
Temperaturmethode	1–3
Diaphragma plus Spermizid	2–6
Kondom	3–7
Spermizide	4–6
Portiokappe	Ca. 7
Periodische Enthaltsamkeit	15–20
Coitus interruptus	Ca. 25
Billingsmethode**	Ca. 25

* Anzahl der Schwangerschaften, die eintreten, wenn 100 Frauen die jeweilige Methode 1 Jahr lang anwenden.
** Methode der natürlichen Familienplanung: Beobachtung des Zervixschleims.

V

Vitamine

Bedarf

Tab. V.7 Referenzwerte für die Zufuhr von Vitaminen, D-A-CH* 2000

Lebensalter/-phase	Vitamin A [mg Retinol-Äquivalent]		Vitamin D (Calciferol) [µg]	Vitamin E [mg Tocoferol-Äquivalent]		Vitamin K (Phyllochinone)		Vitamin B_1 (Thiamin) [mg]		Vitamin B_2 (Riboflavin) [mg]		Vitamin B_3 (Niacin) [mg Niacin-Äquivalent]		Vitamin B_5 (Pantothensäure) [mg]	Vitamin B_6 (Pyridoxin) [mg]		Vitamin B_9 (Folsäure) [µg]	Vitamin B_{12} (Cobalamin) [µg]	Vitamin H (Biotin) [µg]	Vitamin C (Ascorbinsäure) [mg]
	m	w		m	w	m	w	m	w	m	w	m	w		m	w				
1–4 Jahre	0,6		5	6	5	15		0,6		0,7		7		4	0,4		200	1,0	10–15	60
4–7 Jahre	0,7		5	8		20		0,8		0,9		10		4	0,5		300	1,5	10–15	70
7–10 Jahre	0,8		5	10	9	30		1,0		1,1		12		5	0,7		300	1,8	15–20	80
10–13 Jahre	0,9		5	13	11	40		1,2	1,0	1,4	1,2	15	13	5	1,0		400	2,0	20–30	90
13–15 Jahre	1,1	1,0	5	14	12	50		1,4	1,1	1,6	1,3	18	15	6	1,4		400	3,0	25–35	100
15–19 Jahre	1,1	0,9	5	15	12	70	60	1,3	1,0	1,5	1,2	17	13	6	1,6	1,2	400	3,0	30–60	100
Erwachsene	1,0	0,8	5 (für Menschen > 65 Jahre: 10)	12–15		70–80	60–65	1,0–1,3		1,2–1,5		13–17	13	6	1,4–1,5	1,2	400	3,0	30–60	100
Schwangere	-	1,1	5	-	13	-	65	-	1,2	-	1,5	-	15	6	-	1,9	600	3,5	30–60	110
Stillende	-	1,5	5	-	17	-	65	-	1,4	-	1,6	-	17	6	-	1,9	600	4,0	30–60	150

* Referenzwerte der Deutschen Gesellschaft für Ernährung e. V. (DGE), der Österreichischen Gesellschaft für Ernährung (ÖGE), der Schweizerischen Gesellschaft für Ernährungsforschung (SGE) und der Schweizerischen Vereinigung für Ernährung (SVE)

Funktion, Vorkommen, Mangelerscheinungen

Tab. V.8 Übersicht über Vitamine

Vitamin	Funktion	Vorkommen	Mangelerscheinungen
Fettlösliche Vitamine			
Vitamin A (Retinol)	• Einfluss auf Sehvorgang • Regulation der Zellteilung von Haut und Schleimhaut • Eiweißstoffwechsel • Radikalfänger	• Als Vitamin A in tierischen Lebensmitteln, z. B. in Fischöl, Milch, Innereien • Als Provitamin A, z. B. Beta-Carotin, in pflanzlichen Lebensmitteln, z. B. in Gemüse	• Nachtblindheit • In schweren Fällen Blindheit • Trockene Augen • Atrophie und Verhornung von Haut/Schleimhäuten • Immunschwäche • Wachstumsstörung
Vitamin D (Calciferol)	• Knochenbildung • Aufnahme von Kalzium und Phosphaten	• Bildung im Körper unter Einwirkung von Licht • Fisch • Eier • Pilze • Milchprodukte	Schwere Knochendeformationen: • Bei Kindern als Rachitis • Bei Erwachsenen als Osteomalazie
Vitamin E (Tocoferol)	• Antioxidans • Schutz der Nahrungs- und Körperfette • Unterstützt Erythrozyten beim O_2-Transport	• Fette • Öle • Weizenkeime • Haselnüsse • Ei	• Muskelschwäche • Anämie • Ataxie • Areflexie • Schlechte Wundheilung
Vitamin K (Phyllochinone)	• Förderung der Blutgerinnung • Förderung der Knochenfestigkeit	• Bildung im Körper • (V. a. grünes) Gemüse • Rinderleber • Eier • Milch	• Blutungsneigung • Verminderte Knochendichte
Wasserlösliche Vitamine			
Vitamin B_1 (Thiamin)	• Abbau der Kohlenhydrate • Herzfunktion • Nerventätigkeit • Wundheilung	• Getreide • Fleisch • Nüsse • Kartoffeln • Sonnenblumenkerne	• Leistungsminderung • Appetitlosigkeit • Gewichtsverlust • Muskelschwund • In schweren Fällen Beriberi mit Herzinsuffizienz, Ödemen und neurologischen Störungen
Vitamin B_2 (Riboflavin)	• Einfluss auf gesamten Stoffwechsel • Hormonproduktion	• Milchprodukte • Eier • Leber • Champignons • Spinat • Hülsenfrüchte	• Entzündliche Schleimhautveränderungen, z. B. Mundwinkelrhagaden • Binde- und Hornhautentzündungen am Auge • Antriebslosigkeit • Wachstumsstörungen
Vitamin B_3 (Niacin)	• Zentrale Stellung im Stoffwechsel • Leberfunktion	• Bildung im Körper • Nüsse • Innereien • Milchprodukte • Trockenobst • Hülsenfrüchte	• Haut- und Schleimhautstörungen, z. B. Zungenbrennen, Mundwinkelrhagaden • Verdauungsstörungen • Pellagra (3-D-Krankheit) mit Hautentzündungen (Dermatitiden), Verdauungsstörungen (Diarrhö) und neurologisch-psychiatrischen Störungen (z. B. Depressionen, Polyneuritis)

Tab. V.8 Übersicht über Vitamine (Forts.)

Vitamin	Funktion	Vorkommen	Mangelerscheinungen
Fettlösliche Vitamine			
Vitamin B_5 (Pantothensäure)	• Zentrale Stellung im Stoffwechsel	• Milch • Fleisch • Fisch • Eier	• Müdigkeit • Kopf- und Muskelschmerzen • Magen-Darm-Störungen • Infektanfälligkeit
Vitamin B_6 (Pyridoxin)	• Einfluss auf den Stoffwechsel • Bildung der Erythrozyten • Knochendichte	• Getreide • Gemüse • Obst • Innereien • Fleisch • Fisch • Bananen • Walnüsse	• Depression • Muskelschwäche • Neurologische Störungen • Anämie • Haut- und Schleimhautveränderungen
Vitamin B_9 (Folsäure)	• Aufbau von Nukleinsäuren und roten Blutkörperchen	• Bildung im Körper • Gemüse • Obst • Kartoffeln • Leber • Weizenkeime	• Blässe • Müdigkeit • Schleimhautveränderungen • Magen-Darm-Störungen • Wachstumsstörungen • Abwehrschwäche • Makrozytäre Anämie • Im Embryonalstadium: Häufung von Neuralrohrdefekten (z. B. Spina bifida)
Vitamin B_{12} (Cobalamin)	• Bildung der roten Blutkörperchen • Einfluss auf Eiweißstoffwechsel	• Bildung im Körper • Fleisch • Innereien	• Müdigkeit • Allgemeine Schwäche • Nervenstörungen • Magen-Darm-Störungen • Perniziöse Anämie
Vitamin H (Biotin)	• Beteiligung am Abbau von Aminosäuren • Beteiligung am Aufbau von Fettsäuren, Glukose und bestimmten Proteinen	• Sojabohnen • Nüsse • Fisch • Leber • Spinat • Champignons	• Hautveränderungen • Haarausfall • Magen-Darm-Störungen • Wachstums- und Entwicklungsstörungen bei Kindern • Neurologische Störungen
Vitamin C (Ascorbinsäure)	• Antioxidans • Beteiligung am Aufbau von Bindegewebe, Hormonen • Wundheilung	• Kartoffeln • Gemüse • Obst	• Schleimhautblutungen • Zahnfleischbluten und Zahnausfall • Blutungen in Muskulatur • Wundheilungsstörungen • Schwäche, Müdigkeit • Geschwächte Immunantwort • Skorbut

Vorsorgeuntersuchungen

(Weitere Informationen siehe Entwicklung bei Kindern; Krebs; Prävention)

Erwachsene

Tab. V.9 Vorsorgeuntersuchungen bei Erwachsenen

Organ	Ab wann?	Wie oft?	Welche Untersuchung?
Gebärmutterhals	Frauen ab 20	Jährlich	• Tastuntersuchung der Genitalien • Entnahme eines Abstrichs zur Zellgewinnung vom Muttermund und Gebärmutterhals mit nachfolgender mikroskopischer Untersuchung
Brust	Frauen ab 30	Jährlich	• Abtasten der Brust nach Veränderungen und der regionären Lymphknoten durch Frauenarzt • Selbstabtastung erlernen, 1 × im Monat durchführen • Ggf. Röntgenuntersuchung (Mammografie) • Vom 50. bis Ende des 70. Lebensjahr: alle 2 Jahre Mammografie-Screening
Prostata	Männer ab 45	Jährlich	• Abtasten nach Veränderungen der Prostata vom After aus • Tastuntersuchung der regionären Lymphknoten
Dickdarm, Rektum	Frauen und Männer ab 50	Jährlich	• Untersuchung des Stuhls auf verstecktes Blut • Tastuntersuchung des Enddarms • Darmspiegelung ab dem 55. Lebensjahr: zwei Untersuchungen im Abstand von 10 Jahren
Haut	Frauen und Männer ab 35	Alle 2 Jahre	• Untersuchung der Haut auf Veränderungen

Kinder

Tab. V.10 Vorsorgeuntersuchungen bei Kindern

Vorsorgeuntersuchung	Zeitraum/Alter des Kindes	Untersuchungen, zu dokumentierende Befunde und Schwerpunkte (nicht vollständig)
U1	Unmittelbar nach Geburt, spätestens nach 4 Std.	• Aufzeichnungen über Geburt, Schwangerschaft • Siehe Apgar-Test • Maße, Gewicht, Reifezeichen • Feststellung schwerer oder äußerlich sichtbarer Fehlbildungen • Vitamin-K-Gabe • Credé-Prophylaxe (optional)
U2 (Neugeborenen-Basisuntersuchung)	3.–10. Tag	• Maße, Gewicht • Anpassungsstörungen • Akute Erkrankungen • Fehlbildungen • Geburtsverletzungen • Stoffwechseluntersuchungen mit Guthrie-Test • TSH-Bestimmung • Besprechung der Rachitis-/Fluorprophylaxe • Vitamin-K-Gabe • Bei Risikokindern auch Ultraschalluntersuchung der Hüfte

Tab. V.10 Vorsorgeuntersuchungen bei Kindern (Forts)

Vorsorgeuntersuchung	Zeitraum/Alter des Kindes	Untersuchungen, zu dokumentierende Befunde und Schwerpunkte (nicht vollständig)
U3	4.–6. Woche	• Maße, Gewicht • Körperliche Entwicklung • Ernährung • Organe • Reflexe • Beginnende Psychomotorik • Evtl. erneute Vitamin-K-Gabe
U4	3.–4. Monat	• Maße • Gewicht • Ernährung • Reflexe • Organe • Evtl. Fehlhaltung der Hüfte • Beginn der Impfungen
U5	6.–7. Monat	• Maße, Gewicht • Ernährung • Organe • Reaktionen auf die Umgebung (Interesse an Menschen und Gegenständen, Greifen nach Gegenständen) • Rachitisprophylaxe
U6	10.–12. Monat	• Maße, Gewicht • Ernährung • Organe • Körperkoordination • Sprachentwicklung
U7	21.–24. Monat	• Maße, Gewicht • Organe • Wirbelsäulen-, Fuß- oder Beinfehlstellungen oder -haltungen • Gang • Sprachentwicklung • Sozialverhalten • Sauberkeitsentwicklung
U8	43.–48. Monat	• Maße, Gewicht • Organe • Koordination • Hör- und Sehprüfung • Urinuntersuchung • Sprach- und Sozialentwicklung (Kindergarten?)
U9	60.–64. Monat	• Maße, Gewicht • Organe • Feinmotorik und Koordination • Zahnuntersuchung • Chronische Erkrankungen • Evtl. weitere Impfungen • Entwicklung von Verhalten und Sprache (Verhaltensauffälligkeiten? Schulreife?)
U10 (J1)	12.–14. Jahr	• Körperliche, auch sexuelle Entwicklung • Orthopädische Fragen • Information über Empfängnisverhütung • Gesprächsangebot (Drogenprävention, familiäre Probleme oder Konflikte)

V

TEIL

W Von Waist-to-Hip-Ratio bis Wundheilung

Waist-to-Hip-Ratio (WHR)

(Weitere Informationen siehe Body-Mass-Index; Broca-Index; Ernährung: Ernährungszustand; anthropometrische Daten)
Verhältnis von Taillenumfang zu Hüftumfang; dient der Feststellung der Verteilung des Fettgewebes als Apfelform (stammbetont, Ansammlung des Fettgewebes im Bauchbereich, v. a. bei Männern) oder Birnenform (hüftbetont, Ansammlung des Fettgewebes an Hüften und Oberschenkeln, v. a. bei Frauen)

Beispiel
Taillenumfang = 60 cm
Hüftumfang = 90 cm
WHR = 60 cm ÷ 90 cm = 0,66

Einstufungen der Waist-to-Hip-Ratio

Tab. W.1 Einstufungen der Waist-to-Hip-Ratio

	Vorteilhaft (Birne)	Nachteilig (Apfel)
Männer	WHR ≤ 1,0	WHR ≥ 1,0
Frauen	WHR ≤ 0,85	WHR ≥ 0,85

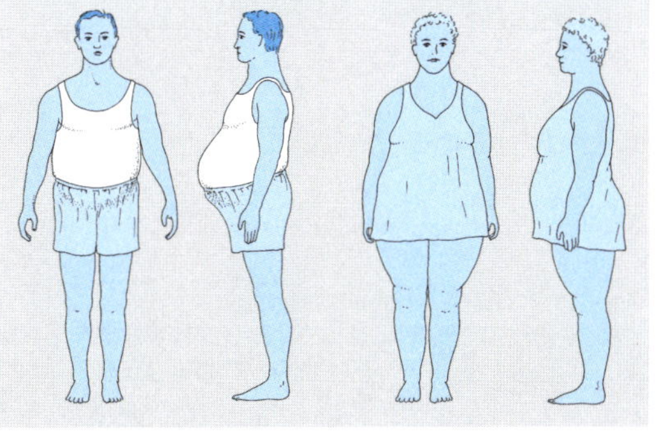

Abb. W.1 Stamm- und hüftbetonter Fettverteilungstyp. Für das Risiko von Folgeerkrankungen ist nicht nur maßgeblich, wie viel Fett vorhanden ist, sondern auch wo es lokalisiert ist. [A400-190]

WHO-Aktivitätsindex

(Weitere Informationen siehe Karnofsky-Index; Krebs; Tumoren)
Der WHO-Aktivitätsindex und der Karnofsky-Index erlauben es, den körperlichen Zustand und die Autonomie (Unabhängigkeit) von Tumorkranken einzuschätzen.

Tab. W.2 WHO-Aktivitätsindex

Grad	Mögliche Aktivitäten/Einschränkungen/Pflegebedarf
0	• Normale Aktivität ohne Einschränkungen
1	• Leicht verminderte Aktivität und Belastbarkeit • Ambulant und in der Lage, sich selbst zu versorgen
2	• Arbeitsunfähigkeit, aber in der Lage, sich selbst zu versorgen • Tagsüber weniger als 50 % der Zeit im Bett
3	• Nur eingeschränkt in der Lage, sich selbst zu versorgen • Ständige Pflege und Hilfe notwendig, tagsüber mehr als 50 % der Zeit im Bett
4	• Nicht in der Lage, sich selbst zu versorgen • Komplett pflegebedürftig • Bettlägerig

Wochenbettgymnastik

Wann?	• 2. Tag nach Geburt bis 6–8 Wochen nach Geburt
Warum?	• Frühmobilisation • Anregung von Kreislauf, Atmung und Stoffwechsel • Unterstützung der Blasen- und Darmentleerung • Thromboseprophylaxe • Förderung des physischen und psychischen Wohlergehens • Beschleunigung der Involutionsvorgänge • Festigung der Bauch- und Beckenbodenmuskulatur (Descensusprophylaxe). Diese Übungen werden allerdings erst nach einigen Wochen durchgeführt, wenn die Bauch- und Beckenbodenmuskulatur wieder zu ihrem normalen Tonus zurückgefunden hat • Wiedererlangung der Figur
Und danach?	• Gezielte Rückbildungsgymnastik für mind. 6 Monate

Wunddrainagen

(Weitere Informationen siehe Postoperativ)

Tab. W.3 Übersicht über Wunddrainagen

	Easy-Flow-Drain, Silikon-Kurzdrain, Penrose-Drain, Gummilasche	Robinson-Drainage	Redon-Drainage
Aufbau	• Einlegen eines Kunststoffrohres oder einer Silikon- oder Gummilasche in eine oberflächliche Wundhöhle • Meist nicht an Haut des Pat. fixiert, sondern mit steriler Sicherheitsnadel	• Geschlossenes Wunddrainagesystem • Beutel ist fest mit Schlauch verbunden	• Schlauch und Vakuum-Saugflasche mit Klemme
Ablauf über	• Kapillareffekt (Dochtwirkung)	• Schwerkraft	• Sog

W

Tab. W.3 Übersicht über Wunddrainagen (Forts.)

	Easy-Flow-Drain, Silikon-Kurzdrain, Penrose-Drain, Gummilasche	Robinson-Drainage	Redon-Drainage
Entleeren	• Easy-Flow-Drain, Silikon-Kurzdrain: Adhäsivbeutel (Easy-Flow-Beutel) ähnlich Anus-praeter-Beutel: Ablaufstutzen am Beutel (halboffenes System) • Penrose-Drain, Gummilasche: Abfluss in Wundauflage (offene Ableitung)	• Ablaufstutzen am Beutel	• Nicht möglich
Wechsel	• Nicht möglich	• Nicht möglich	• Wenn Saugflasche voll oder wenn Vakuum erschöpft Vorgehen: • Händedesinfektion und Handschuhe anziehen • Neue Vakuumflasche prüfen auf Beschädigungen, Vakuum • Ableitungsschlauch flaschennah abklemmen • Redonflasche verschließen • Schlauchende sprühdesinfizieren • Alte Redonflasche abnehmen • Sofort neue Flasche aufstecken • Klemme am Ableitungsschlauch langsam öffnen
Besonderheiten	• Vorhandensein dieser Drainage kann Entstehung von Flüssigkeit zunächst fördern bzw. provozieren (im Sinn einer Fremdkörperreaktion) • Erhöhtes Infektionsrisiko, da offen	• Sekretauffangbeutel unter Wundniveau hängen • Schlauch darf nicht durchhängen	• Sog nimmt mit zunehmender Füllung der Flasche ab, regelmäßig wechseln
Entfernen	• Entfernung meist 24–48 Std. nach OP • Immer vom Arzt! • Unter operativ sterilen Bedingungen • Zug und schichtweiser Wundverschluss	• Händedesinfektion und Handschuhe anziehen • Wundverband entfernen • Desinfektion der Wundregion • Evtl. Fixation (Naht oder Pflaster) lösen • Mit einer Hand Schlauch einige Zentimeter oberhalb der Austrittsstelle fassen, mit anderer Hand sterile Kompresse an Austrittsstelle halten • Patienten tief ein- und ausatmen lassen • Während des Ausatmens Drainage zügig ziehen • Verband auf Austrittsstelle	• Entfernung meist 48–72 Std. nach OP • Wie bei Robinson-Drainage • Immer unter Sog ziehen

Tab. W.3 Übersicht über Wunddrainagen (Forts.)

	Easy-Flow-Drain, Silikon-Kurzdrain, Penrose-Drain, Gummilasche	Robinson-Drainage	Redon-Drainage
Beobachtung, Dokumentation	Wundsekret: • Menge • Farbe • Konsistenz • Beimengungen		

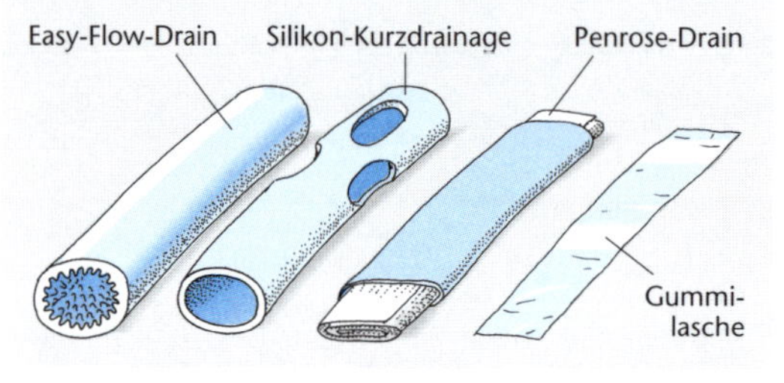

Abb. W.2 Easy-Flow-Drain, Silikon-Kurzdrainage, Penrose-Drain und Gummilasche. [A400-190]

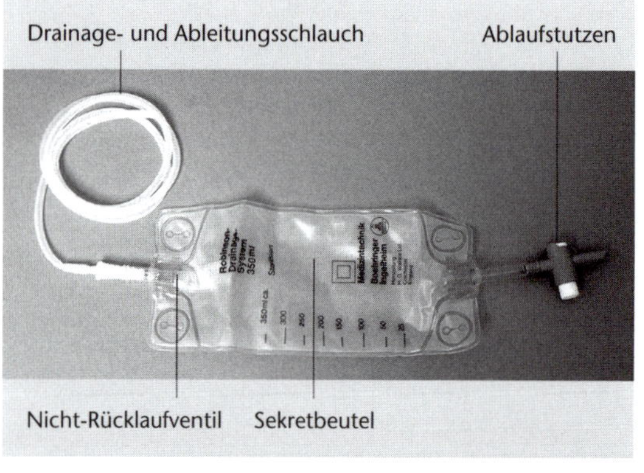

Abb. W.3 Robinson-Drainage. [K183]

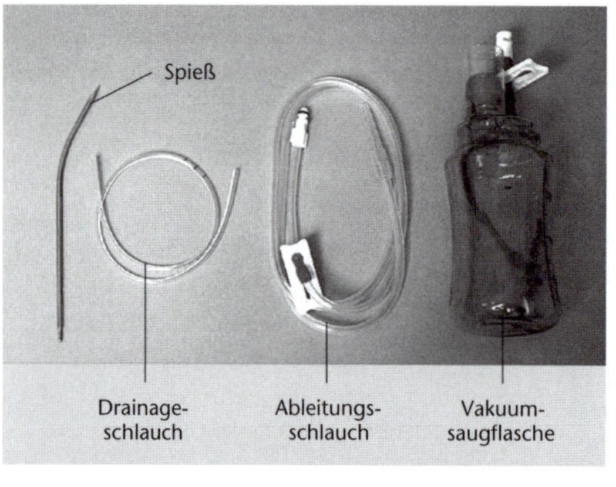

Abb. W.4 Bestandteile einer Redon-Drainage. [K183]

Wunden

(Weitere Informationen siehe Entzündung: Kardinalsymptome; Expertenstandard: Wundmanagement; Impfung; Infektionen/Infektionskrankheiten; Tetanus; Wundheilung)

Infektionsstatus bei infizierten Wunden

Tab. W.4 Infektionsstatus bei infizierten Wunden

Grad	Ausdehnung
I	• Leichte Rötung
II	• Rötung • Schwellung • Schmerz • Antibiotische Therapie erforderlich
III	• Zusätzlich systemische Infektionszeichen, z. B. Fieber, Leukozytose

Mechanische Wunden

Tab. W.5 Mechanische Wunden

Bezeichnung	Zeichnung	Kurzcharakterisierung
Platzwunde	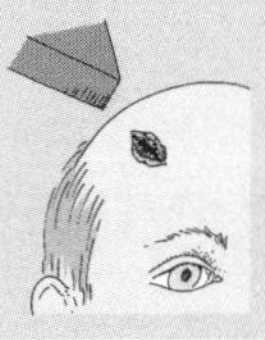	Durch starken Druck oder Schlag bedingte oberflächliche Wunde mit ausgerissenen Wundrändern (Aufplatzen der Haut) und Prellung benachbarter Gewebe
Schnittwunde (1)	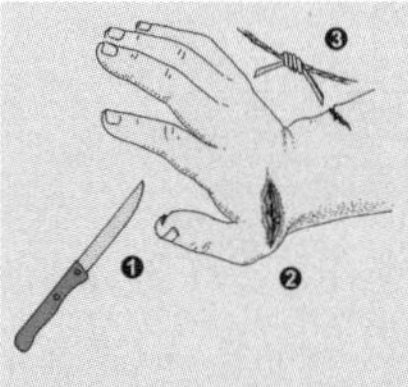	Durch scharfe Instrumente entstandene, unterschiedlich tiefe Wunde mit glatten Rändern
Quetschwunde (2)		Wundentstehung ähnlich Platzwunde, jedoch oft Zerstörung tieferer Gewebeschichten mit Bildung tiefer Wundtaschen. Hautoberfläche evtl. intakt
Risswunde (3)		Durch scharfe/spitze Instrumente (z. B. Nägel) bedingte Wunde mit unregelmäßigen, zerfetzten Wundrändern (Haut zerrissen, nicht zerschnitten)
Stichwunde (4)	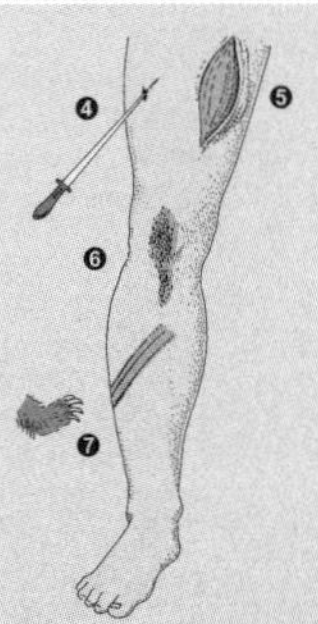	Durch spitze Instrumente verursachte Wunde mit oft nur kleiner äußerer Wunde, aber tiefem Stichkanal
Ablederungswunde (5) (Décollement)		Durch tangential einwirkende Kräfte (Scherkräfte) hervorgerufene, meist großflächige Wunde mit Ablösung oberflächlicher von tiefen Hautschichten oder der Haut von tiefer liegenden Weichteilen
Schürfwunde (6)		Oberflächliche Wunde mit Zerstörung nur der oberen Hautschichten bis zur Lederhaut. Durch Eröffnung der Blutgefäße in der Lederhaut punktförmige Blutungen
Kratzwunde (7)		I. d. R. durch Tierkrallen verursachte, oberflächliche Risswunde

Tab. W.5 Mechanische Wunden (Forts.)

Bezeichnung	Zeichnung	Kurzcharakterisierung
Schusswunde (8)	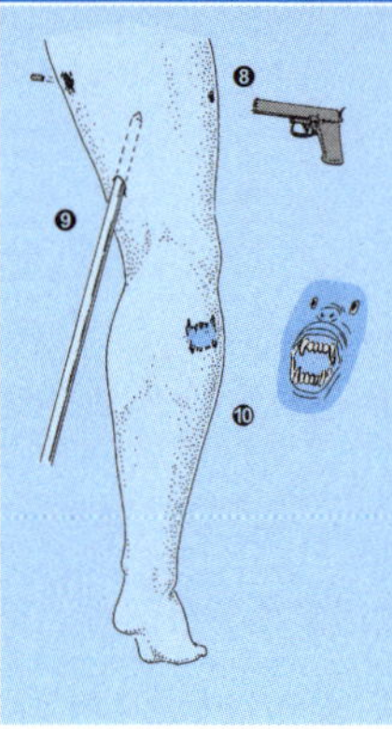	Durch Schuss entstandene Wunde mit oft erheblicher Gewebezerstörung. Differenzierung zwischen **Streifschuss** (Kugel streift den Körper tangential), **Steckschuss** (Kugel dringt in den Körper ein und verbleibt im Gewebe) und **Durchschuss** (Kugel durchschlägt den Körper, Ausschussöffnung meist erheblich größer als Einschussöffnung)
Pfählungsverletzung (9)		Durch Einstoßen pfahlartiger Gegenstände verursachte Wunde. Oft sehr tief und mit erheblicher Gewebezerstörung einhergehend
Bisswunde (10)		Durch Tier- oder Menschenbiss bedingte Wunde mit unterschiedlicher Gewebequetschung in Abhängigkeit von der Größe des Tieres

Wundheilung

(Weitere Informationen siehe Wunden)

Formen

Tab. W.6 Formen der Wundheilung

Wundheilungsform	Merkmale
Primäre Wundheilung (Sanatio per primam [intentionem]; p.p.)	• Rasche Wundheilung • Minimale Narbenbildung • Weitgehende Wiederherstellung normaler Strukturen • Voraussetzung: aneinanderliegende Wundränder, keimfreie bzw. -arme Wunden • Phasen (siehe Wundheilung: Phasen …)
Sekundäre Wundheilung (Sanation per secundam [intentionem]; p.s.)	• Verzögerte Wundheilung • Ausgedehnte Narbenbildung • Bei auseinanderklaffenden Wunden und/oder bakteriell kontaminierten Wunden

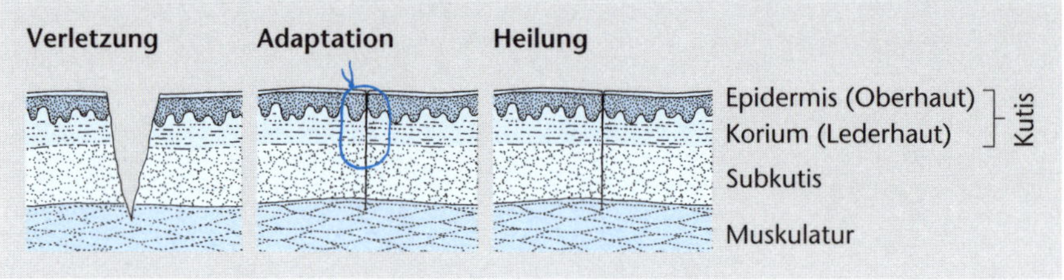

Abb. W.5 Primäre Wundheilung, hier nach einer sofort chirurgisch versorgten Verletzung. [A400-190]

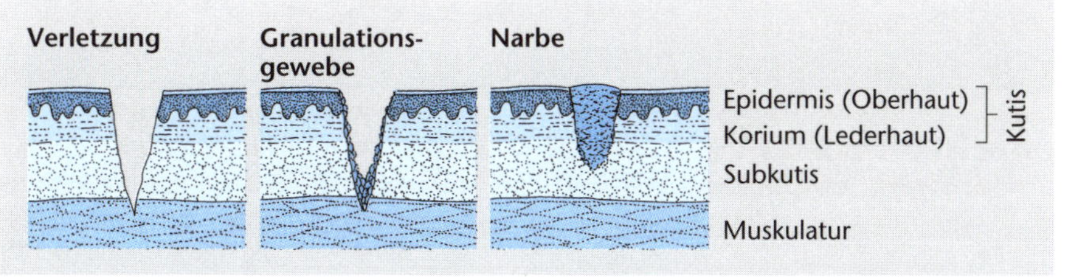

Abb. W.6 Die sekundäre Wundheilung verläuft schon allein aufgrund der Wundgröße wesentlich langsamer als die primäre. [A400-190]

Phasen der primären Wundheilung

Tab. W.7 Phasen der primären Wundheilung

Phase	Merkmale	Dauer
Exsudationsphase (Reinigungsphase)	• Innerhalb weniger Std. füllt sich Wunde mit Blut, verklebt durch Gerinnungsvorgänge • Umliegende Blutgefäße erweitern sich, werden durchlässiger • Granulozyten und Makrophagen wandern in Wunde ein, bauen Bakterien und Gewebsnekrosen ab • Austretende Gewebeflüssigkeit führt zu Wundödem	1.–4. Tag
Proliferationsphase (Granulationsphase)	• Kapillaren und Bindegewebszellen (v. a. Fibroblasten) sprossen von Wundrändern her ins Wundbett ein → gefäßreiches Granulationsgewebe bildet sich • Nach ca. 1 Woche beginnen Bindegewebszellen, Kollagen aufzubauen (dafür wird Vit. C benötigt)	5.–10. Tag
Reparationsphase (Epithelisierungsphase)	• Granulationsgewebe wird zellärmer • Gehalt an Kollagenfasern nimmt zu • Kollagenfasern reifen aus und verkürzen sich (Wundkontraktion) • Aus umliegender Haut wandern Epithelzellen ein, bedecken Wundoberfläche • Feste, belastbare Narbe entsteht	11.–21. Tag

W

TEIL

Z Von Zahnschema bis ZVD

Zahnschema

(Weitere Informationen siehe Entwicklungen bei Kindern: Zähne)

Erwachsenengebiss

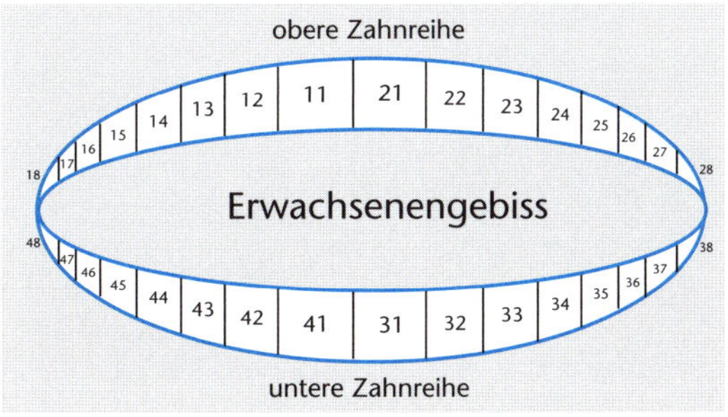

Abb. Z.1 Zahnschema Erwachsenengebiss.

Milchgebiss

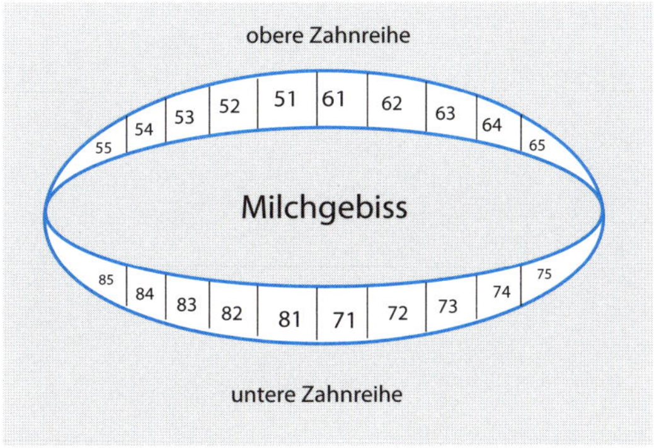

Abb. Z.2 Zahnschema Milchgebiss.

ZVD: Normwert und Abweichungen

Tab. Z.1 Normwerte und Abweichungen des ZVD

Abweichung	Mögliche Ursachen
Normwert: 2–12 cmH_2O bzw. 1,5–9 mmHg	
ZVD ↑	• Hypervolämie • Herzinsuffizienz • Lungenembolie • Einengung der V. cava • Perikardtamponade
ZVD ↓	• Hypovolämie

Glossar

A

Abduktion Wegführen, Abspreizen; Gegenwort: Adduktion
Abstract kurze Zusammenfassung einer wissenschaftlichen Abhandlung oder Forschungsarbeit
abstrakt rein begrifflich, von den Dingen gelöst; ohne Bezug zur Wirklichkeit; Gegenwort: konkret
Abusus Missbrauch, falsche Anwendung
Adaptation Anpassung
Adduktion Heranführen, Anlegen; Gegenwort: Abduktion
adeno- Drüse(n)-
Adhäsion Verwachsung, Verklebung
adipös fett, verfettet
Adoleszenz Übergangsstadium des Menschen vom Kind zum Erwachsenen, wird kulturspezifisch definiert: Deutschland (17.–24. Lebensjahr), USA (13.–24. Lebensjahr), WHO (10.–20. Lebensjahr)
adult erwachsen, geschlechtsreif; Gegenwort: juvenil
äquivalent gleichwertig
aerob Sauerstoff zum Leben brauchend; Gegenwort: anaerob
Ätiologie Krankheitsursachen; Gesamtheit der Faktoren, die zu einer bestehenden Krankheit geführt haben
afferent aufsteigend; Gegenwort: efferent
Affinität Anziehungskraft, Bindungsstärke
Agglutination Verkleben, Verklumpen von Zellen
Aggregatzustand Zustandsform (fest, flüssig, gasförmig) eines Stoffes, abhängig von Druck und Temperatur
Agonie Todeskampf, Phase direkt vor dem Sterben
Akathisie Unvermögen, ruhig zu sitzen oder zu stehen
Akinese hochgradige Bewegungsarmut bis zur Bewegungslosigkeit
akro- hoch; Gegenwort: brachy-
akut unvermittelt auftretend, schnell und heftig verlaufend; Gegenwort: chronisch
Akzeleration Beschleunigung, z. B. der kindlichen Herzfrequenz im CTG
-algie Schmerz
alkalisch basisch, laugenhaft
Allel unterschiedliche Varianten eines Gens an einer bestimmten Stelle auf einem Chromosom
amorph formlos; Gegenwort: kristallin
Anabolie, Anabolismus Aufbaustoffwechsel; Gegenwort: Katabolie
anaerob ohne Sauerstoff lebend; Gegenwort: aerob
Analyse systematische Untersuchung eines Gegenstandes oder Sachverhaltes; Ermittlung der Einzelbestandteile von Stoffen/Stoffgemischen
Anamnese Sammlung von Informationen über einen Pat. und seinen Hintergrund, die bei der Analyse des Gesundheitszustandes und bei der Planung der Pflege verwendet werden können
Anastomose Gefäßzusammenschluss durch eine Naht
Angehörige primäre Bezugspersonen, nicht unbedingt in verwandtschaftlichem Verhältnis
Anion negativ geladenes Ion; Gegenwort: Kation
Anode positiv geladene Elektrode; Gegenwort: Katode
Antagonismus Gegensatz, Widerstand; gegeneinander gerichtete Wirkungsweisen
ante- vor, vorn; Gegenwort: retro-
anterior vorn, vordere(r/s); Gegenwort: posterior
Anteversion Beugung/Drehen nach vorn, Vorwärtsneigung; Gegenwort: Retroversion
anthro- Mensch-
anti- gegen
Antigen Stoff, der vom Immunsystem als fremd erkannt wird und an den sich ein Antikörper spezifisch binden kann
Antikörper vom Immunsystem gebildete Proteine, die sich spezifisch an ein Antigen binden und die Immunreaktion auslösen
apikal an der Spitze gelegen, nach oben gerichtet
Applikation Anwendung, Zuführung, Verabreichung
Aquadest Wasser, destilliertes
Asepsis Prinzip der Keimfreiheit zur Vermeidung einer Infektion oder Kontamination durch Anwendung von Desinfektion oder Sterilisation; vgl. steril
Asphyxie Atemdepression bzw. -stillstand und Herz-Kreislauf-Versagen bei Atemwegverlegung oder Atemlähmung
Assessment Einschätzung
Ataxie Störung in der Koordination bestimmter Bewegungsabläufe, z. B. des Ganges
Atom kleinste Einheit eines Elements, die noch die für das Element charakteristischen Eigenschaften besitzt
Atonie Schwäche, Schlaffheit, Erschlaffung, fehlender Muskeltonus (Tonus)
atopisch nicht an der richtigen Stelle befindlich
atraumatisch ohne Wunde oder Verletzung verlaufend
Atresie Fehlen einer physiologischen Körperöffnung, eines Ganges oder Kanals
Atrophie Rückgang/Schwund/Verkleinerung von Zelle, Gewebe, Muskel, Organ

aut(o)-	selbst, unmittelbar
Autopsie	Obduktion; Leichenschau, Untersuchung des Körpers zur Feststellung der Todesursache

B

Base	Verbindung, die in wässriger Lösung Hydroxid-Ionen bildet und somit den pH-Wert erhöht; Gegenwort: Säure
basal	grundlegend, an der Basis befindlich
Befruchtung	Verschmelzung von Ei- und Samenzelle
benigne	gutartig; Gegenwort: maligne
bi-	zwei, doppelt
bio-	Leben
brachial	zum Arm gehörend
brachy-	kurz, klein; Gegenwort: akro-
brady-	langsam, verzögert; Gegenwort: tachy-
Bradykinese	Verzögerung der Bewegungsabläufe
bukkal	zur Innenseite der Wange gehörend
Bulbus	zwiebelförmiges, rundliches Organ; Anschwellung
Bursa	Tasche, Beutel
Bypass	Umgehung

C

Caput	Kopf
Cast	Kunststoffgips (Gips)
Catgut	Resorbierbares chirurgisches Nahtmaterial aus Tierdarmsaiten
Cave	Vermeide! Hüte dich vor …! Vorsicht! Beachte!
Cerclage	Umschlingung des Gebärmutterhalses und damit Verschluss des Muttermundes, um Fehl- oder Frühgeburt zu verhindern
cholinerg	zu Nervenfasern gehörend, die in Körperregionen wirken, in denen Acetylcholin vorkommt; stimulierende Wirkung auf die Ausschüttung von Acetylcholin habend
chondral	Knorpel betreffend
-chrom	farb-, farblich
Chromosom	Strukturen, die Gene enthalten; bestehen aus DNA und Proteinen
chronisch	sich langsam entwickelnd, lange andauernd; Gegenwort: akut
Clearance	Entfernung einer bestimmten Substanz aus einem gegebenen Körpersystem (System)
Compliance	Bereitschaft, Einwilligung
Coping	Bewältigung

D

daktyl	Finger oder Zehen betreffend
Dauerausscheider	Person, die über einen längeren Zeitraum pathogene Keime ausscheidet ohne selbst Symptome der Krankheit aufzuweisen
Debridement	Entfernung nekrotischen (Nekrose) Gewebes aus Wunden oder bei Organzerfall (Organ)
Deduktion	vom Allgemeinen auf das Einzelne schließen; Gegenwort: Induktion
deferens	absteigend, ableitend, hinabführend
Defizit	Mangel
Degeneration	Einschränkung der charakteristischen Funktion
Dehiszenz	Auseinanderklaffen
Dekompensation	Offenbarwerden einer latenten Organstörung (Organ) durch Wegfall einer Ausgleichsfunktion (Funktion); Gegenwort: Kompensation
Dekontamination	Entgiftung
Demarkation	Abgrenzung
Denaturierung	Veränderung von Stoffen/Substanzen, sodass diese ihre ursprünglichen Strukturen und Eigenschaften verlieren
dental	die Zähne betreffend
Depot	Speicher
Derivat	Abkömmling
dermal	die Haut betreffend
descendens	absteigend
desensibilisieren	unempfindlich machen; Gegenwort: sensibilisieren
deskriptiv	beschreibend, beobachtend, Gegenwort: normativ, z. B. in der Ethik; Gegenwort: experimentell, z. B. als Forschungsansatz
Deszensus	Senkung
dexter	rechts
Dezeleration	Abnahme, Verlangsamung, z. B. der kindlichen Herzfrequenz im CTG
di-	zwei-
Diagnose	Identifizierung einer Krankheit aufgrund der Auswertung von Symptomen, Anamnese, Laborergebnissen und Untersuchungen
Diarrhö	Durchfall
Diastole	Phase zwischen zwei Kontraktionen der Herzkammern; Gegenwort: Systole
Diathese	Neigung, Veranlagung
Dichotomie	Teilung, Trennung in zwei gleiche Teile
Dienstleistung	meist immaterielles ökonomisches Gut, das von einer natürlichen oder juristischen Person zur Befriedigung eines Bedürfnisses erbracht wird
diffus	zerstreut, unscharf sein
Diffusion	physikalischer Prozess, bei dem Teilchen vom Ort der höheren Konzentration zum Ort der niedrigeren Konzentration wandern und somit für einen Konzentrationsausgleich sorgen; vgl. Osmose
Digestion	Verdauung
Dilatation	Erweiterung

diploid mit doppeltem Chromosomensatz (Chromosomen); Gegenwort: haploid
Diskus Scheibe
Dislokation Lageveränderung
disseminiert verbreitet, verstreut
distal von einem Bezugspunkt am weitesten entfernt; Gegenwort: proximal
Diurese Harnausscheidung
Divergenz Auseinandergehen, Auseinanderstreben
Divertikel Ausstülpung, Ausbuchtung eines Hohlorgans (Organ)
Doppelblindversuch Überprüfung der Wirksamkeit einer bestimmten Behandlungsmethode oder eines bestimmten Arzneimittels, wobei weder Untersucher noch Probanden wissen, wer der Probanden zur Versuchsgruppe (Wirkstoff) und wer zur Kontrollgruppe (Placebo) gehört
Doppler-Effekt Beschreibt die Änderung der Frequenz einer Welle bei relativer Bewegung von Quelle und Empfänger zueinander
dorsal rückenwärts, zum Rücken gehörend; Gegenwort: ventral
Dosis entsprechende, zugemessene (Arzneimittel-)Menge
Drainage Ableitung von Flüssigkeiten
Ductus Gang, Kanal, Ausführungsgang
duodenal den Zwölffingerdarm (Duodenum) betreffend
dynamisch von Kräften erzeugte Bewegung; eine Bewegung, Entwicklung aufweisend; Gegenwort: statisch
dys- fehl-, miss-, gestört, schlecht
Dyskinesie typische Bewegungsstörungen als unerwünschte Wirkung von Neuroleptika

E

Edelgas Element der 8. Hauptgruppe des Periodensystems, besitzt auf der Außenschale volle Elektronenanzahl (Elektronen), reagiert deshalb nicht mit anderen Elementen, liegt atomar vor
Effekt Auswirkung, Wirkung, Erfolg
Effektivität Wirksamkeit
efferent absteigend, wegführend; Gegenwort: afferent
Effizienz Leistungsfähigkeit
ego- selbst-, ich-
Eichung gesetzlich vorgeschriebene Kalibrierung durch Landeseichämter bzw. staatliche anerkannte Prüfstellen
ekto- außen
Ektopie Lageveränderung eines Organs
Elektrode elektrisch leitender Teil, der den Übergang des elektrischen Stroms in ein anderes Leitermedium vermittelt
Elektron negativ geladenes Elementarteilchen; vgl. Proton
Element, chemisches Atomarten (Atom) mit derselben Anzahl Protonen im Atomkern
Elementarteilchen subatomare Teilchen, z. B. Elektron, Neutron, Proton
Embryo Keim, Keimling; Lebewesen in der frühen Form der Entwicklung; beim Menschen von der Befruchtung bis zur Ausbildung der inneren Organe (9. Woche), danach Bezeichnung als Fetus
Emission Absonderung, Entleerung, Aussendung
empirisch auf Beobachtungen, Erfahrungen beruhend
Emulgator Substanz, die in der Lage ist, zwei eigentlich nicht miteinander mischbare Flüssigkeiten zu verbinden
Endemie örtlich begrenztes Auftreten einer Infektionskrankheit (Infektion) (Krankheit)
endogen von innen kommend, im Körper entstanden; Gegenwort: exogen
endokrin Sekretion nach innen (in Blut oder Lymphe); Gegenwort: exokrin
Endurance Ausdauer
Energie Fähigkeit eines Körpers oder Systems, Arbeit zu leisten
enteral den Darm betreffend
Enukleation chirurgische Entfernung eines abgegrenzten/abgekapselten Gewebebereichs (Gewebe)
Enzym Biokatalysator; bewirkt oder beschleunigt biochemische Reaktionen; vgl. Katalysator
epi- oberhalb, auf
Epidemie Infektionskrankheit (Infektion) (Krankheit), die sich zeitlich und räumlich definiert in unerwartet hoher Zahl in einer Population ausbreitet
Episode Ereignis innerhalb eines größeren Geschehens
Erguss Austritt von Körperflüssigkeit aus Blutgefäßen
Erosion allmähliches Abtragen/Zerstören einer Oberfläche, Abschürfung
Eruption Ausbruch
erythro- rot-
essenziell wesentlich, hauptsächlich, lebensnotwendig, selbstständig
Ethik philosophische Lehre vom guten Handeln
eu- gut, normal
Evaluation Auswertung, Bewertung, Beurteilung
ex(o)- außen, aus … heraus
Exazerbation neuerliche Verschlimmerung einer Krankheit
exogen von außen kommend, außerhalb des Körpers entstanden; Gegenwort: endogen

exokrin Sekretion nach außen, an innere oder äußere Oberflächen; Gegenwort: endokrin
Experiment wissenschaftlicher Versuch unter kontrollierten Bedingungen; Wagnis, Versuch
experimentell auf Experimenten beruhend; Gegenwort: deskriptiv
Expertise Gutachten; Spezial-/Fachwissen
Explantation Entnahme
Exploration Untersuchung, Befragung
Exspiration Ausatmung; Gegenwort: Inspiration
Exsudation Ausschwitzen entzündlicher Flüssigkeiten durch Poren oder Risse in die Zellmembranen (Membran)
Extension Streckung
extern außerhalb, außen; Gegenwort: intern
Extrakt Auszug aus tierischen oder pflanzlichen Stoffen
extrinsisch außen, außerhalb gelegen; aufgrund äußerer Antriebe; Gegenwort: intrinsisch

F

Faktor „Macher", Umstand, Ursache, Gesichtspunkt; zu multiplizierende Zahl
fakultativ freiwillig; Gegenwort: obligatorisch
falsch-positiv Testergebnis (Test), das fälschlicherweise einen positiven Befund anzeigt, obwohl das Kriterium für ein positives Testergebnis in Wirklichkeit nicht vorliegt; in Wahrheit: negativer Befund
falsch-negativ Testergebnis (Test), das fälschlicherweise einen negativen Befund anzeigt, obwohl das Kriterium für ein positives Testergebnis in Wirklichkeit vorliegt; in Wahrheit: positiver Befund
Falsifikation Nachweis der Ungültigkeit einer Aussage/Hypothese; vgl. Verifikation
Falx sichelförmige Bindegewebsplatte
Fango Schlamm
Faszie Hülle, Binde, Muskelhaut (Muskel)
Faszikel Bündel
feminin weibliche Merkmale aufweisend; Gegenwort: maskulin, viril
femoral den Oberschenkel (Femur) betreffend
Fenestration Fensterung
fertil fruchtbar, fortpflanzungsfähig
Fertilisation Befruchtung
Fetus, Fötus menschlicher Embryo nach Ausbildung der inneren Organe (9. Woche)
Fibrose Gewebeverhärtung (Gewebe) aufgrund gesteigerter Kollagensynthese (Kollagen) (Synthese)
Filter Gerät/Material, durch das Flüssigkeiten, Gase oder Strahlen (Strahlung) selektiert (getrennt) werden
Fissur Spalte, Furche
Fistel nicht natürlich vorbestehender röhrenförmiger Kanal zwischen Hohlorgan (Organ) und Körperoberfläche/anderem Organ, der entweder durch Gewebszerfall (Gewebe) entstanden oder operativ angelegt ist
Fixierung Befestigung, Feststellung
Flexion Beugung
florid blühend, stark wachsend
Flush anfallsartige Hautrötung mit Hitzegefühl
Fokus Herd, Brennpunkt
Follikel Bläschen
Foramen Loch, Öffnung
forensisch gerichtlich
Fossa Grube, Mulde
Fragment Bruchstück
Fraktur Knochenbruch
frontal stirnwärts
Frontalebene vertikale, vom Kopf zu den Füßen verlaufende Linie, unterteilt den Körper in Vorder- und Rückseite; vgl. Sagittalebene, Transversalebene
Frühchen Säugling, dessen Gewicht bei der Geburt < 1500 g
Frühgeborenes vor der 37. SSW geborenes Kind
Frustration Enttäuschung
Fundus Boden, tiefste Stelle
Funiculus kleiner Gewebsstrang (Gewebe)
Funktion definierte Aufgabe, Tätigkeit, Stellung
Fusion Verbindung, Verschmelzung

G

galakt(o)- Milch-
Gamet Keim- oder Geschlechtszelle (Zelle); besitzt im Unterschied zu Körperzellen einen haploiden Chromosomensatz (Chromosomen)
Ganglion Nervenknoten; Überbein
Gangrän Brand, Gewebetod
gastrisch zum Magen gehörend
gastroduodenal zum Magen und Zwölffingerdarm gehörend
gastrointestinal Magen und Darm betreffend
Gauge Maßeinheit für Durchmesser von Kanülen
Gaze Mull, Verbandmaterial
Gelenk Verbindung zwischen Knochen
Gemelli, Gemini Zwillinge
Gen Träger der Erbinformation; Abschnitt der DNA, der die Grundinformation zur Herstellung einer biologisch aktiven RNA trägt
-gen hervorbringend, verursachend
Gender „soziales Geschlecht"; von der Gesellschaft/durch Erziehung zugewiesene Geschlechtsrolle/Geschlechtsmerkmale, die von sozialen und kulturellen Einflüssen abhängig sind

generalisieren verallgemeinern
Generation einzelne Glieder der Geschlechterfolge (Großeltern, Eltern, Kinder, Enkel …); alle innerhalb eines Zeitraums Geborenen; ungefähr festgelegte Lebensdauer eines Menschen
Generic Name Freiname; offizielle, nicht geschützte Name eines Arzneimittels; internationaler wissenschaftlicher Kurzname
Generikum Arzneimittel, das eine wirkstoffgleiche Kopie eines bereits auf dem Markt befindlichen Medikaments ist; Hilfsstoffe und Herstellungstechnologie können sich vom Originalpräparat unterscheiden
Genese Ursprung, Entstehung
Genom Gesamtheit der vererbbaren Informationen einer Zelle
Genotyp Gesamtheit der Erbfaktoren eines Lebewesens; vgl. Phänotyp
Genu Knie
Geschlecht biologische Zuordnung eines Lebewesens aufgrund des Vorhandenseins von X- oder X- und Y-Chromosomen (Chromosomen) zum weiblichen oder männlichen Geschlecht; vgl. Gender
Gestation, Gravidität Phase von Befruchtung einer Eizelle bis zur Geburt
Gestationsalter kalendarisches Alter des Fetus oder des Neugeborenen ab erfolgter Befruchtung
Gesundheit „… Zustand des vollständigen körperlichen, geistigen und sozialen Wohlbefindens und nicht nur das Freisein von Krankheit und Gebrechen.“ (WHO, 1946)
Gesundheitsförderung „… zielt auf einen Prozess, allen Menschen ein höheres Maß an Selbstbestimmung über ihre Gesundheit zu ermöglichen und sie damit zur Stärkung ihrer Gesundheit zu befähigen. Um ein umfassendes körperliches, seelisches und soziales Wohlbefinden zu erlangen, ist es notwendig, dass sowohl Einzelne als auch Gruppen ihre Wünsche und Hoffnungen wahrnehmen und verwirklichen sowie ihre Umwelt meistern bzw. sie verändern können.“ (Ottawa-Charta, 1986)
Gewebe Verband ähnlicher Zellen mit gleicher Aufgabe
Gift gesundheitsschädliche, u. U. tödliche Substanz
Gingiva Zahnfleisch
Gips mineralische Verbindung aus Kalziumsulfat
Glandula Drüse
glomerulär zu einem Gefäßknäuel gehörend
Glossa Zunge
glutäal zum Gesäßmuskel (Muskel) gehörend
Gluten Klebereiweiß; unlöslicher Proteinbestandteil (Protein) von Getreide
Gonaden Geschlechtsdrüsen (Geschlecht)
Gonosom Geschlechtschromosom (Geschlecht)
Gramfärbung Methode der differenzierenden Färbung von Bakterien; grampositive Bakterien erscheinen nach dem Färben dunkelblau, gramnegative färben sich nicht bzw. nach Gegenfärbung rot
granulär, granulös körnig, gekörnt, sandartig
Granulom entzündungsbedingte, knotenartige Gewebsneubildung (Gewebe)
-grafie Schreibung, Darstellung; medizinisches Aufzeichnungs- bzw. Darstellungsverfahren
Gravidität Schwangerschaft
Grounded Theory „gegenstandsverankerte Theoriebildung“, Methode der qualitativen Forschung, bei der eine Theorie nicht abstrakt, sondern in enger Beziehung zum konkreten Gegenstand entwickelt wird
Grundumsatz Energiemenge (Energie), die in einem bestimmten Zeitraum in absolutem Ruhezustand zur Erhaltung der Vital- und Körperfunktionen benötigt wird
gustatorisch zum Geschmack, zum Schmecken oder zu den Geschmacksorganen gehörend
Guttae (gtt.) Tropfen
guttural zum Rachen oder Kehlkopf und zur Stimme gehörend
gyn- Frau-
Gyrus, Gyri Windungen, Furchen

H

Habitus (äußere) Erscheinung; Besonderheiten im Erscheinungsbild einer Person, die Rückschlüsse auf Krankheitsanlagen (Krankheit) zulassen
häm(o)- Blut-
Hämatom Bluterguss
Hämorrhagie Blutung, Verlust größerer Blutmengen
Hämostase Blutstillung durch Gerinnungsprozess
Halbwertszeit Zeit, in der eine radioaktive Substanz (Radioaktivität) 50 % ihrer Aktivität durch Zerfall verliert; Zeit, in der ein Arzneimittelspiegel auf die Hälfte seines anfänglichen Wertes absinkt
Hallux großer Zeh
Halogen Element der 7. Hauptgruppe des Periodensystems, „Salzbildner“, reagiert mit Metallen zu Salzen und mit Wasserstoffgas zu gasförmigen Säuren (Halogenwasserstoffe); zu den Halogenen zählen Fluor, Chlor, Brom, Jod, Astat
Hangover Nachwirkungen der Einnahme von Arzneimitteln, Alkohol, Drogen

haploid mit einfachem Chromosomensatz (Chromosomen); Gegenwort: diploid
Heilung Wiederherstellung normaler Strukturen, der körperlichen und seelischen Integrität nach einer Krankheit
Helix gewundene, spiralförmige Struktur
hemi- halb-
hepatisch zur Leber gehörend
Hernie „Eingeweidebruch", Austritt von Eingeweide aus der Bauchhöhle durch eine angeborene oder erworbene Öffnung
heterogen verschiedenartig
heterozygot mischerbig
Hiatus Öffnung, Spalt
Hirntod Zustand des irreversiblen Erloschenseins der Gesamtfunktion des Großhirns, des Kleinhirns und des Hirnstamms bei einer durch kontrollierte Beatmung künstlich noch aufrechterhaltenen Herz-Kreislauf-Funktion; naturwissenschaftlich-medizinische Feststellung des Todes
histo- Gewebe-
Hörschwelle Schalldruck(-pegel), bei dem das Gehör Töne oder Geräusche gerade noch wahrnimmt
homo- Mensch-
Homöostase Aufrechterhaltung des sog. inneren Milieus des Körpers mithilfe von Regelsystemen (System)
homogen gleichartig
homolog übereinstimmend, gleich liegend
homozygot reinerbig
horizontal parallel zum Horizont, waagerecht; Gegenwort: vertikal
Hormon biochemischer Botenstoff, der Informationen von einem Organ/Gewebe zu einem anderen übermittelt
Hospitalismus negative körperliche und seelische Folgen eines längeren Krankenhaus- oder Heimaufenthaltes
Hospiz Einrichtung zur Betreuung schwer kranker (Krankheit) Menschen und ihrer Angehörigen
humoral Körperflüssigkeiten betreffend
hyalin durchscheinend, klar, glasähnlich
Hybrid Kreuzung, Mischung, von zweierlei Herkunft
Hydratation Bindung von Wasser an chemische Substanzen
hydr(o)- Wasser-
hyper- über, darüber
Hyperkinese Steigerung der Motorik mit z. T. unwillkürlich ablaufenden Bewegungen
Hyperplasie Gewebe-/Organvergrößerung (Gewebe) (Organ) durch Zunahme der Zellteilung (Zelle) und damit der Zellzahl, vgl. Hypertrophie
Hypertrophie Gewebe-/Organvergrößerung (Gewebe) (Organ) durch Zunahme der Zellgröße; vgl. Hyperplasie; Gegenwort: Atrophie
hypno- Schlaf-
Hypnose Verfahren zum Erreichen und Zustand einer hypnotischen Trance (schlafähnlicher, eingeschränkter Bewusstseinszustand mittels [Auto-]Suggestion)
hypo- unter/darunter
Hypokinese Bewegungsarmut, Verminderung der willkürlichen und der unwillkürlichen Bewegungen
Hypothese unbewiesene Annahme von Gesetzmäßigkeiten zwischen zwei oder mehreren Variablen, die mittels Experiment/Untersuchung verifiziert (Verifikation) oder falsifiziert (Falsifikation) wird
hyster- den Uterus betreffend

I

-iasis -Krankheit, krankhafter Zustand
iatrogen durch ärztliche Mitwirkung, z. B. bei Diagnostik (Diagnose) oder Behandlung, verursacht
idio- eigen, selbst, besonders
idiopathisch von sich aus entstanden; primäre Krankheit, nicht Folge einer anderen Erkrankung
Idiosynkrasie (angeborene) Überempfindlichkeit gegenüber bestimmten Stoffen oder Reizen
Ikterus Gelbfärbung
Immunglobulin Antikörper
Immunisierung Herbeiführen von Immunität
Immunität angeborene oder erworbene (z. B. durch Überstehen der Krankheit oder durch Impfung) Unempfindlichkeit gegenüber bestimmten Krankheitserregern
Impfung Einbringen von abgeschwächten Antigenen (aktive I.) oder von Antikörpern (passive I.) zum Zweck der Immunisierung
Implantation Einpflanzung
Indikation Veranlassung, ein bestimmtes Medikament zu geben oder eine bestimmte Therapie durchzuführen
Indikator Substanz/Stoff, der eine (chemische) Reaktion anzeigt
Individuum Einzelwesen
Induktion vom Einzelfall auf das Allgemeine, Gesetzmäßige schließen; Gegenwort: Deduktion; med.: Einleitung, z. B. Wehen, Narkose
infantil zum Säugling gehörend; in einer frühen Entwicklungsphase befindlich; Fehlen von Reife, Vernunft

Infektion Befall des Körpers mit Krankheitserregern (Krankheit); Erkrankung aufgrund von Krankheitserregern
inferior unter, darunter; Gegenwort: superior
Infusion Verabreichung von Flüssigkeiten in den Körper
inguinal zur Leiste gehörend
Injektion Einspritzung
Inkubationszeit Zeit zwischen Infektion mit Krankheitserregern (Krankheit) und Auftritt der ersten Krankheitssymptome
Inkubator Brutkasten für Frühgeborene
Innervation Nervenversorgung von Geweben/Organen; Reizleitung (Reiz)
inoperabel Zustand, der von einem operativen Eingriff nicht profitiert oder bei dem das Risiko größer als der Nutzen ist; Gegenwort: operabel
Inotropie Wirkung auf die Kontraktionskraft (Kontraktion) des Herzens: positiv inotrop = Steigerung der Schlagkraft, negativ inotrop = Herabsenkung der Schlagkraft
Input Einbringen von Informationen/Materialien in ein System; Gegenwort: Output
in situ Am natürlichen/üblichen Platz; Carcinoma in situ: Tumor, der nicht metastasiert (Metastase) und nicht in das umgebende Gewebe eingewachsen ist
Inspiration Einatmung; Gegenwort: Exspiration
Instinkt angeborene Verhaltensweise/Reaktionsbereitschaft; sicheres Gefühl für etwas
Institution Einrichtung, die dem Wohl/Nutzen des Einzelnen oder der Gemeinschaft dient
Instrument Werkzeug, Gerät, Hilfsmittel
Insuffizienz Schwäche, ungenügende Leistung
Intention Absicht, Vorhaben; Wundheilung
Integration Wiederherstellung eines Ganzen, Einbeziehung, Eingliederung
in vitro In einem Reagenzglas im Labor stattfindend; z. B. In-vitro-Fertilisation (Fertilisation)
inter- zwischen-
Interaktion Wechselwirkung
intermediär dazwischenliegend
intermittierend zeitweise, in bestimmten Abständen auftretend
intern innerhalb, innen; Gegenwort: extern
Internationale Einheit (IE) Maßeinheit des Internationalen Einheitssystems, die sich auf einen Standard oder auf ein Referenzpräparat (Referenz) bezieht
interstitiell zum Raum zwischen den Zellen oder zu einem Zwischenraum gehörend
Intervall Zwischenraum, Zwischenzeit
Intervention Eingriff (zur Verhinderung des Ausbruchs oder des Fortschreitens einer Krankheit)
intestinal zum Darmkanal gehörend
Intoleranz Abneigung gegenüber einer bestimmten Gruppe; med.: Stoffwechselstörung aufgrund unzureichender Verarbeitung zugeführter Stoffe, z. B. durch einen Enzymmangel (Enzym)
Intoxikation Vergiftung
intra- in, hinein, innerhalb
intrinsisch innen, innerhalb gelegen; aufgrund innerer Antriebe; Gegenwort: extrinsisch
Invasion Eindringen von Krankheitserregern (Krankheit) in die Blutbahn
Inzidenz Anzahl der Neuerkrankungen an einer bestimmten Krankheit in einer definierten Bevölkerungsgruppe innerhalb eines bestimmten Zeitraums; vgl. Prävalenz
Inzision Einschnitt
Ion elektrisch geladenes Atom oder Molekül
irrational vernunftwidrig; mit dem Verstand nicht fassbar
irreparabel nicht wiederherstellbar
irreversibel nicht rückgängig zu machen
Irrigation Ausspülen, Auswaschen, Einlauf
Ischämie Verminderung oder Unterbrechung der Durchblutung eines Organs
iso- gleich-
Isolation, Isolierung Absonderung, Getrennthalten, z. B. zur Verhinderung einer Ansteckung mit Krankheitserregern (Krankheit)
isoton(isch) Lösungen mit gleichem osmotischen Druck
isotop Atomkernsorten (Atom) mit gleicher Ordnungszahl, aber unterschiedlicher Massenzahl (gleiche Anzahl Protonen, unterschiedliche Anzahl Neutronen)
Isthmus schmale Verbindung, Passage
-itis Entzündung

J

Jetlag durch Unterbrechung des zirkadianen Rhythmus bei Überbrückung mehrerer Zeitzonen entstehender Zustand mit Müdigkeit, Schlaflosigkeit, schwerfälligen Muskelbewegungen
Jugend Übergangszeit des Menschen zwischen Kindheit (Kind) und Erwachsensein (13.–21. Lebensjahr)
juvenil jugendlich

K

Kachexie schlechter Allgemeinzustand, Kräfteverfall, Auszehrung
Kalibrierung Vergleich des Messergebnisses mit einer vorgegebenen Referenz, Ermittlung der Abweichung; vgl. Eichung

Kalorie 1 Kilokalorie (kcal) entspricht der Energie, die man benötigt, um 1 l Wasser von 14 auf 15 °C zu erwärmen

Kanüle Röhrchen bzw. Hohlnadel zum Zuführen von Arzneimitteln oder zum Abführen von Flüssigkeiten

Kapsel Arzneimittelform mit aus Gelatine hergestellter Hülle; Hülle, die bestimmte Mikroorganismen umgibt; umhüllende Struktur eines Organs oder eines Teils eines Organs

kardial das Herz betreffend

kardiogen vom Herzmuskel ausgehend

Karzinom bösartiges Krebsgeschwulst

Katabolie, katabol Abbaustoffwechsel; Gegenwort: Anabolie

Katalysator Substanz, die die Geschwindigkeit einer chemischen Reaktion beeinflusst ohne selbst verbraucht zu werden

Katharsis Reinigung, Befreiung, Freisetzung

Katheter hohles Röhrchen zum Einführen in einen Hohlraum, um Flüssigkeit ab- oder zuzuleiten, Körperfunktionen zu überwachen oder den Hohlraum zu untersuchen

Kation positiv geladenes Ion; Gegenwort: Anion

Katode negativ geladene Elektrode; Gegenwort: Anode

kaudal steißwärts, schwanzwärts

Kausalität Zusammenhang zwischen zwei Ereignissen/Zuständen als Ursache-Wirkung-Beziehung

-kele, -cele, -zele Bruch, Geschwulst

kephalo-, cephalo- Kopf-

kerato- Hornhaut-

Kind Mensch vom 2. bis 14. Lebensjahr, dabei werden folgende Phasen unterschieden: Kleinkind (2.–3. Lebensjahr), frühe Kindheit (4.–6. Lebensjahr), mittlere Kindheit (7. –10. Lebensjahr) späte Kindheit (11.–14. Lebensjahr)

kine- die Bewegung betreffend

klassifizieren Zuordnung von Objekten anhand bestimmter Merkmale zu abstrakten Klassen/Konzepten/Kategorien

Kleinkind Mensch im 2. und 3. Lebensjahr

Klient Auftraggeber/Leistungsempfänger bestimmter Dienstleistungen; vgl. Patient, Kunde

Klimakterium Wechseljahre bei der Frau; Jahre der hormonellen Umstellung vor und nach der Menopause

Klimax Gipfel

klinisch durch ärztliche Untersuchung festgestellt; eine Klinik oder die praktischen Semester des Medizinstudiums betreffend

Kloake Abfluss

Klon Gruppe von durch künstliche ungeschlechtliche Vermehrung entstandenen Abkömmlingen, die zum Ausgangsindividuum genetisch identisch sind

klonisch gesteigerte Reflexaktivität (Reflex); vgl. tonisch

Koagulation Gerinnung

Kochsalz, physiologisches 0,9 %ige Lösung von Natriumchlorid in Wasser, ist isoton zu Blut

kognitiv zum Begreifen, Erinnern, logischen Denken gehörend

Kohärenz Zusammenhang, Verbundensein

Kohorte nach bestimmten gemeinsamen Eigenschaften ausgewählte Personengruppe, deren Entwicklung über einen festgesetzten Zeitraum untersucht wird

Kolik krampfartiger, durch Kontraktion der glatten Muskulatur eines Hohlorgans (Organ) hervorgerufener Schmerz

Kollagen leimartiges, stark quellendes Protein des Bindegewebes (Gewebe)

Kollaps Kreislaufzusammenbruch, Schock

kollateral seitlich angeordnet, benachbart

Kollateralkreislauf Umgehungskreislauf

Kolloid Teilchen oder Tröpfchen, die in einem anderen Medium, mikroskopisch nicht mehr erkennbar verteilt sind

Kombination Zusammenstellung, Verknüpfung

kompatibel vereinbar, passend, verträglich

Kompensation Ausgleich einer latenten Organstörung (Organ) durch Organismus selbst oder durch Medikamente; Gegenwort: Dekompensation

Komponenten Bestandteile eines Ganzen

komplex vielschichtig, zusammenhängend, umfassend

Komplikation Folge einer Erkrankung (Krankheit), eines Unfalls, eines Eingriffes oder eines Medikaments, die nicht im engeren Sinne zur bestehenden Erkrankung gehört

Kompresse Verbandmittel zur Wundauflage, Blutstillung oder zur Auflage auf die Körperfläche, um Wärme, Kälte oder ein Arzneimittel zu applizieren

Kompression Zusammenpressung, Quetschung, Abdrückung, Druckerhöhung

Kondensation Übergang eines Stoffes vom gasförmigen in den flüssigen oder festen Aggregatzustand durch Druckerhöhung oder Temperaturerniedrigung

Kondition Verfassung, Leistungsfähigkeit

Konditionierung Erlernen von Reiz-Reaktions-Mustern (Reiz, Reaktion)

Konflikt Auseinandersetzung, Streit, Kampf

Konfusion Desorientiertheit

kongenital angeboren

konkav nach innen gewölbt; Gegenwort: konvex
konkret wirklich, fassbar, gegenständlich; Gegenwort: abstrakt
Konsequenz Auswirkung, Folgewirkung
Konstanz Beständigkeit
Konstitution allgemeine/körperliche Verfassung, Körperbau
Konstriktion Verengung, Einschnürung, Zusammenziehung
Konsultation Beratung
Kontamination Verunreinigung, Verschmutzung, Verseuchung
Kontinenz Fähigkeit, Harn oder Stuhl zurückzuhalten
kontra- gegen-
Kontraindikation Gegenanzeige; Umstand, der eine (medikamentöse) Therapie unmöglich macht
kontraktil fähig, sich zusammenzuziehen
Kontraktion Zusammenziehen
Kontraktur Gelenkversteifung (Gelenk)
Kontrast Gegensatz; Unterschied in der Helligkeit
Kontusion Quetschung
Konvergenz Aufeinanderzubewegen, Annähern
konvex nach außen gewölbt; Gegenwort: konkav
Konzentration (geistige) Sammlung, Aufmerksamkeit, Zusammenballung, Bündelung, Einengung
Konzept Entwurf, Programm
Koordination Abstimmung, Zusammenwirken
koronar das Herz betreffend
korpulent fettleibig, beleibt, wohlgenährt
Korpuskel Körperchen
Korrelation Beziehung zwischen zwei oder mehr Variablen; Zusammenhang, Wechselbeziehung
Kortex Rinde
kostal zu den Rippen gehörend
kranial kopfwärts
kranio- den Schädel betreffend
Krankheit Subjektives (Subjektivität) und/oder objektives (Objektivität) Bestehen körperlicher und/oder geistig-seelischer Störungen bzw. Veränderungen
Kreuzreaktionen IgE-Antikörper (Antikörper), die gegen ein bestimmtes Allergen in einer bestimmten Allergenquelle reagieren, richten sich auch gegen andere Allergene in anderen Allergenquellen. Somit lösen auch diese Allergene eine allergische Reaktion aus.
Krise Wendepunkt, Entscheidungssituation, Zuspitzung
kristallin Eigenschaft eines Festkörpers mit regelmäßig angeordneten Teilen; Gegenwort: amorph
Kriterium entscheidungsrelevantes Merkmal
kryo- kälte-
krypto- versteckt, verborgen
Kunde (potenzieller) Nutzer/Käufer von Dienstleistungen/Produkten
Kunstfehler Behandlungsfehler; nicht angemessene (nicht sorgfältige, nicht richtige oder nicht zeitgerechte) Behandlung durch den Arzt, mit straf- und zivilrechtlichen Konsequenzen im Falle einer Patientenschädigung (Patient); im Bereich der Pflege: Pflegefehler
Kürettage Ausschabung
kutan die Haut betreffend

L

Labia Lippe
labil schwankend, leicht aus dem Gleichgewicht zu bringen; Gegenwort: stabil
Läsion Wunde, Verletzung, Schädigung, Funktionsstörung (Funktion)
lakto- Milch-
Lamelle (dünne) Platte
Lamina dünne Platte, Schicht, Blatt
Lanugo Haar des Fetus ab dem 5. Monat, ist bei Geburt fast völlig ausgefallen
Lanzette kleines, spitzes Stechinstrument, z. B. zur kapillären Blutentnahme
laparo- Bauch-, Bauchraum-
laryngo- Kehlkopf-
Laser Gerät, das Licht oder Strom in einen energiereichen (Energie), gebündelten Laserstrahl von konstanter Wellenlänge und Schwingungsart umwandelt; Voraussetzung dafür ist ein geeignetes Medium, in dem der Laserstrahl erzeugt wird
latent verborgen, versteckt; ohne Symptome vorhanden
lateral seitlich
Lauge alkalische Lösungen, Base
-lepsie Anfall
letal tödlich
Letalität Tödlichkeit einer Erkrankung (Krankheit)
Lethargie Trägheit, Gleichgültigkeit, Schläfrigkeit
leuko- weiß
Life Island im Inneren steriles Plastikzelt
Ligament(um) Band
Ligatur Unterbindung eines Hohlorgans (Organ), z. B. eines Blutgefäßes
linear geradlinig, linienförmig; gleich bleibend
Linse transparenter, lichtbrechender Körper
lip(o)- Fett-
Liquor klare Flüssigkeit, z. B. Liquor cerebrospinalis
-lith(o)- Stein-
livide bläulich, blassblau
Lobus Lappen
Lochien Wochenfluss
-logie Lehre, Wissenschaft

lokal örtlich
Lokalisation Zuordnung zu einer bestimmten Stelle
longitudinal in der Längsrichtung verlaufend, längs gerichtet
lumbal die Lenden betreffend
Luxation Ausrenkung eines Gelenks, Verrenkung
Lyse Lösung, Auflösen

M

Macula Fleck
major größerer; Gegenwort: minor
makro- groß, lang; Gegenwort: mikro-
mal- Störung, fehl-, mangel-, schlecht, bösartig
maligne bösartig; Gegenwort: benigne
Malazie Erweichung
Mamma (weibliche) Brust
Manometer Druckmessgerät
marginal randständig
maskulin männliche Merkmale aufweisend; Gegenwort: feminin
Meatus Gang
medial in der Mitte befindlich
Mediator Bezeichnung für hormonähnlichen Wirkstoff (Hormon), der von verschiedenen Geweben bzw. Zellen produziert wird; auch: Vermittler, Streitschlichter
Medulla Mark; Abkürzung für Medulla oblongata
mega(lo)- groß, lang, weit
Mekonium „Kindspech", erster Stuhlgang des Neugeborenen
melano- schwarz
Meläna „schwarzer Stuhl", Blutstuhl, Teerstuhl
Membran Trennschicht, dünne Haut
Menarche 1. Menstruationsblutung (Menstruation)
Mengenelement Mineralstoff, der in verschiedenen Medien in hoher Anzahl vorkommt, im menschlichen Körper > 0,01 % der Körpermasse; Spurenelement
Menopause Aufhören der Menstruationsblutung (Menstruation) in den Wechseljahren (Klimakterium)
Menstruation periodisch (Periode) wiederkehrende Blutung aus der Gebärmutter
mental den Verstand betreffend; das Kinn betreffend
meso- zwischen-
meta- hinter-, mit
Metabolismus Stoffwechsel
Metastase Tochtergeschwulst
-metrie Messung
mikro- klein; Gegenwort: makro-
Milieu Umgebung, Umfeld
minor kleinerer; Gegenwort: major
Miserere Koterbrechen
-mnesie Gedächtnis, Erinnerung
Modifikation Umwandlungsprozess (Prozess); durch äußere und nicht durch erbliche Faktoren bedingte Veränderungen eines Organismus
Molekül kleinste Einheit einer chemischen Verbindung (zwei oder mehrere Atome), die die Eigenschaften des zugrundeliegenden Stoffes hat
Monitoring (Dauer-)Beobachtung, Überwachung
mono- allein, einzeln, einfach
Morbidität Krankheitshäufigkeit (Krankheit), Krankheitsgeschehen innerhalb einer Population
Morbus Krankheit
morphologisch die äußere Gestalt, Form, den Bau betreffend
Mortalität Sterblichkeit, Rückgang der Bevölkerung durch Todesfälle
Motilität Beweglichkeit
muko-/muco- schleim-
multi- viel
Muskel kontraktiles Organ, welches durch die Abfolge von Kontraktion und Entspannung innere und äußere Strukturen des Organismus bewegen kann
Mutation spontane oder künstlich erzeugte Veränderung genetischen Materials
my(o)- Muskel betreffend
myel(o)- Knochenmark, Rückenmark, Nerven betreffend
myk(o)- Pilz-

N

Nachlast (Afterload) Auswurfwiderstand, den der linke Ventrikel bei der Systole überwinden muss, um das Blut in die Arterie zu pressen; Gegenwort: Vorlast
nasal zur Nase gehörend
Neglect Vernachlässigung
nekro- Tot
Nekrose Veränderung einer Zelle oder eines Gewebes, die nach irreversiblem (nicht umkehrbarem) Ausfall der Zellfunktion (sog. Zelltod) auftritt
neo- neu
neonatal die Lebensphase der ersten 4 Wochen nach Geburt betreffend
Neoplasie gutartige oder bösartige Gewebeneubildung (Gewebe)
nephr(o)- Niere
Nerv parallel verlaufende Nervenfasern, die von Bindegewebe (Gewebe) umhüllt sind und dem Informationsaustausch dienen
Neugeborenes/Neonatus Mensch ab Geburt bis zum 28. Lebenstag
neur(o)- Nerv-
neutral ausgeglichen, unparteiisch
Neutron Elementarteilchen ohne elektrische Ladung mit der Masse eines Protons

Nodulus Knötchen
Nodus Knoten
Norm Regel
normativ festlegend; Gegenwort: deskriptiv
norm(o)- normal
nosokomial zum Krankenhaus gehörend
Noxe Stoff oder Umstand mit schädlicher Wirkung auf den Organismus
nukl- Kern-
Nullipara Frau, die noch kein Kind geboren hat
nutritiv zur Ernährung gehörend
Nystagmus unwillkürliche Augenbewegungen

O

Obduktion Autopsie
Objektivität Unabhängigkeit der Untersuchungsergebnisse von äußeren Rahmenbedingungen
obligat(orisch) unerlässlich, erforderlich; Gegenwort: fakultativ
obsolet veraltet
Odont- Zahn-
Okklusion Verschluss
okkult verborgen
Okulo- Auge-
olfaktorisch den Geruchssinn betreffend
olig(o)- wenig
-om(a) Geschwulst, Neubildung Tumor; z. B. Plasmozytom
omni- ganz, jeder, alle
onko- Krebs-
ophthalm(o)- Auge-
opportunistisch nur unter bestimmten Bedingungen pathogen wirkend
operabel für chirurgischen Eingriff zugänglich
Opposition Gegensätzlichkeit, Gegenüberstellung, Widerspruch
optisch zum Auge oder zum Sehnerv gehörend
Organ Körperteil bzw. aus verschiedenen Geweben zusammengesetzte Funktionseinheit (Funktion)
Organelle strukturell (Struktur) abgrenzbarer Bereich einer Zelle mit bestimmter Funktion
Organismus gesamtes System der Organe; Lebewesen; größeres Ganzes, dessen Teile zusammenwirken
ortho- gerade, aufrecht, richtig
Os Knochen
-ose Zustand; z. B. Psychose
Osmolalität Menge der gelösten Teilchen pro 1 kg Wasser (Osmol/kg H_2O)
Osmolarität Menge der gelösten Teilchen pro Liter Lösung in Mol (Osmol/l)
Osmose physikalischer Prozess, bei dem das Lösungsmittel durch eine für die in der Flüssigkeit gelösten Teilchen undurchdringbare (semipermeable) Membran diffundiert und somit für einen Konzentrationsausgleich sorgt; vgl. Diffusion
osmotischer Druck Druck, mit dem das Lösungsmittel bei der Osmose durch die semipermeable Membran tritt
osteo- Knochen-
ot(o)- Ohr-
Outcome Ergebnis
Output Ausgabe, Produkt
ov(o)- Ei-
Overhang Überhang, Nachwirkung von Arzneimitteln durch lange Halbwertszeit
-ox(y)- Sauerstoff
Oxidation Verbindung eines Elements mit Sauerstoff bzw. Entzug von Elektronen; vgl. Reduktion

P

palliativ die Beschwerden einer Krankheit lindernd, aber nicht die Ursachen bekämpfen
Palpation Untersuchung des Körpers durch Betasten
Palpitation Herzklopfen; verstärkter, beschleunigter Herzschlag
pan- alle, völlig, ganz
Pandemie Infektionskrankheit (Infektion) (Krankheit), die sich über Länder/Kontinente hinweg ausbreitet
para- entlang, neben
Parästhesie Missempfindungen, z. B. Taubheit, „Ameisenlaufen“, Kribbeln im Versorgungsgebiet eines Hautnervs (Nerv)
parallel Eigenschaft zweier Geraden, die in der Ebene liegen und sich nicht schneiden; gleichzeitig; unabhängig voneinander
Paralyse totale Lähmung, Verlust der Fähigkeit, Muskeln bzw. Gliedmaßen zu bewegen
Parasit Organismus, der an oder in einem anderen Organismus (Wirt) lebt und von diesem Nahrung oder andere Leistungen ohne entsprechende Gegenleistung bezieht
Paravasat Fehlplatzierte Infusionslösung (Infusion), die nicht in die Vene, sondern in das subkutane Gewebe läuft
Parazentese Entnahme von Flüssigkeit aus einer Körperhöhle, z. B. Stich ins Trommelfell zum Abfluss von Eiter
parenteral unter Umgehung des Magen-Darm-Traktes
Parese Teillähmung, Einschränkung der Fähigkeit, Muskeln bzw. Gliedmaßen zu bewegen
Pars Teil
partial, partiell teilweise
path(o)- krank-
-pathie Krankheit
pathogen krankheitsverursachend (Krankheit)

pathologisch krankhaft; Gegenwort: physiologisch
Patient an Krankheit oder Unfall Leidender, der Behandlung erfährt
Peak Spitze
pedi- Fuß-
per- durch, hindurch
peri- um … herum
Periode Zeitintervall
Periodensystem Aufstellung aller chemischen Elemente nach ihrer Ordnungszahl (Kernladung) und entsprechend ihrer chemischen Eigenschaften, eingeteilt in Perioden und in Haupt- und Nebengruppen
peripher am Rande liegend; Gegenwort: zentral
Perkussion Untersuchung des Körpers durch Abklopfen der Körperoberfläche
permanent dauerhaft
permeabel durchlässig
Perzentile hundertster Teil einer statistischen Verteilung
Pflegediagnose klinische Beurteilung der Reaktion eines Individuums, einer Familie oder eines Gemeinwesens/einer sozialen Gemeinschaft auf aktuelle oder potenzielle Gesundheitsprobleme/Lebensprozesse; bildet Grundlagen, um Pflegeinterventionen auszuwählen und Ergebnisse zu erreichen, für die Pflegende verantwortlich sind (NANDA 2006)
Pflegevisite regelmäßig stattfindende Gespräche zwischen Pflegenden und Patienten über Pflegeverlauf; Teilnehmer sind Pflegende, die den Pat. betreuen, sowie ggf. weitere Personen wie Vorgesetzte (Stationsleitung, Pflegedienstleitung), Physio- und Ergotherapeuten
Phänotyp Erscheinungstyp; Summe der äußerlich feststellbaren Merkmale eines Individuums; vgl. Genotyp
Phagozytose durch Fresszellen (Phagozyten) bewirkte Unschädlichmachung von Fremdstoffen
Phase bestimmter zeitlicher Abschnitt; Entwicklungsstufe
-phil Freund
phleb(o)- Vene-
-phob Angst, Furcht, Abneigung
phot(o)- Licht-
physi- Natur-
Physiognomie äußere Erscheinung, Gesichtszüge eines Menschen; Statur
physiologisch die Lebensvorgänge eines Organismus betreffend; zur natürlichen, gesunden Funktion gehörend; Gegenwort: pathologisch
Placebo Scheinmedikament; durch komplexe Interaktionen hervorgerufene, messbare Wirkung unter Verwendung von Kommunikationsprozessen (Prozess) und Stoffen ohne Wirkstoff
-plasie Bildung
-plastik Wiederherstellung
platy- flach, breit
Plegie vollständige Lähmung
Plexus Geflecht
pneum(o)-, pneumat(o)- Luft-, Atem-
-pnoe Luft, Atem
poly- viel-
Population Bevölkerung; Gesamtheit der Individuen einer Art in einem definierten Gebiet
post- nach, hinter; Gegenwort: prä-
posterior hinten; Gegenwort: anterior
prä- vor-; Gegenwort: post-
Prävalenz Krankheitshäufigkeit; Anzahl der an einer bestimmten Krankheit Erkrankten in einer definierten Bevölkerungsgruppe an einem bestimmten Zeitpunkt (Punktprävalenz) oder in einem bestimmten Zeitraum (Periodenprävalenz); vgl. Inzidenz
Prävention alle Maßnahmen, die Krankmachendes (ver-)meiden und so die (Rest-)Gesundheit erhalten
prandial zu einer Mahlzeit gehörend
presby- alters-
primär zuerst, erster; vgl. sekundär, tertiär
pro- vor-
Proband Versuchs-, Testperson (Test)
profund(us) tief
Prognose Vorhersage, Voraussage
progredient fortschreitend
progressiv fortschreitend, fortschrittlich
prokto- zum Mastdarm gehörend
Prolaps Vorfall
Proliferation Vermehrung von Gewebe durch Wucherung oder Sprossung
prominent hervorspringend, vorragend
Pronation Einwärtsdrehung einer Gliedmaße; Gegenwort: Supination
Prophylaxe vorbeugende Maßnahmen
proportional zwei oder mehrere Größen, die sich immer im selben Verhältnis ändern
Protein Eiweiß
protektiv schützend
Prothese künstlicher Ersatz, Hilfsmittel
proto- erster-
Proton positiv geladenes Teilchen; vgl. Elektron
Protozoen Einzeller
proximal zu einem Bezugspunkt am nächsten liegend; Gegenwort: distal
Prozess Verlauf, Entwicklung
Pruritus Juckreiz
pseud(o)- scheinbar-, falsch-
psych(o)- Seele(n)-
Pubertät Zeit der eintretenden Geschlechtsreife; Beginn: 10.–13 LJ, Ende: 16.–18 LJ

Puffer Substanz oder Gruppe von Substanzen, die in einer Lösung die Wasserstoffionenkonzentration und somit den pH-Wert steuern
pulmo- Lunge-
Puls rhythmischer Schlag (Rhythmus); Anschlagen der durch die Systole des Herzens fortgeleiteten Blutwelle in den Arterien
Punktion Entnahme von Flüssigkeit oder Gewebe durch Einstich mit Hohlnadel
Pus, Pura Eiter
py(o)- Eiter-
pyel(o)- Nierenbecken-

Q

qualitativ Eigenschaft, Qualität betreffend
quantitativ Menge, Anzahl betreffend
Quarantäne Isolierung von Personen mit ansteckenden Infektionskrankheiten (Infektion) (Krankheit) oder von Personen, die mit solchen Kontakt hatten

R

rachi(o)- Wirbelsäule-
radikal „an die Wurzel gehend", vollständig, gründlich
Radikale, freie Atome oder Moleküle mit mind. einem ungepaarten Elektron, sind sehr reaktionsfreudig (Reaktion)
radio- Strahl-
Radioaktivität Aussendung von Strahlung aufgrund von spontanem Zerfall des Atomkerns
Ramus Ast, Zweig
re- wieder-
Reaktion Antwort auf einen Reiz; Umwandlung chemischer Elemente in andere Elemente
Reanimation Wiederbelebung
Reduktion Zurückführung; chemische Reaktion, bei der Wasserstoff zugeführt oder Sauerstoff weggeführt wird; vgl. Oxidation
Reflex neuronal vermittelte, unwillkürliche Reaktion auf einen bestimmten Reiz
Reflux Rückfluss, Transport einer Flüssigkeit innerhalb eines Hohlorgans (Organ) gegen die normale Transportrichtung
Refraktion Brechung
Regeneration Wiederherstellung, Erholung; Ersatz für zugrunde gegangenes Gewebe
Regression Rückbildung, Zurückfallen auf frühere Entwicklungsstufen
Regulation Regelung der Organsysteme; Anpassung an sich ändernde Umweltbedingungen
Regurgitation Strömung entgegen der normalen Fließrichtung
Rehabilitation Wiederherstellung, Wiedereingliederung
Reiz äußere Einwirkung, auf die bestimmte Reaktion erfolgt; vgl.: Stimulus
rekto- zum Rektum (oberen Abschnitt des Mastdarms) gehörend
Relaxation Erschlaffung, Entspannung der Muskulatur
Reliabilität Zuverlässigkeit; Gütekriterium, welches die Messgenauigkeit angibt
Remission vorübergehendes Nachlassen der Symptome, ohne zu genesen
renal die Niere betreffend
reponieren zurückbringen, zurücklegen
Resektion operative Entfernung bestimmter Gewebeteile (Gewebe) oder eines Tumors
residual- Rest-
Resistenz Widerstandsfähigkeit
Resorption Aufnahme flüssiger oder gelöster Stoffe in Blut- oder Lymphbahn
Respiration Atmung
Ressourcen Hilfsquelle, Hilfsmittel
Retardierung Verlangsamung, Verzögerung
Retention Zurückhalten
retro- hinter-, rückwärts, zurück; Gegenwort: ante-
Retroflexion Abknicken eines Organs nach hinten
retrograd rückläufig
Retroversion Rückwärtsneigung; Gegenwort: Anteversion
Referenz Bezugssystem
reversibel umkehrbar, heilbar
Rezeptor für einen bestimmten Reiz empfindliches Zielmolekül (Molekül), welches Reaktionen vermittelt
Rezidiv Rückfall, Wiederauftreten
rezidivierend in Abständen wiederkehrend
reziprok wechselseitig, gegenseitig, sich aufeinander beziehend
rhin(o)- Nase-
Rhythmus Gleichmaß, regelmäßig wiederkehrende Zustände
Ribosom Zellorganelle (Zelle) (Organelle), die für die Eiweißsynthese (Synthese) zuständig ist
Rigidität Härte, Starre, Versteifung
Rigor gesteigerte Grundspannung der Skelettmuskulatur (Muskulatur) mit charakteristischer Steifigkeit bzw. Starre bei passiver Bewegung
Röntgenstrahlung elektromagnetische Wellen mit einer Wellenlänge von 10^{-8}–10^{-12} nm und einer Photoenergie (Energie) von 100 eV–250 keV
Rooming-in gemeinsame Unterbringung von Mutter (oder einer anderen Bezugsperson) und Kind nach Geburt oder bei Erkrankung (Krankheit) des Kindes im Krankenhaus
Rotation Drehung

ruber rot
Rudiment im Verlauf der Stammesgeschichte verkümmertes, teilweise oder vollständig funktionsunfähiges (Funktion) Organ
Ruptur Zerreißen

S

Säugling Mensch im 1. Lebensjahr
Säure Verbindung, die Protonen (H^+-Ionen) übertragen kann, in wässriger Lösung senkt sie den pH-Wert; vgl. Base
Sagittalebene jede gedachte, parallel zur Körpermitte und von ventral nach dorsal verlaufende Linie; vgl. Frontalebene, Transversalebene
sakr(o)- Kreuzbein-
Salz chemische Verbindung, die aus Kation und Anion besteht, die durch Ionenbindung verbunden sind; umgangssprachlich: Kochsalz (NaCl)
sangui- Blut-
sarko- Fleisch-, Muskel-
Schock Lebensbedrohlicher Zustand mit verminderter Blutzirkulation, Sauerstoffminderversorgung und Stoffwechselstörungen
Screening Systematisches Test- bzw. Prüfverfahren zur Identifizierung bestimmter Eigenschaften in einem definierten Prüfbereich
Sedierung Beruhigung, Schmerzdämpfung, Schlafzustand, durch bestimmte Medikamente (Sedativa) hervorgerufen
Sediment Bodensatz, Ablagerung
Segment Abschnitt, (Bestand-)Teil
sekundär zweitrangig, an zweiter Stelle stehend; vgl. primär, tertiär
Sekret flüssige Absonderung
Sekretion Vorgang der Produktion und Absonderung von Sekreten
Sektion Abschnitt, Bezirk
Selektion Auswahl, Auslese
semi- halb
sensibilisieren empfindlich, sensibel machen; Gegenwort: desensibilisieren; Bildung von Antikörpern anregen durch Gabe von niedrig dosierten Antigenen
Sensitivität Empfindlichkeit; Wahrscheinlichkeit, dass ein Test einen positiven Sachverhalt durch ein positives Ergebnis anzeigt; vgl. Spezifität
sensorisch Wahrnehmung, Sinneszellen betreffend
Septum Scheidewand
Serum flüssiger Bestandteil des Blutes; Impfstoff
Sharps spitze, scharfe Gegenstände, z. B. Spritzen, Kanülen
Shunt Kurzschlussverbindung
sigm(o)- das Colon sigmoideum (Sigmadarm) betreffend
simulieren vortäuschen, vorspielen
sinister links
Sinus Ausbuchtung, Kanal, Hohlraum
Situs Lage, Stellung
skler(o)- hart-, Verhärtung-
Sklerose Verkalkung, Gewebeverhärtung (Gewebe) aufgrund gesteigerter Kollagensynthese
-skopie Betrachtung von Körperinnenräumen, z. B. Gastroskopie
skrotal zum Hodensack gehörend
Soma Körper
Somatisierung unbewusste Umwandlung psychischer Konflikte in körperliche Symptome
somatotrop Wachstum anregend
spasm(o)- Krampf-
Spastik Lähmung bei erhöhter Muskelspannung (Muskel), bei passiver Bewegung des spastischen Muskels weist dieser einen Widerstand auf
Spektrum Buntheit, Vielfalt; bei der Brechung von Licht entstehende Farbfolge
Sperma Samen
Spezies Art
Spezifität Wahrscheinlichkeit, dass ein Test einen negativen Sachverhalt durch ein negatives Ergebnis anzeigt; vgl. Sensitivität
Sphinkter Schließmuskel (Muskel)
spinal zur Wirbelsäule gehörend
Spirogramm Aufzeichnung der Atembewegungen und -volumina eines Menschen
splen(o)- Milz-
spongiös gitterförmig
spontan von selbst, ohne äußeres Zutun
Spore Keimzelle von Pilzen und Protozoen
Spurenelement Mineralstoff, der in verschiedenen Medien in geringer Anzahl vorkommt, im menschlichen Körper < 0,01 % der Körpermasse; Mengenelement
Sputum Auswurf
stabil beständig, nicht aus dem Gleichgewicht zu bringen; Gegenwort: labil
Staging Stadieneinteilung
Stammzelle nicht ausdifferenzierte Körperzelle (Zelle), die sich zu jedem Zelltyp eines Individuums (juvenile Stammzelle) und innerhalb eines festgelegten Gewebetyps (Gewebe) (adulte Stammzelle) entwickeln kann
Standard Richtschnur
Stase Stauung
statisch unbeweglich; Gegenwort: dynamisch
Status Lage, Situation, Zustand
Status idem unveränderter klinischer Zustand
Stearrhö Fettdurchfall
Stenose Verengung
stereo- räumlich, körperlich

steril	frei von vermehrungsfähigen Keimen, also von Viren und Mikroorganismen (Organismus); vgl. Asepsis; unfruchtbar
Stichprobe	Teilmenge einer Grundgesamtheit, die unter bestimmten Gesichtspunkten gewählt wurde
Stimulus	Reiz
Stoma	Mund, Öffnung zur Körperoberfläche
Strahlung	Ausbreitung von Wellen oder Teilchen
Stratum	Schicht
Striktur	Verengung eines Hohlorgans (Organ) oder einer Passage
Struktur	innere Gliederung; Gefüge aus voneinander abhängigen Teilen
Studie	wissenschaftliche Untersuchung
sub-	unter
Subjektivität	individuelle Wahrnehmung eines Individuums; Gegenwort: Objektivität
Substanz	Stoff, Material
Substitution	Ersatz, Ersetzen
Substrat	Stoff mit bestimmten Eigenschaften; Stoff, der durch ein Enzym umgesetzt wird; Nährmedium
Suizid	Freitod, Selbstmord
super, supra	oberhalb, über
superior	darüber, höher gelegen; Gegenwort: inferior
Supination	Auswärtsdrehung einer Gliedmaße; Gegenwort: Pronation
supportiv	unterstützend
Suppositorium	Zäpfchen
Suppression	Unterdrückung, Hemmung
Symbiose	Vergesellschaftung von Individuen verschiedener Art, die für beide Partner vorteilhaft ist; emotionale Abhängigkeit
Symptom	Zeichen, das auf eine bestimmte Erkrankung (Krankheit) hinweist
symptomatisch	typisch für eine bestimmte Erkrankung (Krankheit); nur auf die Symptome, nicht auf die Ursachen zielend
syn-	zusammen, gemeinsam
Synapse	Kontaktstelle zwischen zwei Nervenzellen (Nerv) (Zelle) oder zwischen Nervenzelle und einer anderen Zelle
Syndrom	Gleichzeitige Vorliegen verschiedener Symptome meist einheitlicher Ursache
Synergie	Zusammenwirken
Synthese	Zusammensetzung, Aufbau; Bildung einer komplizierten Verbindung aus einfachen Stoffen
System	aus mehreren Teilen zusammengesetztes Ganzes
systemisch	den ganzen Organismus betreffend
Systole	Kontraktion des Herzens; Gegenwort: Diastole
Szintigramm	bildgebendes Diagnoseverfahren (Diagnose), Aufzeichnung der Aktivität radioaktiver Substanzen, die in den Körper eingebracht werden und sich im Zielorgan (Organ) anreichern

T

tachy-	schnell
taktil	den Tastsinn betreffend
Tamponade	Ausfüllen von Hohlräumen zur Blutstillung oder Drainage mit Verbandsmaterialien
Target	Ziel
tele-	weit entfernt
temporär	zeitweise
tend(o)-	Sehnen-
terato-	Missbildung
teratogen	äußere Einwirkungen, die zu Fehlbildungen beim ungeborenen Kind führen können
terminal	zum Ende gehörend, auf das Ende zulaufend
tertiär	an dritter Stelle, vgl. primär, sekundär
Test	methodischer Versuch, Prüfung
Tetanie	Störung der Motorik (Krämpfe) und Sensibilität (Kribbeln) als Zeichen der Übererregbarkeit von Nerven und Muskulatur; schmerzhafter Muskelkrampf
tetra-	vier-
Therapie	Behandlung
therm(o)-, -thermie	Wärme
thorakal	den Thorax betreffend
Thorax	Brustraum
Thrombus	Blutpfropf, Blutgerinnsel
thyr(e)(o)-	Schilddrüse-
Tic	kurze, unwillkürliche Kontraktion einzelner Muskeln oder Muskelgruppen
Titer	Maß für Konzentration eines Antikörpers, Antigens oder Virus
Toleranz	Widerstandsfähigkeit, Reaktionslosigkeit, Anpassung; Duldung anderer Meinungen und Gesinnungen
-tomie	Schnitt
tonisch	Spannung betreffend; lang andauernde, schmerzhafte Muskelanspannung (Muskel); vgl. klonisch
ton(o)-, -tonie	Spannung
topisch	lokal, äußerlich
Torsion	Drehung
Torso	Rumpf
tox-	Gift-
toxisch	giftig
Tracer	künstliche, oft radioaktiv markierte Substanz, die in den Körper eingebracht wird, am Stoffwechsel teilnimmt und durch ihre Verteilung diagnostische Aussagen treffen lässt
trach-	Luftröhren-
Trakt	Zug, Strang, Gesamtlänge

trans- durch, hindurch
Transformation Umwandlung, Umformung, Umgestaltung, Übertragung
Transfusion Zuführen von Blut oder Blutbestandteilen
Transpiration Schwitzen
Transplantat Zelle, Gewebe, Organ oder Gliedmaße, die verpflanzt wird
Transplantation Verpflanzung
Transport Beförderung
Transposition Verlegung, Verlagerung, Vertauschung
Transversalebene Körperebene, die senkrecht zur Sagittalebene und zur Frontalebene verläuft
Trauma Wunde, Verletzung, seelischer Schock
traumatisch durch Gewalteinwirkung verursacht; Trauma betreffend
Tremor rhythmische (Rhythmus) Zuckungen von Muskelgruppen (Muskel) mit resultierendem Zittern der betroffenen Körperteile oder des ganzen Körpers
tri- drei-
Triage Einordnung von Verletzten nach Dringlichkeit der Behandlung
trich(o)- Haar-
Trimenon 1 der 3 gleich langen (13 Wochen) Perioden einer normalen Schwangerschaft
trophisch die Ernährung (des Gewebes) betreffend
Truncus Stamm
Tuberkel Höcker, Vorsprung
Tubus; Tubulus Rohr, Kanal; Röhrchen, Kanälchen
Tumor Geschwulst, Gewebswucherung
Tunika Haut, Gewebeschicht (Gewebe), die Organe umhüllt oder Hohlorgane auskleidet
Turgor Druck des Zellsafts auf Zellwand (Zelle); Spannkraft der Haut

U

Übertragung Überschreitung des regulären Geburtstermins um mehr als 2 Wochen; Ansteckung mit einer Krankheit
Ulcus Geschwür
ultra- jenseits von …, über … hinaus
Ultraschall Schall mit Frequenzen (20 kHz–1 GHz), die oberhalb des vom Menschen wahrnehmbaren Bereichs liegen
ultraviolett elektromagnetische Strahlung mit einer Wellenlänge (1–380 nm), die kürzer als die des für Menschen sichtbaren Lichts, aber länger als Röntgenstrahlung ist
Ulzeration Bildung von Geschwüren
umbilikal zum Nabel, zur Nabelschnur gehörend
ungesättigt organische Verbindung, die Doppel- oder Dreifachbindungen enthält, an diese können sich noch andere Elemente oder Verbindungen anlagern; Lösung, die bei gleicher Temperatur mehr von dem zu lösenden Stoff aufnehmen kann
uni- ein-, einzig
Universalempfänger Person mit Blutgruppe AB, diese kann Vollblut jeder Blutgruppe erhalten, ohne dass es zu einer Agglutination kommt
Universalspender Person mit Blutgruppe 0, deren gespendetes Vollblut kann jeder Person, unabhängig von ihrer Blutgruppe, transfundiert (Transfusion) werden, ohne dass es zu einer Agglutination kommt
Urea Harnstoff
Ureter Harnleiter
Urethra Harnröhre
Uterus Gebärmutter

V

Vagina Scheide
Validität Gültigkeit; Gütekriterium, welches angibt, inwieweit ein Test das misst, was er zu messen vorgibt
vapo- Dampf-, Dunst-
Variable veränderliche Größe
Vas Gefäß
vaskulär zu den Blutgefäßen gehörend
Vegetarismus Ernährungsweise, bei der bewusst auf Fleisch verzichtet wird
vegetativ das vegetative (autonome) Nervensystem (Nerv) (System) betreffend
Ventilation Atmung, Belüftung der Lunge
ventr(o)- Bauch-, Magen-
ventral bauchwärts; Gegenwort: dorsal
Ventrikel Kammer, kleine Höhle
Verätzung Gewebeverletzung (Gewebe) durch Kontakt mit Säure oder Lauge
verbal mit Worten, mit Sprache; mündlich
Verbrennung Gewebeverletzung (Gewebe) durch Kontakt mit Hitze, Elektrizität, Chemikalien, Strahlen oder Gasen
Verbrühung Gewebeverletzung (Gewebe) durch Kontakt mit heißer Flüssigkeit oder heißem Dampf
Verifikation Nachweis der Gültigkeit einer Aussage oder Hypothese; vgl. Falsifikation
Vertigo Schwindel
Vesica Blase
vertikal senkrecht; Gegenwort: horizontal
Vestibulum Vorhof
via durch, über
viril den Mann, das männliche Geschlecht/Eigenschaften/Züge betreffend; Gegenwort: feminin
Visite Begutachtung von Patienten, Krankenbesuch
Viskosität Zähigkeit, innere Reibung einer Flüssigkeit

Viszeral die Eingeweide betreffend
vital lebendig, lebenstüchtig
Vitalzeichen Zeichen der Lebendigkeit: Bewusstsein, Atmung, Kreislauf (Puls, Blutdruck)
Volämie aktueller Stand des Gesamtblutvolumens
Vorlast (Preload) enddiastolischer (Diastole) Dehnungszustand der Myokardfasern; Gegenwort: Nachlast

W

Wachkoma apallisches Syndrom, Gesamtbezeichnung für die bei Ausfall der Großhirnrinde entstehenden Krankheitssymptome (Krankheit) (Symptom)
Wahrscheinlichkeit Einstufung von Aussagen oder Urteilen nach dem Grad der Gewissheit
Wasser, destilliertes Aquadest; Wasser ohne die im normalen Quell- und Leitungswasser vorkommenden Ionen, Spurenelemente und Verunreinigungen
Wirt Lebewesen, das außer sich selbst auch noch einen oder mehrere andere Organismen (Parasiten) ernährt

X

xeno- fremd-
xero- trocken-

Z

Zelle kleinste strukturell sichtbare Einheit eines Lebewesens
zellulär die Zelle betreffend
zentral in der Mitte, im Zentrum liegend; Gegenwort: peripher
zentraler Venendruck, ZVD Blutdruck im rechten Vorhof des Herzens und in der V. cava superior (obere Hohlvene)
Zentralnervensystem, ZNS Gehirn, Rückenmark; zuständig für Integration (sensibler Reize), Koordination (motorischer Eigenleistungen) und Regulation (der dabei ablaufenden Abstimmungsvorgänge)
Zentrifuge Gerät zur Trennung der Bestandteile von Flüssigkeiten
zerebral das Großhirn betreffend
Zerrung Überdehnung
Zerumen Ohrenschmalz
zervikal den Nacken/Hals betreffend
Zervix Gebärmutterhals
Zilie Wimper, Flimmerhärchen
zirkadian tagesrhythmisch (Rhythmus)
Zirkulation Kreislauf, Umlauf
-zirrh(o)- Umbau in Narbengewebe; z. B. Leberzirrhose
zöliakal die Bauchhöhle betreffend
Zona, Zone umschriebenes Gebiet, umschriebener Bereich
Zuggurtung therapeutisches/chirurgisches Prinzip zur Stabilisierung einer Fraktur, wenn die Bruchfragmente (Fragment) durch Zugkräfte auseinandergezogen werden, weil sie Ansatzpunkte von Muskeln sind. Durch Implantation einer Drahtschlinge Umwandlung von Zug- in Druckkräfte
Zyanose Blaufärbung
Zygote durch Verschmelzung zweier Geschlechtszellen (Keimzellen) entstehende Zelle
Zyklus Abfolge von Ereignissen, die sich in bestimmten Abständen wiederholen
Zyste geschlossene, mit Flüssigkeit gefüllte Kapsel in oder unter der Haut
zyto- Zell- (Zelle)

Abkürzungen

Zeichen

®	Registered Trademark (eingetragenes Warenzeichen)
%	Prozent
‰	Promille
↑	steigt, nimmt zu
↑↑	steigt sehr stark an, nimmt sehr stark zu
↓	fällt, wird kleiner
↓↓	fällt sehr stark ab, wird sehr viel kleiner
↔	bleibt gleich, konstant
→	daraus folgt
<	kleiner
≤	kleiner gleich
>	größer
≥	größer gleich
~	etwa, zirka
°	Grad

A

A	Ampere
A.	Arteria
Aa.	Arteriae
Abb.	Abbildung
ACC	Azetylzystein
ACE	Angiotensin-converting-Enzym
ACTH	adrenocorticotropes Hormon
ADH	antidiuretisches Hormon (Adiuretin, Vasopressin)
ADP	Adenosindiphosphat
ADR	Adduktorenreflex
AED	automatischer externer Defibrillator
ärztl.	ärztlich
Af, AF	Atemfrequenz
AFP	α-Fetoprotein
AG	Antigen
AICD	automatischer implantierbarer Kardioverter-Defibrillator
AIDS	Acquired Immune Deficiency Syndrome (erworbenes Immunschwächesyndrom)
AK	Antikörper
ALAT, ALT	Alanin-Amino-Transferase
ALL	akute lymphatische Leukämie
ALS	Advances Life Support (erweiterte lebensrettende Maßnahmen)
AMA	antimitochondriale Antikörper
amb.	ambulant
AMG	Arzneimittelgesetz
AML	akute myeloische Leukämie
AMV	Atemminutenvolumen; Assisted Mandatory Ventilation (assistierte Beatmung)
ANA	antinukleäre Antikörper
anatom.	anatomisch
ANF	antinukleäre Faktoren
AO	Arbeitsgemeinschaft für Osteosynthese
AP, ALP	alkalische Phosphatase
Appl.	Applikation
aPTT	aktivierte partielle Thromboplastinzeit
ARDS	Acute Respiratory Distress Syndrome (akutes respiratorisches Lungenversagen)
ASA	American Society of Anaesthesiologists
ASB	Assisted Spontaneous Breathing (assisticrtc Spontanatmung)
asept.	aseptisch
ASR	Achillessehnenreflex
AST, ASAT	Aspartat-Amino-Transferase
AT	Antithrombin
AT III	Antithrombin III
ATL	Aktivitäten des täglichen Lebens
ATP	Adenosintriphosphat
ATS	Antithrombosestrümpfe
AU	Arbeitsunfähigkeit
AV	atrioventrikulär
AZ	Allgemeinzustand
AZV	Atemzugvolumen

B

BB	Blutbild
BE	Broteinheit; Base Excess (Basenüberschuss)
BG	Blutgruppe
BGA	Blutgasanalyse
Bili	Bilirubin
BIPAP	Biphasic Positivc Airway Prcssurc (druckkontrollierte Beatmung mit zwei Druckniveaus)
BMI	Body Mass Index
BSG, BKS, BSR	Blutkörperchensenkungsgeschwindigkeit
Bsp.	Beispiel
BSR	Bizepssehnenreflex
BTM	Betäubungsmittel
BWK	Brustwirbelkörper
BWS	Brustwirbelsäule
BZ	Blutzucker
bzw.	beziehungsweise

C

C	Celsius
C (1–7)	Halswirbel (1–7)
Ca	Karzinom, bösartiger Tumor, Krebs
ca.	zirka, etwa
Ca^{2+}	Kalzium(-Ionen)
C_aO_2	Gesamtsauerstoffgehalt des arteriellen Blutes
CCP	zyklisch citrullinierte Peptide
CD	Compact Disc

CDAD	Clostridium difficile assoziierte Diarrhö
CDT	Carbohydrate Deficient Transferrin
Ch	Charrière
chirurg.	chirurgisch
chron.	chronisch
CI	Cardiac Index (Herzindex)
CK	Kreatin(phospho)kinase
CK-BB	Kreatinkinase Gehirntyp
CK-MB	Kreatinkinase Herzmuskeltyp
CK-MM	Kreatinkinase Skelettmuskeltyp
Cl^-	Chlorid(-Ionen)
CLL	chronische lymphatische Leukämie
cm	Zentimeter
cm^2	Quadratzentimeter
cmH_2O	Zentimeter Wassersäule
CML	chronische myeloische Leukämie
CMV	Zytomegalievirus
CO	Kohlenmonoxid
CO_2	Kohlendioxid
COPD	Chronic Obstructive Pulmonary Disease (chronisch obstruktive Lungenkrankheit)
CPAP	Continuous Positive Airway Pressure (kontinuierliche Atmung mit positivem Atemwegsdruck)
CPP	Cerebral Perfusion Pressure (zerebraler Perfusionsdruck)
CPR	Cardiopulmonary Resuscitation (kardiopulmonale Reanimation)
CRP	C-reaktives Protein
CSE	Cholesterinsynthesehemmer
CT	Computertomografie
CTG	Kardiotokografie: Aufzeichnung von kindlichen Herztönen und Wehentätigkeit
cTnI	kardiales Troponin I
cTnT	kardiales Troponin T
CVI	chronisch venöse Insuffizienz

D

d	Tag
D	dimensional
D-Arzt	Durchgangsarzt
DD	Differenzialdiagnose
Defi	Defibrillator, Defibrillation
dekomp.	dekompensiert
DGHM	Deutsche Gesellschaft für Hygiene und Mikrobiologie
d. h.	das heißt
DHC	Dihydrocodein
DHS	dynamische Hüftschraube
Diab.	Diabetes
diast.	diastolisch
DIN	DIN(Deutsches Institut für Normen)-Norm
DIN EN	Deutsche Übernahme einer europäischen Norm
DK	Dauerkatheter
dl	Deziliter
DMS	Durchblutung, Motorik, Sensibilität
DNA, DNS	Desoxyribonukleinsäure
DNQP	Deutsches Netzwerk für Qualitätsentwicklung in der Pflege
DPR	Deutscher Pflegerat
dpt	Dioptrie

E

E	Exspiration
EACH	European Association for Children in Hospital
Echo	Echokardiografie
EDTA	Äthylendiamintetraessigsäure (Äthylendiamintetraazetat); Komplexbildner in speziellen Probengefäßen für Blutentnahme
EDV	elektronische Datenverarbeitung
EEG	Elektroenzephalografie
EFQM	European Foundation for Quality Management
EHEC	enterohämorrhagische Escherichia coli
EK	Erythrozytenkonzentrat
EKG	Elektrokardiografie, Elektrokardiogramm
EL	Esslöffel
EMG	Elektromyografie
EO	Äthylenoxid
EOG	Elektrookulografie
ERCP	endoskopische retrograde Cholangiopankreatikografie
ERV	exspiratorisches Reservevolumen
Erw.	Erwachsener
Erys	Erythrozyten
ESBL	Extended Spectrum β-Lactamasen (β-Lactamase produzierende Bakterien)
ESWL	extrakorporale Stoßwellenlithotripsie
$ETCO_2$	endtidale Kohlendioxidkonzentration
eV	Elektron(en)volt
e. V.	eingetragener Verein
evtl.	eventuell
EWZ	Einwirkungszeit

F

f	Frequenz
F	Frau
FEV_1	forciertes exspiratorisches Volumen in einer Sekunde (Einsekundenkapazität)
FFP	Fresh Frozen Plasma (gefrorenes Frischplasma); Filtering Face Piece (partikelfiltrierende Atemschutzmaske)
FG	Frühgeborenes
F_iO_2	Sauerstoffanteil in der Inspirationsluft
FKJ	Feinnadelkatheter-Jejunostomie
fl	Femtoliter (ein Billiardstel Liter)
Fr	French (engl. Bezeichnung für Charrière)
FRC	funktionelle Residualkapazität
FSH	follikelstimulierendes Hormon
FSME	Frühsommermeningoenzephalitis
FSP	Fibrin(ogen)spaltprodukte

fT_3 freies Trijodthyronin
fT_4 freies Thyroxin

G

g Gramm
G Gauge
GABA Gamma-Aminobutyric Acid (Gamma-Amino-Buttersäure)
GCS Glasgow Coma Scale (Glasgow-Koma-Skala)
gg. gegen
GG Geburtsgewicht
ggf. gegebenenfalls
GGT, γ-GT γ-Glutamyltransferase
GLDH Glutamatdehydrogenase
GOT Glutamat-Oxalazetat-Transaminase
GPT Glutamat-Pyruvat-Transaminase
Gr. Größe
GTT Glukosetoleranztest
GU Grundumsatz
gyn. gynäkologisch

H

h Stunde
H_2 Wasserstoff
H_2O Wasser
HAES Hydroxyäthylstärke
Hb Hämoglobin
HbA_{1a-c} Glykosyliertes (glykiertes) Hämoglobin
HBDH α-Hydroxybutyratdehydrogenase
HBIG Hepatitis-B-Immunglobulin
HCG Human Chorionic Gonadotropin (extrahypophysäres Gonadotropin)
HCO_3 Bikarbonat
HCT Human Chorionic Thyrotropin (Kalzitonin)
HDL High Densitiy Lipoprotein
Hep. Hepatitis
HEP Hemi-Endoprothese, Kopfendoprothese
Hf Herzfrequenz
HF Hochfrequenz
Hg Quecksilber
HIV humanes Immundefizienzvirus
Hk, Hkt Hämatokrit
HLM Herz-Lungen-Maschine
HMG-CoA Hydroxymethylglutaryl-Coenzym A (Enzym zur Regulierung der Cholesterinsynthese)
HMV Herzminutenvolumen
HNO Hals-Nasen-Ohren
Hsr Harnsäure
Hst Harnstoff
HSV Herpes-simplex-Virus
HTLV I Human T-Cell Leukemia Virus Typ I (humanes T-Zellen-Leukämie-Virus Typ I)
HUS hämolytisch-urämisches Syndrom
HWK Halswirbelkörper
HWS Halswirbelsäule
HWZ Halbwertszeit
Hz Handzeichen; Hertz
HZV Herzzeitvolumen

I

I Inspiration
i.a. intraarteriell
IC inspiratorische Kapazität
ICN International Council of Nurses
ICNP® International Classification for Nursing Practice (internationale Klassifikation für die Pflegepraxis); Klassifikationssystem
ICP Intracranial Pressure (intrakranieller Druck)
ICR Interkostalraum
ID Innendurchmesser
i. d. R. in der Regel
I. E. Internationale Einheit
IfSG Infektionsschutzgesetz
Ig Immunglobulin
i.m. intramuskulär
IMV Intermittent Mandatory Ventilation (intermittierende mandatorische Beatmung)
inkl. inklusive
INN International Nonproprietary Name (Freiname eines Arzneistoffes)
INR International Normalized Ratio (Einheit zur Messung der Blutgerinnung)
i.o. intraossär
IQ Intelligenzquotient
IR Infrarot (Licht)
IRV inspiratorisches Reservevolumen
ISG Immune Serum Globulin
ISO International Organisation for Standardisation
ITS Intensivtherapie-Station
IUP Intrauterinpessar
i.v. intravenös

J

J Joule
J. Jahre
Jugendl. Jugendliche

K

K Kelvin
K^+ Kalium(-Ionen)
k. A. keine Angaben
kcal Kilokalorien
keV Kiloelektronenvolt
kg Kilogramm
KG Körpergewicht
KHK koronare Herzkrankheit
kJ Kilojoule

klin. klinisch
km Kilometer
KO Körperoberfläche
kPa Kilopascal
Kps. Kapsel
Krea Kreatinin
KT Körpertemperatur
KUSS kindliche Unbehagen- und Schmerzskala

L

l Liter
L (1–5) Lendenwirbel (1–5)
LA Leitungsanästhesie
LAP Leucinaminopeptidase
LDH Laktatdehydrogenase
LDL Low Density Lipoprotein
Leukos Leukozyten
li. links
Lig. Ligamentum (Band)
LJ Lebensjahr
LMBG Lebensmittel- und Bedarfsgegenständegesetz
Lsg. Lösung
LW Lebenswoche
LWK Lendenwirbelkörper
LWS Lendenwirbelsäule

M

m Meter
M Mann
M. Musculus oder Morbus
m^2 Quadratmeter
mA Milliampere
MAD mittlerer arterieller Druck; mittlerer Atemwegsdruck
MAO Monoaminooxidase
math. mathematisch
max. maximal
mbar Millibar
MCH Mean Corpuscular Hemoglobin (mittlerer absoluter Hämoglobingehalt)
MCHC Mean Corpuscular Hemoglobin Concentration (mittlere korpuskuläre Hämoglobinkonzentration)
MCV Mean Corpuscular Volume (mittleres zelluläres Volumen)
med. medizinisch
mEq Milliäquivalent
mg Milligramm
Mg^{2+} Magnesium
Min., min Minute
mind. mindestens
MJ Megajoule
ml Milliliter
mm Millimeter
MM Muttermilch; Milchmahlzeit
mmHg Millimeter Quecksilbersäule
mmol Millimol
MNA Minimal Nutritional Assessment (Bestimmung des Ernährungszustandes)
mol Mol
Mon. Monat
MRSA multiresistenter Staphylococcus aureus
MRT Magnetresonanztomografie, Magnetresonanztomogramm
ms Millisekunde
MT medizinische Thromboseprophylaxe
MTA medizinisch-technischer Assistent
mU Milliunit
mval Millival
µg Mikrogramm
µl Mikroliter
µm Mikrometer
µmol Mikromol
µU Mikrounit

N

N. Nervus
Na^+ Natrium(-Ionen)
NaCl Natriumchlorid, Kochsalz
NaF Natriumfluorid
$NaHCO_3$ Natriumhydrogenkarbonat (Natron)
NAK Nabelarterienkatheter
NANDA North American Nursing Diagnosis Association (nordamerikanische Organisation, die sich mit der Bildung, Entwicklung und Klassifikation von Pflegediagnosen befasst)
NEC nekrotisierende Enterokolitis
NEEP Negative Endexspiratory Pressure (negativer endexspiratorischer Druck)
neg. negativ
ng Nanogramm
NG Neugeborenes
NHL Non-Hodgkin-Lymphom
NIDDM Non Insulin Dependent Diabetes Mellitus (nicht insulinpflichtiger Diabetes mellitus)
nl Nanoliter
nm Nanometer
nmol Nanomol
NNR Nebennierenrinde
NPD NASPE/BPEG-Defibrillator
NPH neutrales Protamin Hagedorn (Protaminzusatz in isophanen Insulinen)
Nr. Nummer
NRS numerische Ratingskala (Schmerzeinschätzung)
NSAR nichtsteroidales Antirheumatikum
NT Nackentransparenz
NVK Nabelvenenkatheter
NW Nebenwirkung
NYHA New York Heart Association

O

O_2 Sauerstoff
o. Ä. oder Ähnliches
OAG Oral Assessment Guide (Instrument zur Beurteilung des Mundraumes)
O. D. Oculus dexter (rechtes Auge)
o. g. oben genannt
oGTT oraler Glukosetoleranztest
OP Operation
O. S. Oculus sinister (linkes Auge)
Osmol Osmolarität
OTA operationstechnischer Assistent
O. U. Oculi uterque (beide Augen)

P

p Druck
Pa Pascal
PAL Physical Activity Level (körperliche Aktivitätsstufe)
Pat. Patient
pathol. pathologisch
paVK periphere arterielle Verschlusskrankheit („Schaufensterkrankheit")
p. c. post conceptionem (nach der Empfängnis)
PC Personalcomputer
PCA Patient-Controlled Analgesia (patientenkontrollierte Analgesie)
pCO_2, p_aCO_2 Kohlendioxidpartialdruck
PCR Polymerase-Kettenreaktion
PCV Pressure Controlled Ventilation (druckkontrollierte Beatmung)
PCWP pulmonalkapillärer Verschlussdruck (Wedgedruck)
PDCA Plan, Do, Check, Act (PDCA-Zykus, Demingkreis: vierphasiger Problemlösungsprozess)
PE Probeexzision
PEEP positiv endexspiratorischer Druck
PEG perkutan-endoskopische Gastrostomie
PEJ perkutan-endoskopische Jejunostomie
pg Pikogramm
pH Maß für Stärke der saueren oder basischen Wirkung einer wässrigen Lösung
physiol. physiologisch
p_iO_2 inspiratorischer Sauerstoffpartialdruck
pl Pikoliter
p. m. post menstruationem (nach der Regelblutung)
pmol Pikomol
PMS prämenstruelles Syndrom
pO_2, p_aO_2 Sauerstoffpartialdruck
pos. positiv
p. p., pp. per primam (primär); postpartal
p. s. per secundam (sekundär)
PSA prostataspezifisches Antigen
PSR Patellarsehnenreflex
PSV Pressure Support Ventilation (druckunterstützte Atmung)
PTA pharmazeutisch-technischer Assistent
PTCA perkutane transluminale Koronarangioplastie
PTT partielle Thromboplastinzeit
PTZ Plasmathrombinzeit
PVC Polyvinylchlorid

Q

QF Querfinger

R

RASS Richmond Agitation Sedation Scale (Instrument zur Beurteilung des Sedierungsgrads)
RDS respiratorisches Distress-Syndrom, Atemnotsyndrom
re. rechts
REM Rapid Eye Movement (Schlafphase)
Retis Retikulozyten
RG Rasselgeräusch
Rh Rhesus
RIND reversibles ischämisches neurologisches Defizit
RNA, RNS Ribonukleinsäure
Rö. Röntgen
RPR Radiusperiostreflex
RR Blutdruck nach Riva-Rocci
$RR_{diast.}$ diastolischer Blutdruck
$RR_{syst.}$ systolischer Blutdruck
RV Residualvolumen

S

s Sekunde
S (1–5) Kreuzbeinwirbel (1–5)
SA sinuatrial
S_aO_2 Sauerstoffsättigung
s.c. subkutan
SCi saures Citrat
SD Schilddrüse
SEA Spritz-Ess-Abstand
Sek. Sekunde
sept. septisch
SGA Small for Gestational Age (klein bezogen auf das Reifealter)
SGB Sozialgesetzbuch
SHT Schädel-Hirn-Trauma
SI Schockindex; internationale Einheit
SIDS Sudden Infant Death Syndrome (plötzlicher Kindstod)
SIMV Synchronized Intermittend Mandatory Ventilation (synchronisierte intermittierende mandatorische Beatmung)
SLE systemischer Lupus erythematodes
sog. sogenannt

Sono	Sonografie
SSS	Sick-Sinus-Syndrom
SSW	Schwangerschaftswoche
Std.	Stunde
stdl.	stündlich
STIKO	ständige Impfkommission
Supp.	Suppositorium (Zäpfchen)
SV	Schlagvolumen
SVES	supraventikuläre Extrasystole
Syn.	Synonym
syst.	systolisch

T

T	Triage
T_3	Trijodthyronin
T_4	Thyroxin
Tab.	Tabelle
Tabl., Tbl.	Tablette
Tbc	Tuberkulose
$tcpCO_2$	transkutaner Kohlendioxidpartialdruck
$tcpO_2$	transkutaner Sauerstoffpartialdruck
Temp.	Temperatur
TENS	transkutane elektrische Nervenstimulation
TEP	Totalendoprothese
TfS	Transferrinsättigung
tgl.	täglich
tg-Schlauch	Tubegauz-Schlauchverband
Th (1–12)	Brustwirbel (1–12)
Ther.	Therapie
Thrombos	Thrombozyten
TIA	transitorische ischämische Attacke
TK	Thrombozytenkonzentrat
TL	Teelöffel
TLC	totale Lungenkapazität
™	Trademark (Warenzeichen)
TPR	totalperipherer Widerstand; Tibialis-posterior-Reflex
TPZ	Thromboplastinzeit
TQM	Total Quality Management
TRH	Thyreotropin Releasing Hormon (Thyreoliberin, Protirelin)
TSH	Thyreoidea-stimulierendes Hormon (Thyreotropin, thyreotropes Hormon)
TSR	Trizepssehnenreflex
TUR	transurethrale Resektion
TZ	Thrombinzeit

U

U	Unit (Einheit)
u. a.	unter anderem
u. Ä.	und Ähnliches
UNICEF	United Nations International Children's Emergency Fund (Kinderhilfswerk der Vereinten Nationen)
U-Status	Urinstatus
usw.	und so weiter
u. U.	unter Umständen
UV	ultraviolett (Licht)

V

V	Volumen; Volt
V.	Vena
v. a.	vor allem
V. a.	Verdacht auf
VAH	Verbund für Angewandte Hygiene e. V.
VAS	visuelle Analogskala (Schmerzeinschätzung)
VC	Vitalkapazität
VCV	Volume Controlled Ventilation (volumenkontrollierte Beatmung)
VD	Totraumvolumen
VES	ventrikuläre Extrasystole
vgl.	vergleiche
Vit.	Vitamin
VKO	verbrannte Körperoberfläche
VMS	Vanillinmandelsäure
Vol.	Volumen
VRS	verbale Ratingskala (Schmerzeinschätzung)
vs.	versus, gegen
VSD	Ventrikelseptumdefekt
VT	Tidalvolumen, Atemvolumen
VW	Verbandwechsel

W

Wdh.	Wiederholung
wg.	wegen
WHA	World Health Assembly (Weltgesundheitsversammlung)
WHO	World Health Organization (Weltgesundheitsorganisation)
WHR	Waist to Hip Ratio (Taille-Hüft-Verhältnis)
Wo.	Woche
WM	Wirkmechanismus
WPW-Syndrom	Wolff-Parkinson-White-Syndrom

Y

YAG	Yttrium-Aluminium-Granat (als aktives Material für Laser)

Z

z. B.	zum Beispiel
ZEEP	Zero Endexspiratory Pressure (endexspiratorischer Druck entspricht Atmosphärendruck)
Z. n.	Zustand nach
ZNS	zentrales Nervensystem
ZSVA	zentrale Sterilisationsversorgungsabteilung
z. T.	zum Teil
ZVD	zentraler Venendruck
ZVK	zentraler Venenkatheter
z.z.	zurzeit

Abbildungsnachweis

A300	Reihe Klinik- und Praxisleitfaden, Elsevier GmbH, Urban & Fischer, München
A300-157	S. Adler, Lübeck; in Verbindung mit der Reihe Klinik- und Praxisleitfaden, Elsevier GmbH, Urban & Fischer, München
A300-190	G. Raichle, Ulm; in Verbindung mit der Reihe Klinik- und Praxisleitfaden, Elsevier GmbH, Urban & Fischer, München
A300-215	S. Weinert-Spieß, Neu-Ulm; in Verbindung mit der Reihe Klinik- und Praxisleitfaden, Elsevier GmbH, Urban & Fischer, München
A400	Reihe Pflege konkret, Elsevier GmbH, Urban & Fischer, München
A400-157	S. Adler, Lübeck; in Verbindung mit der Reihe Pflege konkret, Elsevier GmbH, Urban & Fischer, München
A400-190	G. Raichle, Ulm; in Verbindung mit der Reihe Pflege konkret, Elsevier GmbH, Urban & Fischer, München
A400-215	S. Weinert-Spieß, Neu-Ulm; in Verbindung mit der Reihe Pflege konkret, Elsevier GmbH, Urban & Fischer, München
A500-119	K. Wurlitzer, Greifswald; in Verbindung mit der Reihe Altenpflege konkret, Elsevier GmbH, Urban & Fischer, München
B110	K. Lieb: Fünferband Konservative Fächer, 1. Aufl., Jungjohann Verlag, Ulm und Lübeck, 1995
B152	H.M. Hackenberg: EKG-Übungsbuch, 3. Aufl., Jungjohann Verlag, Ulm und Lübeck, 1995
K115	A. Walle, Hamburg
K183	E. Weimer, Würselen
K303	G. Westrich, Berlin
L106	H. Rintelen, Velbert
L157	S. Adler, Lübeck
L190	G. Raichle, Ulm
L215	S. Weinert Spieß, Neu-Ulm
O152	P. Cull, London
R207	K. Werdan/H.-J. Trappe/H.-R. Zerkowski: Das Herz-Buch, 1. Aufl., Elsevier GmbH, Urban & Fischer, München, 2003
T127	P. Scriba, München
U139	Teleflex Medical GmbH, Kernen
V089	Laerdal Medical GmbH, München
V122	Gebr. Martin GmbH & Co. KG, Tuttlingen
V174	Janssen-Cilag GmbH, Neuss
V210-1	Tyco Healthcare Deutschland GmbH/ Mallinckrodt, Neustadt/Donau
V326	Medicon Instrumente eG., Tuttlingen

Literaturangaben

Elsevier/Urban & Fischer Verlag, München

Asmussen, M.: Praxisbuch Kinaesthetics. Elsevier/Urban & Fischer, München, 2006
Bergen, P.: Hygiene für Altenpflegeeinrichtungen. Elsevier/Urban & Fischer, München, 2003
Bergen, P.: Hygiene für ambulante Pflegeeinrichtungen. Elsevier/Urban & Fischer, München, 2003
Berning, A. : Prophylaxen in der Pflegepraxis. Elsevier/Urban & Fischer, München, 2006
Biancuzzo, M.: Stillberatung. Elsevier/Urban & Fischer, München, 2005
Bierbach, E./Georgi, P.: Infektionslehre für Pflegeberufe. Elsevier/Urban & Fischer, München, 2006
Bolanz, H./Oßwald, P./Ritsert, H.: Pflege in der Kardiologie/Kardiochirurgie. Elsevier/Urban & Fischer, München, 2007
Bölicke, C./Ritter, S./Stenzel, C.: Standards in der Pflege. Elsevier/Urban & Fischer, München, 2006
Brandstätter, M.: Parenterale Ernährung. Elsevier/Urban & Fischer, München, 2002
Breuch, G./Servos, W.: Dialyse für Einsteiger. Elsevier/Urban & Fischer, München, 2006
Checklisten AEDL. Elsevier/Urban & Fischer, München, 2007
Christophers, E./Ständer, M.: Haut- und Geschlechtskrankheiten. 7. Auflage, Elsevier/Urban & Fischer, München, 2003
Dangel, B.: Pflegerische Entlassungsplanung. Elsevier/Urban & Fischer, München, 2004
Debrand-Passard, A./Luce-Wunderle, G.: Klinikleitfaden OP-Pflege. 4. Auflage, Elsevier/Urban & Fischer, München, 2006
Dormann, A.J./Luley, C./Wege, T.: Laborwerte. 4. Auflage, Elsevier/Urban & Fischer, München, 2005
Eugster, G.: Babyernährung gesund und richtig, Elsevier/Urban & Fischer, München, 2008
Fries, R.: Krankheits- und Medikamentenlehre für die Altenpflege. 4. Auflage, Elsevier/Urban & Fischer, München, 2005
Gehart, R.: Altenpflege konkret Gesundheits- und Krankheitslehre. 3. Auflage, Elsevier/Urban & Fischer, München, 2007
Goerke, K./Junginger, C.: Pflege konkret – Gynäkologie Geburtshilfe. 3. Auflage, Elsevier/Urban & Fischer, München, 2007
Gordon, M./Brock, E.: Handbuch Pflegediagnosen. 4. Auflage, Elsevier/Urban & Fischer, München, 2003
Grevers, G./Haufschild, T./Polte, M.: Hals-Nasen-Ohrenheilkunde Augenheilkunde Dermatologie. 3. Auflage, Elsevier/Urban & Fischer, München, 2006
Gruber, B. et al.: Klinikleitfaden Chirurgische Pflege. 2. Auflage, Elsevier/Urban & Fischer, München, 2004
Grunst, S./Sure, U.: Pflege konkret – Neurologie Psychiatrie. 3. Auflage, Elsevier/Urban & Fischer, München, 2006
Guder, W. G./Nolte, J.: Das Laborbuch. Elsevier/Urban & Fischer, München, 2005
Hein, B./Windisch, R., Langer, G.: Prüfungswissen Pflege. Elsevier/Urban & Fischer, München, 2007
Herrmann, A./Palte, H: Leitfaden Häusliche Pflege. 2. Auflage, Elsevier/Urban & Fischer, München, 2008
Hintzenstern, U. v.: Notarzt-Leitfaden. 5. Auflage, Elsevier/Urban & Fischer, München, 2007
Hockenberry, M. J./Brock, E.: Handbuch für die Kinderkrankenpflege. Elsevier/Urban & Fischer, München, 2005
Jelinek, A./Grabs, S.: Pflege konkret – Arzneimittel. Elsevier/Urban & Fischer, München, 2007
Knipfer, E./Kochs, E./Durchdenwald, G.: Klinikleitfaden Anästhesiepflege. 2. Auflage, Elsevier/Urban & Fischer, München, 2006
Knipfer, E./Kochs, E.: Klinikleitfaden Intensivpflege. 4. Auflage, Elsevier/Urban & Fischer, München, 2008
Kühl, P.G. et al.: Klinikleitfaden Kinderkrankenpflege. 3. Auflage, Elsevier/Urban & Fischer, München, 2003
Kühn, D./Luxem, J./Runggaldier, K.: Rettungsdienst heute. 4. Auflage, Elsevier/Urban & Fischer, München, 2007
Latasch, L./Knipfer, E.. Anästhesie, Intensivmedizin, Intensivpflege. 2. Auflage, Elsevier/Urban & Fischer, München, 2004
Maletzki, W./Stegmayer, A.: Klinikleitfaden Pflege. 6. Auflage, Elsevier/Urban & Fischer, München, 2008
Mehrle, G.: Augenheilkunde für Pflege- und Gesundheitsfachberufe. 7. Auflage, Elsevier/Urban & Fischer, München, 2006
Menche, N./Klare, T.: Pflege konkret – Innere Medizin. 4. Auflage, Elsevier/Urban & Fischer, München, 2005
Menche, N.: Biologie Anatomie Physiologie. 6. Auflage, Elsevier/Urban & Fischer, München, 2007
Menche, N.: Pflege heute. 4. Auflage, Elsevier/Urban & Fischer, München, 2007
Menebröcker, C.: Ernährung in der Altenpflege. Elsevier/Urban & Fischer, München, 2007
Möllenhoff, H./Hein, B.: Hygiene für Pflegeberufe. 4. Auflage, Elsevier/Urban & Fischer, München, 2005
Mötzing, G./Wurlitzer, G.: Leitfaden Altenpflege. 3. Auflage, Elsevier/Urban & Fischer, München, 2005
Naumer, B.: Lernkarten Gesundheits- und Krankenpflege. Elsevier/Urban & Fischer, München, 2008
Neumeister, B./Besenthal, I./Böhm, B.O.: Klinikleitfaden Labordiagnostik. 4. Auflage, Elsevier/Urban & Fischer, München, 2008
Nydahl, P./Bartoszek, G.: Basale Stimulation. 5. Auflage, Elsevier/Urban & Fischer, München, 2008
Nydahl, P.: Wachkoma. 2. Auflage, Elsevier/Urban & Fischer, München, 2007
Pfitzer, I.: Pflegetechniken heute. Elsevier/Urban & Fischer, München, 2005
Pflegealphabet. Elsevier/Urban & Fischer, München, 2006

Porjalali, S.: Lernkarten Krankheitslehre. Elsevier/Urban & Fischer, München, 2007
Potter, P.A./Becker Weilitz, P.: Pflegeanamnese und Pflegediagnostik. Elsevier/Urban & Fischer, München, 2005
Protz, K.: Moderne Wundversorgung. 4. Auflage, Elsevier/Urban & Fischer, München, 2007
Roche Lexikon Medizin. 5. Auflage, Elsevier/Urban & Fischer, München, 2003
Rohrbach, C./Messall, A.: Fachpflege neonatologische und pädiatrische Intensivpflege. Elsevier/Urban & Fischer, München, 2005
Schäfer, S./Kirsch, F./Scheuermann, G./Wagner, R.: Fachpflege Beatmung. 5. Auflage, Elsevier/Urban & Fischer, München, 2008
Schäper, B./Gehrer, A.: Pflegeleitfaden Intensivpflege Pädiatrie. Elsevier/Urban & Fischer, München, 1999
Schmidt, D./Zimmer, M.: Pflege konkret – Chirurgie Orthopädie Urologie. Elsevier/Urban & Fischer, München, 2005
Schoppmeyer, M.-A.: Gesundheits- und Krankheitslehre. Elsevier/Urban & Fischer, München, 2006
Schubert, A./Kintzel, T.: Taschenbuch Notaufnahme. Elsevier/Urban & Fischer, München, 2008
Seib, U.: Arbeitsbuch Ernährung und Diätetik. 3. Auflage, Elsevier/Urban & Fischer, München, 2003
Sicker, R./Menker, K./Waterboer, C.: Altenpflege konkret Pflegetheorie und -praxis. 2. Auflage, Elsevier/Urban & Fischer, München, 2006
Sittler, E./Kruft, M.: Handbuch Altenpflege. 2. Auflage, Elsevier/Urban & Fischer, München, 2004
Vogeser, M.: Laborkunde für Pflege- und Gesundheitsfachberufe. Elsevier/Urban & Fischer, München, 2006
Winter, I./Vohs, M.: Fachpflege Rehabilitation. Elsevier/Urban & Fischer, München, 1999

Andere Quellen

Aktion WHO/Unicef „Babyfreundliches Krankenhaus": www.babyfreundlich.org
AKIK Bundesverband e. V. (Aktionskomitee Kind im Krankenhaus Bundesverband e. V.): www.akik.de
Arzneimittelkommission der deutschen Ärzteschaft (Hrsg.): Empfehlungen zur Therapie von Tabakabhängigkeit. In: Arzneiverordnung in der Praxis (Sonderheft), Düsseldorf, 2001
Bienstein, C. et al. (Hrsg.): Atmen. Thieme, Stuttgart, 2000
Deutsche Atemwegsliga e. V. (Hrsg.): Chronisch-obstruktive Bronchitis und Lungenemphysem – besser mit der Krankheit leben.
Deutsche Diabetes Gesellschaft: www.deutsche-diabetes-gesellschaft.de
Deutsche Gesellschaft für Ernährung: www.dge.de
Deutsche Gesellschaft für Ernährung, Österreichtische Gesellschaft für Ernährung, Schweizerische Gesellschaft für Ernährung: Referenzwerte für die Nährstoffzufuhr. 1. Auflage, Umachau/Braus, Frankfurt am Main, 2000
Deutsche Gesellschaft für Krankenhaushygiene: www.dgkh.de
Deutscher Pflegerat: www.deutscher-pflegerat.de
Duden Fremdwörterbuch. 9. Auflage, Bibliografisches Institut, Mannheim, 2006
Elmadfa, I./Aign, W./Muskat, E.: Die große GU-Nährwert-Tabelle, Gräfe und Unzer, München, 2002/2003
Ernährungskommission der Schweizerischen Gesellschaft für Pädiatrie: Empfehlungen für die Säuglingsernährung 2008. Paediatrica 2008; Vol. 19 No. 1: 19–24
Europäischer Kodex gegen Krebs: http://ec.europa.eu/health-eu/doc/cancercode_de.pdf
Giftinformationszentrum Nord: http://www.giz-nord.de/php/index.php?option=com_content&task=view&id=52&Itemid=86
Hauptverband der gewerblichen Berufsgenossenschaften (HVBG): BGR 500: Betreiben von Arbeitsmitteln, Teil 2, Kap. 2.32 http://www.hvbg.de/d/bgz/entwicklung/pdf_bild/bgvr05_pdf/kap2_32.pdf
Human growth and growth disorders: an update. South Genentech, San Francisco, 1989
Hurrelmann, K. et al. (Hrsg.): Lehrbuch der Prävention und Gesundheitsförderung. Hans Huber, Bern, 2004
International Council of Nursing: www.icn.ch
Kielwein, G.: Leitfaden der Milchkunde und der Milchhygiene, Pareys Studientexte, Blackwell Wissenschafts-Verlag, Berlin, 1994
Kramer, M.S./Kakuma, R.: Optimal duration of exclusive breastfeeding. Cochrane Database of Systematic Reviews 2002, Issue 1. Art. No.: CD003517. DOI: 10.1002/14651858.CD003517
Lawrence, R.A./ Lawrence, R.M.: Breastfeeding: a Guide for the Medical Profession. 6th ed., Mosby, St. Louise, 2005
Mohrbacher, N./Stock, J.: The Breastfeeding Answer Book, 3rd edition, 2003
Mini Nutritional Assessment (MNA™): Société des Produits Nestlé S.A., Vevey, Switzerland, Trademark Owners. www.mna-elderly.com
Nationale Stillkommission D: Empfehlungen zur Stilldauer. Empfehlungen der Nationalen Stillkommission vom 1. März 2004, Bundesgesundheitsblatt, Heft 47, Number 9 / September 2004
Pan American Health Organization: Complementary feeding. Report of the global consultation, and summary of guiding principles for complementary feeding of the breastfed child. 2003, NLM Classification: QU 145.5. www.paho.org/English/AD/FCH/NU/Guiding_Principles_CF.pdf
Pschyrembel, W. u. a.: Klinisches Wörterbuch. 261. Auflage, Walter de Gruyter, Berlin-New York, 2007
Robert-Koch-Institut: www.rki.de
Royal College of Nursing (Hrsg.): Pflegestandards Kinderkrankenpflege. Hans Huber, Bern, 1999
Ruß, A.: Arzneimittelpocket 2008. 13. Auflage, Börm Bruckmeier Verlag, Grünwald, 2007
Sachverständigenrat für die Konzertierte Aktion im Gesundheitswesen: Bedarfsgerechtigkeit und Wirtschaftlichkeit. Bd. III: Über-, Unter- und Fehlversorgung, 2000/2001
Safety first: www.nadelstichverletzung.de

Scherbaum, H.: Infektiöse Erkrankungen der Mutter in: Scherbaum, V./Perl, F.M./Kretschmer, U. (Hrsg.): Stillen – Frühkindliche Ernährung und Reproduktive Gesundheit. Deutscher Ärzte Verlag, Köln, 2003

Souci, S.W./Fachmann, W./Kraut, H./Kirchhoff, E.: Der kleine Souci/Fachmann/Kraut. Lebensmitteltabelle für die Praxis. Wissenschaftliche Verlagsgesellschaft, Stuttgart, 2004

Verbraucherzentrale: Gesunde Ernährung von Anfang an. 16. Auflage 2008

WHO: www.who.int

WHO: WHO report on the expert consultation on the optimal duration of exclusive breastfeeding: a systematic review. www.who.int/nutrition/publications/optimal_duration_of_exc_bfeeding_report_eng.pdf

Register

L